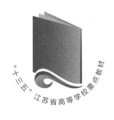

"十三五"江苏省高等学校重点教材

（编号 2018-2-122）

循证医学基础与实践

主　编　倪衡建　耿劲松

副主编　陈亚兰　吴辉群　施李丽　桑爱民

编　委　（以姓氏汉语拼音为序）

鲍海妮（南通大学医学院）

陈树霞（南通大学第四附属医院）

陈亚兰（南通大学医学院）

耿劲松（南通大学医学院）

蒋　葵（南通大学医学院）

倪衡建（南通大学医学院）

倪苏婕（南通大学附属医院）

桑爱民（南通大学附属医院）

沈　康（南通大学附属肿瘤医院）

石建伟（上海交通大学医学院）

施李丽（南通大学医学院）

王国华（南通大学特种医学研究院）

吴辉群（南通大学医学院）

U0210019

科学出版社

北京

内 容 简 介

本教材分为基础篇、实践篇和方法篇，共二十一章。知识体系结构合理，内容循序渐进，在紧扣方法的同时体现立足于用的特点。通过循证医学教学，将人文精神与科学精神有机融合，让医学生树立对生命的尊重、对科学的追求和对患者的关爱意识。在编写过程中体现了案例式教学的理念，以期提升学习效果。教材中的循证医学基本理论与方法与时俱进，有助于拓宽学习者的循证思维和提升科学决策能力。

本教材适用于医药学类各专业的本科生、研究生以及住院医师规范化培训，能够培养学习者批判性评价和应用证据的能力，满足国家对医学生和住院医师提出的具备循证实践能力的要求。

图书在版编目（CIP）数据

循证医学基础与实践 / 倪衡建，耿劲松主编 . —北京：科学出版社，2021.1

ISBN 978-7-03-064900-3

Ⅰ．①循… Ⅱ．①倪… ②耿… Ⅲ．①循证医学－高等学校－教材 Ⅳ．① R499

中国版本图书馆 CIP 数据核字（2020）第 064623 号

责任编辑：王锞韫　胡治国 / 责任校对：杨　赛
责任印制：吴兆东 / 封面设计：陈　敬

科 学 出 版 社 出版

北京东黄城根北街 16 号
邮政编码：100717
http://www.sciencep.com

北京富资园科技发展有限公司印刷
科学出版社发行　各地新华书店经销

*

2021 年 1 月第　一　版　　开本：787×1092 1/16
2025 年 1 月第四次印刷　印张：22
字数：522 000

定价：79.80 元

（如有印装质量问题，我社负责调换）

前　言

《"健康中国 2030"规划纲要》给我国的医学事业发展和医学人才培养带来了新的机遇和挑战。开展循证医学教学，让医学生具备循证实践的能力已成为世界医学教育联合会、国家卫生健康委员会和教育部的共识，此举措是《"健康中国 2030"规划纲要》的需要，也是教育部提出的"新医科"内涵建设的需要。本教材与国家对医学生提出掌握"查证用证的基本技能"对接，与国家对住院医师"具备循证实践能力"对接，确保循证医学的基本理论与方法与时俱进。在编写过程中贯穿知识与能力并重的教学理念，将方法学与实践案例相结合以提升教学效果。本教材还有助于医学生及医务工作者撰写循证医学论文、开展循证临床研究。

本教材为"十三五"江苏省高等学校重点教材建设项目，分为基础篇、实践篇、方法篇三个篇章。"基础篇"体现循证医学的基础理论并且结合具体案例进行讲解。"实践篇"围绕各种类型的临床问题，每一章节在讲述概念和证据评价原则的基础上，围绕精选的临床案例讲解如何进行循证医学实践，体现以问题为中心的教学理念。"方法篇"紧扣循证医学的方法学研究进展，突破传统的教材编写体例，引入网状 Meta 分析和基础医学的 Meta 分析，拓宽了循证实践的视野，在讲解方法的同时体现本教材的实用性。

南通大学循证医学中心是教育部循证医学网上合作研究中心的成员单位，也是江苏省高校率先正式成立的循证医学中心。自 2005 年南通大学将循证医学作为医学类专业本科生的必修课程列入教学计划以来，南通大学循证医学中心一直开展循证医学的教学、培训、科研、社会服务与传播工作。本教材的编写团队均为循证医学一线的教学与科研人员，多年来积极开展教学改革和科学研究，积累了丰富的教学经验。团队成员曾主持国家级和省部级研究项目，研究方向聚焦循证临床实践、循证医疗卫生决策、慢病健康管理、临床决策支持系统开发、系统生物学研究和大数据分析，研究成果曾获多项教学和科研成果奖。本教材结合了编写团队的学术研究领域和教学成果以体现教材的特色。

本教材与编写团队在中国大学 MOOC 平台开发的循证医学在线开放课程配套，课程与教材相辅相成，让医学生更好地掌握循证医学的重要概念、学术思想、研究方法和实践过程，为今后进行查证用证和创证用证打下坚实的基础。

由于水平所限，书中的不足之处在所难免，期待广大读者给予批评指正。

倪衡建

2020 年 1 月

目　录

第一篇　基　础　篇

第二篇　实　践　篇

第三篇 方 法 篇

第一篇 基 础 篇

第一章 总 论

学习目的

1. 掌握循证医学的概念和特点；循证医学实践的步骤。

2. 熟悉循证医学的发展现状。

3. 了解循证医学的常用研究方法。

医务人员需要及时更新关于病因、诊断、治疗和预后等方面的有效信息，然而传统的信息来源不足以满足需要，如教科书中提供的信息有时并未得到及时更新、专家观点并非真理、来自医学期刊的信息数量过于庞大。此外，医务人员难以空出足够时间来主动寻求和吸收最新的医学知识。然而，随着循证医学的发展，创建了获取和评价证据的方法，产生了以Cochrane协作网为代表的系统评价及诸如UpToDate的证据概要，开发了快速获取临床研究证据的检索系统，形成了终身学习和提升临床实践能力的有效策略。

第一节 循证医学的概念与特点

一、什么是循证医学

1996年，著名临床流行病学专家、加拿大McMaster大学David Sackett教授在《英国医学杂志》（*British Medical Journal*，*BMJ*）发表了"Evidence-based medicine：what it is and what it isn't"的文章，将循证医学（evidence-based medicine，EBM）定义为"审慎、准确和明智地应用所能获得的最佳研究证据"。循证医学是循证实践的医学过程，将最佳的研究证据与临床专业技能、患者的价值观及决策环境相结合。

二、循证医学的核心要素

（一）证据

证据是实践循证医学的决策依据，是真实且有助于解决临床问题的研究发现。例如，"以患者为中心"的临床诊断和治疗研究、预后性标记物的确定、疾病预防策略的有效性评估。先前被人们认可的诊断和治疗技术可被更有效且更安全的新技术所取代。证据应该具备科学性和有效性、动态性和及时更新性、共享性和实用性。

（二）临床专业技能

循证医学实践者通过临床技能和积累的临床经验快速识别患者健康问题并进行诊断，预测干预措施的个体风险和益处，了解患者的具体情况和对诊疗的期望。医师的专业技能和经验是实践循证医学的基础，运用最佳的研究证据解决临床问题时，必须根据患者的临床表现、人口特征、社会经济特点及证据的可行性灵活使用，切忌生搬硬套。

医务人员的专业知识与技能是实践循证的基础。例如，一名32岁的男子因身体疼痛和呼吸困难被转入重症监护病房。住院医师诊断其为吉兰-巴雷综合征（Guillain-Barré syndrome，GBS），并讨论如何开展循证治疗。之后，主治医师前来会诊并查看病史，根据多年临床经验怀疑该患者为狂犬病，因为该患者在3个月前被狗咬伤并且只进行了局部的伤口处理。进一步的诊断证实了该患者患有狂犬病，医师将患者转移到传染病医院。可见，临床医师的专业知识与经验在循证医学实践中有重要作用。如果医师对患者所患的疾病诊断错误，循证的治疗实践就毫无意义。

（三）患者的价值观

患者的价值观是指患者个体对临床诊疗的独特偏好、考虑和期望，循证医学实践者为患者提供诊疗服务时必须考虑其价值观。"决策环境"是患者个体特征和所处的医疗环境。充分考虑患者的期望或选择是实践循证医学的关键因素，循证医学提倡医师在重视证据的同时，力求从患者的角度出发，了解患病的经历与感受，尤其是疾病对其身心的影响及患者对诊疗方案的期望。在诊治过程中，医患之间平等合作形成诊治联盟，可使患者获得最佳的诊治效果。

例如，运动神经元疾病（肌萎缩侧索硬化症）的诊断需要一定水平的专业知识和经验。一旦医师对患者做出诊断，就需要提供有效的治疗方案。来自临床随机对照试验（randomized controlled trial，RCT）和Meta分析的证据表明，气管切开的患者若定期服用利鲁唑，可以延长3个月的存活期。但利鲁唑治疗费用高，令人望而却步。鉴于该药的高成本和肝脏毒性，许多神经病学家并不建议所有患者使用该方法。然而，一些有能力承担利鲁唑自付费用的患者仍会选择服用该药。

三、循证医学与传统医学的区别

有这样一种观点，在循证医学产生之前，一些优秀的医师也一直在使用证据，在决策过程中也会结合专业知识和患者的价值观。上述观点无疑是正确的。然而，循证医学与传统实践模式的不同之处在于它提供了获取、评价和分析证据的新工具与新方法，并使得这一过程变得更加规范和严谨（表1-1-1）。

表1-1-1 循证医学产生前后临床实践理念的差别

项目	循证医学产生之前的理念	循证医学的理念
医学教育	足以开展临床实践	必须具备但并非足够 终身学习、自主学习和不断反思
临床经验	足以指导临床实践	必须具备但并非足够 基于研究结果
教科书和（传统的）文献综述	充足的信息来源 获取证据的首选资源	有用但并不充足 需要经常查阅提供证据的数据库
从基础研究和动物实验获得的证据	足以指导临床实践	必要但不充分 需要临床研究证据

项目	循证医学产生之前的理念	循证医学的理念
阅读论文的结论部分	提供足够的信息	必要但不充分 需要阅读方法学和结果部分
批判性分析的能力	在医学教育和经验积累中自然获得	通过主动获取和评价证据来获取
统计学的重要性	充分且必要	必要但不充分 需要评估临床重要性

传统医学是以经验医学为主，即根据非试验性的临床经验、临床资料和对疾病的认识知识的理解来诊治患者。循证医学强调任何医疗决策都应该建立在最佳研究证据的基础上，而并非取代临床技能、临床经验、临床资料和医学专业知识。

（倪衡建）

第二节　循证医学的产生与发展

一、循证医学的产生

20世纪70年代，随着临床流行病学的发展出现了大量的临床试验。然而针对同一个临床研究问题，不同的试验之间样本量悬殊，质量良莠不齐且结论相互矛盾，使临床医师无法根据试验的结论来指导临床决策。在此背景下，循证医学的创始人之一，英国著名的临床流行病学家和内科医师Archie Cochrane教授指出："应根据特定病种或疗法，将所有相关的RCT联合起来进行综合分析，并随着新的临床试验的出现而不断更新，以得出更为可靠的结论"。Cochrane教授在其著作*Effectiveness and efficiency：random reflections on health services*（《疗效与效益：卫生服务中的随机对照试验》）中指出"由于资源有限，应该使用已被证实有确切疗效的医疗干预措施"，并提倡开展系统评价。

临床实践中某些疗法虽有充分证据证明其有效，却未广泛被采用，如1973年有累积Meta分析表明静脉内注射链激酶治疗急性心肌梗死的有效性，但是该方法被运用于临床实践却整整晚了20年。另一些疗法根本无效，甚至有害，却被长期运用于临床。例如，临床药理研究表明，恩卡尼（encainide）和氟卡尼（flecainide）能降低急性心肌梗死患者的室性心律失常发生率，但是1987~1988年，欧美多家机构合作开展了著名的"心律失常抑制试验"（cardiac arrhythmia suppression trial，CAST），结果却发现恩卡尼和氟卡尼组的病死率显著高于安慰剂组。心律失常发生率的降低只是反映疾病进展的一个中间指标，如果当初医务人员能够客观评价支持恩卡尼和氟卡尼治疗急性心肌梗死的证据质量，就可挽回成千上万的生命。1990年，《美国医学会杂志》（*Journal of the American Medical Association，JAMA*）开辟了"临床决策：从理论到实践"专栏。美国卫生经济学家David Eddy教授在"Practice polices：where do they come from？"一文中首次提出"evidence-based"，并指出"医疗决策要以证据为基础，要对相关证据进行甄别、描述与分析"。1992年，加拿大McMaster大学Gordon Guyatt、Brain Haynes和David Sackett等专家联合美国的一些医师成立了循证医学工作组，在*JAMA*发表了标志循证医学产生的宣言性文章"Evidence-based Medicine：a new approach to teaching the practice of medicine"，明确提出了"Evidence-based Medicine"即循证医学。

二、循证医学的发展

英国卫生服务研究者Iain Chalmers爵士于1992年创建英国Cochrane中心，并于1993年成立Cochrane协作网。Cochrane协作网是全球性的非营利学术组织，旨在通过推广、制作、保存系统评价，全球合作建立临床研究数据库，提供可信证据以帮助制定医疗卫生决策，提高医疗干预措施的效率。1995年，David Sackett教授受聘于英国牛津大学，成立了英国循证医学中心。

近年来，循证医学在我国迎来了飞速发展，循证的理念不仅用于临床医学，还渗透在管理学和教育学等学科。中国循证医学中心自1996年7月正式在四川大学华西医院（原华西医科大学附属第一医院）开始筹建，1997年7月获卫生部认可，1999年3月31日，经国际Cochrane协作网指导委员会正式批准成为国际Cochrane协作网的第14个中心，自2002年以来在多所医学院校启动建设教育部循证医学网上合作研究中心的分中心。中国循证医学中心已建成了世界卫生组织国际临床试验注册平台一级注册机构——中国临床试验注册中心，以此来促进临床试验透明化，提升临床试验的质量。北京大学、复旦大学、兰州大学、南通大学、武汉大学等多所高校先后设立循证医学中心，开展循证医学教学、培训、科研、社会服务与传播工作。为了推动循证医学的发展，中华医学会成立了临床流行病学和循证医学分会，中华预防医学会成立了循证预防专业委员会，中国医师协会和中国医疗保健国际交流促进会等学会陆续成立了循证医学分会。

循证医学正在彻底改变沿袭千古的医学实践模式，将疾病治疗从经验走向循证，循证医学教育得到共识。世界医学教育联合会的《本科医学教育全球标准》要求"医学生能够运用循证医学的原理针对临床问题进行查证、用证"。我国制订的《中国本科医学教育标准——临床医学专业（试行）》在"本科临床医学专业毕业生应达到的基本要求"中指出，学生能够获取、甄别、理解并应用医学等科学文献中的证据；能够根据不断获取的证据做出临床判断和决策，在上级医师指导下确定进一步的诊疗方案并说明其合理性；能够依据客观证据，提出安全、有效、经济的治疗方案。该标准的"本科临床医学专业医学教育办学标准"部分中指出"医学院校必须在整个课程计划中体现循证医学思想的建立，将科学方法原理、医学研究方法和循证医学思想的教育贯穿整个人才培养过程，在教学中加强科研方法和循证医学的学习"。循证实践能力是一种临床技能，医学生需要从大学阶段开始培养，在住院医师阶段时会熟练应用循证医学的原理和方法来解决问题。循证医学教学将有助于医学生在有限时间与无限知识的矛盾中实现学习的最优化，把被动接受转变为主动求索，把短期学习转变为终身教育。对于医学教育而言，该门课程还将增强医学生掌握知识和应用知识的能力，使医学生能够适应医学科学迅猛发展、医学知识日新月异的医疗环境。

越来越多的临床决策开始从基于专家意见，转向基于临床证据，循证医学的原理与方法被普遍应用到临床实践。循证医学与临床各专业结合，产生了循证外科学、循证内科学、循证妇产科学、循证儿科学、循证口腔科学和循证护理等学科。目前，循证医学的理念渗透到自然科学和社会科学领域，产生了循证决策方法、循证经济学和循证管理学等研究方向。循证医学正在世界范围内引起医学科研方向和资助方式的调整、医学教育内容的改革和重组、医学教学模式的革命，以及对医学继续教育、医师资格评定、服务质量评估方法的重新定位。

1995年*BMJ Evidence-Based Medicine*创刊，*JAMA*、*Lancet*、*BMJ*等期刊都提供循证医学的重要信息。国内外数本医学期刊以"循证"命名，如《中国循证医学杂志》《循证医学》《中国循证心血管医学杂志》《中国循证儿科杂志》、*Journal of Evidence-Based Medicine*、*International Journal of Evidence-Based Healthcare*、*Evidence-Based Complementary and Alternative Medicine*等。为了推动循证医学的学术交流，Cochrane协作网举办Cochrane年会（Cochrane Colloquium），为讨论全球健康问题和促进循证卫生决策搭建平台，聚焦于Cochrane协作网的战略目标，即"产生证据、让证据具有可及性和倡导证据"。2018年的会议主题是"Cochrane为所有人提供更好的证据以实现更好的健康决策"。亚太地区循证医学研讨会是植根国内、面向亚太地区的国际化、非营利循证医学权威学术交流平台，迄今已召开九届会议，第九届研讨会的主题是"用大数据和精准医学助推循证决策与实践"。

学者将循证医学的未来发展方向总结为：开发循证医学信息资源，为循证医学研究和临床实践提供有效的信息检索工具和科学、实用的检索方法，以提高医疗决策者的信息处理能力；制定循证临床实践指南，提高医疗机构的医疗质量，改变临床医师的医疗行为，减少不同医疗机构和不同临床医师之间由于素质不同而造成的医疗水平差异；探索最佳途径以确保临床决策能体现患者的价值观，改善医患关系和提高患者的依从性；在卫生政策领域引入循证原理，实现政策制定者、研究者和公众卫生需求的互动，实现卫生事业又好又快的科学发展。

三、循证医学的意义

循证医学已成为世界卫生组织实现千年目标和制定后千年目标时代发展规划的重要决策理念、方法和证据支撑，深刻影响着我国的医疗卫生决策、实践、教育和科研的诸多方面，成为医疗卫生从业者和医学生应知应会的知识和技能。使用循证医学方法生产的高质量本土化证据已得到政府采纳、医师接受和公众支持。循证医学提倡基于证据的科学决策即循证决策，也强调对证据的批判性分析和灵活运用。

证据反映医学发展动态：医务人员通过循证临床实践，围绕专业发展的热点，纵览某一领域的最新文献资料，全面、深入地把握学科发展动态，保证不断吸收新知识和新营养，掌握学科前沿。证据为临床研究提供思路和方法：研究者通过实践循证医学，查阅和评价相关领域的文献，可掌握研究课题的研究热点并发现有待解决的问题，提出选题和立题依据。卫生政策制定者以科学证据为依据，有助于制定切实可行的政策，合理分配医疗资源、提高资源的利用率、减少医疗费用。

四、循证医学实践面临的挑战

目前，我国不同地区的医学信息资源可及性存在差异。首先，经济水平较高地区的医务人员有条件通过PubMed、Cochrane Library等数据库快速获取临床研究证据，部分经济欠发达地区的医师依旧难以接触所需的信息资源。其次，临床研究的质量有待提升。学者分析了1999~2008年发表在*New England Journal of Medicine*、*Lancet*和*JAMA*的临床研究论文，发现仅有0.21%来自我国。最后，由于我国不少研究人员开展临床试验缺乏资金，部分临床试验由制药公司赞助。此类研究有可能产生利于赞助商的结果，从而产生发表偏倚。

一些潜在因素导致了上述现象的产生。例如，有些临床研究人员和医师几乎没有接受过正式的科研方法培训；即使是医学期刊的编辑和同行评审也不一定知晓甚至忽视了报告规范（CONSORT、STROBE、STARD和PRISMA等）；注册的临床试验其实施过程会更加严格、有效且符合伦理学原则，然而临床试验注册对于论文发表并非必要条件，不是所有临床试验都进行了注册。为了解决这些问题，建议临床研究人员接受正规的临床试验方法学培训和认证；研究人员通过采纳临床研究和系统评价报告指南中的建议来改进研究设计、减少偏倚；通过国家级平台来管理多中心临床试验，并为试验设计提供专家咨询服务；期刊编辑需要将伦理学审查和在临床试验注册机构注册作为临床论文发表的前提条件；政府应加大对临床研究的支持力度，为医师开展临床研究提供资助，同时让边远地区医师能够及时获取所需的医学信息资源。

第三节 循证医学实践的方法

一、循证医学实践的基本观点

（一）系统、全面地查找研究证据并且严格评价证据的质量

与传统的经验医学实践模式一样，循证医学也将临床经验和临床技能的发展（尤其是诊断和治疗技能）视作医师能力的关键要素。循证医学实践包括根据经验来识别知识缺口和信息需求，确定需要循证回答的问题，获取相关研究证据，全面评价研究证据，进行基于研究证据和符合临床情况的决策，并将研究证据应用于具有特殊经历、期望和价值观的患者个体。一些专门的临床研究证据资源包括证据总结和证据摘要等，有助于临床医师获取最佳证据。

（二）仅凭证据不足以解决临床问题

证据（evidence）必须与临床专业知识及患者的期望和价值观相结合。除了证据之外，还需要其他两个"E"来进行决策，即决策者的专业知识（expertise）和患者的期望（expectations）。

（三）并非只有随机对照试验和Meta分析才能被视作证据

部分人士对循证医学的指责多是围绕RCT和Meta分析，他们认为只有这两者才算作证据。但是事实并非如此，临床经验、观察研究、基础研究及动物实验都是证据，只是不同类型的证据对于医疗技术诊疗效果的论证强度不同。

（四）证据的使用依临床情况而定

有时临床经验可成为影响决策的主要因素，如对于蛛网膜下腔出血的宽颈动脉瘤患者，有证据表明支架联合可脱性弹簧圈是最好的治疗选择，但是倘若临床团队缺乏此方面的经验，鉴于治疗时间的紧迫性和临床经验的局限性，神经外科医师可决定是否行颈动脉结扎术。另外，RCT并非总是可行，非随机试验的结论同样可以成为决策依据。例如，评估药品对于多重化疗方案治疗失败后的间变性大细胞淋巴瘤的疗效，若符合该诊

断的患者数量较少，则RCT难以实施。

综上，循证医学不等同于RCT和Meta分析；强调证据的"可获得性"和"可用性"；重视医师的临床技能和经验；尊重患者的价值观，证据的使用应考虑研究对象的特征；临床研究产生的证据难以提供所有临床问题的答案。循证医学实践者应该正确理解证据的作用，知道如何使用证据，同时不能把证据的作用无限扩大。

David Sackett教授曾对循证医学实践者提出了四项基本要求：必须进行扎实的临床基本技能训练，正确收集病史和查体，掌握患者的真实情况，方能发掘临床问题；必须将循证医学作为终身教育的工具，不断丰富和更新知识；保持谦虚谨慎、戒骄戒躁的态度；具有高度的热情和进取精神。

二、循证医学实践的步骤

（一）基本步骤

循证医学实践主要包括明确循证的目的（如何提出明确的临床问题）；怎样查找证据（如何确定要查找的证据资源及怎样检索证据）；用检索到的证据做什么（如何评价证据的真实性、重要性和适用性，以及怎样用证据解决临床问题）。循证医学实践的理论亦可以为其他领域的循证实践提供参考。

循证医学实践包括五个步骤（图1-1-1）。

1. 提出问题 循证医学关注的临床问题多为"前景问题"（foreground questions），即对处理患者的特殊知识提出问题。好的临床问题通常包括患者或问题（patient or problem）、干预措施（intervention）、对照措施（comparison）、结局指标（outcome），即提出问题的PICO模式。PICO反映临床问题的关注点，也是医学科研选题和文献检索时需要明确的四个方面。

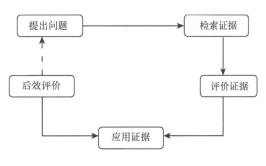

图1-1-1 循证医学实践的步骤

例如，房颤是血栓栓塞的重要原因，而华法林是常用的长效抗凝剂，要解决的临床问题是"口服华法林对于预防房颤患者的脑卒中发作是否有效和安全"。本例用PICO模式进行分解：

患者或问题：房颤。

干预措施：华法林。

对照措施：常规治疗。

结局指标：脑卒中发生率、病死率、药物的副作用。

将临床案例按PICO模式进行分解，有助于制订科学、具体和可操作的检索策略。医务人员在临床实践中有许多待解决的问题，其中优先回答的问题是关系生命、健康和临床工作需要，具有能够得到答案的可行性，在临床工作中会再次出现的问题。

2. 检索证据 根据提出的临床问题，选择恰当的数据库，制订检索策略检索证据。首先检索二次研究证据，如高质量的系统评价和循证临床指南，看能否找到解决问题的证据。如果未能获取，再依据问题的类型查找原始研究证据。本例以"atrial fibrillation

AND warfarin AND stroke"为检索式，通过检索Cochrane系统评价资料库，找到一篇与此问题高度相关的Cochrane系统评价。

3. 评价证据 将证据运用于解决临床问题之前，还应评价其真实性、重要性和适用性。真实性指研究方法是否合理、统计分析是否正确、结论是否可靠、研究结果是否支持作者的结论；重要性指研究本身是否具有临床价值，主要采用临床研究的结局指标和数据来反映；适用性指研究结果和结论在不同地点和具体病例的推广应用价值，即证据的外推性。本例检索的是Cochrane系统评价，它是在Cochrane协作网严格的方法学指导下完成的，以其严谨的方法学标准和规范成为循证医学实践和医疗卫生决策的重要基础。证据表明，口服华林法能够预防房颤患者的脑卒中发作并降低患者的病死率，但是抗凝剂有使患者发生出血的风险。证据建议使用华法林时应该谨慎地控制剂量，患者需至少每个月测量一次凝血酶原时间及相关指标。

4. 应用证据 在解决临床问题时，只有考虑到患者的价值观与意愿才能充分体现循证临床实践的价值，这也符合"以患者为中心"的临床决策模式。例如，两位患者面临同样的选择，如果服用华法林，脑卒中发生的风险和病死率都降低，但是需要按时服药和定期做血液检查，还有因长期用药致出血的风险。两位患者对于药物治疗有不同的看法。第一位患者：讨厌坚持服药、害怕抽血做血液检查，喜欢运动，服药后会因出血的风险而不敢运动；第二位患者：害怕发生脑卒中，愿意服用华法林并定期到医院做血液检查。可见，两位患者的价值观影响了其对治疗方案的选择。

5. 后效评价 是指对应用循证医学理念从事医疗活动后取得的结果进行评价。证据具有时效性而且循证实践重在解决临床实际问题，所以后效评价对于循证医学实践非常重要。循证临床实践的后效评价不但重视证据应用于临床实践后产生的结果，同时强调提出评价后的改进方案。后效评价时，有时会否定"最佳证据"，提出新的研究课题，促进新证据的产生。例如，高浓度氧疗治疗新生儿和早产儿窒息，用以预防因缺氧带来的大脑损害和智力发育不全。后来发现很多接受该种疗法的患儿出现了不同程度的视力障碍，严重者甚至失明。通过后效评价发现，新生儿特别是早产儿长时间吸入高浓度氧会造成晶状体后纤维组织增生，引发视网膜病变从而导致失明。

（二）循证实践的方式

临床医师可以通过以下3种方式进行循证实践。

1. "执行"（doing）模式 至少执行上述前4个步骤。

2. "使用"（using）模式 仅检索经他人严格评价的证据资源，如证据概要（跳过步骤3）。

3. "复制"（replicating）模式 遵循意见领袖的决定。

医务人员对于临床实践中的常见病（如不稳定型心绞痛和静脉血栓栓塞），需要获悉最新的证据并且对疾病的诊治方案有十足的把握，要投入一定的时间和精力来执行步骤2（检索证据）和步骤3（评价证据），并且以"执行"模式进行实践；本书的"实践篇"多与此模式相关。

对于临床实践中经常遇到的情形（如阿司匹林的过量使用），可以通过获取由研究者严格筛选、评价和整合过的系统化证据来提高循证实践的效率。此时执行步骤2（检索证据）、略过步骤3（评价证据），建议仅检索经过严格评价的证据资源（如Cochrane系统评价资料库）。

对于临床实践中较少遇到的问题（如骨髓移植接受者的移植物抗宿主病），医务人员倾向于寻求和直接采纳相关领域权威的建议。然而，该模式存在的问题是专家建议是否科学、客观还是带有个人主观偏好，实践者无从知晓。此时，医务人员仍然需要主动获取研究证据并对其进行严格评价。

（倪衡建 桑爱民）

第四节 循证医学研究的方法与工具

一、开展原始研究

开展原始研究会耗费大量时间、人力、物力和经费。只有当现有的研究证据无法全部或部分回答临床问题时，才考虑开展原始研究来解决问题。不同类型的研究问题（如治疗、诊断、预后）有不同的研究设计方案。

（一）随机对照试验

随机对照试验（RCT）是评价干预措施有效性的最佳研究设计。RCT的基本特征是研究对象的随机化分组，能最大限度地保证治疗组与对照组间（或各干预组间）非处理因素的均衡性。RCT的设计和实施过程中需要保证正确的随机分组方法、完善的隐蔽分组、足够的随访时间，注意结局指标选取和结局测量的合理性。根据研究目的和实施的可行性，确定是否采用盲法及盲法实施策略。如果研究对象失访，建议采用意向性治疗分析（intention-to-treat analysis）。

在某些特定情境下，将研究对象以群组为单位进行随机分配是试验开展的优选方案，因为采用个体化随机会受到某些干预措施沾染（溢出效应）的影响。这类试验包括现场试验（field trial）、社区试验（community trial）、地方性试验（place-based trial）及整群随机试验（cluster randomized trial）。与个体随机试验相比，整群随机试验需要特殊的样本量估算方法，资料分析也应谨慎。

（二）非随机对照试验

RCT并非适用于所有类型医疗技术的干预效果评价。非随机对照试验（non-randomized controlled trial）也可为评价医学技术的干预效果提供证据。但是，该类方法因未实施随机化分组、未实施盲法、随访不完整、缺乏终点指标等而存在偏倚。

（三）观察性研究

分析性的调查研究主要包括队列研究和病例对照研究。该类研究并未对研究对象施加干预措施，而是在自然状态下对比分析使用被评估的医学技术与未使用该技术的结果数据。巢式病例对照研究（nested case-control study）又称套叠式或嵌入式病例对照研究、队列内病例对照研究（case-control study nested in a cohort），是将队列研究与病例对照研究的设计思路相结合的一种研究方法。对于未设置对照的描述性流行病学调查研究（如横断面调查），无法确定医学技术与结局指标之间的因果联系。在开展该类型研究时，应注意医学技术与结局指标之间的关联是否受到偏倚和混杂因素的影响。

（四）定性研究

在某些情况下，定性研究（qualitative research）可用于分析患者的患病经历、接受干预措施后的感受、对于治疗方案的可接受性、社会伦理观点等，也可用于评估医学技术利用对机构的影响。

二、开展二次研究

（一）直接比较的系统评价/Meta分析

如果研究者检索到关于医学技术A相对于医学技术B在有效性、安全性等方面的数篇原始研究文献，但是没有新近发表的高质量系统评价/Meta分析，则考虑开展直接比较的系统评价/Meta分析。系统评价人员需从不同类型、不同质量的研究中获取研究证据，因此必须运用证据质量评价方法，严格评价纳入研究的质量。系统评价者从不同层面评价证据的偏倚风险，既可以基于单个研究，又可以基于证据群。高质量的研究证据对决策者而言更具借鉴价值。评价者在应用研究证据回答决策问题时，还需结合医学技术的可及性、技术实施对医疗机构和医务人员的要求及患者经济状况等多种情境化因素来评估证据的适用性。

研究证据的质量不仅取决于研究类型，还受到研究设计和实施方法的影响。评价单个研究证据质量即偏倚风险的方法有多种，包括清单法（checklist）和量表法（scale）。不同的研究设计类型，其质量评价方法也不同，如适用于干预性研究证据的Cochrane偏倚风险评价工具，适用于诊断学研究证据的诊断准确性研究质量评价工具（quality assessment of diagnostic accuracy studies，QUADAS）评价工具，以及针对特定结局指标、评价证据群质量的分级与推荐系统（grading of recommendations assessment，development and evaluation，GRADE）方法。

（二）间接比较和网状Meta分析

研究人员在开展Meta分析时，如果未检索到对被评估的医学技术与其他备选技术进行直接比较的原始研究，或直接比较的原始研究数量较少且质量较低，则可以考虑进行间接比较（indirect comparison）。网状Meta分析可将传统的直接比较（direct head-to-head comparison）和间接比较联合起来分析。网状Meta分析的方法可参考Cochrane多种干预措施比较的方法学组（Cochrane Comparing Multiple Interventions Methods Group）提供的信息及本书相关章节。

（三）循证临床实践指南

循证临床实践指南（evidence-based clinical practice guideline）是针对特定的临床问题，循证制定出帮助临床医师和患者做出恰当决策的指导性文件，是科学证据与临床实践之间的桥梁。临床指南已经从传统的以经验为主发展到以证据为基础，循证的理念和方法在临床实践指南的制定过程中至关重要。目前指南的评价标准如AGREE-2及复旦大学循证医学中心王吉耀教授团队制定的"中国临床实践指南评价体系"，均以围绕提出的问题系统全面地获取研究证据、评价证据并循证提出临床推荐意见作为指南质量的评价依据。

三、开展方法学研究

证据的获取、评价和应用需要方法学的支持。循证医学实践与决策的方法学研究已经成为医药卫生领域的研究热点。由于在临床实践、医学研究、卫生政策制定、医疗保险报销目录制定等循证决策过程中会不断产生新的方法学问题，循证医学需要不断地开展方法学创新。例如，开发证据的一站式决策支持平台；开发真实世界的数据挖掘与评价分析方法；构建创新工具，以推进医疗数据在真实世界中的作用；探讨将研究证据向决策转化的方法学，将证据用于政策制定并影响实践；为公众开发证据获取、评价和应用的工具包与平台，让其更好地了解研究证据和医疗卫生领域的新发现；开发提升循证研究方法质量的方法学；探讨不同类型证据体系整合分析的方法。随着循证医学方法学体系的创新和完善，其相关学科领域也将不断推进以证据为基础的决策理念。

（倪衡建）

思 考 题

1. 何时需要开展循证临床实践？
2. 循证临床实践的基本步骤有哪些？
3. 循证医学为我国医疗卫生改革带来哪些机遇和挑战？

第二章　循证医学实践解决的问题

学习目的

1. 掌握循证医学实践问题的基本结构；问题提出的方法。
2. 熟悉问题的种类。
3. 了解提出问题的重要性和问题的来源。

医务人员在临床实践中发现问题并寻找解决问题的答案，或是在没有答案或答案不满意的情况下设法自行解决问题。因此，医务人员应该在临床实践中认真观察、善于思考，主动发现问题和提出问题，这样才有利于提高自己的循证临床实践能力。

第一节　问题的来源与分类

一、临床问题的来源

临床问题主要来源于以下几种情况：

1. 病史和体格检查　通过详细的病史采集和全面细致的体格检查发现问题。

2. 病因　在分析和识别疾病的原因（包括医源性）时提出问题。

3. 临床表现　从观察患者的临床症状及给患者体检时发现问题。

4. 诊断试验　基于准确性、可接受性、安全性及费用等因素来选择诊断方法，以便确定或排除某种诊断。

5. 鉴别诊断　在考虑患者临床问题的可能原因时，与其他疾病鉴别并排除其他疾病可能性的诊断。

6. 治疗　结合医疗技术的有效性和安全性为患者选用利大于弊且价有所值的治疗方案。

7. 预防　通过识别和改变危险因素降低疾病发生的风险，以及通过筛查进行疾病的早期诊断。

8. 预后　估计患者可能的病程，预测患者将来发生的并发症或结局。

9. 患病经历　如何站在患者的角度，理解患者的处境。

临床实践中，很多问题直接或间接来自于患者。例如，患者经常会问医师："我得的是什么病"（关于诊断的问题）；"我为什么会患这种疾病"（关于病因的问题）；"有药物可以治疗我所患的疾病吗"（关于治疗的问题）；"以后怎么样预防疾病的再次发作"（关于预防的问题）；"我还能活多久"（关于预后的问题）。

二、临床问题的特点

临床问题来自于人体，人体的复杂性决定了其有区别于其他问题的一些特点。

1. 数量繁多　临床问题贯穿疾病的整个过程，从临床医师接诊患者开始，询问病史、对患者进行体格检查、开检查单、初步诊断、拟定治疗方案，每个环节都会出现各种各样的问题，不仅临床医师会面对诸多问题，患者也会提出许多问题。

2. 复杂性 临床实践面对的是复杂的人体，临床问题往往不能用简单的推理和公式推导来解决，也不能仅凭生理学特征、体外试验或医师的推理和经验解决。

3. 重要性 临床问题以患者为实践对象，问题的重要性有大有小，但即便是小问题，如不注意也可能会危及生命，如手术前需要禁食的问题。

4. 多样性 患者具有自然和社会双重属性。同样的问题起点，最终目标在不同的患者个体并不完全相同。很多情况下医师和患者的目标也不相同，如肿瘤切除术，医师追求完善的施术方式，而患者更关注术后的生存时间和生活质量。

5. 多变性 社会和时代在变迁，科学技术在进步，医师和患者的观念都在改变，同样的问题在不同时代，目标和要求并不相同。

因此，循证医学实践中，临床医师需要更人性化地看待临床问题，抓住问题的本质并进行有效剖析，为问题的圆满解决创造条件。

三、临床问题的分类

临床问题通常分成两种类型，一种是背景问题（一般性问题），另一种是前景问题（特殊性问题）。

（一）背景问题

背景问题是关于患者及所患疾病的一般知识性问题，涉及患者所处的地域、环境、职业、社会背景、经济状况及与健康和疾病相关的生理、心理和社会因素等。例如，患者的性别、年龄、既往史；在什么地方、何种环境下发病；何时发病、如何发病；最初的症状、体征是什么；所患疾病与地域、环境、职业、经济状况的联系等。

（二）前景问题

前景问题是临床医师在诊治患者过程中从专业角度提出的问题，主要涉及病因、诊断、治疗、预后和预防等环节及患者的生物、心理及社会等因素。例如，诊断与鉴别诊断，不同诊断技术的诊断价值，检查结果的解读，证据的选择及应用，干预措施的利弊权衡，影响疾病预后的因素分析，危险因素的暴露剂量和时间，诊治过程中患者的心理状态、期望值、依从性与结局测量等。

第二节 问题的主要成分

一、背景问题的成分

背景问题通常包括以下两个基本成分。

（一）问题词根（谁、什么、怎样、何处、何时、为什么）加动词

这些问题一般在临床医师接诊患者时通过询问病史和体格检查就可解答。医师在询问病史时往往会结合患者的症状进行展开式提问，如患者因呕血就诊，医师会进一步了解谁呕血（患者的性别、年龄）、呕血的性质（颜色、量、次数），何时何地发生呕血、呕血时有无其他伴随症状、呕血的主因和诱因等。

（二）一种疾病或疾病的某一方面

例如，"什么原因引起了严重急性呼吸综合征（severe acute respiratory syndrome，SARS）的发生？""糖尿病通常什么时候出现并发症？""心力衰竭如何引发腹水？"

二、前景问题的成分

前景问题通常包括3或4个基本成分，可按PICO原则确定。

1. 特定的患病人群或临床问题（patient/population/problem，P）　可以指定患病人群的年龄、性别、种族、疾病严重性和并发症，P所代表的是有特定临床问题的人群。在某些问题中，P只代表特定疾病，如"甲氨蝶呤是否比氯喹更能有效缓解类风湿关节炎？"这个例子中，P只代表疾病"类风湿关节炎"。

2. 干预措施、诊断试验或暴露因素（intervention/index test/indicator，I）　在治疗学问题中，I代表的是干预措施；在诊断性问题中，I代表的是诊断试验；在病因问题中，I代表的是病因或危险因素；在预后问题中，I代表的是预后因素。

3. 对比措施（comparison/control，C）　如果是治疗学问题，则C代表的是与拟研究的干预措施进行对比的措施；如果是诊断性问题，则C通常是能够确诊疾病的金标准。

4. 结局（outcome，O）　可以是好的结局，也可以是不利的结局，还可以指定特定结局的出现时间。不同类型的研究选用不同的结局指标。例如，治疗学问题的结局指标通常是治疗技术的有效性和安全性，诊断性问题的结局指标通常是诊断技术的准确性。

作为临床医师，既需要具备背景知识，也需要有前景知识，且两者的比例随着时间推移而变化，这主要取决于医师对疾病诊治的经验。当医师经验较缺乏时，提出的问题多为背景问题。随着经验的慢慢积累，特定患者的前景问题所占的比例将越来越大。临床实践要求医师能够熟练运用大量背景知识和前景知识来解决问题。

第三节　问题的类型及其循证实践

一、问题的类型

（一）病因问题

病因问题主要是指围绕疾病产生的原因、发病的危险因素及疾病的发病机制等方面提出的问题。例如，"喝咖啡是否会增加患心脏病的风险""是消化性溃疡还是门脉高压所致食管胃底静脉曲张破裂导致的上消化道出血""经常喝咖啡是否会引发胰腺癌"。

举例：患者，男性，12岁，5小时前无明显诱因出现头晕、神志不清和言语障碍，紧急送往医院检查。经食管超声心动图检查显示患者卵圆孔未闭，计算机断层扫描（CT）及磁共振检查显示左脑脑梗死。三大常规、肝肾功能未出现明显异常。患者大小便正常，睡眠欠佳，体重无明显变化。临床问题：青少年卵圆孔未闭患者与正常青少年发生缺血性脑卒中的概率一样吗？

P：青少年患者

I：卵圆孔未闭

C：卵圆孔闭合

O：缺血性脑卒中发生率

（二）诊断问题

临床医师在对患者进行病史询问和体格检查后，会有一个诊断假设，通过实验室检查和辅助检查以肯定或否定该假设。诊断问题主要针对某项检查的准确性、可靠性、对鉴别诊断的意义、安全性、可接受性及费用等方面提出。例如，"急诊胃镜检查对上消化道出血诊断的敏感度和特异度如何""乳腺钼靶与乳腺磁共振对乳腺癌的诊断准确度如何"。

举例：患者，男性，64岁。散步时突然自觉腹部不适、恶心、头晕、出虚汗、心率加快、心悸，急诊就诊。体格检查：心率118次/分，血压100/60mmHg，心律齐，面色苍白，腹部广泛压痛，尤以右侧腹部明显，轻度肌紧张。有肝炎后肝硬化史，但无出血史。进一步检查（磁共振检查）提示可能患肝硬化和肝癌。病理组织学检查确诊肝癌。临床问题：磁共振检查诊断肝硬化患者为肝癌的把握有多大？

P：肝硬化患者。

I：磁共振检查。

C：金标准（病理组织学检查）。

O：肝癌的诊断。

（三）治疗问题

治疗措施涵盖了药物治疗、手术治疗和其他临床治疗方式，此外还包括患者生活方式的改变（如节食、运动）和社会活动（如接受健康教育）。治疗措施可以是个体患者也可以是人群的健康干预。治疗问题主要围绕治疗措施的有效性、安全性和临床经济性等方面。如何选择利大于弊的治疗措施？如何从效果和成本的经济学角度选择合适的治疗方案？如"急性心肌梗死患者的治疗，是选择药物治疗还是冠状动脉介入手术""糖皮质激素类药物能否改善年轻结核性胸膜炎患者的症状"。

举例：患者，女性，86岁。因"下楼梯不慎摔倒，右髋部剧烈疼痛伴活动受限4小时"收住骨关节外科。体格检查：神志清楚，精神状态一般，右髋部轻度肿胀，局部压痛，右下肢外旋，髋周皮肤完好。心电图示心率56次/分、ST段压低，心脏彩超示心室壁活动异常，诊断为冠心病。右髋关节正位X线示：右股骨颈骨质断裂，骨折线清晰，右股骨颈缩短，初步诊断为股骨颈骨折。临床问题：对于老年冠心病患者腰麻后引起的低血压，使用去氧肾上腺素是否比使用麻黄碱后造成不良心脏事件的发生率少？

P：患有冠心病的老年人。

I：去氧肾上腺素。

C：麻黄碱。

O：心脏不良事件发生率。

（四）预后问题

预后问题指的是对患者未来各种可能的结局、结局何时发生及影响结局的因素进行估计和判断。针对不同的结局测定指标可以提出不同的预后问题。例如，"慢性硬膜下血肿的患者再次发病的可能性有多大""多发性脑梗死患者发生血管性痴呆的可能性有多高""糖尿病患者何时出现糖尿病视网膜病"。

举例：患者，男性，55岁。因"2小时前突然出现意识障碍、幻觉"入院。紧急处理后询问病史，既往患有慢性阻塞性肺疾病（chronic obstructive pulmonary disease，COPD）5年。

近来越发感觉活动后气喘、呼吸困难等症状加重，并出现心悸、咯血、食欲不振等症状。右心导管测肺动脉收缩压为48mmHg，提示严重肺动脉高压。复查超声心动图，有心肌肥厚征象，同时其肺动脉有明显扩张，肺动脉直径增粗至37.1mm，PA：A（肺动脉和升主动脉直径比值）=1.25。医师认为肺动脉直径显著增加的患者其临床表现更加严重，想要了解肺动脉直径的增加对于COPD患者预后的影响。即肺动脉直径增加的COPD患者和肺动脉直径正常的COPD患者，生存期有何差别？以PA：A>1为标准来衡量肺动脉直径是否明显增加。

P：慢性阻塞性肺疾病未进行肺移植的患者。

I：PA：A>1。

C：PA：A<1。

O：生存期。

二、提出临床问题时的注意事项

（一）确定优先回答的问题

医师在临床实践中会遇到很多问题，要在发现临床问题后及时记录，再根据理论知识和自己的临床经验进行初步整理分析，不要试图一次性解决所有的临床问题。

在面临大量问题时，首先选择出需要优先回答的问题，可根据以下方面确定哪些问题值得优先回答：

1.哪个问题对患者的生命健康最重要。

2.哪个问题与临床工作的关系最密切。

3.在允许的时间内，哪个问题最可能得到答案。

4.哪个问题在临床实践中最可能再次出现。

5.哪个问题最令人感兴趣。

（二）关注患者关心的问题

有些来自患者的问题与疾病的治疗效果和预后有明显关系，医师提出临床问题时还应关注患者关心的问题，即从患者角度考虑。只有从医患双方角度考虑问题，才会提高患者的依从性，使治疗措施的效果最大化，同时有助于建立良好的医患关系。例如，患有淋巴瘤的年轻患者关心化疗是否能延长生存期，而淋巴瘤的老年患者更重视化疗的毒副作用。

（三）确定问题的范围

提出的临床问题一定要具体、有针对性和可操作性，否则会影响问题的顺利解决。确定问题的范围应重点考虑临床实践的资源和条件、临床意义和证据的质量等。问题的范围不能太宽，范围太宽的问题对患者的诊治没有帮助。例如，"化疗能否提高癌症患者的生存率"，这个问题的范围太宽，何种化疗方式和哪种癌症都没有交代清楚，不同的癌症有不同的化疗方式和化疗药物。问题范围太宽还会增加纳入研究的异质性，使结果难以解释。问题的范围也不能太窄，范围太窄的问题因所获资料较少而增加假阳性和假阴性结果的概率，存在证据的适用性受限的缺陷。

（四）为临床研究发现和提出问题

临床实践中的问题有些经过证据查找，结合临床经验就可以回答，但还有不少问题没有满意的答案，需要自行开展研究才能解决。因此，临床实践过程也是临床科研的选题过程。从临床实践出发提出问题，用临床流行病学的方法进行科学设计和开展严谨研究，用最佳证据回答所提出的问题，解决疑问，指导临床实践。

（施李丽）

思　考　题

1. 问题的种类和来源有哪些?
2. 问题的基本结构是什么?
3. 提出需要循证解决的问题，并分析问题的主要成分。

第三章　证据的分类分级与推荐

学习目的

1. 掌握按研究方法的证据分类；证据金字塔。
2. 熟悉按研究问题的证据分类。
3. 了解GRADE证据分级与推荐系统。

　　决策者面对浩瀚的信息海洋，渴望得到真实而适用的证据来帮助决策。但是他们难以花费大量的时间和精力去系统化检索和全面评价证据。对证据进行分类分级和推荐将有助于提高循证决策的效率。

第一节　循证医学证据的概念及其分类

一、证据的概念

　　"证据"一说源自我国春秋战国时期，"证"在古代汉语中意指"证据"，"据"同样有"证据"的含义。《现代汉语词典》中对证据的定义是"能够证明某事物真实性的有关事实或材料"。

　　在医学领域的"证据"需要具备哪些特质？循证医学的奠基人David Sackett教授将临床证据定义为"以患者为研究对象的各种临床研究得到的结果和结论"。循证医学领军人物、GRADE工作组首席科学家、加拿大McMaster大学Gordon Guyatt教授认为"任何经验性的观察都可以构成潜在的证据，无论其是否被系统或不系统地收集"。

　　2005年，加拿大卫生服务研究组用系统评价的原理对证据进行定义，指出"证据是最接近事实的一种信息，其形式取决于具体情况，高质量、方法学适当的研究结果是最佳证据。因为用于决策的证据有时并不充分、自相矛盾或并不能被获取，其他类型的信息就成为研究证据的必要补充或替代"。

　　虽然证据有多种定义，但是都体现了立足于实践的理念，具有系统性和适用性。循证医学实践的主要目的是解决问题，因此无论是何种类型的证据都要着眼于需要回答的问题。如果论证强度高的证据存在较高的偏倚风险，或者不适用于解决临床实践中的问题，则需要考虑其他类型的证据。例如，在治疗疾病时，如果缺乏支持临床实践的研究证据，专家或医师的个人看法就成为决策所需的证据。

　　证据紧跟医学技术的发展步伐在不断地更新，这对医务人员提出了更高的要求，即掌握"循证"的技能，将"提出问题、获取证据、评价证据、应用证据和后效评价"作为解决问题、更新知识的工具。

二、证据的分类

（一）按研究方法分类

　　证据按研究方法可分为原始研究证据（primary research evidence）和二次研究证据

（secondary research evidence）。

1. 原始研究证据　研究人员根据科研实践和成果写作的原始研究论文。原始研究证据又包括试验性研究证据和观察性研究证据。观察性研究是未向研究对象施加干预措施的研究设计，主要包括队列研究（cohort study）、病例对照研究（case-control study）、横断面调查（cross-sectional study）、描述性研究（descriptive study）、病例系列（case series）和病例报告（case reports）；试验性研究是给予研究对象干预措施的研究设计，主要包括临床随机对照试验（randomized controlled trial，RCT）、交叉试验（cross-over trial）、自身前后对照试验（before-after study in the same patient）和非随机同期对照研究。本文介绍几种较为常见的临床试验设计。

（1）随机对照试验：是指采用随机分配的方法，将符合要求的研究对象分别分配到试验组或对照组，然后接受相应的试验措施，在一致的条件或场景中同步开展试验，并用客观的效应指标，对试验结果进行测量和评价。例如，1项RCT评价电子香烟用于戒烟的疗效，将886名研究对象随机化分配至电子香烟组和尼古丁替代品组。电子香烟组的1年戒烟成功率达18.0%，而尼古丁替代品组为9.9%，相对危险度（relative risk，RR）为1.83（95%CI 1.30~2.58）；电子香烟组在随访52周时研究对象咳嗽和咳痰较基线的降低率均低于尼古丁替代品，分别为RR 0.80（95%CI 0.60~0.90）和RR 0.70（95%CI 0.60~0.90）。然而，电子香烟组的咽喉炎（或口腔炎）发生率高于尼古丁替代品组，分别为65.3%和51.2%。

（2）队列研究：在前瞻性队列研究中，研究人员明确研究问题并设计数据收集策略，以获取有关暴露因素的确切信息。在收集基线资料之后，可通过前瞻性随访队列中的受试者来观察结局指标的发生情况。研究人员可以得到数据来分析危险因素与疾病结局之间的关联性。例如，研究人员明确吸烟者和非吸烟者，通过随访比较他们心脏疾病的发生率。回顾性队列研究是根据研究对象在过去某时点的特征或暴露情况进行分组，然后从已有的记录中追溯从那时开始到其后某一时点或直到研究当时的这一时间范围内，研究对象临床结局的发生情况。

（3）病例对照研究：是以现在确诊患有特定疾病的患者作为病例，以不患该病的人作为对照，收集既往某个或某些危险因素的暴露情况，然后进行比较分析。例如，1项病例对照研究探讨儿童看电视时间与超重/肥胖之间的关联性。纳入了933名1~5岁儿童，将311名超重和肥胖儿童作为病例组、622名正常体重儿童作为对照组，并将这些儿童根据年龄和社区进行匹配。结果表明，电视观看时间超过1小时与不健康行为的发生率呈正相关（$P<0.05$）。控制这些行为因素后，儿童的电视观看时间与超重/肥胖之间的关联性显著（OR 1.72，95% CI 1.16~2.54）。

2. 二次研究证据　围绕研究问题将全部原始研究证据进行严格评价、整合和分析以得出综合性结论，是对原始研究证据二次研究后得到的证据。常见的二次研究证据主要包括Meta分析（meta-analysis）、系统评价（systematic review，SR）、临床实践指南（clinical practice guideline，CPG）、卫生技术评估报告（health technology assessment，HTA）和临床证据手册（handbook of clinical evidence）等。

（1）Meta分析：是以数据整合为目的，通过查阅文献收集与特定问题相关的多个研究，并对这些研究的结果数据进行统计分析。通常情况下，针对同一研究目的会有多篇研究文献。Meta分析对多个同类独立研究的结果进行汇总和合并分析，起到增大样本量、提高检验效能的目的。特别是当多个研究结果相互矛盾或都无统计学意义时，Meta分析可得到接近真实情况的统计分析结果。

（2）系统评价：尽可能全面地收集某一问题的全部原始研究证据，进行严格评价、整合、分析、总结后得出综合结论，是对多个原始研究证据再加工后得到的证据。系统评价的基本步骤：提出问题、检索和筛选相关研究文献、对纳入文献的质量进行严格评价、收集和提取文献中的重要信息、分析和整合提取的信息并形成研究结果。

系统评价对证据的质量进行评价，从大量信息中提取精华，将有意义、关键性与无意义、无根据甚至错误或重复的研究资料分开，其结论简单明了，方便临床医师使用。系统评价常和Meta分析联合运用，当系统评价采用了量化分析的方法对结果数据进行汇总合并即可称为Meta分析。Cochrane系统评价目前被国际公认为高质量的系统评价。例如，硒元素真的能防癌抗癌吗？一篇Cochrane系统评价纳入了针对成人的RCT和纵向观察性研究，当针对特定的结局指标有两项及以上RCT、5项或更多项观察性研究时进行Meta分析；使用Cochrane偏倚风险评估工具和Newcastle-Ottawa量表来评价RCT和观察性研究的偏倚风险。结果发现，低度偏倚风险的RCT均无法证实硒对于降低癌症总体风险或特定癌症风险的影响，癌症发病率的合并RR 1.01（95% CI 0.93~1.10）；观察性研究结果虽然提示硒可能会降低癌症的风险，但是没有证据表明存在剂量-反应关系，此外纳入的观察性研究具有高度的偏倚风险。

（3）临床实践指南：是连接证据和临床实践的桥梁，它是针对特定的临床情况，收集、综合和概括各级临床研究证据包括原始研究证据和二次研究证据，系统制定出帮助医师做出恰当处理的指导意见。在广泛收集临床研究证据的基础上，按照循证医学方法开发出的循证临床实践指南已经成为指南制定的主流。例如，中国医师协会骨科医师分会的《骨科循证临床诊疗指南：早发性脊柱侧凸循证临床诊疗指南》，该指南的证据等级采用5级分类法；推荐强度采用4级（A级表示具有良好证据，Ⅰ级研究且结果一致，推荐某种治疗方法；B级表示证据一般，Ⅱ级或Ⅲ级研究且结果一致，建议某种治疗方法；C级表示证据质量差，Ⅳ或Ⅴ级研究，可以考虑某种治疗方法；D级表示证据不足或证据矛盾，不能推荐或反对某种治疗方法）；"工作组共识"则是在缺乏可靠证据的情况下，工作组的参考意见。

科学有效的指南应该是以证据为基础；具有较好的效度，制作过程严谨；有助于节约医疗成本；具有较好的信度，不同用户在相同的临床情景中应用同样的指南，获得同样的效果；具有代表性，指南制订的小组成员应包括该领域的所有关键学科成员及患者；有很好的临床应用性，界定指南应用的目标人群，内容灵活、清晰、翔实；指南的内容应随着新的研究证据出现而定期更新。

（4）卫生技术评估报告：是对卫生技术的技术特性、安全性、有效性（功效和效果）、经济学特性（成本-效果、成本-效益、成本-效用）和社会的适应性（法律、伦理、社会影响）进行评价，为卫生技术的决策和政策制定提供证据。卫生技术评估的范畴比较广泛，评估的对象也在逐步拓展，不仅包括药品、设备、生物制剂和诊疗程序，还包括公共卫生项目（疾病干预措施）、医疗支持系统（居民电子健康档案、电子病历）、组织管理系统（卫生资源优化配置）、医疗费用支付方式与管理、卫生政策的执行效果等。

卫生技术评估报告为各国缓解医药费用过快增长和科学化决策提供了可靠的信息。

近年来我国开展的卫生技术评估工作，为行政部门的决策提供了许多有价值的信息。例如，国家卫生健康委员会卫生技术评估重点实验室（复旦大学）开展的大型医用设备配置和利用评估、人类辅助生殖技术评估、无创性产前诊断技术的有效性评估等项目均有力地推动了我国相关政策法规的循证制定。

（5）临床证据手册：是由专家对各种原始研究和二次研究进行严格评价后汇总撰写，针对临床常见病、多发病证据及证据强度的评价，是重要的临床研究证据来源。例如，英国医学杂志出版集团（*BMJ Group*）开发的临床证据（Best Practice）是一个定期更新、针对常见临床病症的循证医学资源，是*BMJ Clinical Evidence*的升级产品。该数据库可提供疾病概述、基础知识（流行病学、病因学、案例）、诊断（诊断步骤、病史和查体、检查、鉴别诊断）、治疗（治疗步骤、治疗流程、新疗法、患者指导）、随访（监测、并发症、预后）和相关资源（指南、参考文献、证据），各项内容均整合了循证医学证据和专家意见。其中，循证医学工具箱（EBM toolkit）能让用户知晓如何评价和应用研究证据。Best Practice能够提供250多个医学计算器，有助于医务人员对疾病的鉴别和诊断。Best Practice与Cochrane Clinical Answers相关联，便于医患共同做出最佳决策。

（二）按研究问题分类

原始研究回答的问题主要包括病因学、诊断学、治疗学、预防性和预后性。因此，证据按研究问题可分为：病因学研究证据、诊断学研究证据、治疗学研究证据、预防性研究证据和预后性研究证据。表1-3-1基于各种类型的临床问题，分别列举了最常用的原始研究设计方案。在原始研究证据的基础上，有相应问题的二次研究证据，且系统化程度高的证据具有更高的级别。例如，为了评估ω-3长链多不饱和脂肪酸作为膳食补充剂对母婴健康状况的影响，首选纳入RCT的系统评价来循证回答问题，可以借鉴与该问题高度相关的Cochrane系统评价"Omega-3 fatty acid addition during pregnancy"。

表 1-3-1　主要临床问题及其常用的原始研究设计方案

研究问题	常用设计方案
病因：探讨某种因素是否与疾病发生有关	队列研究或病例对照研究
诊断：评价某种诊断技术的敏感度和特异度等，或评价某种筛检方法用于检测临床前期病例的准确性	将待评价技术与金标准进行独立、盲法和同步比较
治疗：评价治疗学技术的有效性和安全性	RCT
预防：评价某种方法对于预防疾病发生或不良结局的有效性和安全性	RCT
预后：对疾病发生后将来发展为不同后果的预测或估计	队列研究

（耿劲松　石建伟）

第二节　循证医学证据的分级

一、CTFPHE的分级标准

1979年，加拿大定期体检特别工作组（Canadian Task Force on the Periodic Health Examination，CTFPHE）首次根据研究设计将证据分级并形成推荐意见（表1-3-2），其中最高级别的证据为良好设计的RCT。

表 1-3-2　1979 年 CTFPHE 证据分级标准及推荐级别

证据分级	定义	推荐级别	定义
I	至少 1 项良好设计的 RCT	A	考虑该疾病的证据充分
II-1	良好设计的队列或病例对照研究，尤其来自多个中心或研究组	B	考虑该疾病的证据尚可
II-2	比较了不同时间、地点的研究证据，无论有无干预措施；或重大结果的非对照研究	C	考虑该疾病的证据缺乏
III	基于临床研究、描述性研究、专家委员会的报告或权威专家的意见	D	不考虑该疾病的证据尚可
		E	不考虑该疾病的证据充分

通常情况下，在循证医学证据分级标准中，如果专家意见是基于研究证据，则专家意见的证据级别与研究证据的级别相近。例如，专家意见基于"至少1项良好设计的RCT"，此时的专家意见则成为 I 级证据。

二、David Sackett与ACPP的分级标准

1986年，CTFPHE的成员David Sackett教授对上述证据分级系统进行了完善，首次对 RCT提出了质量标准，如大样本RCT优于小样本RCT，并且将推荐级别与证据质量相对应（表1-3-3）。Gordon Guyatt和Deborah Cook等对其进一步修订，主要用于指导美国胸科医师学会（American College of Chest Physicians，ACCP）抗血栓药物的循证使用。

表 1-3-3　1986 年 David Sackett 证据分级标准及推荐级别

证据分级	定义	推荐级别	定义
I	有结果确定的大样本 RCT（I、II型错误都较低）	A	至少 1 项 I 级证据支持
II	结果不确定的小样本 RCT（I、II型错误都较高）	B	至少 1 项 II 级证据支持
III	非随机的同期对照试验	C	只有III、IV、V级证据支持
IV	非随机的历史对照试验		
V	无对照的系列病例报告		

三、AHRQ的分级标准

1992年，美国卫生保健政策研究所（原Agency for Health Care Policy and Research，AHCPR，现Agency for Healthcare Research and Quality，AHRQ）在制定临床实践指南时提出了新的证据分级标准，该分级标准将证据分为4级，推荐意见分为3级，该标准首次将基于RCT的 Meta分析列为最高等级证据，并且将临床经验纳入证据分级系统（表1-3-4）。

表 1-3-4　1992 年 AHCPR 证据分级标准及推荐级别

证据分级	定义	推荐级别
I a	基于 RCT 的 Meta 分析	A
I b	至少 1 项 RCT	
II a	至少 1 项良好设计的非 RCT	B

续表

证据分级	定义	推荐级别
Ⅱb	至少 1 项良好设计的准实验研究	
Ⅲ	良好设计的非实验性研究	
Ⅳ	专家委员会报告、权威观点或临床经验	C

四、NEEBGDP的分级标准

1996年，英格兰北部循证指南制定项目组（North of England Evidence Based Guidelines Development Project，NEEBGDP）将证据及推荐强度分为3级，其中良好设计的RCT及其系统评价/Meta分析是最高级别的证据（表1-3-5）。

表 1-3-5　1996 年 NEEBGDP 证据分级标准及推荐级别

证据分级	描述	推荐级别	定义
Ⅰ	良好设计的 RCT、系统评价 /Meta 分析	A	基于Ⅰ级证据的推荐意见
Ⅱ	良好设计的队列研究或病例对照研究	B	基于Ⅱ级证据或由Ⅰ级证据外推的推荐意见
Ⅲ	非对照研究或共识	C	基于Ⅲ级证据或由Ⅱ级证据外推的推荐意见

五、NHMRC的分级标准

2000年，澳大利亚国家卫生与医学研究委员会（National Health and Medical Research Council，NHMRC）将证据分为4级，其中最高级别的证据是系统评价，在证据分级体系中并未纳入专家意见和临床经验（表1-3-6）。

表 1-3-6　2000 年 NHMRC 证据分级标准

证据分级	定义
Ⅰ	所有相关 RCT 的系统评价
Ⅱ	至少 1 项设计合理的 RCT
Ⅲ -1	良好设计的半随机对照试验（运用交替分组或其他方法分组）
Ⅲ -2	来自非随机的比较性研究（包括此类研究的系统评价）、设立同期对照的队列研究、病例对照研究或有对照组的中断时间序列研究
Ⅲ -3	来自历史对照的比较性研究、非同期的两组或多组研究，或没有平行对照的中断时间序列研究
Ⅳ	来自治疗后或治疗前后比较的系列病例报告

六、SIGN的分级标准

2001年，苏格兰院际指南网络（Scottish Intercollegiate Guidelines Network，SIGN）在 AHRQ标准的基础上，发布了更为详细的证据分级和推荐级别，将系统评价、Meta分析和RCT作为最高级别的证据（表1-3-7）。

表 1-3-7　2001 年 SIGN 证据分级标准及推荐级别

证据分级	描述	推荐级别	定义
1++	高质量 RCT 的系统评价 /Meta 分析或极低偏倚风险的 RCT	A	直接适用于目标人群的 1++ 或 1+ 级证据
1+	良好开展的系统评价 /Meta 分析或低度偏倚风险的 RCT		
1−	系统评价 /Meta 分析或高度偏倚风险的 RCT		
2++	高质量病例对照研究或队列研究的系统评价；高质量病例对照研究或队列研究、具有极低的混杂和偏倚风险，且因果关系极具可能性	B	直接适用于目标人群的 2++ 级证据或 1++、1+ 级证据的外推证据
2+	良好开展的病例对照研究或队列研究、具有低度的混杂和偏倚风险，且因果关系具有中度可能性	C	直接适用于目标人群的 2+ 级证据或 2++ 级证据的外推证据
2−	病例对照研究或队列研究、具有高度的混杂和偏倚风险，且因果关系很可能并不存在		
3	非分析性研究如病例报告、病例系列	D	3 或 4 级证据，或 2+ 级证据的外推证据
4	专家意见		

七、中国循证医学中心的分级标准

2004年3月，中国循证医学中心李幼平教授等学者在专科医师分类研究中引入证据分级的理念（表1-3-8）。之后，针对管理领域尚无证据分类分级理念的现状，借鉴循证医学有效性证据分级的成功经验，探索对管理、教育等领域的研究证据进行分级。根据当前可得的证据，将政府及相关机构报告列为仅次于系统评价、卫生技术评估和Meta分析的证据（表1-3-9）。

表 1-3-8　2004 年中国循证医学中心的证据分级标准

证据分级	定义
A	系统评价
B	官方指南
C	有确切研究方法的文献
D	文献综述
E	专家意见

表 1-3-9　2006 年中国循证医学中心的证据分级标准

证据分级	定义
A	系统评价、卫生技术评估报告、Meta 分析
B	政府及相关机构报告
C	有确切研究方法的文献
D	文献综述
E	专家意见

八、证据金字塔

2001 年，美国纽约州立大学州南部医学中心（SUNY Downstate Medical Center）推出"证据金字塔"（图1-3-1），首次将动物实验和体外研究纳入证据分级系统，拓展了证据范畴，加之其简洁明了、形象直观，得到了广泛的传播。"证据金字塔"在国内亦被称为"新九级"证据分级方法，证据级别从金字塔的顶端到底部依次降低，即系统评价和Meta分析的级别最高。

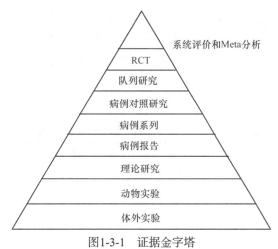

图1-3-1　证据金字塔

九、牛津大学循证医学中心的分级标准

1998年，Bob Phillips、Chris Ball和David Sackett等临床流行病学和循证医学专家共同制定了证据分级方法，并于2001年5月正式发表在英国牛津大学循证医学中心网站（网址：http：//www.cebm.net）。该标准首次在证据分级的基础上整合了证据分类的理念，具有针对性和适用性，成为循证医学教学和临床实践公认的经典方法。Jeremy Howick于2009年对上述标准进行了更新（表1-3-10）。

表1-3-10　牛津大学的证据分级标准（2009版）（以治疗/预防/病因/危害证据为例）

证据分级	防治性
1a	同质性RCT的系统评价
1b	可信区间窄的单项RCT
1c	表明"全或无效应"的任何证据
2a	同质性队列研究的系统评价
2b	单个队列研究（包括低质量的RCT，如随访率低于80%）
2c	"结局"研究、生态学研究
3a	同质性病例对照研究的系统评价
3b	单个病例对照研究
4	病例系列报告、低质量队列研究和低质量病例对照研究
5	未经严格评价，基于生理、基础研究或"基本原则"的专家意见

结合上述证据分级标准，A级推荐基于一致性的1级研究证据；B级推荐基于一致性的2级、3级研究证据，或来自1级研究证据的推论；C级推荐基于4级研究证据，或来自2级、3级研究证据的推论；D级推荐基于5级证据，或任何级别的不确定性或不一致性证据。

2011年，Jeremy Howick、Paul Glasziou、Carl Heneghan和Gordon Guyatt等专家通力合作，修订了原有的证据分级方法。修订的证据分级（表1-3-11）具有如下特点：①围绕医务人员最为关注的临床问题，包括诊断、预后、治疗和危害；②每一行代表获取最佳研究证据时应该遵循的步骤，最高级别的证据在每行的最左侧，说服力较弱的证据在每行的最右侧；③第一列代表医师在临床实践中遇到的问题类型。医师想到的第一个问题是某病的患病率（该疾病是否常见）。之后，考虑诊断方法的准确度。下一步，思考如果不采取某种干预措施，会产生哪些不利结局？某种干预措施对于患者而言，是否利大于弊？而上述流程，正体现在此修订版证据分级的每一行。

表 1-3-11 牛津大学证据分级方法（2011版）

问题	第1步（1级*）	第2步（2级*）	第3步（3级*）	第4步（4级*）	第5步（5级）
问题是否常见？	当地和目前随机抽样调查（或普查）	与当地情况匹配的系统评价**	当地非随机抽样调查**	病例系列**	全或无
诊断或监测试验的准确度？（诊断）	横断面研究（始终采用金标准和盲法）的系统评价	单个横断面研究（始终采用金标准和盲法）	非连续性试验或者试验没有连续使用金标准**	病例对照研究或金标准选择不妥**	基于机制的推理
如果不给予某种干预措施将出现什么结果？（预后）	起始队列研究的系统评价	起始队列研究	队列研究或结论来自RCT的对照组*	病例系列、病例对照研究或质量差的预后性队列研究**	全或无
该干预措施有帮助吗？（疗效）	RCT（或单病例RCT）的系统评价	具有显著疗效的RCT或观察性研究	非随机对照、队列或随访研究**	病例系列、病例对照研究或历史性对照的试验**	基于机制的推理
常见的危害是什么？（危害）	RCT的系统评价、巢式病例对照研究的系统评价、与临床病例类型相符的单病例试验或有显著疗效的观察性研究	单个RCT、有显著效果的观察性研究（例外情况）	非随机对照、队列或随访研究（上市后监测），排除某种常见的危害得有充足的证据（必须有足够长的随访时间评价长期危害）**	病例系列、病例对照或历史性对照的试验**	基于机制的推理
罕见的危害是什么？（危害）	RCT（或单病例RCT）的系统评价	RCT、（例外情况）有显著效果的观察性研究			
早期检测是否值得？（筛查）	RCT的系统评价	RCT	非随机对照、队列或随访研究**	病例系列、病例对照或历史性对照的试验**	基于机制的推理

* 研究质量低、不精确性、间接性（研究的 PICO 与临床问题的 PICO 不匹配）、结果的不一致性、较小的绝对效应量会降低证据级别；较大的效应量会提升证据级别。

** 通常情况下，系统评价的证据级别高于个体研究。

（耿劲松）

第三节 从证据分级到推荐

一、GRADE 证据分级与推荐方法

证据质量评价及推荐强度评级的GRADE是由GRADE工作组提出的一套评级系统，GRADE使用易于理解的方式评价证据质量和推荐等级。

（一）基本步骤

1. 定义问题、收集证据 提出推荐意见的 GRADE 步骤见图1-3-2。无阴影的框是系

统评价和指南制定通用的步骤，有阴影的框专门针对指南制定。GRADE从明确问题开始，包括人群、干预措施、备选方案及患者的所有重要结局（此例有4个结局指标）。对于指南，还需将结局分为核心即最重要的（如图1-3-2中的结果1和结果2）、重要但不是关键性的（如图1-3-2中的结果3和结果4）两类。系统评价作者或指南制定者利用系列单项研究的数据得出每一结局指标的效应估计值（通常用可信区间来表示）。

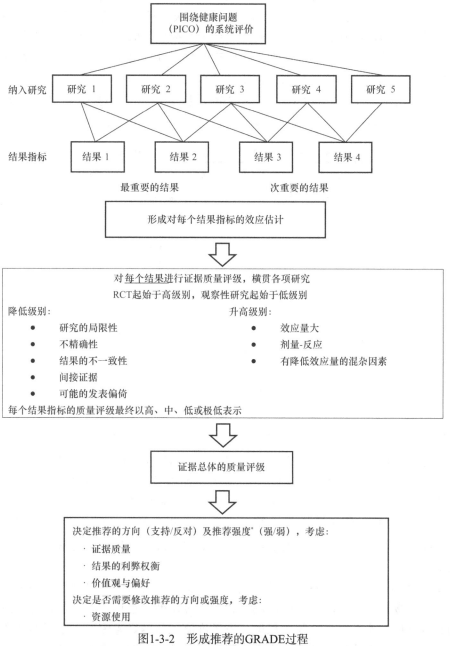

图1-3-2　形成推荐的GRADE过程

* 也称"有条件的推荐"或有"自由裁量权"

2. 证据质量评级　GRADE将证据质量分为高、中等、低、极低共4级，以下是对证据级别的解释。

高质量：非常确信真实的效应值接近效应估计值。

中等质量：对效应估计值我们有中等程度的信心，真实值有可能接近估计值，但仍存在两者大不相同的可能性。

低质量：对效应估计值的确信程度有限，真实值可能与估计值大不相同。

极低质量：对效应估计值几乎没有信心，真实值极有可能和估计值大不相同。

GRADE分级方法源于研究设计，研究设计是决定证据质量的重要因素。一般情况下，RCT的证据初始级别高于观察性研究。评价证据质量时，还需要考虑降低和增加质量的因素。降低证据质量的因素包括：①研究的局限性；②结果不一致；③间接证据；④精确度不够；⑤发表偏倚。增加证据质量的因素有：①效应值很大；②观察到的疗效是因混杂因素的干扰而被削弱的结果；③剂量-反应关系。最终每一结局相应证据的质量归属于从高到极低的4级之一（表1-3-12）。

表 1-3-12 GRADE 证据质量分级方法概要

研究设计	证据群的初始质量	符合以下条件则降级	符合以下条件则升级	证据群的最终质量
RCT	高⟹	偏倚风险 -1 严重 -2 非常严重	效应量大 +1 大 +2 非常大	高⊕⊕⊕⊕
		不一致性 -1 严重 -2 非常严重	剂量-反应关系 +1 梯度的量效证据 混杂因素	中等⊕⊕⊕○
		间接性 -1 严重	+1 有降低效应的因素 +1 未观察到效应，但事	
观察性研究	低⟹	-2 非常严重 不精确性 -1 严重 -2 非常严重	实存在	低⊕⊕○○
		发表偏倚 -1 严重 -2 非常严重		极低⊕○○○

系统评价和指南制定者用这种方法来评价每个结局指标的证据质量（即证据群的质量），GRADE"以结果为中心"对每一结果做出评价，而证据群的各项结局指标对应的证据其质量不尽相同。例如，评价脑卒中发生率和全死因死亡率的系列非盲法RCT，脑卒中的相关临床结局会因偏倚风险而降低其质量评级。在某一研究内部或不同研究间，间接性问题也会降低对特定结果的质量评级，如用替代结局指标（骨密度）间接反映骨折发生率。

3. 证据推荐 指南制订者（而非系统评价人员）综合所有信息做出最终判断，做出证据总体质量级别的最终决策。指南制定者还要考虑推荐意见的方向及强度。预期的有利结局和未预期的不利后果之间的权衡、患者价值观与偏好等因素决定了推荐意见的方向，这些因素与证据质量相结合可用于决定推荐意见的强度。将干预措施的资源利用情况纳入考虑后，原先的推荐方向及强度可能被修正。

当明确显示干预措施利大于弊或者弊大于利时，则列为强推荐；当利弊不确定或无论质量高低的证据均显示利弊相当时，则视为弱推荐。GRADE 系统的两级推荐强度为患者、临床医师和政策制定者提供了明确的指引。

（1）强推荐的含义

1）对患者：多数患者会采纳推荐的方案，只有少数不会；此时若未予推荐，则应说明。

2）对临床医师：多数患者应该接受该推荐方案。

3）对政策制定者：该推荐方案在大多数情况下会被采纳并成为政策。

（2）弱推荐的含义

1）对患者：大多数患者会采纳推荐方案，但仍有不少患者不愿意采用。

2）对临床医师：应该意识到不同患者有各自适宜的方案，需要帮助每个患者做出体现其价值观和意愿的决定。

3）对政策制定者：政策制定过程中需要进行实质性的讨论，并让多个利益相关方参与其中。

4. 证据总结 证据总结是对每一结局指标的质量分级及效应量估计，证据总结是通向推荐意见的关键步骤。GRADE工作组已开发出专门方法来呈现证据的质量、与质量评级有关的判断依据以及分析备选方案对目标结局的影响。这些方法学体现在 GRADE结果总结表（summary of finding table，SoF）中。Cochrane协作网提供的RevMan 软件可以将Meta分析结果用森林图进行直观地展现。如果评价某个干预措施是否对改善特定的健康问题有效，通常会采用多个不同的结局指标。此时，我们需要将不同结局指标的 Meta分析结果进行综合，形成结果总结表。结果总结表可以通过 RevMan软件"Tables"下的"Summary of finding tables"直接创建，也可以通过 GRADEprofiler 软件（GRADEpro）建立。用户可以在GRADE工作组网站下载并安装使用（网址：https：//gradepro.org）。

表1-3-13是组织学确诊为宫颈上皮内瘤样病变2级及以上（CIN$_{2+}$）的女性应该进行冷冻治疗还是不治疗的GRADE结果总结表。该表围绕两个亚组（CIN$_{2+}$12个月内残留/复发、CIN$_{2+}$12个月以上残留/复发），分别从研究的局限性、结果的不一致性、间接证据、结果的精确度、发表偏倚五个方面呈现证据群的偏倚风险，并且对证据群的质量进行总结（极低质量）；在结果总结表中还展示了结局事件发生率、相对危险度和预期绝对危险度等效应量。

（二）GRADE 证据分级与推荐的特点与意义

1. GRADE的特点 ①GRADE明确定义了证据质量和推荐强度，证据质量是指在多大程度上能够确信疗效评估的正确性；推荐强度是指在多大程度上能够确信遵守推荐意见；②统一使用"级别"（grade）来代替"证据水平"（levels of evidence）；③突破了仅从研究设计角度评价证据质量的局限性，GRADE综合分析了研究设计、研究质量、研究结果的一致性和证据的直接性；④从使用者而非研究者的角度制定标准，拓宽了证据分级与推荐的应用范围；⑤推荐意见简化为"强""弱"两级，既充分体现了循证医学立足于用、后效评价的思想，又为向其他学科拓展预留了空间。

表 1-3-13 组织学确诊的 CIN₂ 女性是否进行冷冻治疗

质量评估							总结发现				
随访的研究对象	偏倚风险	不一致性	间接证据	结果的精确度	发表偏倚	证据质量	事件发生率 (%)		相对危险度 (95% CI)	预期绝对危险度 (12 个月)	
							不治疗	冷冻治疗		不治疗的风险	冷冻治疗的风险差异 (95% CI)
CIN₂ 12 个月内内残留/复发, 121 例 (1 项非随机对照试验)	不严重	不严重	不严重	严重[1]	未发现	⊕○○○ 极低[1] 因不精确性	42/108 (38.9%)	7/13 (53.8%)	OR 1.83 (0.58~5.83)	每 1000 例 700 例复发	每 1000 例多于 581 例复发 (数理推断) (少于 294 例至多于 3381 例)
CIN₂ 12 个月以上残留/复发, 13 907 例 (12 项非随机对照试验)	不严重	严重[2]	不严重	严重	未发现	⊕○○○ 极低[2] 因不一致性	—	562/13 907 (4%)	—	中度的基线风险[3]	每 1000 例少于 647 例复发 (632~661 例)

1 研究对象数例和阳性事件发生数均较少导致较宽的可信区间，据此有不同的决策。

2 无法根据先验假设解释研究的高度异质性。

3 根据发表的文献，70% 宫颈上皮内瘤病变者并未接受治疗。

2. GRADE的意义 GRADE关注证据转化，从证据分级出发，整合了分类、分级和转化标准，为系统评价和指南制定提供了证据质量评级的参照体系，同时为指南中的推荐强度评定提供了系统化的方法。目前该标准已被包括世界卫生组织和Cochrane协作网等在内的70余家国际组织和协会所采纳。GRADE适用于制作系统评价、临床实践指南及开展卫生技术评估。例如，我国生殖医学、产科、妇科、胚胎学、循证医学、卫生经济学专家及患者代表组成了指南制定小组，根据GRADE制定了35岁及以上女性不育症辅助生殖技术的应用指南。

二、JBI护理学证据预分级及证据推荐

医学问题具有多样性，除了病因干预、诊断、预防、预后等类型，尚有很多其他类型问题亟待解决。为了更好地服务于临床医学，方法学家对其他应用领域的证据分级进行了探索。

澳大利亚Joanna Briggs循证卫生保健中心（Joanna Briggs Institute，JBI）成立于1996年（网址：https：//joannabriggs.org），是在全球拥有近50多个分中心的推广循证护理和卫生保健的学术机构。该中心在2003年以前采用的证据分级系统是澳大利亚国家健康与医学研究理事会（Australian National Health & Medical Research Council，ANHMRC）于1999年制定的临床实践指南的制订、应用与评估标准。2003年以后，JBI基于对证据多元性的认识，提出证据的"FAME结构"（证据的可行性、适宜性、临床意义和有效性），制订了"JBI证据评级系统"，并于2006年、2010年进行了更新。随着GRADE系统的推广应用，2014年JBI根据GRADE系统及JBI循证卫生保健模式制订了"JBI证据分级及证据推荐级别系统"，该系统适用于护理学及医疗卫生的其他领域（表1-3-14~表1-3-18）。

表 1-3-14 JBI 有效性研究证据分级

证据分级	研究类型	定义
1	试验性研究	1a 多项 RCT 的系统评价
		1b 多项 RCT 及其他试验性研究的系统评价
		1c 单项 RCT
		1d 假 RCT*
2	类实验性研究	2a 多项类实验性研究的系统评价
		2b 多项类实验性研究、低质量类实验性研究的系统评价
		2c 单项前瞻性、有对照组的类实验性研究
		2d 前后对比、历史性/回顾性对照的类实验性研究
3	观察性—分析性研究	3a 多项队列研究的系统评价
		3b 多项队列研究、低质量分析性研究的系统评价
		3c 单项有对照组的队列研究
		3d 单项病例对照研究
		3e 单项无对照组的观察性研究
4	观察性—描述性研究	4a 多项描述性研究的系统评价
		4b 单项横断面研究
		4c 病例系列
		4d 个案研究
5	专家意见/实验室研究	5a 基于专家意见的系统评价
		5b 专家共识
		5c 实验室研究/一位专家的意见

* 运用了半随机或假随机的方法。

表 1-3-15　JBI 诊断学研究证据分级

证据分级	研究类型	定义
1	连续性纳入患者的诊断准确度研究	1a 多项连续性纳入患者诊断学研究的系统评价
		1b 单项连续性纳入患者的诊断学研究
2	非连续纳入患者的诊断准确度研究	2a 多项非连续性纳入患者诊断学研究的系统评价
		2b 单项非连续纳入患者的诊断学研究
3	诊断学病例对照研究	3a 多项诊断学病例对照研究的系统评价
		3b 单项诊断学病例对照研究
4	诊断结果研究	4a 多项诊断结果研究的系统评价
		4b 单项诊断结果研究
5	专家意见 / 实验室研究	5a 基于专家意见的系统评价
		5b 专家共识
		5c 实验室研究 / 一位专家的意见

表 1-3-16　JBI 预后性研究证据分级

证据分级	研究类型	定义
1	起始队列研究	1a 起始队列研究的系统评价
		1b 单项起始队列研究
2	观察结果为"全或无"的研究	2a 观察结果为"全或无"研究的系统评价
		2b 单项观察结果为"全或无"的研究
3	队列研究	3a 队列研究（或 RCT 的对照组）的系统评价
		3b 单项队列研究（或 RCT 的对照组）
4	病例系列、病例对照研究、历史性对照研究	4a 病例系列、病例对照研究、历史性对照研究的系统评价
		4b 单项病例系列、病例对照研究、历史性对照研究
5	专家意见 / 实验室研究	5a 基于专家意见的系统评价
		5b 专家共识
		5c 实验室研究 / 一位专家的意见

表 1-3-17　JBI 经济学评价的证据分级

证据分级	定义
1	有理论假设的决策模型，通过系统评价获取变量并且根据决策背景进行调整
2	经济学评价的系统评价，其开展的情景与决策环境类似
3	经济学评价的整合 / 综述，其开展的情景与决策环境类似并且具有较高的质量（如全面可靠的成本和健康结果、足够的时间范围、贴现、敏感性分析）
4	单项高质量的经济学评价（全面可靠的成本和健康结果、足够的时间范围、贴现、敏感性分析）
5	经济学评价的整合 / 综述，其质量中等和（或）差（如成本和健康结果不可靠、未进行贴现、未开展敏感性分析、研究的时间范围太短）
6	质量中等或差的单项经济学评价
7	干预和对照技术增量成本－效果的专家意见

表 1-3-18　JBI 证据推荐分级

推荐级别	推荐强度	评价依据
A	强推荐	干预措施的理想效果超出其不良影响（利大于弊）
		高质量证据支持该项技术的应用
		对资源使用有利或不产生影响
		考虑了患者的价值观、偏好和体验
B	弱推荐	干预措施的理想效果超出其不良影响（确信的程度不如强推荐的证据）
		有证据支持该项技术的应用，证据质量并不足够高
		对于资源使用有些益处、无影响或有轻微影响
		并未考虑患者的价值观、偏好和体验

三、定性系统评价的证据分级工具——CERQual

定性研究证据的质量评价与分级（Confidence in the Evidence from Reviews of Qualitative research，CERQual）工具于2010年被开发（网址：https：//www.cerqual.org），是由挪威知识转化中心的Claire Glenton、Simon Lewin教授联合Cochrane协作网、Campbell协作网、GRADE工作组和世界卫生组织等国际组织制定的定性系统评价分级系统，旨在为指南小组使用定性系统评价提供帮助。

（一）个体的证据质量评级

CERQual中的证据信度是指系统评价结果与所研究问题真实情况的相符程度。CERQual基于四个方面来评价定性系统评价：①方法学的局限性，指原始研究设计和实施中存在的问题，需借鉴相关的定性研究方法学质量评价工具对每个纳入研究进行评价；②相关性，指纳入研究的研究目的、研究对象等与系统评价要解决问题的相符程度；③结果的连贯性，即综合性结果与相应原始研究结果的相符程度，以及是否解释了原始研究结果间的差异；④数据的充足性，是针对定性系统评价某一结果，对其相关资料的丰富性和数量做出的综合评价，在评价时需要综合考虑资料的充足性和所提取资料的数量（研究数目、研究人群和结果测量等），任一方面的不足都会降低系统评价的真实性。

（二）总体的证据质量评级

决策者可以对以上四个方面进行单独评价，综合各方面的评价结果，给出相应的证据并确定等级，各级别的含义如表1-3-19所示。实践应用时，首先将系统评价证据的初始级别视作"高"，然后依据上述四个方面进行降级，得出定性系统评价中每个研究结果的最终证据级别。整个评价过程应当透明，最后需呈现定性系统评价结果总结表。

表 1-3-19　定性系统评价结果信度的 CERQual 评级

证据的确定性分级	含义
高	很有把握研究结果真实反映了客观现象
中	有中等把握研究结果真实反映了客观现象
低	有点把握研究结果真实反映了客观现象
极低	没有把握研究结果真实反映了客观现象

（耿劲松　沈康）

思　考　题

1. 在临床实践中，有哪些证据分类方法？

2. 根据提出的临床前景问题，检索并评阅循证临床实践指南，解读其中运用的证据分级与推荐方法。

第四章　证据的来源与检索

学习目的
1. 掌握证据检索的步骤；常用的证据检索资源。
2. 熟悉证据检索的6S模型；根据提出的临床问题制定证据检索策略并进行检索。
3. 了解系统评价的证据检索方法。

计算机和互联网技术的迅猛发展，为循证医学信息检索提供了范围广、内容新、入口多和使用方便等有利条件，为实践循证医学带来了许多机遇。

检索策略的科学制定和规范报告是影响循证实践效果和效率的重要因素。广泛而全面的检索策略不仅能确保证据来源的准确性和完整性，还会直接影响检索结果的数量及其相关性。

第一节　证据检索概述

一、证据检索的特点

循证医学证据检索根据目的主要分为3类：①为开展原始研究而进行文献检索，如设计临床随机对照试验，系统分析已发表的文献有助于研究者提出新的假设或研究的理论依据，关于某一研究问题的系统化文献分析还可以让研究者避免开展不必要的重复研究；②为开展二次研究而检索，如为制作系统评价/Meta分析检索证据；③为了解决临床实践过程中提出的前景问题而进行证据检索，此时要关注系统化证据，例如系统评价/Meta分析，还需要补充检索与问题密切相关且新近发表的原始研究证据。

无论是为了开展原始研究、二次研究，还是循证解决临床实践过程中的难题，都需要研究人员围绕提出的问题明确检索词和制定检索策略，全面获取相关文献。如果研究人员未能获取某一特定问题的全部文献，在证据分析时会得到错误的结论。

为了方便用户检索研究证据，信息技术专家开发了检索过滤器（search filters）。检索过滤器是在数据库中专门为用户设计的内置证据检索策略，该理念由加拿大流行病学和生物统计学研究人员R. Brian Haynes等在1994年提出，并进行了查全率和查准率分析。用户通过检索过滤器，不需掌握复杂的检索策略即可检索医学研究证据。例如，PubMed的"Clinical Queries"设有检索临床研究证据的检索过滤器，"Species"设有检索动物实验的检索过滤器，"Medical Genetics Searches"用于检索医学遗传学方面的文献。

综上，循证医学的证据检索有如下特点：以计算机检索为主，手工检索为辅；注重检索的科学性，需要制定严谨的检索策略系统查找文献；有针对医学证据的检索过滤器及可供参考的检索步骤；注意检索的全面性，重视对文献的方法学评价。

二、6S证据检索模型及其应用

（一）6S证据检索模型提出的背景

加拿大McMaster大学Alba Dicenso等学者提出了循证医疗卫生决策的"6S"证据检索模型。"6S"模型使医务人员和其他用户可以通过最成熟的信息服务，快速获取解决问题的最佳研究证据。

（二）6S证据检索模型及使用方法

在进行证据检索时，应首先从"6S"的顶端开始。如果医院的电子病历系统已经整合了计算机决策支持系统，能够将患者的特征与循证治疗指南相链接，那么医务人员无须检索其他证据，只需要通过"证据系统"（Systems）就可以快速、便捷地获得解决问题的研究证据。如果没有条件实现系统这一层（或系统并不能解决临床问题），就应转向下一层"证据总结"（Summaries）。若问题仍得不到解决，"证据摘要"（Synopses of syntheses）或许能够解决问题。若问题还未得到解决，则考虑"证据综合"（Syntheses）或"原始研究"（Studies）。表1-4-1按照"6S"顶端到底部的顺序依次介绍了该模型及相应的证据资源。

表 1-4-1　6S 证据检索模型及主要的证据资源

6S 证据检索模型	含义	证据资源举例
Systems（证据系统）	将患者的个体信息整合入计算机系统并与知识库的程序/算法相匹配，产生个体化的临床推荐意见	计算机化的循证决策支持系统
Summaries（证据总结）	围绕特定的临床问题，整合了循证信息且定期更新的临床路径或证据总结	循证临床实践指南 DynaMed UpToDate Best Practice
Synopses of syntheses（证据摘要）	对关于某个临床问题系统化的研究证据（如系统评价）进行总结形成的证据概要	ACP Journal Club 概述性的循证医学期刊等
Syntheses（证据综合）	针对特定临床问题的系统评价	Cochrane Library Campbell Library
Synopses of studies（原始研究的证据摘要）	对原始研究形成的证据概要	ACP Journal Club 概述性的循证医学期刊等
Studies（原始研究）	医学文献数据库中的原始研究	PubMed、Embase 中国生物医学文献数据库 中国期刊全文数据库 万方数据知识服务平台等

三、证据检索的步骤

（一）分析信息需求

明确临床问题及问题的类型。当临床医师在实践中提出了一个有意义的问题，并且该问题可通过证据检索来帮助解答时，应该对回答该临床问题的信息需求进行分析和整理，并且将临床问题进行分解。

案例：好莱坞影星安吉丽娜·朱莉自曝携带*BRCA1*基因，并且接受了预防性的双侧乳腺切除术，以降低罹癌风险。临床医师据此提出了问题，鉴于乳腺癌遗传学方面取得的研究进展及明星正在接受降低风险的乳腺切除术（risk-reducing mastectomy，RRM），增加了人们对该技术预防乳腺癌的兴趣，该技术能否降低乳腺癌高危女性的死亡率，对乳腺癌的发病率有何影响？

将上述问题进行分解，研究对象（P）：乳腺癌高危人群；干预措施（I）：降低风险的乳腺切除术；结局指标（O）：乳腺癌发病率、死亡率；在本例中，并未限制对照措施。

（二）选择合适的数据库

根据所提临床问题的类型和现有条件，检索最相关的数据库，如检索结果不能满足需要再检索基本相关数据库。本例为了解决临床实践中遇到的问题进行检索，首先考虑检索二次研究证据，如临床决策支持系统、Cochrane系统评价和高质量的临床实践指南。如果没有能解决该临床研究问题的二次研究证据，则考虑检索原始研究证据。因本例是治疗性问题，所以最佳的原始研究设计方案是临床随机对照试验，高级别的二次研究证据是基于临床随机对照试验的系统评价，以及整合了原始研究证据、二次研究证据和专家共识的临床实践指南和证据摘要。

临床医师选择循证医学证据资源时通常考虑以下4条标准，并在数据库使用过程中通过不断比较，逐渐发现满足解决临床问题需要的数据库：

1. 循证方法的严谨性 证据是否为当前最佳？是否给出相应的适用条件？给出推荐意见时是否给出支持该结论的证据强度？

2. 内容覆盖面 内容是否覆盖了某个学科或专业领域？是否包含需要解决的临床问题？能否满足证据检索的目的？

3. 易用性 能否快速找到解决问题的答案？有无详细的辅助检索信息？

4. 可及性 工作场所是否能够使用该数据库？如果需要私人订阅，能否承受相关费用？

机构的图书馆在选择循证医学证据资源时除了考虑以上4条标准，还建议考虑：本机构内用户的证据检索需求是什么？对比分析同类资源后，是否有一种或几种资源可以同时满足本机构所有用户的需求？如果没有，哪种资源组合最能够满足本机构用户的需求？本机构类型是否属于该资源定位的目标群体？机构用户采用哪些方式访问资源？购买或使用证据资源的费用有多高？

（三）选择恰当的检索词并制定检索策略

1. 选择恰当的检索词 最好列出一组与临床问题有关的词，这些词应包括主题词如美国国立医学图书馆编制的医学主题词表（medical subject headings，MeSH）和自由词（free text word）。在分析信息需求的基础上，选择适当的数据库并确定检索途径和检索词，确定各词之间的逻辑关系与检索步骤，制定出检索表达式并在检索过程中修改和完善。检索时应该注意：所选的数据库不同，检索界面也会有差异，应选用与各数据库自身特点有关的检索功能，熟悉数据库的检索规则并制定完备的检索策略。根据信息需求的分析结果，本例的检索词有"breast cancer""breast neoplasms""risk-reducing mastectomy""mastectomy""mammectomies""mastectomies""mammectomy"。因肿瘤学的研究文献通常报告研究对象的发病率、生存率和生存时间等信息，为了提高查全率，并未将结局指标作为检索词。本例将"breast neoplasms"进行主题词检索、"breast cancer"进行关键词检索，干预措施的不同表述方式之间用"OR"连接并通过题名/摘要途径进行组合检索。

2. 制定检索策略 在证据检索时，有专门为临床医师研究设计的内置证据检索策略模型，还有较多的检索式可借鉴。例如，Cochrane协作网开发了在PubMed获取临床随机对照试验的高敏感度检索式（表1-4-2）。

表 1-4-2 临床随机对照试验的高敏感度检索式

#1	randomized controlled trial [pt]	#7	trial [tiab]
#2	controlled clinical trial [pt]	#8	groups [tiab]
#3	randomized [tiab]	#9	#1 OR #2 OR #3 OR #4 OR #5 OR #6 OR #7 OR #8
#4	placebo [tiab]	#10	animals [mh] NOT humans [mh]
#5	drug therapy [sh]	#11	#9 NOT #10
#6	randomly [tiab]		

（四）判断检索结果能否用于循证解决问题

根据临床问题的性质（病因学问题、诊断学问题、治疗性问题、预防性问题、预后性问题和经济学问题），用循证医学的科学评价标准，从真实性、重要性、适用性方面进行评价，以选择最佳研究证据供临床决策参考。

如本例检索到一篇Cochrane系统评价"Risk-reducing mastectomy for the prevention of primary breast cancer"。该项系统评价旨在评估降低风险的乳腺切除术是否可以降低从未患过乳腺癌以及在一侧乳房有乳腺癌史女性的病死率，并且探讨乳腺切除术对于乳腺癌发病率、死亡率、无病生存率和受试者社会心理结局指标的影响。该系统评价未找到符合纳入标准的随机对照试验或非随机对照试验，仅纳入了观察性研究，研究对象是暴露于乳腺癌危险因素中的15 077名女性，并且接受了降低风险的乳腺切除术。结果表明，双侧降低风险的乳腺切除术（bilateral risk-reducing mastectomy，BRRM）应仅在疾病高风险人群中使用，如*BRCA1*或*BRCA2*基因携带者。对侧预防性乳腺切除术（contralateral risk-reducing mastectomy，CRRM）可以降低对侧乳房的乳腺癌发病率，但没有足够的证据表明CRRM可提高患者生存率，建议今后开展控制多种混杂因素的研究。应用CRRM技术多为较年轻、健康状况较好的女性，研究对象的选择性偏倚会夸大CRRM对于总生存期的影响。鉴于存在过度接受BRRM/CRRM的治疗者，临床医师应该在手术前了解每位患者暴露于乳腺癌的真实风险。此外，在考虑乳腺切除术的同时，还应兼顾降低乳腺癌风险的其他选择，如输卵管卵巢切除术。

本例还获取一篇英国国家卫生与临床优化研究所发布的循证临床实践指南"Familial breast cancer：classification，care and managing breast cancer and related risks in people with a family history of breast cancer"（CG164）。该指南同样认为乳腺切除术可以显著降低患乳腺癌的风险，但没有足够的证据来支持临床决策，如选择保留皮肤的乳腺切除术还是全乳房切除术，建议进一步开展研究比较接受了乳腺切除术的女性和不选择乳腺切除术者其心理社会结局和临床结局。该指南还提供了*BRCA1*和*BRCA2*基因携带者的定期监测方案（表1-4-3）。

表 1-4-3　不同年龄组的乳腺癌监测方案

年龄组	乳腺癌监测方案
20~29 岁	不提供乳腺 X 线摄影以及磁共振成像（MRI）
30~39 岁	每年进行乳腺 MRI 并考虑 X 线摄影
40~49 岁	每年进行乳腺 X 线摄影和 MRI
50~59 岁	每年进行乳腺 X 线摄影；除非密集的乳房阴影，否则不提供 MRI
60~69 岁	每年进行乳腺 X 线摄影；除非密集的乳房阴影，否则不提供 MRI
70 岁及以上	将乳房 X 线摄影作为筛查方案的一部分

上述Cochrane系统评价和循证临床实践指南均围绕提出的问题，对证据进行了系统全面的检索，开展了证据的偏倚风险评价以及Meta分析，结合临床实践现状和患者的价值观提出了乳腺切除术应用的推荐意见。

（五）证据的应用和管理

证据应用于临床实践时应结合医师的临床经验和患者的价值观。循证医学是一种人性化的医学实践方法。循证医学实践者需要充分承认医师对社会的责任并深刻理解和同情患者的疾苦，在临床实践中优先考虑患者的价值观和意愿。医师只有尽可能为患者提供有关治疗费用、利弊、并发症及每种治疗方案会产生哪些后果等方面的信息，才能有助于患者做出合理的选择。研究表明，患者越是参与循证决策，理解所获得的证据，所做出的选择就越能体现其意愿和价值观。患者个体之间价值观及意愿的不同，依据总体平均价值观所做的决策分析并不能应用于每一个具体患者，通过探索患者对治疗方案和潜在后果所持的价值观，做出体现患者意愿的个体化决策。在本例中医师需要结合系统评价和临床实践指南的证据，向主动要求接受乳腺切除术的女性及其家属交代该手术的有效性和副作用。对于不接受乳腺切除术的*BRCA1*或*BRCA2*基因携带者，根据其年龄制定合理的监测方案，并嘱咐患者进行密切随访。

（蒋　葵）

第二节　常用的证据资源

一、PubMed

（一）简介

PubMed是由位于美国国立医学图书馆（National Institutes of Health，NLM）的国家生物技术信息中心（National Center for Biotechnology Information，NCBI）开发的基于Web的检索系统，其建立在NCBI平台上，是一个免费的信息资源库（网址：http：//pubmed. ncbi.nlm.nih.gov）。PubMed收录了来自MEDLINE、生命科学期刊和在线图书的3000余万篇引文。PubMed的引文和摘要主要涉及生物医学和医疗卫生领域，同时涵盖了生命科学、行为科学、化学科学和生物工程方面的文献。PubMed还提供其他的相关网站和分子生物学资源的链接。

该数据库包括MEDLINE、OLDMEDLINE、In Process Citations（又称PreMEDLINE）

和Publisher-Supplied Citations四个部分。其中，OLDMEDLINE收录了1950~1965年美国医学索引中的题录。In Process Citations是临时性的数据库，收录准备进行标引的题录和文摘，每天都在接受新的数据，进行文献的标引和加工；每周把加工好的数据导入MED-LINE，同时从In Process Citations库中删除。In Process Citations中的记录标有[PubMed-in process]标记。出版商将文献信息的电子版提供给PubMed后，每条记录都标有[PubMed-as supplied by publisher]的标记，每天都在不停地将这些记录向In Process Citations数据库传送。

PubMed的特点：①可检索到当月甚至当日发表的最新文献及1865年之后发表的文献；②具有强大的词语自动匹配转换功能，能对意义相同或相近的词及词组进行全面搜索，并在自动转换后执行检索；③将相关的期刊文献、数据、事实、图书相关联，形成信息链方便用户进行追溯性检索；④可以免费在线获取部分电子版的全文。

（二）检索规则及运算符

PubMed的自动转换匹配功能（Automatic Term Mapping）可以实现词语的自动转换和匹配，主要通过四种表来进行：分别为MeSH转换表（MeSH Translation Table）、刊名转换表（Journal Translation Table）、短语表（Phrase List）、著者索引表（Author Index）。

MeSH转换表包括主题词、副主题词、MeSH词相关参照（又称款目词）、物质名称、物质名称同义词等。如果输入的检索词在注释表中发现有相互匹配的词，则该词将被作为主题词和文本词同时进行检索。如在检索词输入框中录入"vitamin D"，PubMed会检索"vitamin D"[MeSH Terms] OR "vitamin D"[All Fields] OR "ergocalciferols"[MeSH Terms] OR "ergocalciferols"[All Fields]。

刊名转换表包括刊名全称、MEDLINE形式的缩写和ISSN号。该转换表能把输入的刊名全称转换为"MEDLINE缩写[Journal]"之后再执行检索。例如，在检索提问框中键入"Journal of the American Medical Association"，PubMed可将其转换为"JAMA[Journal]"后进行检索。

短语表中的短语来自医学主题词表、含有同义词或不同英文词汇书写形式的统一医学语言系统和物质名称。如输入"hot compress"，如果PubMed系统在MeSH和刊名转换表中均未找到该术语，则会在短语列表中找到该词。

当一个短语在前3种表中都找不到匹配词，并且有1或2个字母在词后时，PubMed就会到作者索引中查找。如果在上述4种表或索引中仍找不到相匹配的词，PubMed会将短语分开，用AND将短语中的单个词连接起来在全部字段中查找，直到找到相应的词为止。例如，将autoimmune therapy转换为autoimmune[All Fields] AND（"therapy"[Subheading] OR "therapy"[All Fields] OR "therapeutics"[MeSH Terms] OR "therapeutics"[All Fields]）。

PubMed还有如下检索规则：

（1）截词功能（Truncation）：此功能可使用*作为通配符进行截词检索。*代表零个或多个字符，如radio*可检出包含radio、radioactive、radioactively、radiofrequency等词的文献。截词检索只限于单词，对词组无效。

（2）词组检索功能（Phrase Searching）：此功能也称强制检索功能。许多短语可以通过词语自动匹配功能进行检索，但是当所键入的短语没有对应的匹配词组时，如autoimmune therapy，系统会分别检索autoimmune和therapy，然后用AND将其组配。如果使用

"", 则可以强制系统把 "autoimmune therapy" 作为一个不可分割的词组进行检索。

（3）布尔逻辑检索：PubMed支持布尔逻辑检索，运算符必须大写，分别是：逻辑"与"AND，逻辑"或"OR，逻辑"非"NOT。使用AND可查找包含被该运算符分开的所有检索词的记录；使用 OR 可查找包含被该运算符分开的至少有其中一个检索词的记录；使用 NOT 可将包含特定检索词的记录从检索结果中排除。运算顺序是从左到右执行，可以通过括号"（ ）"改变运算次序。运算符的优先级为（ ）>NOT>AND>OR，如（yoga OR sport*）AND weight。

（4）限定检索包括字段限定（如文献类型、文献语种、出版日期）及PubMed子集限定等。

（三）检索方法

PubMed主要提供基本检索、高级检索和专题文献检索等方式。

1. 基本检索

（1）作者检索：依据作者姓名来查找文献，作者的输入格式为：姓在前用全称，名在后用首字母缩写，姓与名之间留有空格。如果只用姓来进行检索，则必须加上作者字段标识符[au]。姓名第一个字母可用大写也可用小写。考虑到作者姓名的不同表述形式，PubMed采用自动转换功能进行作者姓名检索，例如，Werner R，检索结果涉及Werner RA、Werner RN、Werner RM等作者。可以用双引号将作者名引起来，再加作者字段限定[au]，如"Werner R"[au]，这样可避免PubMed的自动转换，从而实现精确检索。

（2）期刊检索：根据期刊名称来查找文献，一般采用刊名缩写进行检索。刊名的缩写形式按照PubMed数据库的统一规定来表示。如果某个期刊名称恰好是主题词或关键词，如Science，PubMed会首先将这些词转换成MeSH词表中的主题词进行检索。因此，需要将检索请求进行标准化处理，即在期刊名称后面加[ta]，如"Science"[ta]。

（3）关键词检索：对于输入的关键词或检索式，如果没有加任何限定符号，PubMed会首先进行自动转换匹配检索。采用字段限制的方式进行检索，其检索规则是：检索词1[字段标识] 逻辑运算符 检索词2[字段标识]。例如，查找作者Werner RA在2019年发表有关"thyroid cancer"方面的文献，录入检索式"thyroid cancer" [ti/ab] AND "Werner RA" [au] AND 2019[dp]（表1-4-4）。

表 1-4-4 PubMed 常用检索字段描述和标识

字段	描述	举例
Title[ti]	篇名	hemodialysis[ti]
Abstract[ab]	摘要	cirrhosis[ab]
Affiliation[ad]	著者地址	"Nantong University" [ad]
Author name[au]	论文的作者，格式：姓 + 名	"Werner RA" [au]
Journal title[ta]	期刊名称	Lancet[ta]
Language[la]	论文出版的语种，语种检索时可以只输入前 3 个字母	English[lang]=eng[la]
Publication date[dp]	出版日期	2019[dp]
MeSH terms[mh]	主题词	stroke[mh]
Publication type[pt]	出版类型	stroke[mh] AND review[pt]
Subheadings[sh]	副主题词与主题词组配检索	diabetes[mh] AND genetics[sh]

2. 高级检索

（1）主题词检索：用户可以先通过浏览检索的方式查看主题词，再进行检索；也可以直接输入检索词进行主题词查询检索。每个主题词的下方均列出了副主题词或主要主题词及不扩展下位词的检索选项。

检索方法是点击主页右下角的"MeSH Database"进入主题词检索界面；输入检索词后，点击"Search"按钮，系统将显示与该词有关的主题词；点击该主题词则进一步显示主题词的定义、树状结构、组配的副主题词；选择合适的主题词与副主题词后，点击"Add to search builder"按钮，进入检索表达式浏览窗口；点击"Search PubMed"将显示检索结果（图1-4-1）。

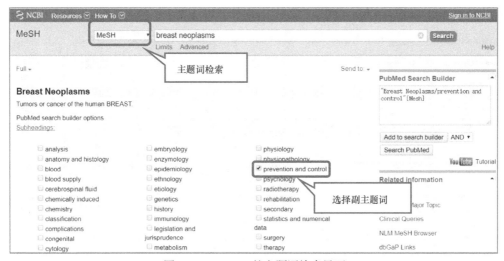

图1-4-1　PubMed的主题词检索界面

（2）限制检索：用户在检索结果界面的左侧可以对文献类型（Article types）、文本可用性（Text availability）、文献出版日期（Publication dates）、语种（Languages）、物种（Species）、性别（Sex）、年龄（Ages）等进行限定（图1-4-2）。

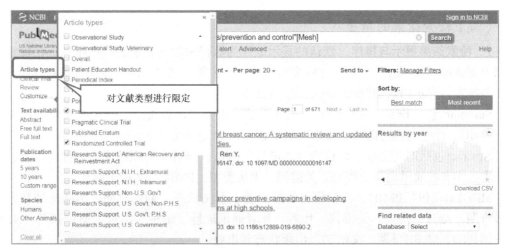

图1-4-2　PubMed的限制检索界面

（3）引文匹配器：包括单篇引文匹配器（Single Citation Matcher）和多篇引文匹配器（Batch Citation Matcher）两种。用户在查找某篇文献时，可以输入刊名、年、卷、期、页码、作者、题目等任一项进行查询。查找多篇文献时，可以按照系统设定好的顺序将所查的每篇文献逐项列出。

3. 专题文献检索

（1）临床查询：临床查询（Clinical Queries）是专门为临床医师设计的检索过滤器，用于检索循证医学文献。方法是点击主页中间导航栏的"Clinical Queries"进入临床查询页面；在检索框中输入检索词，并选择副主题词组配，指定检索结果是查全（Broad），还是查准（Narrow）；点击"Search"按钮执行检索（图1-4-3）。

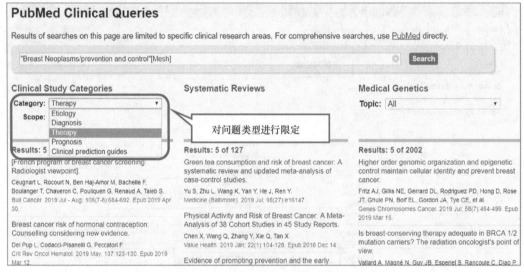

图1-4-3　PubMed的临床查询界面

（2）专题子集检索：专题子集检索包括四类专题子集，即主题子集（Subject Subsets）、文献状态子集（Citation Status Subsets）、期刊/引文子集（Journal/Citation Subsets）、PubMed中心子集（PubMed Central Subsets，PMC）。

（四）检索结果的输出

1. 检索结果显示与排序　默认的显示顺序为数据库收录日期的降序排列，在检索的结果界面选择"Sort by"，则系统将按照相关度、作者、刊名、出版日期等重新排序。

系统默认显示格式为Summary格式。主要显示格式的字段范围如下：

Summary包括作者、团体作者、题目、期刊出处、出版类型、非英文文献的原文语种、PMID、评论内容的链接、文献出版状态。

Abstract包括期刊出处、评论内容的链接、题目、非英文文献的原文语种、作者、团体作者、作者的通讯地址、摘要、关键词、出版类型、PMID、文献出版状态。

MEDLINE包括PMID、文献资料的提供者、引文状态、创建日期、国际标准刊号、出版日期、题目、摘要、关键词、作者、作者通讯地址、语种、出版类型、刊名、NLM唯一期刊ID、MeSH日期、文献ID、出版状态和出处。

2. 检索结果保存　在检索结果界面，点击需要保存的文献编号并选中该篇文献，然后利用"Send to"按钮将检索到的文献保存在文本、文件、剪贴板或邮件，还可以将检索结果发送到文献管理软件或进行全文订购（图1-4-4）。

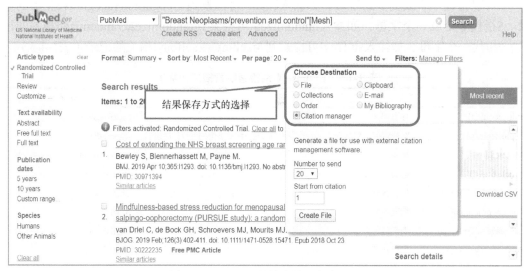

图1-4-4　PubMed的检索结果保存界面

如果电脑安装了文献管理软件例如EndNote，在选择发送到文献管理软件之后，点击"Citation manager"，PubMed会将选中的文献发送到用户指定的EndNote文件，文件类型为EndNote Library（.enl）。

二、Embase

（一）简介

Embase是全球最大且最具权威性的生物医学与药理学文摘数据库，以及全球最大的医疗器械数据库（网址：https：//www.embase.com），因在荷兰出版，故又名"荷兰医学文摘"。它由1946年在阿姆斯特丹建立的一家国际性非营利机构医学文摘基金会（Excerpta Medica Foundation）编辑出版，于1947年创刊。现由爱思唯尔出版。Embase包含MEDLINE的全部内容，目前共有3200余万条记录。Embase共收录来自95个国家的8500种期刊，其中2900种期刊在MEDLINE中无法检索到。此外，还收录230余万条会议摘要。Embase数据库每天增加超过6000条更新记录，内容的年增长率超过6%。该数据库覆盖各种疾病和药物信息，尤其涵盖了大量北美洲以外的（欧洲和亚洲）医学刊物，从而满足生物医学领域的用户对信息全面性的需求。

Embase通过使用Emtree主题词库做深度索引：①Emtree词库收录了大量的同义词，便于进行主题词匹配以及与MEDLINE进行跨库检索；②词库展示的同时提供了记录的条目数量；③指导性的主题词匹配与检索，Emtree词库易于使用，囊括了药学以及疾病的副主题词；④涵盖在药物研发早期阶段的文献，可以通过该库尽早地获取药物名称及其同义词或新的主题词条（候选词条）。

（二）检索规则及运算符

Embase数据库同样支持布尔逻辑检索，如"NOT"（排除一个词条）、"AND"（两个或所有词条都出现）、"OR"（任何一个或所有词条出现）。下列运算符也可用于检索：NEAR/n，NEXT/n。其中n是数字，指与某个特定单词相隔的单词数。例如，输入mental NEXT/2disorder，可检索出如下结果"…mental disorder…"。

　　*可以指代一个或更多的字母，如输入cogni*可检索到与cognition和cognitive相关的记录。$指代零个或一个字母，如输入randomize$ 可检索到randomize或randomized相关的记录。?指代一个字母，如输入sulf?nyl可检索到与sulfinyl或sulfonyl相关的记录（表1-4-5）。

表 1-4-5　Embase 常用检索字段描述和标识

字段	描述	举例
Index term[de]	标引词	hypertension：de
Explosion[exp]	对检索词与对应于 Emtree 主题词的同位词及下位词进行扩展检索	'type 2 diabetes'/exp
Abstract[ab]	摘要	'anesthetic management'：ab
Article title[ti]	题名	'antiplatelet agents'：ti
Country of author[ca]	作者国别	China：ca
Country of journal[cy]	期刊国别	Australia：cy
Language of article[la]	期刊语种	English：la
Publication year[py]	出版日期	'2019'：py
Entry date(since date)[sd]	入库日期	[2017-2019]/sd

（三）检索方法

1. 快速检索　快速检索（Quick Search）的目的是从数据库中快速获取相关文献，用户可以选择相应的检索途径，录入检索词并用逻辑运算符"AND""OR""NOT"构建检索表达式。结果显示界面可以根据记录的相关度（Relevance）、发表时间（Publication year）、记录的入库时间（Entry date）进行排序。可以用限制条件（Limit）对检索结果进一步筛选，如对年份进行限定。用户还可以通过"循证医学"（Evidence-based Medicine）栏目选择相应的证据类型，如"Systematic Review""Meta Analysis"（图1-4-5）。

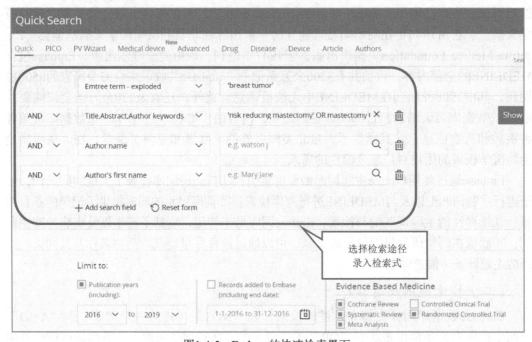

图1-4-5　Embase的快速检索界面

2. 高级检索 高级检索（Advanced Search）界面中，用户可以通过录入检索式进行检索，例如录入题目（Title）、摘要（Abstract）、主题词（Subject Headings）以及其他字段，并用逻辑运算符相连接以构建检索表达式。高级检索还提供与主题词库互动的检索方式，用户可以匹配Emtree的主题词，根据文献发表或加入Embase的日期（Date）、文献收录的数据库（Embase还是MEDLINE）、研究对象的性别（Gender）和年龄（Age）、论文的语种（Languages）、文献的类型（Publication types）进行检索。此外，还可以在"EBM"栏目中快速获取Cochrane系统评价、Meta分析和随机对照试验等研究证据（图1-4-6）。

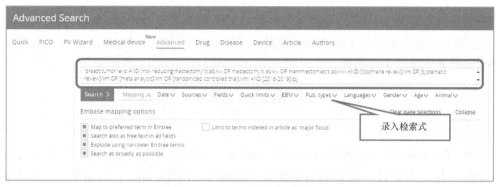

图1-4-6 Embase的高级检索界面

3. PICO检索 在进行文献检索时，一旦明确了研究对象（Population）、干预措施（Intervention）、对照措施（Comparison）、结局指标（Outcome）和研究设计（Study design），用户即可据此凝练检索词形成检索式。在构建PICO检索式的同时，Emtree主题词库会与录入的检索词进行自动匹配（图1-4-7）。

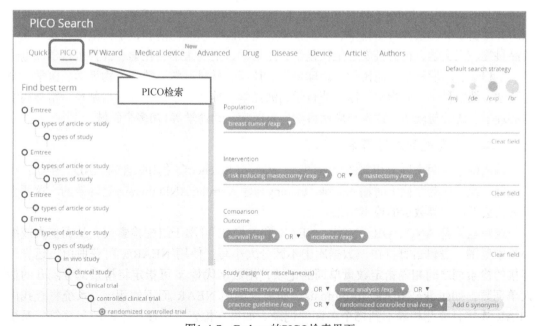

图1-4-7 Embase的PICO检索界面

（四）检索结果的输出

1. 检索结果显示与排序

（1）默认的检索结果按数据库收录日期的降序排列，在结果界面选择"Sort by"，可以根据相关度、记录的入库日期（Entry Date）进行重新排序。

（2）默认的显示格式为题录形式，包括文献的作者、题名、刊名、年、卷、期和起止页码。以下格式较之默认格式新增的信息如下：Abstract包括摘要；Index Terms即标引词，主要包括药名标引（Drug Terms）、疾病名称标引（Disease Terms）、器械标引（Device Terms）和其他标引（Other Terms）。

2. 检索结果保存 在检索结果界面，选取需要保存的文献编号，利用"Export"按钮将指定的文献以用户所需的格式进行保存。如果要保存至EndNote则需选择"RIS format"；如果在电脑中安装了RefWorks软件，"RefWorks Direct Export"功能可以将选取的参考文献直接发送至该软件。

三、Web of Science

（一）简介

Web of Science是由美国Thomson Scientific（汤姆森科技信息集团）基于WEB开发的大型综合性、多学科、核心期刊引文索引数据库（网址：http：//www.isiknowledge.com）。Web of Science包含三大引文数据库，分别为：科学引文索引（Science Citation Index，SCI）、社会科学引文索引（Social Sciences Citation Index，SSCI）和艺术与人文科学引文索引（Arts & Humanities Citation Index，A&HCI），两个化学信息事实型数据库（Current Chemical Reactions，CCR；Index Chemicus，IC），以及科学引文检索扩展版（Science Citation Index Expanded，SCIE）、科技会议文献引文索引（Conference Proceedings Citation Index-Science，CPCI-S）和社会科学与人文科学会议文献引文索引（Conference Proceedings Citation Index-Social Science & Humanalities，CPCI-SSH）。其中，SCIE收录报道并标引了6600余种自然科学、工程技术、生物医学领域的期刊，学科范围涉及农业与食品科技、天文学、行为科学、生物化学、生物学、生物医学、化学、计算机科学、电子学、工程学、环境科学、遗传学、地球科学、仪器、材料科学、数学、物理学、医学、微生物学、植物科学、矿物学、原子能科学、海洋学、神经科学、药理学与制药、精神病学与心理学、统计与概率、技术与应用科学、兽医学、动物学等170多个领域。

（二）检索规则及运算符

输入两个或两个以上相邻的检索词时，Web of Science会使用隐含的 AND。例如：在"主题"或"标题"检索时输入stroke therapy与输入stroke AND therapy是等效的。这两个检索式会返回同等数量的检索结果。

逻辑运算符 AND、OR、NOT、NEAR 和 SAME 可用于组配检索词，从而扩大或缩小检索范围。逻辑运算符在该数据库中不区分大小写。使用 NEAR/x 可获取由该运算符连接的检索词之间相隔指定数量单词的记录，用数字代替 x 可指定将检索词分隔开的最大单词数，如stroke NEAR/3prognosis。如果仅使用 NEAR 而不使用/x，系统将查找由 NEAR 连接且彼此相隔不到15个单词的记录。如果在检式中使用不同的运算符，系统会根据如下优先顺序处理检式：NEAR/x>SAME>NOT>AND>OR。使用括号可以改写运算符的优先级。如（diet OR exercise）AND obesity将找到同时包含diet和obesity的记录，或者同时包含exercise和obesity的记录。

在"地址"检索中，使用 SAME 将检索限制为出现在"全记录"同一地址中的检索词，使用括号将地址检索词进行分组。例如，（Nantong Univ SAME Nantong SAME Jiangsu）查找在"全记录"的"地址"字段中出现Nantong University以及Nantong和Jiangsu的记录。然而，当在其他字段（例如"主题"和"标题"）中使用时，如果检索词出现在同一记录中，SAME 与 AND 的作用就完全相同。例如，（influenza SAME virus）与（influenza AND virus）将得到同样的结果。

（三）检索方法

1. 基本检索 常用的检索字段有主题（TS）、标题（TI）、作者（AU）、作者标识号（AI）、团体作者（GP）、出版物名称（SO）、数字对象唯一标识符（DO）、出版年（PY）、地址（AD）、研究方向（SU）。添加另一字段链接用于向"基本检索"页面添加更多的检索字段。用户可以在一个或多个检索字段中输入检索词（图1-4-8）。

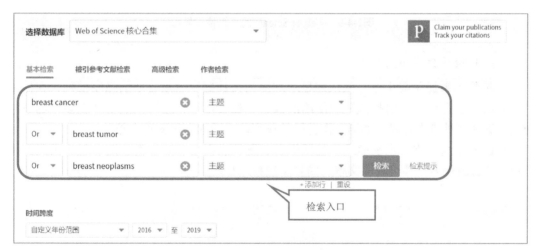

图1-4-8 Web of Science的基本检索界面

2. 高级检索 用户可以在"高级检索"中创建检索式并对其进行组配检索，通过限定语种和文献类型来限制检索结果（图1-4-9）。

检索式按数字倒序显示在"检索历史"表中，即最新创建的检索式显示在表的顶部。用户最多可以将"检索历史"表中的 40 条检索式加以保存。"编辑"功能可以覆盖现有的检索式，或者以之前运行的检索式为基础创建新的检索式。

3. 作者检索 在执行作者检索时，用户需要录入作者的姓名，选择研究领域和机构名称，来获取某一学科领域知名作者发表的文献。

4. 创建引文跟踪 只要新论文引用了某篇指定的文献，引文跟踪服务就会以电子邮件来通知。Web of Science 的注册用户在登录账户之后方可创建引文跟踪。创建方法包括：在"检索"或"高级检索"页面中执行检索以找出要创建"引文跟踪"的记录；在"检索结果"页面中，选择记录的标题转至"全记录"页面；单击创建引文跟踪链接，打开"创建引文跟踪"对话框；选择电子邮件样式，单击创建引文跟踪链接以创建针对当前记录的引文跟踪。

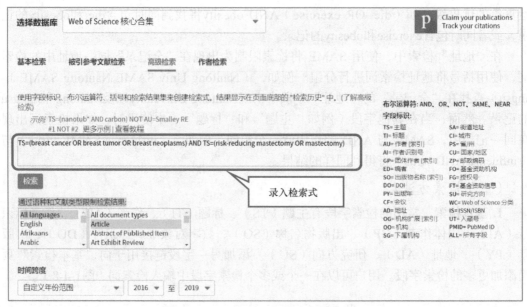

图1-4-9　Web of Science的高级检索界面

（四）检索结果的输出

1. 检索结果显示与排序　默认的显示顺序为按数据库收录日期的降序排列，在检索结果界面可以选择"被引频次""使用次数""相关性"，还可以点击"更多"的下拉列表，选择多种排序方式（如第一作者姓的首字母、期刊名称的首字母）。

默认的显示格式为题录形式，包括作者、题目、刊名、年、卷、期、起止页码。用户点击"查看摘要"即可获取文献的摘要（图1-4-10）。

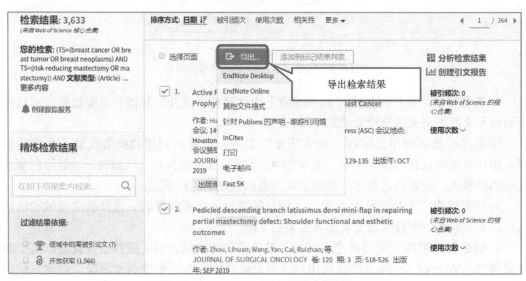

图1-4-10　Web of Science的检索结果界面

2. 检索结果保存　在检索结果界面，点击需要保存的文献编号并选中该篇文献。如果用户已注册EndNote Web的个人图书馆账号，选择"保存至EndNote Online"则可将指定的文献信息存至EndNote在线存储空间，个人图书馆中最多可以保存50 000条记录。如果选择"保存至EndNote Desktop"，则可将文献发送或保存至指定的文件。Web of Science还提供其他类型的文件格式，如其他参考文献管理软件支持的文本格式。

四、Cochrane图书馆

（一）简介

Cochrane 图书馆（网址：http：//www.cochranelibrary.com）由John Wiley & Sons出版，是一个收集高质量医疗卫生证据的检索系统，由如下子数据库组成。

1. Cochrane系统评价资料库（Cochrane Database of Systematic Reviews，CDSR）是基于临床诊疗决策的高水平证据来源，收录由Cochrane协作网53个系统评价专业组在统一工作手册指导下完成的系统评价。Cochrane系统评价资料库中的内容主要由两部分组成：系统评价研究方案（Cochrane protocols）和系统评价全文（Cochrane reviews）。其中，研究方案收集了评价者在协作网注册的研究方案，主要包括系统评价开展的背景、目的、文献的纳入与排除标准、文献检索策略、文献筛选方法、数据提取方法、证据偏倚风险评价方法、Meta分析方法。全文则收集了由Cochrane系统评价各专业组指导完成并正式发表的系统评价全文。

2. Cochrane临床对照试验注册库（Cochrane Central Register of Controlled Trials，CENTRAL或Trials） 是全世界收录最多且最大的临床试验数据库，主要收录临床随机对照试验和临床对照试验（controlled clinical trials，CCT）信息。Cochrane临床对照试验注册库向系统评价研究者和医务人员提供临床试验的信息，该数据库中收录的信息来自MEDLINE、Embase及Cochrane协作网各系统评价组检索和收录的临床研究文献。

3. Cochrane临床问题库（Cochrane Clinical Answers，CCA） 为Cochrane系统评价提供了可读、易于理解、聚焦于临床问题的检索入口，旨在增强系统评价的可操作性并及时提供决策所需信息，CCA由Cochrane Innovations和Wiley共同开发。每个CCA都包含临床问题、简短的答案及来自Cochrane系统评价的数据。证据以对用户友好的表格形式呈现，内容包括证据概要、数据和图片链接。

（二）检索规则及运算符

Cochrane图书馆支持短语检索、邻近检索和截词检索，常用的检索规则如表1-4-6所示。

表 1-4-6 Cochrane 图书馆常用的检索规则

功能	描述	举例
逻辑运算符	使用 AND、OR、NOT 进行组合检索	alzheimer AND（donepezil OR galantamine）
邻近检索符 NEAR	使用 "NEAR/ 数字" 将检索词之间进行邻近检索，数字代表两词相距的单词数（默认为 6）	pressure NEAR/2 hypertension
邻近检索符 NEXT	使用 "NEXT/ 数字" 检索邻近的词。注意：检索时将上撇号当作空格	检索 "Cushing's Syndrome" 时，输入 Cushing* NEAR/2 syndrome
逻辑符组合邻近检索	逻辑运算符与邻近检索组合使用	thyroid NEAR（tumor OR cancer）
通配符与截断符	"*" 放在检索词之前或之后代表多个字符，"?" 代表一个字符	diet*

续表

功能	描述	举例
"，"代表 OR	采用逗号来指代逻辑运算符 OR	stroke，infarction
短语精确检索	使用双引号""进行短语精确检索	"hypertension therapy"
连字符"–"	连字符的功能等同于 NEXT	respiratory-related 等同于 respiratory NEXT related
单数、复数匹配	输入检索词的复数形式匹配检索出检索词的单数和复数结果，用双引号执行精确检索	输入 drugs 检索出 drug 和 drugs
拼写差异自动匹配	细微拼写差异时可自动匹配相似的词，但最好采用通配符进行检索	输入 behavior 同时检索出 behaviour，但是最好输入 behavi*r

（三）检索方法

Cochrane图书馆的检索主要是基本检索、浏览检索、高级检索和主题词检索，此外，还提供了检索管理（search manager）功能。

1. 基本检索　在主页检索式输入框内输入检索词或检索式，选择检索途径即可执行基本检索。Cochrane Library的检索途径包括：题名、摘要、关键词（Title，Abstract，Keywords）；全文（Search All Text）；题名（Record Title）；作者（Author）；摘要（Abstract）；关键词（Keywords）；表格（Tables）；发表类型（Publication Type）；文献出处（Source）；数字对象唯一标识符（DOI）；登记号码（Accession Number）。

2. 浏览检索　通过浏览检索（Browse）功能查找Cochrane 系统评价。浏览检索主要是主题浏览（Browse by Topics）和系统评价组浏览（Browse by Review Group）。例如，在主题浏览目录下点击"Cancer"，即可在其中查看乳腺癌（Breast cancer）相关的Cochrane系统评价。如果想查看关于乳腺癌早期诊断的系统评价，再点击该主题下的"Early detection"即可。

3. 高级检索　在检索词输入框下方点击"Advanced Search"即可进入高级检索模式。用户可以在高级检索界面选择检索途径，并将不同的检索词或检索式通过左侧的"AND""OR""NOT"进行连接。用户提出需要循证解答的临床问题之后，明确问题的P、I、C、O并将其转化为相应的检索词，执行高级检索（图1-4-11）。

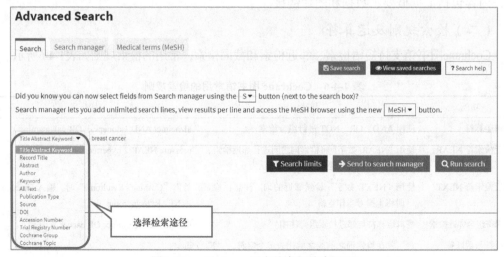

图1-4-11　Cochrane图书馆高级检索界面

高级检索界面还增加了限制检索（Search Limits）功能，主要有3类限制条件。①数据库（Databases）：分别是前述介绍的Cochrane图书馆的各子数据库，如检索"Trials"获取临床对照试验的信息；②限制时间（Dates）：通过限制Cochrane系统评价或临床对照试验的发表时间以精确检索，如限制发表时间：2018~2019；③Cochrane系统评价组：通过限制特定的系统评价组以快速获取相关领域的系统评价，如通过选择"Breast Cancer"获取乳腺癌的相关研究证据（图1-4-12）。

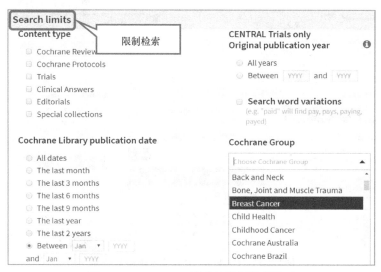

图1-4-12　Cochrane图书馆限制检索界面

4. 主题词检索　在检索主页界面上找到Medical Terms（MeSH），点击并进入主题词检索。Cochrane Library的MeSH词库来自NLM（与PubMed的MeSH词相同）。Explode all trees是扩展MeSH树进行检索，Single MeSH term（unexploded）仅检索已选择的某一主题词，Explode selected trees用于选择上位主题词或下位主题词。在Enter MeSH term的检索词输入框内录入检索的主题词例如"Breast Neoplasms"，之后选择副主题词"prevention & control"，点击"Lookup"，即可查看该词的定义（Definition）、MeSH树及检索到的文献篇数（图1-4-13）。

5. 检索管理　Cochrane图书馆于2012年开始新增了检索管理"Search Manager"功能。基本检索、高级检索和主题检索的每个步骤都可以通过"Add to search manager"，将检索结果导入检索管理界面。用户可以在检索管理功能中，对检索结果进行灵活组合。

（四）检索结果的输出

1. 检索结果的显示与排序

（1）显示的检索结果默认顺序为按相关度从高到低排序，在检索的结果界面点击"Sort By"，则可以依据文献篇名的首字母（Alphabetical）、日期（Date）等方式进行排序。

（2）默认的检索结果界面是Cochrane系统评价资料库的检索结果，如果想查看Cochrane图书馆的其他子数据库如Cochrane临床对照试验注册库的检索结果，则需点击界面左侧的"All Results"，并选择相应的子数据库"Trials"。

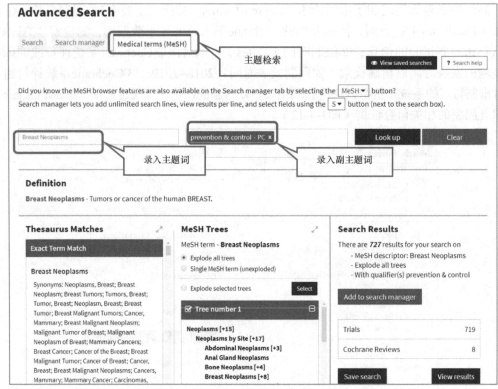

图1-4-13　Cochrane图书馆主题检索界面

（3）在检索结果界面左侧，可以选择过滤检索结果（Filter your results）。如选择发表时间（Publication Date）、限定日期（Custom Range）、文献的状态（Status）、语言（Language）、问题的类型（Types）、研究的主题（Topics）（图1-4-14）。

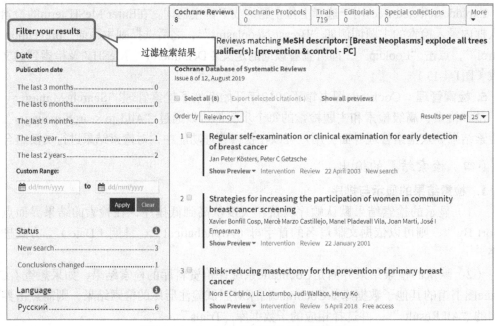

图1-4-14　Cochrane图书馆的检索结果界面

2. 检索结果的保存　在检索结果界面，点击需要保存的文献编号并选中该篇文献。之后点击"Export Selected"，系统会提示仅导出引文（Citation Only）还是导出引文与摘要（Citation and Abstract），此时检索结果以文本的形式进行保存。用户在使用文献管理软件如EndNote时，通过软件的"File—Import"功能即可导入该文献的相关信息。

五、UpToDate

（一）简介

UpToDate（临床顾问，网址：http：//www.uptodate.cn）是以临床专题的方式，通过电脑和移动设备向医师提供客观、随时更新和切实可行的医疗信息，快速地解答医师遇到的临床问题并提出建议。UpToDate的每篇专题都由一名该领域的医学专家撰写，并由至少两名医师进行同行评议；在整合研究证据的基础上，结合GRADE 原则给出了合计9 700余条推荐意见。

UpToDate覆盖了常见的25个临床专科的10 500 多篇专题，涵盖了诊疗全流程和生命全周期的多数疾病及其相关问题。其内容包括专题分类（Contents）、患者教育（Patient Education）、重要更新（What's New）、诊疗实践更新（Practice Changing UpDates）、计算器（Calculators）以及药物专论与药物相互作用（Drug interactions）。专题内容包括了疾病的各个方面，同时提供比指南更多、更详细、更具可操作性的分级推荐意见和药物信息。专题内容的结构化处理可帮助医师快速查询到想要的内容。该数据库同时提供30 000多张图表、5 600多篇英文药物专论以及160多个医学计算器。

（二）检索方法

1. 基本检索　用户输入检索词如"breast cancer"之后，可在检索的结果界面按默认顺序查看所有专题的标题，或按照患者的类别筛选相关专题；还可以选择图表，以缩略图模式查看所有相关图表。该数据库支持中文检索词（例如：乳腺癌）的录入，用户只需要在检索界面选择"语言：中文"即可（图1-4-15）。

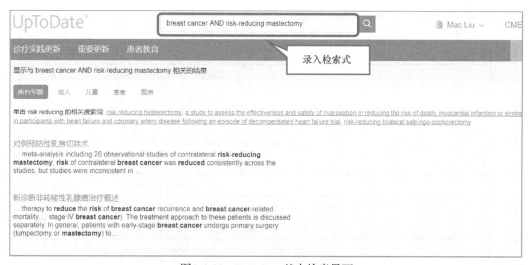

图1-4-15　UpToDate基本检索界面

UpToDate的医学计算器有助于快速进行医学计算。例如，一位15岁男孩来医院就诊，医师想判断其是否发生高血压，则选择"血压计算器"，且"0~17岁男孩"的计算器，并在其中录入该患者年龄、身高、收缩压和舒张压的信息（图1-4-16）。

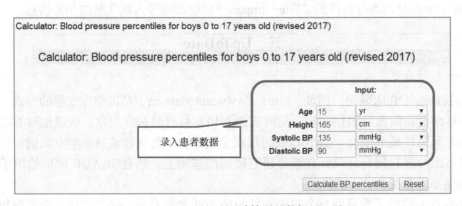

图1-4-16　UpToDate血压计算器的数据录入界面

在结果界面会呈现该类型患者的临床诊断，以及高血压诊断的临界值（图1-4-17）。

Results: 结果

For children≥13 years of age, patient values are based on age, sex and height. Classification is based on adult definitions and staging.

Systolic BP:	135 mmHg	stage 1 HTN
Diastolic BP:	90 mmHg	stage 2 HTN
Calculated systolic BP percentile:	98%	
Calculated diastolic BP percentile:	99%	

Population values for BP thresholds based on age, sex, and height of the patient:

Systolic BP	
50th percentile:	111 mmHg
90th percentile:	126 mmHg
Stage 1 hypertension threshold:	130 mmHg
Stage 2 hypertension threshold:	142 mmHg
Diastolic BP	
50th percentile:	63 mmHg
90th percentile:	77 mmHg
Stage 1 hypertension threshold:	80 mmHg
Stage 2 hypertension threshold:	92 mmHg

图1-4-17　UpToDate血压计算器的结果输出界面

2. 专题分类检索　专题分类下的栏目包括重要更新、诊疗实践更新、药物信息、患者教育、专科下主题、作者和编辑。点击某个专题的标题将显示该专题的具体信息。如选择"专科下主题"，找到"Oncology"将出现肿瘤的分类，此时如果想查看乳腺癌的证据，需要在次级分类中选择"Breast cancer"（图1-4-18）。

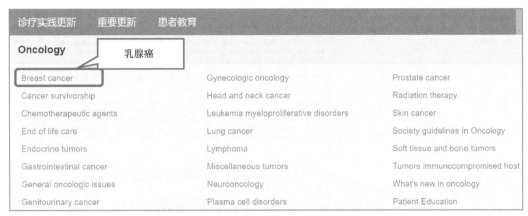

图 1-4-18　UpToDate 专科下主题分类检索界面

3. 药物专论和药物相互作用检索　临床医师可以快速查看药物的详细专论，也可快速分析药物和药物之间的相互作用关系，查看两个及两个以上药物，获悉两两之间有无相互作用，能否同时给药。例如，医师想查看不宜与"阿司匹林"联用的药品信息，只需要在检索词输入框录入"Aspirin"，界面右侧即显示相关的药品信息。其中"X"表示避免联合用药，因为药品联合应用产生的风险大于益处；"D"表示考虑改变治疗方案，需要针对特定的患者来评估联合用药的风险和益处，采取特别方案如监测药物的使用情况、根据临床经验调整剂量以及采用备选方案，来确保药物的疗效、降低毒副作用；"C"表示监测治疗，两种药物的联合使用通常情况下产生的益处大于带来的风险，因此需要制定适宜的监控方案以避免潜在的不良事件，对于少数患者则需要调整一种或两种药物的剂量；"B"表示不采取行动，虽然有数据表明药物之间有交互作用，但是没有确切的临床证据来限制联合应用；"A"表示没有发现药物之间的交互作用（图1-4-19）。

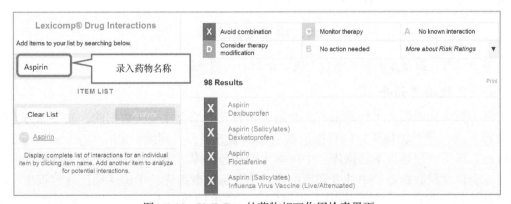

图1-4-19　UpToDate的药物相互作用检索界面

在结果界面，可以看到"右旋布洛芬"不能和"阿司匹林"联合用药，继续点击上述两种药物的名称，即可出现证据摘要（Summary）、对患者的管理（Patient Management）及讨论（Discussion）的信息（图1-4-20）。

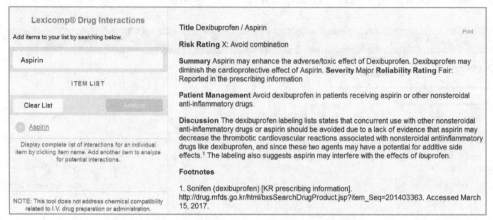

图1-4-20　UpToDate的药物相互作用证据摘要

证据摘要指出，阿司匹林会增强右旋布洛芬的副作用；右旋布洛芬会降低阿司匹林的心脏保护作用，患者在接受阿司匹林或其他非甾体抗炎药治疗时应避免使用右旋布洛芬。

4. 患者教育栏目检索　UpToDate提供了患者教育的资料，在界面上选择"Patient Education"，之后选择不同的患者教育主题。患者教育资料中提供了生动的图片，选择结果界面左侧的"GRAPHIS"即可进行查看。

（三）检索结果的输出

1. 检索结果的显示与排序　在"药物专论和药物相互作用检索"栏目中，检索结果默认按照药物相互作用的严重性来排序，首先出现的是避免联合用药的情形，最后显示的是可以联合用药的情形。

2. 检索结果的保存　点击页内检索框右侧的"打印"按钮，选择需要打印的内容，即可导出结果。视频下载操作方法为点击相应专题中的视频超链接，右击选择"视频另存为"，之后选择保存路径，点击下载即可。

六、中文证据资源

本节以万方数据知识服务平台为例，介绍中文的证据检索资源。

（一）数据库简介

万方数据知识服务平台是由万方数据公司开发的综合性全文数据库，基于原万方数据资源系统，并于2018年1月8日推出新版知识服务平台，网址：http：//g.wanfangdata.com.cn。该平台包括以下数据库：中国学术期刊数据库、中国学位论文全文数据库、中国学术会议文献数据库、中外专利数据库、中外标准数据库、中国法律法规数据库、中国科技成果数据库、中国特种图书数据库、中国机构数据库、中国专家数据库、中国学者博文索引库、OA论文索引库。该平台包括自然科学、工程技术、医药卫生、农业科学、哲学政法、社会科学等各个学科，涵盖期刊、学位、会议、专利、科技报告、成果、标准、法规、地方志、视频、OA论文共11种类型的资源。

（二）检索规则及运算符

万方数据知识服务平台的检索输入框默认接受PairQuery（PQ语言），支持用字段和逻辑表达方式组合构建文献检索策略。PQ表达式由多个空格分隔的部分组成，每个部分称为一个Pair，每个Pair由冒号分隔符"："，限定的检索字段在左侧，检索词在右侧。

在检索词部分使用引号""或书名号《》，表明精确匹配。如关键词"丙型肝炎"，表明检索结果中只存在关键词为丙型肝炎的记录；万方数据知识服务平台的逻辑运算符为*（逻辑与）、+（逻辑或）、^（逻辑非），可用于连接多个检索词。PQ表达式中的符号例如冒号、引号，可以使用全角、半角符号及其任意组合。

（三）检索方法

万方数据知识服务平台提供单库检索和跨库检索，每种检索方式均包含简单检索、高级检索和专业检索。万方数据知识服务平台默认跨库检索是在"全部"资源中进行检索，即默认在期刊、学位、会议等多个数据库中同时检索。高级检索界面也提供跨库检索服务，用户可以通过选择指定的数据库进行切换。若用户需进行单库检索，可通过点击万方数据知识服务平台首页上方的数据库标签来执行检索。

1. 简单检索　是万方数据知识服务平台默认的检索方式，用户可以通过在检索输入框中输入题名、关键词、摘要、作者、作者单位等信息，点击检索即可。在输入检索词时，系统会自动提供检索词的关联词汇便于用户进行选择。在检索结果界面，系统提供了二次检索功能，输入新的检索字段，点击"结果中检索"，可获得更相关的文献。系统默认的简单检索是在"全部"资源中进行检索，用户可根据需要自行选择相应数据库如"期刊库"。若对检索结果不满意，用户可选择限定条件精炼检索结果，还可根据"相关热词"重新设定检索词。

2. 高级检索　是指通过增加检索条件完成更加精准的检索。点击首页检索输入框右侧的"高级检索"进入检索界面。检索字段包括：主题、题名或关键词、题名、第一作者、作者单位、作者、关键词、摘要、DOI、期刊名称/刊名、期刊-期、期刊-基金、学位-专业、学位-学位授予单位、学位-导师、学位-学位、会议-会议名称、会议-主办单位。其中，"主题"检索字段包括标题、关键词和摘要。

系统默认"主题"检索字段，默认"模糊匹配"，用户可通过"+"或"-"来增加或删除检索条件，最多可添加至6项。用户可通过文献类型限定、选择检索字段、选择匹配方式（"模糊匹配"或"精确匹配"）、添加逻辑运算、发表时间限定进行检索，系统还提供"检索历史"服务为用户保存检索史（图1-4-21）。

3. 专业检索　是最为复杂的一种检索方法，需要使用者有较好的PQ语言基础，适合专业人员或熟练掌握PQ语言的人员。专业检索与高级检索在同一界面，用户可先点击平台首页的"高级检索"进入高级检索界面，再点击"专业检索"进入专业检索界面（图1-4-22）。

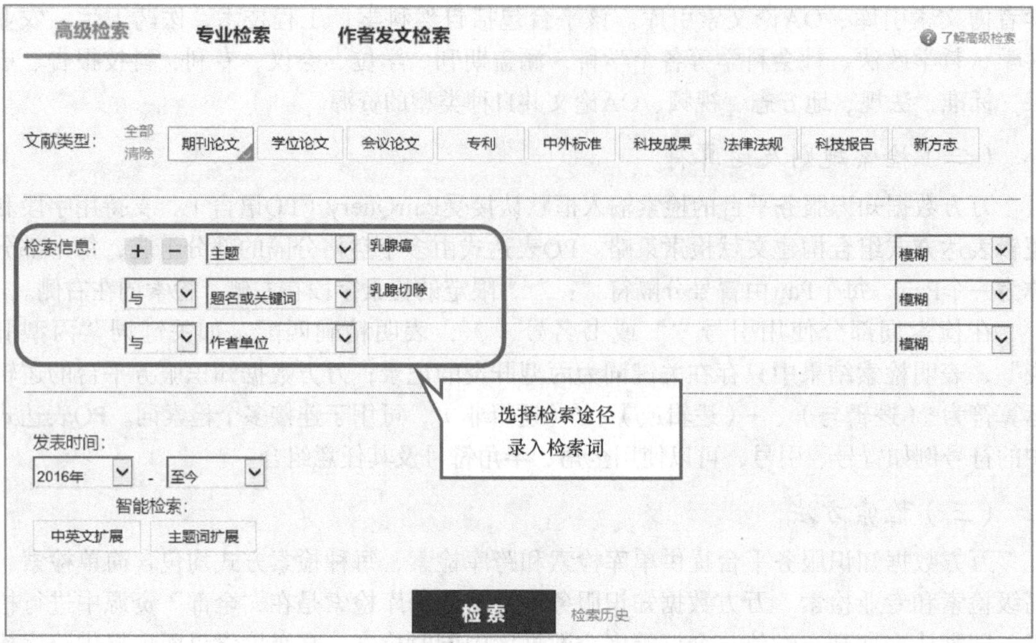

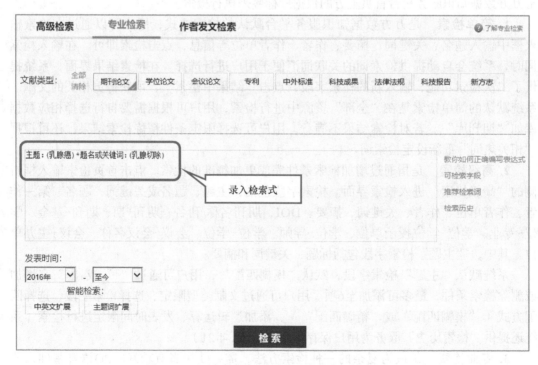

图1-4-21 万方数据知识服务平台的高级检索界面

图1-4-22 万方数据知识服务平台的专业检索界面

在进行专业检索时，用户可直接在输入框中输入检索表达式；也可从系统提供的"可检索字段"中选择需要的检索字段构建检索表达式，输入检索词，选择相应的逻辑运算符即可。然后选择文献类型及发表时间并点击"检索"按钮。

在制定专业检索的表达式时，用户通过点击输入框右侧查看"可检索字段"。系统提供的可检索字段包括：主题、题名或关键词、题名、第一作者、作者单位、作者、关键词、摘要、DOI；对于期刊论文，可检索字段包括期刊名称/刊名、期刊-期、期刊-基金；对于学位论文，可检索字段包括专业、学位授予单位、导师、学位；对于会议论文，可检索字段包括会议名称、主办单位。多个检索词之间可以用*、+或^连接。

（四）检索结果的输出

1. 检索结果的显示与排序

（1）检索结果的显示：万方数据知识服务平台的检索结果以列表或摘要形式展开，按每页20条、30条或50条显示。在检索结果界面，系统将文献按照资源类型、学科分类、发表年份、语种、来源数据库、出版状态、作者、机构进行分组，点击不同的分组将显示不同的组别，点击某个组别即可获得该类别中的相关结果，括号里的数值代表在这些分组中的检索命中数量。与高级检索、专业检索的结果界面相比，简单检索多了界面右侧的"国内外文献保障服务"（智能扩展、研究趋势、相关热词）选项，可帮助用户进一步筛选文献。

新版知识服务平台新增了"万方自有篇级学术评价指标" Ⓜ，可为用户提供文献阅读数量、下载数量、第三方链接数量及被引频次，可方便用户筛选高质量文献（图1-4-23）。

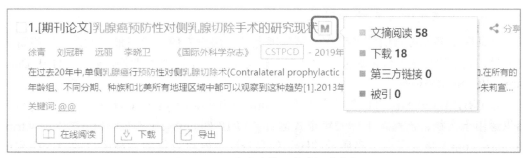

图1-4-23　万方自有篇级学术评价指标

（2）检索结果的排序：在简单检索的结果界面中，结果可按相关度（默认）、发表时间、被引频次排序，结果显示范围可按全部显示（默认）、仅OA、仅全文、仅原文传递、仅国外出版物、已购资源进行限定。在高级检索和专业检索结果界面中，检索结果可按相关度（默认）、发表时间、被引量、热度排序。

2. 检索结果的保存

（1）题录导出：在检索结果界面，点击需要保存的文献编号并点击"导出"按钮；或者通过点击所选文献标题进入详情页，之后点击"导出"按钮，就可进入文献的导出界面。系统为用户提供了参考文献格式、NoteExpress、RefWorks、NoteFirst、EndNote、Bibtex、自定义格式、查新格式共8种文献导出格式。用户选择所需文献及导出格式，点击"导出"或"复制"即可导出所需的文献题录。注意，选择导出的文献数量不能超过500条，即最多可导出500条记录（图1-4-24）。

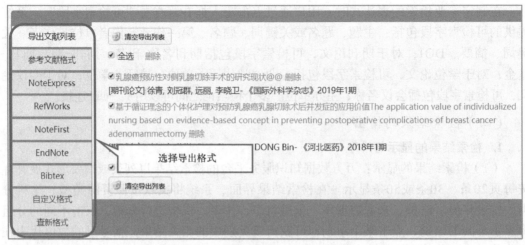

图1-4-24 检索结果导出文献列表界面

（2）原文阅读与下载：万方数据知识服务平台提供了在线阅读及文献下载服务。在检索结果界面选中文献标题，点击"在线阅读"即可查阅所选文献；点击"下载"即可下载该篇文献（PDF格式）。

七、其他证据资源

（一）循证医学多元搜索引擎

循证医学多元搜索引擎能够在一定程度上满足用户方便、快捷地获取多个网络资源的需求，利于用户快速检索循证医学证据。较常用的多元集成型搜索引擎有"TRIP Database"和"SUMsearch"。

1. TRIP Database TRIP 的全称是"Turning Research Into Practice"，意为将研究结果运用于实践，该网站于1997年正式运行。TRIP Database（网址：http://www.tripdatabase.com）整合了多个高质量的医学信息资源，既可直接检索高质量的二次研究证据如系统评价，也可对原始研究文献进行检索。TRIP Database依据问题的组成部分提供了"PICO"检索，用户分别在"Population""Intervention""Comparison"和"Outcome"的检索词输入框内输入检索词，就可获取检索结果（图1-4-25）。

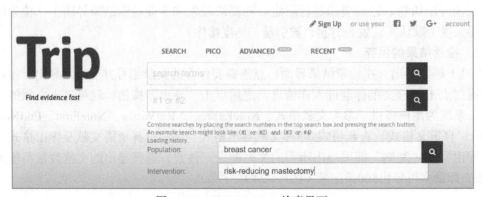

图1-4-25 TRIP Database检索界面

TRIP Database的检索结果界面默认是显示证据（Evidence），此外还可以查看图片资料（Images）、视频（Videos）、健康教育材料（Education）、患者信息（Patient information）、新闻及相关信息。具体操作为选中TRIP Database中的检索结果，点击"With selected"下拉列表中的"Export as RIS"，将被选中的记录导入参考文献管理软件如Reference Manager。

2. SUMsearch SUMsearch（网址：http：//sumsearch.org）同时对PubMed、ACP Journal Club以及Cochrane系统评价等证据进行一站式检索或链接到相应的检索系统。可针对诊断、治疗等类别的研究问题进行检索，可以限定研究对象的年龄，还可以对检索结果界面上提供的原始研究（Original studies）、系统评价（Systematic reviews）和指南（Guidelines）进行检索。

（二）临床试验注册网站

任何一项临床试验都不是个人、药物生产厂家的私事和个体行为，临床试验是公众事件，公众有对临床试验的设计、实施过程和试验结果的知晓权。世界卫生组织对"临床试验透明化"（clinical trial transparency）的定义是公众能够通过公共媒介方便地了解临床试验的研究目的、研究方法、资金来源、项目支持者和实施者、研究发现和结果等详细信息。临床试验注册（clinical trial registration）是将临床试验在公开的注册机构注册并向公众开放，任何人均可通过互联网查询感兴趣的试验，以实现临床试验设计、实施和结果的透明化。

1. 世界卫生组织国际临床试验注册平台 世界卫生组织（World Health Organization，WHO）建立了国际临床试验注册平台（International Clinical Trials Registry Platform，IC-TRP），为各注册机构提供一个交流信息和协作工作的平台，以确保决策者能够获取临床试验的完整信息，提升临床试验的透明度和研究证据的真实性（网址为：http：//www.who.int/ictrp）。ICTRP的注册机构协作网"WHO Registry Network"提供了一级注册机构（Primary Registries）、合作注册机构（Partner Registries）、数据提供方（Data Providers），以及与ICTRP合作争取成为主要注册机构的相关信息。例如，用户点击"Primary Registries"（网址为https：//www.who.int/ictrp/network/primary），检索结果界面就会提供一级注册机构的网址，用户可以根据链接进入各注册机构，获取在该机构注册的临床试验信息。

ICTRP的一站式检索入口"Search for trials"便于用户检索临床试验。ICTRP可以检索到所有主要的注册库，可依据临床试验编号或WHO临床试验数据集中的项目进行检索。用户还可以在ICTRP的高级检索"Advanced search"界面选择检索途径，如题名（Title）、疾病名称（Condition）、干预措施（Intervention）并录入检索式；还可以对检索结果进行限定，如限定研究对象的招募状态（Recruitment status）、主要资助方（Primary sponsor）、招募研究对象的国家（Countries of recruitment）、试验注册日期（Date of registration）、试验所处的阶段（Phases）（图1-4-26）。

2. 中国临床试验注册中心（Chinese Clinical Trial Registry，ChiCTR） 是由中国循证医学中心暨中国Cochrane Centre建立、国家卫生相关部门指定参加WHO ICTRP的国家级临床试验注册中心，是WHO ICTRP的一级注册机构（网址为：http：//www.chictr.org.cn）。ChiCTR接受中国和世界范围的临床试验注册，公布研究设计信息、国际统一注册号的接口、审核研究设计、中心随机分配以保障临床试验的质量。ChiCTR网站有"注册指南"的栏目，告知临床试验的注册流程。

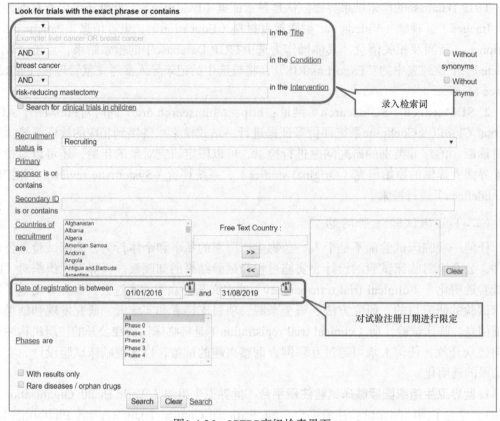

图1-4-26 ICTRP高级检索界面

第三节 证据检索策略

一、基 本 策 略

检索策略是在分析检索信息需求的基础上，选择适当的数据库并确定检索途径和检索词，明确各词之间的逻辑关系与检索步骤，以制定出检索表达式。证据检索时，在纳入标准中要阐明研究类型、受试者类型、干预类型（试验组和对照组），并在必要时阐明结局指标。

在制定检索策略时，要针对所选数据库的特点，制定出适合该数据库的检索策略。当设计检索策略时，应尽可能全面，并为每一术语挑选全面的检索词。如同义词（'cardiac' OR 'heart'）、不同拼写的词（'tumour' OR 'tumor'）、灵活运用截词符（bacteri*）、布尔运算符（如与、或、非）建立检索式，并且合理使用相邻运算符（如NEAR、NEXT、ADJ）。

二、检索策略举例

（一）临床案例

临床案例：1岁患儿到儿科就诊，医师诊断为细支气管炎并给予皮质类固醇治疗。值班医师提出疑问，是否有证据表明皮质类固醇可以减少此类患儿的住院天数并且促进症状缓解？

问题的类型：治疗学/干预性。

问题的要素：

P（患者） 细支气管炎（bronchiolitis）
I（干预措施） 皮质类固醇（corticosteroids）
C（对照措施） 未限定对照
O（结局指标） 住院天数（stay/hospitalization）
症状缓解（improvement/recovery）

解答问题的最佳研究设计：系统评价或临床随机对照试验。

拟检索数据库：PubMed、Cochrane图书馆。

（二）证据检索

本节以PubMed为例，列举证据检索策略，关键词和自由词检索策略见表1-4-7。

表 1-4-7　PubMed 关键词 / 自由词检索策略举例

检索词	注意事项
hospitalization OR hospitalisation	注意英语、美语的拼写差异
corticosteroid	利用截词功能可以获取 corticosteroid 和 corticosteroids 的文献
improve	利用截词功能可以获取 improve、improves、improved、improving 等文献

除了关键词/自由词检索，还可以通过MeSH途径检索文献，以"bronchiolitis"为例，检索步骤如下（图1-4-27）：

1. 选择MeSH途径。

2. 在检索词输入框输入bronchiolitis。

3. 选中"bronchiolitis"前的复选框。

4. 点击"Add to search builder"并选择"Search PubMed"执行检索。

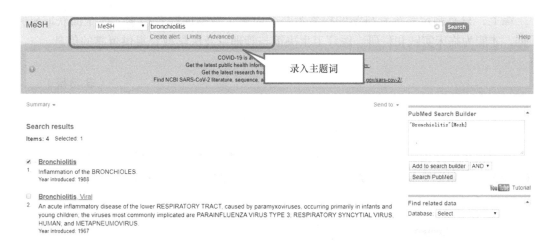

图1-4-27　PubMed主题词检索界面

本例通过PubMed的临床查询功能实现证据检索，检索式为（bronchiolitis[MeSH

Terms]）AND corticosteroid*[Title/Abstract]。细支气管炎作为主题途径，皮质类固醇作为题名/摘要途径，并将两者用AND连接。为了快速获取特异度高的检索结果，选择了"Scope"的"Narrow"。结果界面左侧栏目是临床治疗学方面的原始研究证据，中间栏目是系统评价（图1-4-28）。

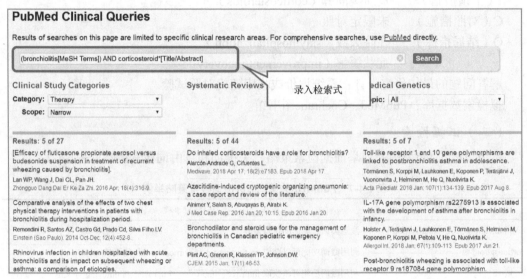

图1-4-28　PubMed临床查询检索界面

阅读题目和摘要，纳入论文"Do inhaled corticosteroids have a role for bronchiolitis"，该篇论文通过检索并分析系统评价得出结论，共分析了3篇系统评价纳入的11项临床随机对照试验，从中提取原始数据并进行Meta分析，使用"GRADE"方法形成证据总结，结果表明吸入皮质类固醇不会减少细支气管炎患者的复发性喘息或哮喘。如果检索结果未能回答提出的问题，则应怀疑检索条件限定得太严格，可以尝试将"Narrow"改为"Broad"。

综上，只有制定系统和科学的检索策略，对多个数据库联合检索才能全面获取研究证据，才能为临床实践和科研、医疗卫生决策与管理以及医学教育提供可靠的信息。

（耿劲松）

思　考　题

自行提出临床前景问题，分析所提出问题的类型、该问题的首选证据类型、问题的PICO要素，并制定检索词和检索式、证据的纳入与排除标准，获取最佳的研究证据。

第五章　患者的价值观及临床决策的参与

学习目的

1. 掌握患者价值观的概念和特点；如何正确引导患者的价值观。

2. 了解几种常见的患者参与医疗决策的模式；几种常见的辅助患者参与医疗决策的工具。

循证医学是一种人性化的医学实践方法，临床决策不能仅靠证据，还需要权衡利弊并且充分考虑患者的价值观和意愿。随着参与医学（participatory medicine）和个性化医疗的发展，如何在个体患者的临床决策中有效地融合患者价值观与意愿成为循证医学发展面临的重要挑战之一。为了实现医患协同，使患者获得最佳的临床诊疗方案，医务人员在处理快速发展的医学知识和医疗技术的同时，需要平衡患者的期望和偏好，这在以患者为中心的医疗模式中具有重要作用。

第一节　患者价值观的概念及特点

一、患者价值观的概念

患者价值观并不总是符合传统定义的目标，即对健康的一味追求。其实患者很少能直截了当地在医学技术的有效性和副作用之间进行权衡，因为他们会受到各种自身和背景因素的影响，例如社会、宗教和文化因素、医疗环境以及其他个人因素（如年龄、性别、教育及家庭背景等）。

患者的价值观并没有统一的定义，它在患者群体中并非一成不变。正如Silvestri等学者所言：当不同的患者对替代治疗方案的价值取向不同时，基于平均偏好的临床规则或决策将无法有效地帮助患者选择他们真正想要的治疗方案。

患者的价值观与偏好通常指患者对他们的健康和生命的观点、信念、期望和目标，也包括患者权衡不同治疗方案或与疾病管理措施相关的潜在获益、伤害、费用及其负担。从总体层面而言，患者价值观是由社会、宗教和文化因素以及患者所处的卫生系统所决定；从个人层面而言，对治疗效果的认可固然很重要，但患者个人的选择也受年龄、性别、教育程度、家庭和朋友、工作及个人财务等因素的影响。

二、患者价值观的特点

虽然每个患者因个人因素或所处环境会持有不同的价值观，但从综合层面而言，患者的价值观具有以下特点。

（一）独特性

独特性表达了患者希望被视作正常人，而不是有健康问题的患者，他们希望能够获得平等的尊重。除此之外，独特性表达了患者希望被认可为有个人独特经历的人，并且隶属于家庭和社区。独特性体现在患者的个人智慧、经验、偏好和知识等方面，而健康问题仅仅是这个整体的一部分。

（二）自主性

从患者的角度而言，自主性是患者对治疗或护理中的基本问题进行自我决定的能力。自主性要求有足够的空间来允许患者或亲属做出决策或参与决策。但是，患者或其亲属可以出于某种原因将决定权留给专业人员，如在紧急情况、严重疾病或极度脆弱的情形下。在这种特定情景下，患者认为更重要的是把自身的自主性移交给专业人员。

（三）合作性

患者的价值观是指患者与医务人员平等的互动和交流。患者和医务人员是共同对抗疾病的伙伴关系，所以与医务人员之间轻松而谨慎的交谈对患者而言非常重要。既然是伙伴关系就应该相互尊重，并且相互依赖和相互信任，理解双方共同承担的责任。

第二节　如何正确引导患者的价值观

一、医务人员应具备一定的素养

医务人员为了更好地尊重患者价值观，也应有所改变，具体体现在以下几个方面。

（一）同情心

同情心是指一种真正关心他人的职业态度，以及为他人着想的能力和意愿。同情心不只是怜悯或同情；它更多的是来自专业人士低调、体贴、正直和安心的关注与人情味，而这种人文关怀可以激发彼此的信任感。

（二）专业性

患者看重的是有能力、有经验、有知识、有技能和有敬业精神的医务人员，这不仅体现在医疗技能方面，还有交流、沟通、与患者和同事协作的非医疗技能。很多医疗机构开始重视对医务人员交流技能的专业化培训。

（三）反应性

反应性体现了医务人员的专业素养及在医疗过程中负责任的态度，包括尊重患者的独特性和自主性，以及公平和人道地来处理医患关系，如对不同习语、文化或宗教价值观的尊重等。在治疗方面，医务人员应能及时做出正确诊断，并采用低创伤、低风险和低副作用的方案。反应性还体现了医务人员对临床决策局限性的思考，如对治疗方案本身的缺陷防范及备选方案的制定等。

研究表明，患者价值观涉及的这些特点并非孤立存在，它们彼此相互关联、部分重叠和交互（图1-5-1）。医疗专业人士认可患者价值观的独特性和自主性，富有同情心，具有良好的专业性和反应性，并在与患者的沟通中适当赋权，让患者意识到自身参与的重要性，并在互动交流中增强医患信任

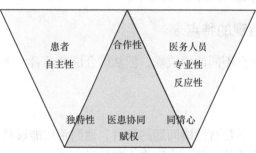

图1-5-1　尊重患者价值观的医患协同关系

度，实现医患协同并提高沟通效率。

二、认识医师价值观和患者价值观的差异

在医疗过程中，若临床医师严格按照循证医学实践的步骤执行，是否可取得满意的治疗结果？医师认为合理的治疗方案，患者是否完全同意？患者对医师提出的方案有无自己的看法？患者可否参与治疗决策？怎样参与？这里，有些问题的答案是非常肯定的，但有些却难以给出确切的答案。

随着循证医学的发展，越来越多的医师已经能够认识到尊重患者价值观的重要性。几乎所有的医师都熟悉知情同意的基本内容，如理解、自愿和同意。在许多情况下，公开或披露医疗方案的风险虽直截了当，其过程却具有挑战性，患者之间价值观的差异也使得患有同样病症的患者可能有截然不同的选择（关乎医学技术的风险、益处或替代技术等）。例如，在剖宫产后再次准备怀孕的女性，除其他事项外，会被告知子宫破裂的风险约为1/200，并且有胎盘异常的风险。患者衡量这些因素的方式因人而异，有些患者纯粹地考虑生物学因素，如子宫破裂或胎盘增生的风险和后果，但有些患者还会考虑"精神"因素即非生理因素，如人工分娩和阴道分娩的心理差异。

在临床实践中，同样的医疗问题，医师认为非常重要，但患者有时觉得无关紧要。医师在临床决策时更多地考虑治疗方案本身的优劣，但患者力求使疾病体验与日常生活相结合，会考虑疾病以外的因素。例如，整容手术并非没有风险，在某些医疗环境和操作程序中，其死亡率甚至接近产妇死亡率。因此，医师在此过程中考虑较多的是对风险的控制，而患者考虑更多的是精神层面而非生理层面的因素，因为大部分患者接受这些治疗是为了增强他们的自尊心。医师要理解患者在医学专业角度以外的考虑，因为只有接受了医患价值观的差异，才能更好地去理解和接受患者，才能建立起有效和谐与信任的医患关系。

三、重视患者的决策参与并给予一定的授权

随着医学研究的快速发展，信息技术的不断进步，医患之间的信息不对称开始弱化，患者通过网络、智能终端等途径在入院前就可以对自身疾病有一定程度的了解，他们必然会有很多自己的想法和考虑，并渴望主动参与临床决策。

研究证据表明，患者希望医师让他们的家人参与治疗决策，并且患者非常重视与家人共同讨论治疗方案，认为参与度越高往往预后越好。通常情况下，医师提供的信息越多，授予患者更多参与诊疗决策的权利，患者的参与度就越高，医师就越能够了解患者的真实情况，诊疗决策也越能够接近患者真实的价值观和选择。

四、正确引导患者的价值观

由于所处社会环境、行为习惯和对风险所持的态度不同，患者脑海中早已存在不同的价值观及意愿选择，所以关键在于医师如何正确地引导，引导是否恰当将极大程度地影响患者的最终选择。关于如何引导患者的价值观并没有统一的规范和标准，因为每位患者都具有不同的个体特征和不同的生活环境，所以医务人员需要在工作中不断累积经验，尽可能引导患者进行正确的选择。患者的价值观随着个体情况、患病史和治疗经历的变化而改

变，主要反映在疾病严重程度、并发症的有无、可用治疗或姑息方案的选择等方面。医务人员应该在尊重和理解的前提下，对患者的价值观进行适当和正确地引导。

在引导患者的价值观时，临床医师要考虑的问题通常包括：当前最佳的有效证据是否适用于我的患者；将可能相关的研究结果应用于我的患者时，如何把握好应用的程度；如果有某项亚组分析结果适用于我的患者，是否应该采纳；在了解患者的病情后，如何制定科学的治疗方案；如何降低治疗中的各种创伤和副作用；如果患者不接受当前的治疗方案，有无更好的替代方案；哪种治疗方案最符合患者的价值观和意愿；怎样帮助患者参与临床决策。

无论是医师、患者还是医患双方共同进行治疗决策，医师都应当能够探索和了解患者对治疗和潜在后果的价值观；清楚罗列治疗方案的利弊，并加以权衡；提供有效、实用、与患者疾病相关的信息；帮助患者理解信息，引导患者做出正确的选择。例如，乳腺癌患者选择单纯乳房切除或包块切除加放射治疗，为制订体现患者意愿的决策，医师需要提供的信息主要包括期望（手术的难易程度，是否快和容易）、安全（癌症的放射是否安全，治疗是否彻底）、存活（手术可延长生命多长时间）、康复（术后机体功能恢复的程度）、完整性（术后乳房或身体完整性的保持程度）。

为了能够正确引导患者的价值观，医师应尽可能地为患者提供有关治疗费用、利弊、并发症及每种治疗方案会产生哪些后果等方面的信息。这些信息提供越充分，就越有助于患者做出最贴合他们价值观的选择。例如，对于药物治疗，医师给患者提供的信息应当包括药物的副作用、药物的疗效、用药和不用药的区别及如何服用该药。

五、合理把握患者自主权的限度

临床决策是一个多价值体系相互平衡、比较、协调的过程，患者价值观的自主权有一定的范围和限度。在某些特定情况下，患者的价值观并非始终处于优先级，医务人员需要合理把握患者在决策过程中的自主权。在尊重和权衡患者的自主权时需要考虑如下方面。

（一）当患者的价值观与社会利益发生冲突时，优先考虑社会利益

在患者的价值观及自主选择与对他人和社会利益产生矛盾时，如果坚持患者自主权会损害和危及他人利益，医院须努力说服患者改变想法，不能单纯考虑个人利益。例如，人类免疫缺陷病毒阳性的患者，若患者不愿意将病情告知其亲人或伴侣，医师应强制性地直接告知患者家属实情。在当患者价值观与社会整体利益发生冲突时，必须以社会利益优先。例如，医师在遇到一名有较强传染性的传染病患者时，有权利限制其活动范围并对其进行隔离，如果遭到患者拒绝，医院可采取强制措施，以维护社会整体利益。

（二）患者在医疗服务过程中有自我决定权和拒绝治疗权

尊重患者的价值观也包括患者有权拒绝其不愿接受的诊疗方式而选择自认为合适的诊治方式。但有时受诸多因素的影响，患者做出的决定并不符合其根本利益，甚至因拒绝治疗而失去病情转归的机会引起死亡风险。所以在临床决策时，一方面要尽可能尊重患者的权利，与患者充分沟通交流，全面客观地向患者描述相关问题，达成医患共识，让患者知情同意；另一方面，作为医师也要清醒地认识到医疗目的是救死扶伤，而非避免医疗纠纷，医师在合法、合情、合理的情况下应坚持有利于患者根本利益的决策。这

种权利，称为医师的特殊干预权，法律对此也有相应的保护措施。例如，2010年实施的《中华人民共和国侵权责任法》和2017年12月发布的《最高人民法院关于审理医疗损害责任纠纷案件适用法律若干问题的解释》，让医疗机构在多种情形内自行采取措施抢救生命垂危患者的行为受到法律保护。

第三节　患者参与医疗决策的模式及辅助工具

在当前的医疗实践中，信息不再是单方的输入和输出，患者在医学发展进程中扮演着越来越重要的角色。为了让患者有效地参与临床决策，需要对其进行适当地教育和引导。现代医疗强调以患者为中心，国际患者组织联盟（International Patient Decision Aids Standards，IPDAS）提出了5项原则：①尊重患者需求、意愿、价值观和自主权；②患者基于自身能力和意愿，拥有参与医疗决策的权利；③在医疗决策和政策制定过程中，患者可以通过共同决策进行积极和有意义的参与，以保证患者处于决策的中心位置；④支持患者获得安全、优质和恰当地服务；⑤不断发展和为不同年龄、语言、教育水平、文化背景提供信息，让患者能够对他们的医疗需求做出决策。

一、患者参与医疗决策的模式

临床决策的模式主要有医师提供信息让患者自己决策、医师提供信息且医师决策，以及医患双方共同决策。随着精准医学及个性化医疗的发展，医患双方共同决策的模式及框架有了更为成熟的研究。

（一）患者主动参与医疗实践

随着人口老龄化，各种创新技术和智能技术的发展，医疗卫生的服务模式也在发生转变。转变的需求来自于患者越来越高的期望值、先进技术的支持、对质量和成本-效果的关注以及医疗大数据的逐渐增多。随着在医疗活动中患者价值观研究的逐渐深入，医师主导的疾病管理模式正在发生改变，疾病管理的参与人员除了医师团队、护理团队，还包括患者及其家属。

参与医学作为一种医疗实践模式，注重患者和医务人员建立共同关注健康的伙伴关系，强调彼此的积极合作与相互鼓励。对患者来说，对自身疾病了解得越多，其在医疗或健康管理过程中发挥的关键作用就越突显。患者对自身疾病了解得越多，在决策时就可以和医师进行更为深入地交流，医患之间通过商定并获得最佳且最符合患者期望的医疗方案。参与医学为医师尊重患者价值观提供了可行的模式，让医患共同意识到双方参与对医疗效果的作用和影响。在慢性病尤其是恶性肿瘤的管理方面，患者的参与可以提供更多的循证信息，帮助医师进行治疗决策或疾病管理。

（二）医患共享决策

共享决策（shared decision making，SDM）是指在进行医疗决策时，医务人员应充分告知患者及其家属（或监护人等）各种诊疗方案的利弊，患者及其家属（或监护人等）通过权衡利弊，与医务人员充分沟通后共同做出决策。

2006年发布的渥太华决策支持框架（Ottawa decision support framework，ODSF）为更方便地执行SDM提供了流程参照。2012年美国已有3个州颁布SDM的相关法律，促进

SDM和患者决策工具（decision aids）的发展应用。2013年12月，在复旦大学附属中山医院葛均波院士和北京大学附属第一医院霍勇教授支持下，中国心血管疾病领域开启了SDM系列研究的新篇章。大连医科大学附属第一医院团队于2016年发表相关研究报告，指出采用SDM可提高冠状动脉疾病患者他汀类药物使用的依从性。

SDM对医患双方都有一定的要求，医务人员需要具备的能力包括：与患者建立合作关系；分析患者在决策中倾向于发挥的作用或角色；探知患者的想法、顾虑和期望，并对此做出回应；确定决策的备选方案并评价研究证据；通过提供证据帮助患者根据其价值观和生活方式思考、评估各备选方案的影响和效果；与患者协商做出医疗决策，协调意见和观点冲突；商定决策，落实并执行计划。

患者需要具备的能力：理解医患关系的定义；寻找医务人员建立、发展和适应合作关系；客观系统地表达健康问题、感知、信念和期望；沟通、理解并分享决策所需信息；获取信息；评估信息；协商决定、给予反馈、解决冲突并就决策方案达成一致。

二、患者参与医疗决策的辅助工具

患者在面临选择特别是涉及敏感偏好的决定时希望得到帮助。如何将复杂的信息有效地传达给患者，这对临床医师来说也是一项挑战。随着医学技术和智能医学的发展，除了常规的决策板报（decision boards）、决策手册（decision booklets）、挂图（flip charts）、录音和录像（videos and audiotapes），计算机化的决策工具（computerized decision instruments）在临床决策中发挥着越来越重要的作用。

决策辅助工具有别于常规的健康教育资料，它们能更具体、个性化地为患者知情选择提供帮助。与常规治疗相比，决策工具可增强患者的参与度，促进患者的知情决策，从而减少医患在决策中的冲突和矛盾。决策辅助工具的有效实施有一定的前提条件：有满足需求的高质量决策工具；临床医师愿意在实践中让患者运用决策工具；有提供决策支持的有效系统；临床医师熟知共享决策模式。决策辅助工具各有特色，在实际应用时需结合具体情况，根据患者意愿循证地选择合适的工具和方法。

（一）全球患者决策辅助工具标准协作网

全球患者决策辅助工具标准协作网（International Patient Decision Aid Standards，IPDAS）是一个由来自世界各地的研究人员、健康从业者和利益相关者组成的合作组织，成立于2003年，由英国的Glyn Elwyn教授和加拿大的Dawn Stacey教授领导。他们指出：应根据患者意愿循证制订"决策辅助工具"，提供与治疗方案相关的利弊、可能性、不确定性等循证信息，帮助患者进行治疗方案的选择。

协作网旨在通过建立共享的循证框架和标准来改进患者决策辅助工具的内容、开发、实施和评估，从而提高决策辅助工具的质量和有效性。这些标准适用于运用及开发患者决策辅助工具的个人和机构（图1-5-2）。

（二）渥太华患者决策辅助工具

渥太华医院研究所开发的Patient Decision Aids是专门面向患者提供决策支持的知识库，有涵盖156个主题的354种在线工具（网址：https：//decisionaid.ohri.ca）。这些工具将患者的需求经过电子化、清晰化、智能化的处理，帮助患者进行符合其价值观的临床决策（图1-5-3）。渥太华患者决策辅助工具是辅助人们参与临床决策的工具，通过明确需要做出的决策，提供有关诊疗技术选择和预期效果的信息，帮助人们进行体现其价值观的决策。

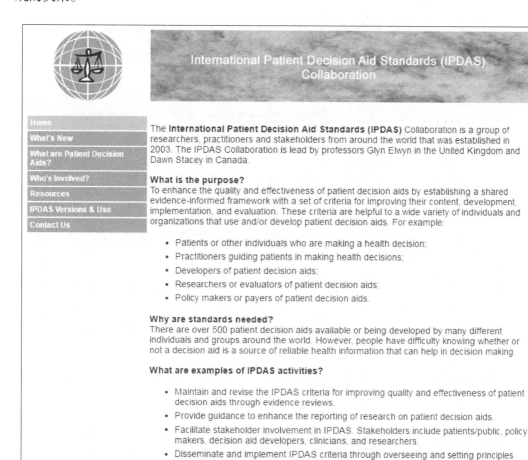

图1-5-2　全球患者决策辅助工具标准协作网

（三）网格选项决策辅助工具

EBSCO Health的使命是为全球医疗界提供循证决策资源，其开发的网格选项决策辅助工具是一种简单易读的工具，可帮助患者和医务人员比较医疗相关选择（网址：https://health.ebsco.com/products/option-grid）。它是基于最新研究证据，关注患者在做出决策时最常见的问题及解答。用户可以选择2~3个选项进行比较，对于选择的主题，可以结合输入的患者信息进行自定义。医务人员可以通过网络与患者共享定制的决策辅助工具，也可以打印该辅助工具进行实践应用，还可以结合电子病历进行相关信息的预填充。

（四）Cochrane协作网用户网络

Cochrane协作网用户网络（网址：https://consumers.cochrane.org）主要为用户（患者及其家属）提供Cochrane系统评价用户文摘及热门话题，其主要目的包括：支持和发展用户（患者及其家属）参与Cochrane协作网的相关组织和系统评价小组；帮助公众获取相关疾病的专业医学知识；促进公众参与临床循证决策；有效促进证据的广泛传播及应用；架起科学证据与公众间的桥梁。

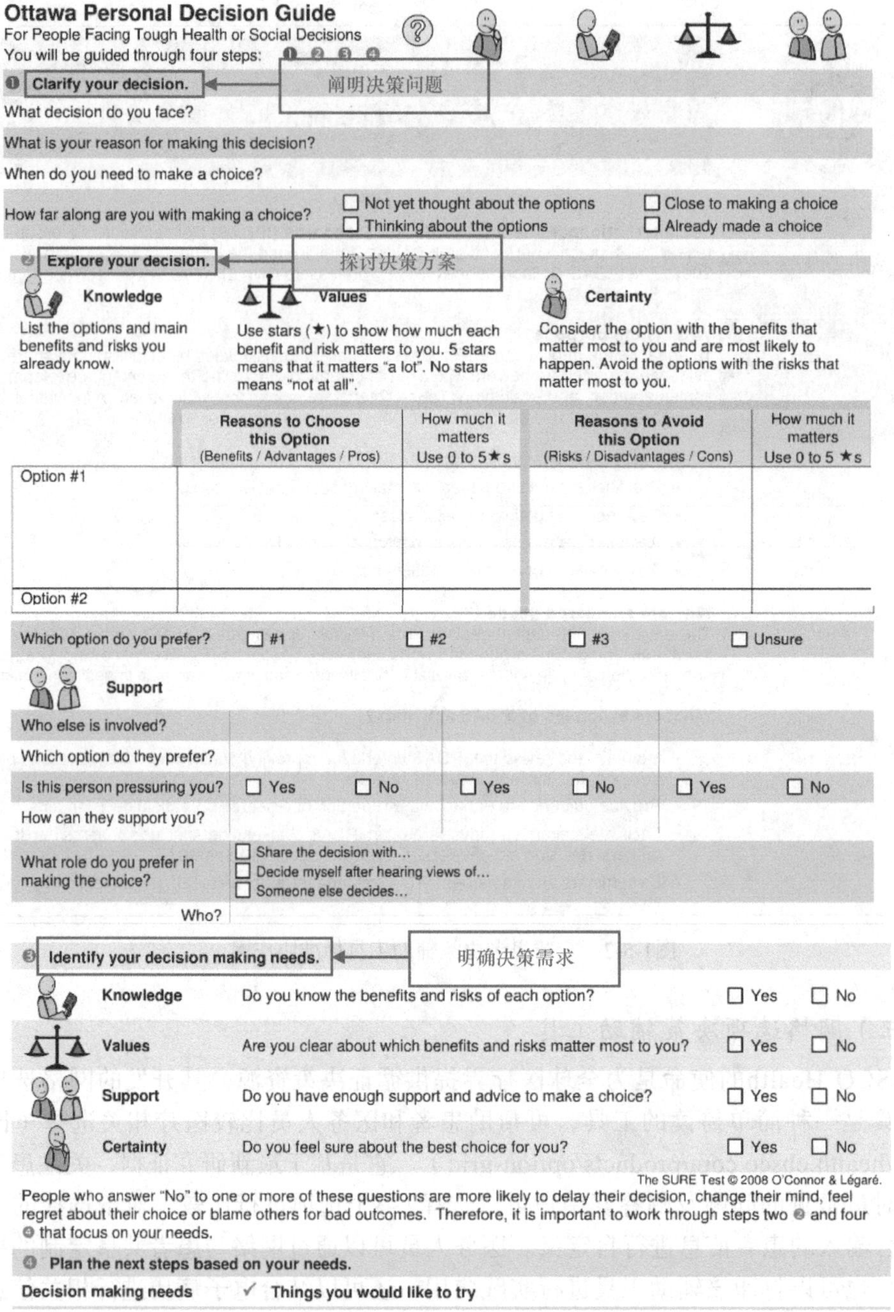

Ottawa Personal Decision Guide
For People Facing Tough Health or Social Decisions
You will be guided through four steps: ❶ ❷ ❸ ❹

❶ **Clarify your decision.** ← 阐明决策问题

What decision do you face?

What is your reason for making this decision?

When do you need to make a choice?

How far along are you with making a choice?
☐ Not yet thought about the options   ☐ Close to making a choice
☐ Thinking about the options   ☐ Already made a choice

❷ **Explore your decision.** ← 探讨决策方案

Knowledge
List the options and main benefits and risks you already know.

Values
Use stars (★) to show how much each benefit and risk matters to you. 5 stars means that it matters "a lot". No stars means "not at all".

Certainty
Consider the option with the benefits that matter most to you and are most likely to happen. Avoid the options with the risks that matter most to you.

	Reasons to Choose this Option (Benefits / Advantages / Pros)	How much it matters Use 0 to 5★s	Reasons to Avoid this Option (Risks / Disadvantages / Cons)	How much it matters Use 0 to 5★s
Option #1				
Option #2				

Which option do you prefer?   ☐ #1   ☐ #2   ☐ #3   ☐ Unsure

Support

Who else is involved?

Which option do they prefer?

Is this person pressuring you?   ☐ Yes ☐ No   ☐ Yes ☐ No   ☐ Yes ☐ No

How can they support you?

What role do you prefer in making the choice?
☐ Share the decision with...
☐ Decide myself after hearing views of...
☐ Someone else decides...
Who?

❸ **Identify your decision making needs.** ← 明确决策需求

Knowledge   Do you know the benefits and risks of each option?   ☐ Yes ☐ No

Values   Are you clear about which benefits and risks matter most to you?   ☐ Yes ☐ No

Support   Do you have enough support and advice to make a choice?   ☐ Yes ☐ No

Certainty   Do you feel sure about the best choice for you?   ☐ Yes ☐ No

The SURE Test © 2008 O'Connor & Légaré.

People who answer "No" to one or more of these questions are more likely to delay their decision, change their mind, feel regret about their choice or blame others for bad outcomes. Therefore, it is important to work through steps two ❷ and four ❹ that focus on your needs.

❹ **Plan the next steps based on your needs.**

Decision making needs   ✓ Things you would like to try

图1-5-3　渥太华患者决策辅助工具的应用过程

　　每篇Cochrane系统评价都包含"Plain language summary"部分，其主要功能是将复杂的疾病专业知识经过处理，通过平实易懂的语言将每篇系统评价中的重要信息转化为公众可以理解的知识。这不仅可以帮助患者了解最新研究证据，实现快速的自我决策，也有利于证据的广泛传播（图1-5-4）。

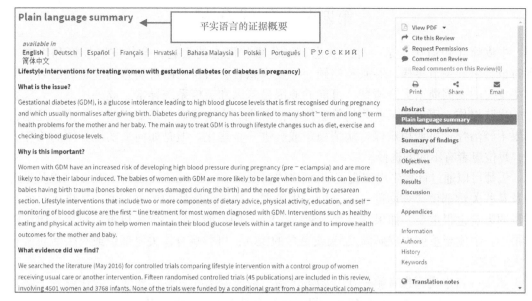

图1-5-4　Cochrane平实语言的证据概要

（五）PatientsLikeMe

PatientsLikeMe是一个病友之间的社交网站（网址：https：//www.patientslikeme.com），即"寻找像我一样的患者"。患者通过该网站可以找到与自己病情类似的人士，进行点对点的交流，分享个人求医故事、医疗经历，并从中找到有价值的参考信息，网站还提供在线应答服务。该平台已拥有600 000个用户，涵盖2 800种疾病。

患者对于疾病的感受和经验是诊断和治疗过程中的重要依据。在传统的医患关系中，这些依据掌控在医师手中，患者也习惯了对自己的疾病没有发言权的情况。Patients-LikeMe将患者的经验量化，把症状和治疗过程分解成实际的数据，使疾病变得具体、可比较、可分析和可管理，鼓励医师和患者共同分析和判断病情（图1-5-5）。

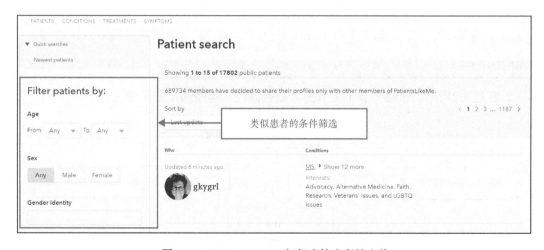

图1-5-5　PatientsLikeMe相似病情患者的查找

第四节 案例分析

牛皮癣（银屑病）是一种皮肤患有红色鳞状斑点的疾病，会使皮肤发痒和疼痛，有时也会引起关节疼痛、肿胀和僵硬。牛皮癣患者会对自己的疾病感到尴尬和压力。虽然牛皮癣的病因尚未完全清楚，可能的原因是基因和免疫系统异常。此外压力、天气变化、皮肤损伤、感染或某些药物等会使病情恶化。牛皮癣通常都要经治疗来得以控制，如果不经治疗，可能很难保持病情稳定或会进一步恶化。但是如何来实施具体的治疗方案，每位患者有不同的选择。

医师可以通过计算牛皮癣覆盖的面积[体表面积（body surface area，BSA）]以及是否涉及某些关键部位（如面部、手、脚、生殖器）来评估疾病的严重程度。牛皮癣对生活质量的影响也很重要。如果涉及少于5%的BSA，则可能是轻微的牛皮癣，对生活质量影响很小。中度至重度牛皮癣涉及5%或更多的BSA，可影响身体关键部位或对生活质量有很大的影响。

如果一名牛皮癣患者第一次开始考虑治疗或改变治疗方案，如何才能让患者了解其病情、了解不同治疗方案的利弊，并很好地结合其期望进行医患共同决策呢？

下面以一款决策辅助工具来介绍在临床工作中如何尊重患者的价值观，提高患者的参与度以及展示如何让患者参与医疗决策。除了医师提供的信息，牛皮癣患者可以根据自己关注的健康和生活问题进行个性化的治疗方案选择。医师可以将如下的决策支持工具提供给牛皮癣患者，供其进行自我评估及治疗决策的预选择，必要的时候进行深入的交流。

步骤1：评估牛皮癣的影响。

您患牛皮癣多久了？_____

请圈出您对以下问题的回答：

1. 过去2周临床症状的评估均值。

问题	一点也不	非常轻微	轻微	中度	严重	非常严重
您的牛皮癣有多严重？	0	1	2	3	4	5
您的牛皮癣有多痒？	0	1	2	3	4	5
您的牛皮癣有多痛？	0	1	2	3	4	5

2. 在过去2周内，您的关节（关节炎）是否僵硬、疼痛和（或）肿胀？

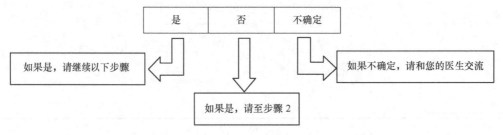

3. 上一次临床症状的评估均值。

问题	一点也不	很少	一点	稍微	相当多	非常
关节炎的疼痛程度	0	1	2	3	4	5
关节炎降低日常活动能力	0	1	2	3	4	5

步骤2：您用了哪些牛皮癣的治疗方案？请列出当前在用的和近期使用的治疗措施。

治疗措施名称	用了多久	是否按规定使用	为何停止使用
当前的治疗措施			
过去的治疗措施			

步骤3：治疗方案的益处和风险。

您有哪些治疗选择？

有多种治疗方法供选择，包括局部用药（面霜和乳液）、光疗（紫外线治疗）、药物（口服）和注射（皮肤、肌内或静脉注射）。您会发现一个或多个符合您自身的牛皮癣病情、生活方式及喜好的治疗方案。每个人对治疗的反应都不一样，您可能需要尝试几种方法才能找到最适合的。

请认真回答：

1. 您对目前的治疗满意吗？

是	否	不确定

如果为否或不确定，请说明原因。

2. 您知道牛皮癣患者的治疗方案吗？

是	否	不确定

请先考虑现在使用的治疗方法是否适合您。各种治疗方法的详细介绍、举例、作用及禁忌如表1-5-1所示。该工具列出了不同程度牛皮癣的治疗方法在人群中的应用效果（表1-5-2）（☺显示治疗效果，如果有100人使用这种治疗方法，笑脸的数量代表那些能够很好或更好控制牛皮癣症状的人；☹则表示那些会有严重副作用的人，严重副作用的风险用☹表示）。该工具还列出了各种病情患者不同治疗方案的使用方法、过程、严重副作用、预期结果及其他相关信息，表1-5-2列出了中度或重度牛皮癣患者药物治疗的相关信息。医师将这些详细的信息提供给患者，有助于患者结合自身情况选择最符合其价值观的治疗方案。

表 1-5-1　治疗选择：牛皮癣的常见治疗类型

	轻度牛皮癣 → 极严重牛皮癣			
	局部	光疗	药物	注射
疗法介绍	·直接涂抹在皮肤上，如面霜、凝胶、乳液、喷雾、软膏和溶液 ·治疗需要一段时间，过程可能会比较麻烦 ·可与其他治疗结合使用	·使用太阳光或光照灯进行治疗（自然光、UVB或UVA） ·可以在诊所或家中的特定场所进行 ·可与其他治疗相结合	·口服 ·可能需要不时停药或换药，以降低连续用药出现严重副作用的风险	·注入皮肤、肌内或静脉的治疗 ·可以在医生办公室、特定诊所或家中进行

续表

	轻度牛皮癣 ⟶ 极严重牛皮癣			
	局部	光疗	药物	注射
示例	·皮质激素 ·联合皮质类固醇 ·维生素 D 类似物 ·类维生素 A	·窄带 UVB 光线疗法 ·宽带 UVB 光线疗法 ·PUVA	·阿维 A 酸 ·环孢素 ·甲氨蝶呤	·阿达木单抗 ·依那西普 ·英夫利昔单抗
适应证	·适用于所有病变程度：轻度单独使用；中度严重时与其他疗法联合使用 ·首次接受治疗的人群	·适用于任何病变程度 ·单纯局部治疗效果不佳	·中度至重度患者 ·局部治疗和光疗效果不佳 ·长期或持续治疗	·中度至重度患者，并且其他治疗方法效果不佳
禁忌证	·如果不按规定使用，可能不起效	·对阳光有不良反应 ·有其他疾病会因光线而恶化，如患皮肤癌	·患高血压、肝病、高胆固醇、肾病、慢性感染或癌症	·患心力衰竭、血液病、神经疾病、慢性感染或癌症
特殊情况	·怀孕、备孕或哺乳期，请遵医嘱	·怀孕、备孕或哺乳期，光疗是安全的选择	·怀孕、备孕或哺乳期，请遵医嘱 ·牛皮癣性关节炎，甲氨蝶呤会有帮助	·怀孕、备孕或哺乳期，请遵医嘱 ·牛皮癣性关节炎，胡米拉和雷米卡德会有帮助

UVA，长波紫外线；UVB，中波紫外线；PUVA，补骨脂素。

表 1-5-2　中度或重度牛皮癣的治疗药物选择

	阿维 A 酸	环孢素	甲氨蝶呤
☺代表治疗有效的人数；☹代表产生严重副作用的人数（12~16 周）	（25～50）/100 （图示人数网格）	（50～70）/100 （图示人数网格）	（36～60）/100 （图示人数网格）
严重副作用	虽罕见，但未报告比率 例：骨骼和（或）关节问题、肾损伤、高血压、癌症、肺损伤、肝损伤		
疗效产生时间	4~8 周后	4 周后	4~12 周后
其他功能	长期连续使用	非长期使用	长期连续使用
易用性	每日口服	每日口服 2 次	每周口服 1 次
费用	1640 美元左右	3400 美元左右	712 美元左右
其他问题	·需要验血 ·怀孕或备孕忌用 ·高血脂或关节炎患者慎用	·血液、结核、尿液和血压检查 ·肾病、高血压、癌症、慢性感染患者禁用 ·怀孕或备孕忌用	·血液和结核检查 ·肝脏 / 血液疾病患者慎用 ·如果长期使用，需要进行肝脏活检 ·男性在接受治疗时（以及治疗后 3 个月内）应避免生育 ·治疗过程中（直至结束 1 个月内）避免怀孕

1 美元≈7 元人民币。

　　关于如何在最终的治疗决策中体现患者价值观则通过以下过程：

　　什么对您很重要？请根据陈述圈出您认为的重要性程度（1 表示不重要、5 表示非常重要）；您还可以作任何相关评论。

| | 不重要 | | | 非常重要 |

有效的治疗方法对牛皮癣有多重要?
示例: 我可以很好地控制疾病; 我可以让病情得到良好控制。
其他 (请注明):

　　　　　1　2　3　4　5

您认为治疗的副作用有多重要?
示例: 副作用已知并记录在案; 副作用发生率低。
其他 (请注明):

　　　　　1　2　3　4　5

您认为疗效显现的速度有多重要?
示例: 我将很快看到疗效。
其他 (请注明):

　　　　　1　2　3　4　5

治疗费用对您有多重要?
示例: 我有药物使用计划; 我的年薪允许我每年支付20 000 美元或更多。
其他 (请注明):

　　　　　1　2　3　4　5

便捷的治疗过程对您有多重要?
示例: 我可以自行治疗; 我可以在医生办公室接受治疗。
其他 (请注明):

　　　　　1　2　3　4　5

避免使用某些类型的治疗措施对您来说有多重要?
示例: 我喜欢外用光疗、药物、注射或其他。
其他 (请注明):

　　　　　1　2　3　4　5

您从治疗中获得其他有益效果有多重要?
示例: 我可以长期使用这种疗法; 我在使用这个疗法的同时达到日常
保养的目的。
其他 (请注明):

　　　　　1　2　3　4　5

您认为治疗相关的其他问题有多重要?
示例: 需要接受其他测试; 我的身体状况会影响治疗。
其他 (请注明):

　　　　　1　2　3　4　5

　　请选择一种最能体现您现在对牛皮癣治疗感受的方案:

1. 坚持您目前的治疗, 按规定使用。

2. 继续接受当前的治疗, 但是需考虑其他选择 (如改变或新增其他治疗措施)。

3. 从目前的治疗转变为强度更高的治疗。

4. 停止当前治疗一段时间。

　　如果您选择2或3 (考虑其他治疗措施或改为强度更高的措施) —您喜欢何种治疗?
为什么? 请对您选择的治疗措施从1到4打分, 1是最优先选择, 4是最不情愿的选择。

按照我喜欢的顺序	治疗类型	原因
1		
2		
3		
4		

　　患者通过使用决策辅助工具，对所患疾病可以有更为深入地了解，完成疾病严重程度的评估，并结合各种治疗方案的利弊和自身情况，选择最符合其价值观的方案，同时有助于得到最佳的治疗效果。

（陈亚兰）

思　考　题

　　1. 您在临床实践过程中怎样与患者沟通手术或药物的不良反应，是直接告知还是采用其他方式？

　　2. 您对患者参与医疗决策持怎样的态度？您觉得让患者充分参与医疗决策，对医师提出了哪些要求？

第二篇 实 践 篇

第六章 病因及危险因素的循证实践

学习目的

1. 掌握病因及危险因素的概念和特点；病因及危险因素的研究设计及论证强度；病因及危险因素证据的真实性评价原则。

2. 熟悉病因及危险因素证据的临床重要性评价方法。

3. 能够评价病因及危险因素证据的临床适用性。

循证临床实践面对的是患者个体，传统的临床实践更多地关注群体患者"流行病学意义上的病因"。随着精准医学及个性化医疗的发展，明确个体患者的病因可以使其接受更有效的干预措施。我们需要收集患者的病史、重要的临床体征、相关的实验室及特殊检查结果，在科学、可靠证据的基础上，应用现有的医学知识、临床技能进行分析和推理，以做出准确的病因分析。

第一节 基 本 概 念

一、病因的概念

病因（致病因素）是指外界客观存在的物理、化学、生物和社会等有害因素，或人体本身的不良心理状态及遗传缺陷等。当其作用于人体后，在一定条件下可导致疾病的发生。病因一般可分为直接病因（proximity of cause），如丙型肝炎病毒导致丙型肝炎发病、结核杆菌导致结核；间接病因（remote cause），如居住环境、营养条件、心理和精神刺激导致机体功能失调；以及危险因素（risk factors）。

二、危险因素的概念

危险因素指与疾病的发生及消长具有一定的因果关系，但尚无充分依据能阐述其确切致病效应的因素。当这些因素存在时，疾病的发生率相应增高；而被消除后，该病的发生率随之下降。例如，吸烟、高血压、高胆固醇血症等因素是很多疾病发生的危险因素。

三、病因循证实践及其重要性

无论是从创证角度还是从用证角度，病因循证实践都有助于对病因的了解。

（一）从创证角度来看

病因学研究是寻找疾病的病因、各种危险因素的相互关系以及它们对疾病发生发展的影响。病因学的基本研究是临床诊断、疾病治疗和预防的基础，因此具有重要的临床意义。

（二）从用证角度来看

临床医师经常需要考虑一些危险因素对患者的影响，如吸烟或高胆固醇血症是否增加患冠心病的危险？高盐饮食是否增加患高血压的危险？这都需要在病因学研究中寻找合适的证据，利用病因学评价原则来查询和评价相关研究证据，以指导病因学临床研究。

第二节　病因及危险因素研究的设计方法及论证强度

关于研究类型和对象选择等方法学信息通常可以在文章的摘要和方法学部分获取，纳入对象的基线特征通常在结果部分描述。病因和危险因素的原始研究设计按其论证强度排序为：随机对照试验、队列研究、病例对照研究和描述性研究（表2-6-1）。

表 2-6-1　病因学原始研究设计的论证强度

设计	开始点	结果评价	优势	缺点	论证强度
随机对照试验	暴露状态	不良事件	组间可比性好	可行性较差，样本量受限	++++
队列研究	暴露状态	不良事件	多为前瞻性、设有同期对照	需要较长研究时间；暴露因素不是随机分组，容易带来选择偏倚，影响内部真实性	+++
病例对照研究	不良事件	暴露状态	所需时间短、样本量较少	容易带来信息偏倚，影响内部真实性	++
描述性研究	暴露状态	不良事件	可同时观察多种因素	影响内部真实性	+

一、随机对照试验

表 2-6-2　RCT 结果数据的四格表

组别	结局		合计
	阳性	阴性	
暴露组	a	b	$a+b$
非暴露组	c	d	$c+d$
合计	$a+c$	$b+d$	$a+b+c+d$

随机对照试验（RCT）采用的随机分配使可能影响结局的因素（包括已知和未知因素）在组间均衡分布，从而消除未知混杂因素的影响，且研究者能主动地控制暴露因素或干预措施，这是其论证强度高的原因之一。在病因学研究中，RCT对研究因果关系的论证强度最高。RCT的分类变量结果数据可按表2-6-2整理。

然而某些因素限制了将RCT用于研究暴露因素的致病效应。当认为某种干预措施或暴露因素可能有害时，将受试对象随机分配入试验组和对照组，受试对象可能会接触有害因素，这存在伦理学问题。例如，在研究吸烟与肺癌的关系时，将受试对象随机分配入吸烟组和不吸烟组，这种试验方法显然不可行。RCT也不能用来证实氯吡格雷与血栓性血小板减少性紫癜的关系，或以此来证实钙通道阻滞剂与利尿剂联合用药是否增加老年中、重度高血压患者患癌症的危险。另外，对于罕见病，由于样本量的限制，并不适合采用RCT。

基于RCT的系统评价则可以纳入尽可能多的相关RCT，形成足够大的样本量，从而提高结果的真实性。

二、队列研究

队列研究作为RCT不可行时的替代方案，在确定因果关系时论证强度较佳且可行性较好，但其确定因果关系的论证强度弱于RCT。

队列研究按研究对象是否接触暴露因素可分为不同的群体（如暴露组和非暴露组），随访充足的时间，以比较各群体某结局事件发生情况的差异。队列研究与RCT的区别在于，被观察人群的暴露与否不是随机分配形成，而是自然形成。

队列研究的暴露因素自然存在于人群，研究者无法主动控制，若暴露人群某种结局有关的重要特征与对照人群不同，就会影响结果的真实性。例如，有研究发现，非甾体抗炎药可导致消化道出血的发生。进一步分析表明，由于使用非甾体抗炎药者多为老年人，导致暴露组纳入了更多的老年人。老年人比年轻人更容易出现消化道出血，此时年龄就成为混杂因素。所以研究者必须测量和报告队列的基线特征并评价其可比性，或用统计学方法校正已知混杂因素的影响。即便如此，不同队列间仍然可能存在一些研究者不知晓或没有记录的混杂因素。因此，队列研究的真实性和论证强度次于RCT。基于多个队列研究的系统评价的真实性优于单个队列研究。

三、病例对照研究

如果某种阳性结果需要观察很长时间才能发生，前瞻性队列研究的可行性就较差，需要选择其他类型的研究，如病例对照研究。

病例对照研究是一种回顾性研究方法，适用于罕见和潜伏期长的疾病，病例对照研究的研究时间短、省钱省力，易于同时探索多种暴露因素和研究结局之间的关系，被广泛应用于病因学研究。例如，通过病例对照研究探讨长期值夜班和前列腺癌发生的关系，若用RCT或前瞻性队列研究来证实这种因果关系，至少需要30年才能完成。因该疾病的发生率低，开展RCT或队列研究将需要成千上万的患者参加试验，而病例对照研究只需将患有前列腺癌的患者设为病例组，未患有该病者设为对照组，回顾性调查他们的值夜班情况即可。

值得注意的是，病例对照研究受混杂因素的潜在影响比队列研究更大。从医院选择患者时，有暴露经历的患者比没有暴露经历的患者入院率更高，结果和暴露间的关系经常会被扭曲。对照组选择不当也会导致假关联，因此对可疑的危险因素，对照组应该与病例组有相同的暴露机会。

四、描述性研究

寻找病因时，最常见的描述性研究是横断面研究（cross-sectional study），然而此类研究比病例对照研究更易出现偏倚。横断面研究是在某一时点或相当短的时间内对某一人群疾病（或事件）的患病（或发生）及其影响因素的调查分析。由于其在短时间内，如一天、一周或一个月，且调查的是患病现状，因此又称现况研究（prevalence study）或现患病率研究。

若某些疾病由罕见原因引起，如服用沙利度胺的女性生出海豹样儿，描述性病例报告或病例系列也可作为参考。描述性研究是利用已有的数据或专门调查的资料，描述疾病或健康状态在人群、时间和地区的频数分布特征和规律，从而为进一步揭示因果关系提供线索。但因此类研究缺少对照组，通常只能用于产生假设，需要进一步开展其他研究以证实因果关系。描述性研究虽无法肯定因果关系，但却是揭示因果关系的探索过程中最基本的方法。

第三节 病因及危险因素证据的评价原则

一、真实性评价原则

（一）组间除暴露因素/干预措施不同，其他重要特征是否可比

患者除了暴露于特定因素的不同以外，其他所有重要特征应相似。例如，一项探讨住院对病死率影响的试验，研究者通过比较同一社区的住院患者以及与之年龄、性别相似的非住院患者的病死率，得出住院患者病死率高的结论。但该结果并不真实，因为住院患者的病情往往比非住院患者更严重，住院患者有更高的死亡风险。患者组间的基础病情不可比，导致了暴露因素（住院）与结果（死亡）间的虚假联系。

由此可见，评价某一研究结果的真实性应首先考虑暴露组与非暴露组间的基线是否可比，即除了暴露因素不同，要分析其他可能影响研究结果的重要特征在组间是否相似。基线资料可比性与是否采用了论证强度高的研究方案直接相关。证据评价时，可以在文章的摘要和方法学部分获取相关信息，并结合上述病因和危险因素研究方法的论证强度进行判断。

（二）组间暴露因素/干预措施的确定和临床结局的测量方法是否相同（是否客观或采用了盲法）

如果一项研究对暴露因素和临床结局采用一致的测量方式，则该研究的结果更为可信。应注意RCT或队列研究的暴露组与非暴露组间临床结局指标的测量方法是否一致，关注病例对照研究的病例组和对照组间对暴露因素的测量方法是否相同。

倘若结局测量者事先知道研究对象的暴露情况，他们会更为关心暴露组的结局发生与否，更加仔细地询问，使一些原本会被忽略的结局或早期结局被检查出来，导致暴露队列该结局发生的可能性增加，从而出现监测偏倚。如一项描述咖啡因摄入和尿失禁关系的队列研究，如果研究人员早先知道了分组情况，他们会更积极地关注那些咖啡因摄入过多的女性尿失禁的发生情况。患有尿失禁的女性会更仔细地回忆咖啡因接触史。

因此，若研究采用了盲法，即前瞻性研究中结局测量者不知道暴露情况，或回顾性病例对照研究中暴露因素调查者不知道临床结局和研究假设时，研究结果的可信度更高。

（三）随访时间是否足够长，是否随访了所有纳入的研究对象

随访时间是否合适是影响研究结果真实性的重要因素之一。如果随访的时间太短，则很容易得到假阴性的结果。例如，一项关于阿尔茨海默病和铝暴露之间关系的研究，如果铝暴露的时间仅仅持续了几个星期，研究者就无法确定两者之间的因果关系。随访时间的确定与暴露因素（即可疑诊治措施）引起特定疾病发生的自然病程有关。

理想情况下，我们希望所有的研究对象都能完成随访，失访会对研究结果产生影

响。例如，在一项研究尿失禁与咖啡因摄入之间关系的队列研究中，如果咖啡因队列中有大量研究对象失访，这将影响结果的真实性。因为我们不能确定他们是由于发生了严重的尿失禁而离开队列去寻求治疗措施，还是对这项研究感到沮丧而离开。*ACP Journal Club*等循证医学期刊建议将20%的失访率作为判断真实性的标准。

（四）研究结果是否符合病因的条件

研究人员或许可以确定暴露因素与临床结局之间的关联性，但这种关联是否为因果关系？以下"因果关系诊断测试"可以帮助我们解决这一问题。

1. 因果时相关系是否明确　开展病因学研究时，若能明确暴露因素的出现早于某个临床结局，则结果的真实性高。例如，在咖啡因和尿失禁关系的案例中，我们希望咖啡因的暴露因素接触发生在尿失禁之前。但若暴露因素和结局被同时调查，对于谁是因、谁是果必须慎重。目前，因果效应顺序的确定主要依赖于前瞻性研究，因为回顾性和描述性研究对明确因果效应顺序的论证强度较低。

2. 是否存在剂量-效应关系　剂量-效应关系指暴露剂量或暴露时间与致病效应是否具有显著的相关性，即随着暴露量的增加（剂量和/或持续时间的增加），某个结局发生的风险（或严重程度）也随之增加。例如，在一项关于同型半胱氨酸与缺血性心脏病之间关系的病例对照研究中发现，血清同型半胱氨酸每升高5μmol/L，缺血性心脏病的风险也会相应增加。我们在咖啡因消耗和尿失禁的病例对照研究中也发现，咖啡因摄入量较高（>400mg/d）的人比咖啡因摄入量较低者有更高的尿失禁风险。可见，当暴露因素和某个结局的发生呈现剂量-效应关系时，结果的真实性较高。

3. 暴露因素/干预措施的消长是否与不利结局的消长一致　病因学研究中，符合流行病学规律表现为：终止可疑的暴露接触或诊治措施，某个结局的发生则随之减少或消失；重新开始该项暴露接触或诊治措施时，某个结局会随之再次出现或恶化。如一旦减少或停止摄入咖啡因，大量咖啡因使用者的尿失禁症状也随之缓解。

4. 不同研究的结果是否一致　对暴露因素与疾病发生关系的研究，若不同地区、不同时间、不同研究者和不同设计方案的研究结论一致，则病因学的因果假设较为真实。

如果能找到多项研究，尤其是找到关于该问题的系统评价，就可以大致确定暴露因素与某疾病的因果关系。例如，一项系统评价分析了血清同型半胱氨酸水平与缺血性心脏病之间的关系，检索了30项原始研究。然而，作者指出在回顾性研究中发现了两者之间具有很强的关联性，而在前瞻性研究中只观察到较弱的关联性。

5. 暴露因素/干预措施与不利结局的发生是否符合生物学规律　如果暴露因素与不利结局发生之间的因果关系具有生物学合理性（如病理生理学机制），则结果的真实性较高。例如，摄入大量咖啡因导致尿失禁可能是咖啡因通过释放细胞内钙对逼尿肌或平滑肌有兴奋作用所致（基于动物模型的推断）。

二、重要性评价原则

如果发现获取的研究证据无法满足真实性评价的前3项最低标准，那么最好继续检索其他证据。但是，如果确信它符合了最低标准，就需要进一步明确暴露因素与结局的因果关系是否有足够的强度和精确度。

（一）暴露因素/干预措施与不利结局之间的因果关联强度

1. 相对危险度　如前所述，病因问题可以通过不同的研究方案来回答。不同研究设计估计暴露因素与所关注结局之间关联强度的方法也各不相同。在RCT和前瞻性队列研究中，关联强度是用暴露组相对于非暴露组发生某种结局的危险性来确定的，如相对危险度（relative risk，RR）。RR是前瞻性研究（如RCT、队列研究等）中常用的指标，是试验组（暴露组）某事件的发生率P_1与对照组（非暴露组）某事件的发生率P_0之比，用于说明试验组某事件的发生率是对照组的多少倍，表示暴露因素与疾病的关联强度及病因学意义。试验组的发生率为$P_1=a/(a+b)$，对照组的发生率为$P_0=c/(c+d)$，RR的计算公式为

$$RR=\frac{P_1}{P_0}=\frac{a/(a+b)}{c/(c+d)}$$

表 2-6-3　值夜班与前列腺癌的发生（前瞻性研究）

是否夜班	不利结局——前列腺癌		合计
	发生	不发生	
值夜班	a	b	a+b
不值夜班	c	d	c+d

以"长期值夜班是否影响前列腺癌的发生"为例，如果采用前瞻性研究来探讨值夜班与前列腺癌发生的关系，其研究结果如表2-6-3。

假设在1000例值夜班的研究对象中，有20例研究对象发生了前列腺癌，即$a=20$，$a/(a+b)=2\%$；假设1000例不值夜班的研究对象中，有2例发生了前列腺癌，则$c=2$，$c/(c+d)=0.2\%$。此时RR为2%/0.2%=10，即值夜班人群发生前列腺癌的危险性是不值夜班人的10倍。

2. 比值比　在病例对照研究中，调查者是从发生和不发生前列腺癌角度来选择患者（而非暴露与否），所以不能计算"发病率"，只能用比值比（odds ratio，OR）间接估计关联强度。

OR的计算公式为

$$OR=\frac{a/b}{c/d}=\frac{ad}{bc}$$

假设100例前列腺癌患者中90例有值夜班史，则$a=90$、$b=10$，同时收集到100例没有患前列腺癌的人群作为对照，发现有45例有值夜班史，则$c=45$、$d=55$，那么OR=ad/bc=（90×55）/（45×10）=11，即有值夜班史的患者发生前列腺癌的可能性是不值夜班者的11倍（表2-6-4）。

表 2-6-4　值夜班与前列腺癌的关系（回顾性研究）

组别	是否值夜班		合计
	值夜班	不值夜班	
前列腺癌患者	a	b	a+b
正常人	c	d	c+d

对于病因学研究，若RR或OR>1，说明有暴露史的人发生所关注结局的危险性增加。若RR或OR=1，则有暴露史的人发生所关注结局的危险性和没有暴露史的人无差别。反之，若RR或OR<1，则暴露于可疑因素的人发生所关注结局的危险性小于没有暴露史的人。可以通过四格表结合上述公式或运用Logistic回归分析来计算OR。在进行Logistic回归分析时，需要注意变量选择的科学性，并且结合自变量的赋值合理解释回归系数。

在评价因果关联强度时，需要同时考虑研究设计的论证强度。如前所述，1项高质量RCT产生偏倚的可能性要比队列研究或病例对照研究较少。因此在RCT中，即使获得的

因果关联强度低于队列研究或病例对照研究，也能用于确定因果联系。

混杂因素会影响因果关系的强度。当我们将未校正混杂因素的关联度与至少校正1个混杂因素的关联度进行比较时，如果这种调整导致RR或OR大幅下降，此时应该怀疑所获得的因果关系是否是虚假关联。相比之下，如果调整后的OR或RR保持稳定，或者是上升而不是下降，那么所获得的关联可信度较高。

3. NNH 虽然RR或OR可以描述关联强度的大小，但有时需要将结果转换为患者和医师更容易理解和使用的指标。多发生1例不利结局所需要研究的患者数（number needed to harm，NNH）是指患者接受某种暴露因素或干预措施的影响，与对照组相比多发生1例不利结局所需观察的患者数，它告诉我们接触某种暴露因素后产生1例额外不良事件所需的患者数。NNH的计算公式为

$$NNH = \frac{1}{a/(a+b) - c/(c+d)}$$

RCT和队列研究可以直接计算NNH，NNH为暴露与非暴露组不利结局发生率差值的倒数，即绝对危险度增加率的倒数。以此前1000例值班人群为例，假设其中20例发生了前列腺癌，此时NNH=1/（2%-0.2%）≈56。

由于OR或RR不能说明不利结局出现的概率，只能说明暴露组与非暴露组相比不利结局的可能性大小，故NNH给临床医师和患者的印象更为直观，更易于解释。需要强调的是，当RR相同时，如果不利结局的发生率不同，则NNH也不相同。此时对因果关系强度的评估需要综合考虑两项或更多的指标。

（二）暴露因素或干预措施与结局之间因果关联强度的精确度

除采用RR和OR判断因果关联强度，还需要采用可信区间（confidence interval，CI）来评价其精确度，通常方法是计算RR或OR的95%CI，若RR或OR不为1且95%CI不包含1，则表明有统计学意义。95%CI范围越窄，其精准度越高。

三、适用性评价原则

（一）你的患者与研究对象是否相似

这里要判断的问题不是临床实践中遇到的患者是否满足所评价证据的研究对象纳入标准，而是该患者与研究中的患者是否具有相似性。首先要比较所遇患者与研究对象是否相似或是否存在较大的差异。通常依据影响不利结局发生的多种因素来评估研究对象与现实患者的相似性，包括：①人口学特征如年龄、性别；②病理生理学特征如病情轻重、有无并发症；③社会学特征如社会地位、经济收入；④医疗机构或决策环境的相似度。

（二）你的患者接触到的暴露因素与研究中的暴露因素是否相同

如果证据中暴露因素在剂量和持续时间等重要方面都与你的患者存在很大差异，则该证据不适用。例如，之前提及的值夜班影响前列腺癌发生的研究，在应用证据时要考虑值夜班的工种类型（可否睡觉或睡眠时间长短）、工作强度、夜班持续时间等都需要与实际患者进行比较。

在医患共享决策过程中，我们必须将患者的观点和偏好融入临床实践，如患者是否认可自身的暴露因素与证据中具有相似性。

（三）是否应该停止或继续接触暴露因素

当确定因果联系的确存在，但又不确定是否停止或继续接触暴露因素时，可以主要从以下3方面进行决策：

1. 因果关系推论的强度取决于研究的真实性、研究设计的质量、因果关系的论证强度等。关于因果关系的论证强度可参照前述病因学研究设计进行综合考虑。

2. 如果患者继续接触暴露因素，则要评估患者的危险性。例如，长期轮值夜班，前列腺癌发病风险提高了至少20%。研究者认为固定只上夜班的人，已经形成了规律性的生物钟；而轮值夜班的人，生物钟不断地被打破，人体还没有开始适应新的作息规律，又要重新调节，此时很容易出现健康问题。若患者持续长期轮值夜班，很可能会加剧病情的恶化，从而危及生命。

3. 如果中止暴露因素，是否也会带来一些不良后果。此时需要与持续接触暴露因素相比，看哪种情况的危害相对较小。如上述案例，在停止暴露因素后，患者仍然需要调整自己的生活作息规律。患者在一段时间内的机体紊乱程度可能加重，短期内病情恶化直至生活作息恢复正常规律。在社会及生活方面，这会使患者遭受经济方面的损失。

（陈亚兰）

第四节　病因问题的循证实践案例

一、案 例 描 述

张某近日发现其2岁的孩子生长发育过速，食欲旺盛，嗜睡，易疲劳，活动后气促。同时发现其体重与身高增长不成比例。经检查发现，患儿体重超过按身长计算的平均标准体重的20%，体检可见患儿皮下脂肪丰厚，分布均匀，腹部脂肪积聚明显。因体重过重，走路时两下肢负荷过度，致膝外翻和扁平足，诊断为小儿肥胖症。

张某自述无家族肥胖史，但患儿因免疫力低下常诱发扁桃体炎，遂经常使用青霉素类抗生素治疗。张某询问：经常使用抗生素是否会增加儿童肥胖的风险？

二、提出和构建循证问题

问题的要素：

P（患者）　　　　　　　　　　儿童
I（干预措施/暴露因素）　　　　经常使用抗生素
C（对照措施）　　　　　　　　不经常使用抗生素
O（结局指标）　　　　　　　　儿童肥胖
构建循证问题：儿童经常性使用抗生素和不经常使用相比，是否会增加肥胖的风险？

三、检索研究证据

（一）明确病因学的最佳研究设计

研究证据按质量和可靠性分级，依次为系统评价、RCT、队列研究、病例对照研究和描述性研究。本例需要回答的问题是：儿童经常性使用抗生素和不经常使用相比，是否会增加儿童肥胖的风险？本例不适合采用RCT，因此最适宜的原始研究设计是队列研究。

（二）检索证据

检索证据时，需要从PICO要素中提炼出检索词并进行检索词的组配以形成检索策略。必要时，还需包含所提的问题类型和证据类型。本研究结合问题的主要成分，检索词包括"antibiotics" "children" "obesity, obese, fat" "incidence"。

首先选择Summaries类数据库，本案例采用UpToDate；倘若在上述数据库中未检索到相应的证据，考虑检索非Summaries类数据库，本例采用PubMed。我们选取PubMed的"Clinical Queries"工具进行检索：

（"Obesity，Abdominal"[Mesh] OR "obese"[Title/Abstract] OR "fat"[Title/Abstract]）AND（"antibiotics"[Title/Abstract] OR "antibiotic"[Title/Abstract]）AND（"risk" OR "incidence" OR "occurrence"[Title/Abstract] AND（"children" OR "childhood"[Title/Abstract]）（图2-6-1）。

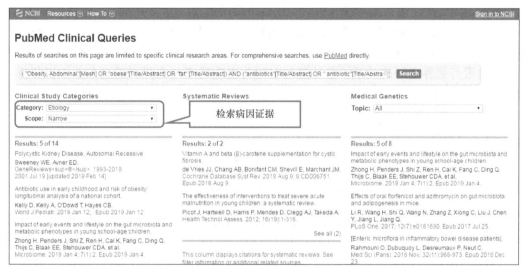

图2-6-1 PubMed的临床查询界面

通过阅读题目和摘要，发现了1篇与本临床问题相关的文献，题名为"Administration of antibiotics to children before age 2 years increases risk for childhood obesity"。本篇文献为回顾性队列研究，经过初步判断后与本临床案例的患者对象类似，现以此篇为例进行证据评价。

四、病因证据的评价与实践

（一）真实性评价

1. 组间除暴露因素/干预措施不同，其他重要特征是否可比 该研究是对健康促进网络（Health Improvement Network，THIN）中的533 238名儿童进行的回顾性队列研究。队列研究在确定因果关系时论证强度较好且可行。本队列研究纳入了出生后3个月在THIN完成注册并随访至48个月的21 714名研究对象。调整了多种混杂因素，如母亲和兄弟姐妹肥胖、母亲患有糖尿病、分娩方式、社会经济状况、出生年份和国家，以及居住的城市、年龄、性别、用药情况等。考虑到抗生素或糖皮质激素用量增加的可能性，排除了具有气道高反应性疾病或哮喘的研究对象。因此，组间的可比性较好。

2. 组间暴露因素/干预措施的确定和临床结局的测量方法是否一致（是否客观或采用了盲法） 抗生素暴露的定义是从注册THIN开始（不迟于出生后3个月）至2岁期间接受全身性抗生素的任何处方。通过抗生素处方数（无、1~2个、3~5个或5个以上处方）评估重复暴露的影响。同时还评估第一次使用抗生素处方的时间和不同暴露时间点（0~6个月、6~12个月或12~24个月）。按照特性将抗生素分为具有专性抗厌氧菌活性（β-内酰胺类、硝基咪唑类、林可酰胺类、四环素类）和非专性抗厌氧菌活性（头孢菌素类、大环内酯类、磺胺类、喹诺酮类、氨基糖苷类），因此关于暴露因素的测定较为可靠。

根据英国的标准[Z score=[BMI-mean（BMI）]/SD（BMI）]，肥胖的定义为男性的体重指数BMI Z评分≥2.37，女性的BMI Z评分≥2.25。结合敏感性分析，该研究将4岁肥胖患儿的BMI Z评分临界值确定为≥3。通过收集研究对象4周岁后的12个月内每周的身高和体重，采用线性回归法评估患儿4岁时抗生素暴露对体重指数的影响。因此临床结局的判定和测量方法一致，但文中并没有明确交代是否使用盲法。

3. 随访时间是否足够长，是否随访了所有纳入的研究对象 该项研究是基于已有数据库获取相关资料，纳入的21 714名研究对象都完成了随访，并无失访。研究2岁前儿童使用抗生素与肥胖之间的关系，总体随访时间为出生后至48个月。通过专业知识分析，随访时间是合理的。

4. 研究结果是否符合病因的条件

（1）因果时相关系是否明确：本文虽然是回顾性队列研究，但文中明确表示，肥胖为研究者仅纳入进入研究队列后才发生的结果，即进入队列研究时，两组儿童均未发生肥胖，这有助于因果时相关系的确定。

（2）是否存在剂量-效应关系：研究证据指出，随着抗生素疗程的增加和1岁内儿童抗生素的使用，肥胖的风险随之增加。研究明确指出具有专性抗厌氧菌活性的抗生素与肥胖之间存在剂量-效应关系：1~2次处方：OR为1.09（95% CI 0.95~1.25）；3~5次处方：OR为1.45（95% CI 0.91~1.68）；5次处方：OR为1.46（95% CI 1.09~1.96）。不具有专性抗厌氧菌活性的抗生素则不具有这种效应关系。此外，发现抗真菌药物的使用与肥胖无关，OR为0.81（95% CI 0.59~1.11）。

（3）暴露因素/干预措施的消长是否与不利结局的消长一致：由本文可知，随着抗生素使用的种类和数量的增加，以及首次接触抗生素时间越早均会导致儿童肥胖概率的增加。但是减少抗生素的使用、延迟首次接触时间或终止抗生素的使用与儿童肥胖的关系并未提及。

（4）不同研究的结果是否一致：文中讨论部分提及有支持因果关系的动物模型研究。同时，通过前期的文献检索发现，来自不同国家及不同研究者的多项人群队列研究都得出了相似的研究结果。

（5）暴露因素/干预措施与不利结局的关系是否符合生物学规律：抗生素已经被证实与肠道微生物菌群失调有关，而菌群失调又可以导致肥胖。尽管抗生素如何调控肥胖的机制尚不清楚，但是科学家已经提出了一些两者间生物学规律的科学假说。

综上，该研究结果真实性较好，可进一步评价其重要性。

（二）重要性评价

1. 暴露因素/干预措施与不利结局之间的关联强度　研究对象从出生到进入队列的平均时间为37天（IQR 25~51天）。1 306名（6.4%）儿童在4岁时发生肥胖，其中5.2%的儿童未使用过抗生素，6.4%的儿童曾经使用过抗生素，肥胖的风险差异为1.2%（95%CI 0.1~1.9）。研究显示任何类型抗生素的使用和抗生素使用次数的增加均与肥胖显著相关，校正的OR值为1.21（95%CI 1.07~1.38）。随着抗生素接触次数的增加，肥胖的风险也随之增加（$P_{\text{-for-trend}}$ $P<0.001$），尤其是接受3次或3次以上处方的患者。其中1~2次校正的OR为1.07（95% CI 0.93~1.23）；3~5次OR为1.41（1.20~1.65）；>5次OR为1.47（1.19~1.82）（表2-6-5）。Scott等的研究中发现，1岁内使用抗生素也与风险增加相关：0~6月OR为1.33（1.13~1.57）；6~12个月OR为1.27（1.09~1.47）。除了抗生素处方的数量和初次接触的年龄，研究表明在两岁前反复接触抗生素产生的影响最大，不论这些接触是开始于12个月之前还是之后：12个月前OR为1.48（1.27~1.72）；12个月后OR为1.60（1.22~2.10）。

表 2-6-5　抗生素使用次数、首次使用时间和肥胖之间的关系

暴露因素	暴露例数	肥胖例数（暴露%）	单变量分析 OR（95% CI）	校正模型评估的使用次数 OR（95% CI）	校正模型评估首次使用抗生素的年龄 OR（95% CI）
抗生素使用次数					
0（参照）	6844	355（5.2%）	1.00	1.00	—
1~2	8761	492（5.6%）	1.09（0.95~1.25）	1.07（0.93~1.23）	—
3~5	4481	332（7.4%）	1.46（1.25~1.71）	1.41（1.20~1.65）	—
>5	1628	127（7.8%）	1.55（1.25~1.91）	1.47（1.19~1.82）	—
首次使用年龄					
无（参照）	6489	355（5.2%）	1.00	—	1.00
0~6 个月	3837	267（7.0%）	1.37（1.16~1.61）	—	1.33（1.13~1.57）
6~12 个月	5851	390（6.7%）	1.31（1.13~1.51）	—	1.27（1.09~1.47）
12~24 个月	5182	294（5.7%）	1.10（0.94~1.29）	—	1.07（0.91~1.26）

本例为回顾性队列研究，经计算

$$NNH=1/[951/（13919+951）-355/（6489+355）]=82.6$$

即每当经常用抗生素治疗83位患儿，较未经常使用抗生素就会多出现1例肥胖。

2. 暴露因素/干预措施与不利结局之间因果关联强度的精确度　该项研究对抗生素的使用与肥胖发生的关系进行了风险分析以及混杂因素的校正，同时明确给出了95%CI。结果表明，2岁前使用抗生素的儿童早期肥胖的绝对风险增加1.2%、相对风险增加25%。重复暴露的作用效应最强，尤其体现在3次或更多的疗程上。

（三）适用性评价

1. 你的患者与研究对象是否相似　本文中研究对象为0~4岁英国城市和农村各个经济条件的幼儿，通过对比分析，研究长期抗生素治疗对儿童肥胖发生的影响，普适性较好。本案例中的患者为2岁患儿，也是因长期使用抗生素发生了肥胖，所以主要特征均相似。

2. 你的患者接触到的暴露因素和研究中的暴露因素是否相同　研究中的暴露因素包含各类抗生素并且考虑到抗生素或糖皮质激素暴露增加的可能性，排除了具有气道高反应性疾病或哮喘的个体。而本案例中患儿使用的青霉素为抗生素，所以暴露因素相同，可以参考该项研究证据。

3. 是否应该停止或继续接触暴露因素（即可疑的诊治干预措施）　由上文可知2岁患者此前使用抗生素与肥胖发生的因果关系较强，如果继续接触暴露因素，患儿肥胖的可能性更大，所以应该停止暴露因素或寻找更为安全的药物。

（四）临床决策

在回顾了抗生素使用与儿童肥胖的因果关系证据后，发现该患儿肥胖的发生的确与抗生素的使用有关。经过与患者的讨论后，可选用其他替代治疗方案，避免肥胖的发生。

（陈亚兰　陈树霞）

思　考　题

1. 简述病因及危险因素的研究设计及论证强度，并请举例说明。

2. 苏女士的孩子即将在2个月内出生，她最近一直在关注给新生儿注射维生素K的潜在益处和危害。她对新生儿注射维生素K导致儿童期白血病的报道感到震惊。她问医师如果她的孩子出生后注射维生素K会有哪些风险。请围绕该问题开展病因学的循证实践。

第七章　疾病诊断的循证实践

学习目的

1. 掌握如何提出有关疾病诊断的问题；诊断性研究的设计要点；诊断试验的评价原则。

2. 熟悉诊断性研究证据的分级标准。

21世纪的临床医学是循证医学的时代，循证医学的核心是任何临床诊疗过程都应建立在当前最佳临床研究证据的基础上。循证诊断（evidence-based clinical diagnosis）是指临床上选用何种诊断试验、诊断标准，都必须建立在证据和临床专业知识的基础上，使患者获得最大的利益。循证诊断的产生，一方面是因为分子生物学的快速发展使得临床诊断技术成倍增长，临床医师必然面临如何选择最佳诊断方法的问题；另一方面是日益上涨的医疗费用中临床检验和影像学检查占据很大比重，但这与诊断效益的提高并不成正比。

第一节　基本概念

一、诊断试验的概念

诊断试验是用于诊断疾病的试验和方法，包括①临床资料：从病史、体格检查中获得的临床资料，如乳腺癌家族史、胸痛特点、心脏杂音等；②实验室检查：各种指标的检测，如生化、血液、骨髓、脑脊液、微生物学检查等；③影像学检查：如X线片、超声、CT、磁共振成像、乳腺钼靶等；④器械检查：如心电图、纤维内镜等；⑤各种诊断标准：由同行专家制定并获得公认，如系统性红斑狼疮的SLICC标准、严重急性呼吸综合征（severe acute respiratory syndrome，SARS）的临床诊断标准等。

诊断性研究主要用于诊断疾病，还可用于筛查无症状患者、疾病随访、判断疾病的严重性、估计疾病临床过程及预后、估计患者对治疗的反应、监测疗效等。诊断性研究的最终目的是改善患者的临床结局。

二、诊断性研究方法

（一）诊断性研究的设计要点

1. 正确确定金标准　金标准（gold standard）或称标准诊断、参考标准，是迄今为止医学界公认的诊断某种疾病最可靠、最有效的方法。金标准可以是外科手术探查、病理学检查、影像学诊断、临床专家制定的诊断标准和长期随访结果等。金标准是能准确区分研究对象是否患病的诊断方法。但在临床实践中综合考虑安全性、便捷性和经济性，金标准往往不是诊断某种疾病的最佳方法，而是一种更复杂、具有侵入性或更昂贵的方法，如病理学检查、手术探查、介入性检查等。例如，纤维支气管镜检查和经皮肺穿刺活组织检查是诊断肺癌的金标准，但具有创伤性且操作复杂，因此临床多采用无创性的CT和胸片进行诊断。

诊断性研究根据金标准确定研究对象是否患病，若金标准选择不当会造成疾病的分类错误，即疾病分类偏倚（disease classification bias），影响诊断试验的真实性。

2. 合理选择研究对象　诊断性研究纳入的研究对象决定了其适用范围。根据临床经验就能准确区分的正常人和重症患者，无须再进行诊断试验的检查。而仅凭临床经验难以确诊、无法和其他疾病进行鉴别或无法评估疾病严重程度时需开展诊断试验。因此，研究对象的选择应与临床实际情况相符，应纳入所有可能与目标疾病混淆的研究对象以及疾病的各种类型和不同时期，包括典型和非典型病例，轻型和重型病例，无并发症和有并发症的病例，病程早、中、晚期病例，及其他可能产生阳性结果或容易与目标疾病混淆的病例。这样的研究对象不仅有广泛的代表性，有利于轻、中、重各型疾病的诊断，还有利于鉴别诊断。

3. 盲法、独立和同步比较诊断试验和金标准的结果

（1）盲法评价诊断试验和金标准结果，是指判断诊断试验结果者不能预先知道金标准的结果，而按照金标准判断研究对象是否有病者不能事先知道诊断试验的结果。例如，临床医师知道了患者CT检查结果为胸腔积液，在听诊时就很容易发现呼吸音减弱；病理科医师如果知道患者尿液中有Bence-Jones蛋白或者血清电泳出现M蛋白，则会过度解释骨髓活检的结果。对于需要主观判断的诊断试验，盲法显得尤为重要，否则容易发生评估偏倚（review bias）。

（2）诊断试验和金标准独立，是指诊断试验和金标准互不干扰。某些疾病诊断的金标准建立在系列试验和相关临床资料的基础上，如急性风湿热的Jones标准。如果我们选择的诊断试验是红细胞沉降率检查，红细胞沉降率是Jones标准中的一条，也即金标准中包含了所研究的诊断试验，则会发生掺和偏倚（incorporation bias），提升待评价诊断试验的结果与金标准结果间的一致性，从而高估待评价试验的准确性。此外，不管诊断试验结果是阴性还是阳性，所有研究对象都应接受相同金标准的核实。当待评价的诊断试验结果为阴性而金标准是有创性检查，研究对象往往不愿意再接受金标准的进一步确诊。这种因诊断试验阳性和阴性者接受金标准诊断的机会不同而造成的偏倚称为差异核实偏倚（differential verification bias）。

（3）同步进行诊断试验和金标准诊断是指诊断试验和金标准应同期进行，或者检测的间隔时间较短，能确保在该间隔时间内患者的病情不会发生改变，否则会发生疾病进展偏倚（disease progression bias），即因疾病自愈或进展至更严重阶段所致的错误区分。同步对于急性、自限性疾病尤为重要。

4. 列出四格表、计算诊断试验的相关性指标　诊断性研究的结果最直观的形式是四格表，表2-7-1列出了诊断试验结果和金标准诊断结果。根据四格表中的数据，可以计算诊断试验的相关指标。

表 2-7-1　诊断试验四格表

诊断试验	金标准		合计
	有病	无病	
阳性	a（真阳性）	b（假阳性）	$a+b$
阴性	c（假阴性）	d（真阴性）	$c+d$
合计	$a+c$	$b+d$	N

（1）敏感度（sensitivity，SEN）：金标准诊断全部有病的受试者中，诊断试验结果阳性所占的比例，也称真阳性率，计算公式为SEN=a/（$a+c$）。1-SEN称为假阴性率，是诊断试验结果为假阴性的病例占全部有病受试者的比例，代表漏诊率。

（2）特异度（specificity，SPE）：金标准诊断全部无病的受试者中，诊断试验结果阴性所占的比例，也称真阴性率，计算公式为SPE=d/（$b+d$）。1-SPE称为假阳性率，是诊断试验结果为假阳性的病例占全部无病受试者的比例，代表误诊率。

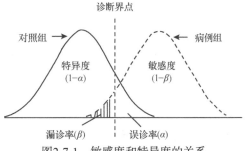

图2-7-1　敏感度和特异度的关系

敏感度与特异度的关系见图2-7-1。理想的分布曲线是：分界点左移时敏感度提高，特异度降低，漏诊率降低，误诊率提高；分界点右移时特异度提高，敏感度降低，漏诊率提高，误诊率降低。

（3）准确度（accuracy，Ac）：诊断试验的全部真阳性者和真阴性者占全部对象的比例，又称总符合率、诊断效率，反映诊断试验结果与金标准结果符合或一致的程度，计算公式为Ac=（$a+d$）/N。

（4）阳性预测值（positive predictive value，PPV）：诊断试验为阳性的全部受试者中，用金标准诊断为"有病"的受试者所占的比例，即患者诊断试验结果阳性时患病的可能性，计算公式为PPV=a/（$a+b$）。

（5）阴性预测值（negative predictive value，NPV）：诊断试验为阴性的全部受试者中，用金标准诊断为"无病"的受试者所占的比例，即诊断试验结果阴性时未患病的可能性，计算公式为NPV=d/（$c+d$）。

（6）阳性似然比（positive likelihood ratio，PLR）：有病受试者诊断试验阳性的概率和无病受试者诊断试验阳性的概率之比，即真阳性率和假阳性率之比。阳性似然比反映了诊断试验阳性时患病的可能性，阳性似然比越大，试验结果阳性者患病的可能性越大，计算公式为PLR=SEN/（1-SPE）。

（7）阴性似然比（negative likelihood ratio，NLR）：有病受试者诊断试验阴性的概率与无病受试者诊断试验阴性的概率之比，即假阴性率和真阴性率之比。阴性似然比反映了诊断试验结果为阴性时患病的可能性，阴性似然比越小，试验结果阴性者为真阴性的可能性越大，计算公式为NLR=（1-SEN）/SPE。

有时诊断试验结果并非二分类变量，而是连续变量如红细胞沉降率，或者是多分类结果如强阳性、中阳性、弱阳性和阴性。对于连续变量，可设定阈值将其转化为二分类变量，也可将连续变量划分为多个水平段，计算各水平段的似然比。多水平似然比=有病者诊断试验结果在某范围的比例/无病者诊断试验结果在该范围内的比例。

（8）患病率（prevalence，PREV）：经诊断试验确定的全部病例中，真正患病者所占的比例。计算公式为PREV=（$a+c$）/（$a+b+c+d$）。在级别不同的医院中，某种疾病的患者集中程度不同，故患病率差别较大。

（9）ROC曲线：即受试者工作特征曲线（receiver operating characteristic curve，ROC），用于比较不同诊断试验的价值，是临床上用于确定参考值临界点的方法。若试验结果为连续变量，采用不同数值作为临界点（一般至少5个临界点才能绘制ROC曲

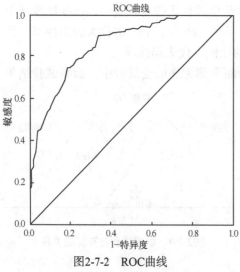

图2-7-2　ROC曲线

线），计算各点的敏感度、特异度，以敏感度即真阳性率为纵坐标，1-特异度即假阳性率为横坐标，连接各点即绘成ROC曲线，如图2-7-2所示。

ROC曲线可反映诊断试验的特性，由ROC曲线可见随着诊断试验敏感度的增加，特异度降低，反之亦然。曲线越靠近左上，曲线下面积就越大，诊断的性能就越好。ROC曲线上最靠近左上角的点，诊断准确性最高。比较诊断试验的ROC曲线，可以对比分析不同诊断试验的价值。ROC曲线上经过各点的切线斜率，即为该点的阳性似然比。ROC曲线越靠近45° 对角线，则诊断试验的诊断性能越差，如果曲线与45° 对角线重合，则阳性似然比为1，该诊断试验毫无价值。

（二）诊断性研究的常用设计方案

评估诊断试验的准确性时，基本设计方案为横断面研究，但从纳入研究对象的方式划分，可分为诊断性队列研究和诊断性病例对照研究。

1. 诊断性队列研究　将怀疑患有目标疾病的研究对象连续纳入研究，同时进行诊断试验和金标准检查，根据金标准检查结果确定研究对象是否患病，同时比较诊断试验和金标准结果。

2. 诊断性病例对照研究　选择已确诊的患者作为病例组，选择无目标疾病的其他患者或正常人作为对照组，分别对两组研究对象进行诊断试验，根据结果评估诊断试验的准确性。

两种设计方案纳入研究对象的方式不同，导致研究结果受偏倚影响的程度不同。诊断性队列研究设计保证纳入的研究对象与临床实际情况相似，且所有研究对象均进行了金标准检查，能较好地避免核实偏倚。而诊断性病例对照研究因选择研究对象时已明确其是否患有目标疾病，难以保证纳入的研究对象是与要诊断的目标疾病容易混淆的患者；此外，无法保证每个研究对象均接受了金标准的诊断，对照组易产生核实偏倚。

三、诊断性研究证据分级

由于研究设计、研究对象选择、金标准确定、结果评估等方面的差异，诊断性研究结果的真实性也存在差别，证据分级方法见表2-7-2。

表 2-7-2　诊断性研究证据分级

证据分级	诊断性研究
1级	横断面研究（采用相同金标准和盲法、连续纳入受试者）的系统评价
2级	单个横断面研究（采用相同金标准及盲法、连续纳入受试者）
3级	非连续纳入受试者或金标准不一致的研究
4级	病例对照研究或金标准不妥的研究
5级	基于机制的推理

第二节　诊断性研究证据的评价

临床医师面对主诉不适或异常体征的患者，为了做出正确诊断需要花费大量的精力，他们会凭借个人的经验而采用诊断试验，这样操作仍然难以避免片面性和盲目性。对诊断性研究证据进行评价可以了解诊断试验的特征、属性和适用范围，以合理地选择诊断方法，准确诠释试验的结果，还可以寻求新的和更为准确的诊断方法，减少漏诊和误诊。

一、真实性评价原则

（一）研究对象的代表性如何、是否连续纳入研究对象

理想情况是纳入诊断试验的受试者与临床实践的患者相似，即研究对象包括临床上需要应用该试验的各种人群。有研究显示癌胚抗原（carcinoembryonic antigen，CEA）对结肠癌诊断有较高的敏感度和特异度，可作为结肠癌的诊断标志物。但随后的研究发现，CEA对早期结肠癌的诊断价值并不高，某些疾病如溃疡性结肠炎CEA水平也明显升高，进一步分析发现早期开展的研究其患者多为结肠癌晚期，高估了CEA对所有病程结肠癌诊断的敏感度，而纳入正常人及与肠道疾病无关的其他患者作为对照，夸大了CEA诊断结肠癌的特异度。该研究只能说明CEA可以区分晚期结肠癌患者与正常人，而并不适用于诊断早期和中期结肠癌患者。

连续纳入研究对象是指连续纳入有相同症状和体征且怀疑患有某疾病的研究对象，这样能避免选择性偏倚（selection bias）。有研究显示如果纳入的是诊断明确的患病或未患病的研究对象，会夸大诊断试验的准确度。

（二）金标准的选择是否合理，诊断试验是否与金标准进行了独立、盲法和同步比较

开展诊断性研究首先是选择正确的金标准，金标准能准确将研究对象区分为有病组和无病组。独立指金标准不能包括诊断试验，否则会夸大诊断试验的准确性。独立还指无论诊断试验结果如何，研究对象均要完成金标准检查和诊断试验。盲法要求判断诊断试验结果者不能预先知道研究对象是否患病，也就是不知晓金标准检查的结果；按照金标准判断研究对象是否患病也不能事先知道诊断试验的结果，否则会发生评估偏倚，即当诊断试验结果为阳性时，会更仔细地解释金标准结果。例如，当已知研究对象患有目标疾病时，易将诊断试验结果判断为阳性；已知研究对象未患病时，易将诊断试验结果判断为阴性。同步是指同一患者进行诊断试验和金标准检测的间隔时间不能太长，避免病情发生变化。

（三）是否所有研究对象都接受了金标准的诊断

理想的诊断性研究应同时对所有研究对象进行金标准检查和诊断试验。但临床实践中，金标准有时是有创性的，如手术探查、病理学检查等。肝穿刺进行病理组织学或细胞学检查是诊断肝细胞癌的金标准，但其为有创检查，医师和患者一般不将其作为首选，而使用其他方法如CT、MRI或甲胎蛋白来代替。

缺失部分患者的金标准结果将导致部分核实偏倚，如果对诊断试验阴性者采用不同

的金标准会造成差异核实偏倚。例如，在评价甲胎蛋白对肝细胞肝癌的诊断价值时，对试验阳性者进行肝穿刺，而试验阴性者不做肝穿刺。对怀疑肺栓塞的患者，如果肺通气灌注扫描结果是阴性，则患者不愿意接受金标准即肺血管造影的检查。

二、重要性评价原则

（一）诊断技术的准确度

诊断试验的敏感度越高，假阴性率越低，即漏诊率越低，阴性预测值越大，阴性结果的诊断价值越大。敏感度高的试验在临床上用于：①阴性结果排除诊断；②漏诊会造成严重后果如烈性传染病的筛查；③无症状患者的早期筛查，如肿瘤的早期筛查。

诊断试验的特异度越高，假阳性率越低，即误诊率越低，阳性预测值越大，阳性结果的诊断价值越大。特异度高的试验在临床上用于：①疾病确诊；②疾病预后严重、假阳性结果会造成严重精神负担或疾病的不及时治疗会对患者造成严重伤害，如恶性肿瘤的确诊。

已知敏感度和特异度可确定诊断试验的似然比。似然比是反映敏感度、特异度的综合指标，反映验后概率和验前概率的区别。

（二）诊断技术能否区分患者和非患者

临床医师根据患者的病史和体格检查考虑是否患有某种疾病，通过诊断试验来确定患病的概率。例如，一个无创伤史但持续2小时胸痛的患者，可能的疾病有急性心肌梗死、心包炎、肺炎、胸膜炎和主动脉夹层，结合患者年龄（60岁）及上述疾病的患病率，首先考虑的是急性心肌梗死，进一步询问患者疼痛的特征、何时发生、持续时间、疼痛性质、发病部位、疼痛放射情况和危险因素（如糖尿病、高血压、吸烟、高血脂）的暴露情况，在获得相关信息后患者患急性心肌梗死的概率提高至60%。之后，检查心电图、血清肌酸磷酸激酶和心肌肌钙蛋白T，以上检查结果如果只是在临界值附近，则患病概率的变化不显著。但是倘若心电图显示ST-T段发生改变，将提高患急性心肌梗死的概率。如果血清肌酸磷酸激酶的水平达正常值上限的2倍，则该患者患急性心肌梗死的概率将达到99%~100%。

1. 验前概率（pre-test probability）　指进行诊断试验之前，医师根据患者情况、临床经验等推测的患病概率。估算患者的验前概率，即进行诊断试验之前该患者患这种病的可能性（概率）。

2. 验后概率（post-test probability）　诊断试验的重要性体现在其能否区分患者与非患者，即诊断试验结果能否明显改变试验前我们对患者患病概率（验前概率）的估计。得到诊断试验结果后，根据诊断试验结果重新估计患者患病概率（验后概率）。

验后概率指进行诊断试验后，根据试验结果估计的患病概率。根据验前概率、似然比即可计算验后概率。

验前比=验前概率/1-验前概率

验后比=验前比×似然比

验后概率=验后比/1+验后比

公式中的"比"又称为机遇值或比值比，即结局发生的可能性和不发生的可能性之比。由公式可见，除试验本身的敏感度、特异度、似然比外，验前概率对验后概率也有很大影响。

验后概率还可用似然比运算图（图2-7-3）直接获得。在左侧标尺上找到验前概率，中间标尺上找到似然比，直线连接两点并将其延伸与右侧标尺相交，相交点的刻度即为验后概率。

三、适用性评价原则

适用性评价是指具有真实性和重要性的诊断试验结果能否用于解决患者的问题？

（一）诊断试验在医院实施的可行性、患者的接受度、证据中患者与临床实践的相似度

如果文献报道的诊断试验真实且准确度高，还需考虑所在医院是否有条件和能力开展此项试验？能否达到文献报道的准确度和精确度？患者能否负担诊断费用？此外，诊断试验在不同情况下的患者中效能也不同，处于病程晚期的患者其

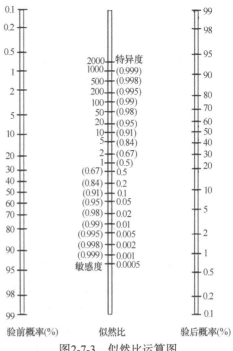

图2-7-3　似然比运算图

似然比较高，而病程早期阶段的患者其似然比较低。某些诊断试验，特别是基于症状和体征的试验，其诊断特异性并不稳定。例如，基层医院的医师将特定症状和体征阳性的患者转往上级医院，其中包括部分假阳性患者，在上级医院重新确诊患者时就会发现症状和体征的诊断特异性下降。

（二）能否合理估计患者的验前概率

合理估计患者的验前概率十分关键，我们可以利用以下四方面信息估计验前概率：①临床经验：即医师既往诊断类似患者的经验；②地区或国家患病率资料：即一般人群或亚组人群中目标疾病的患病率；③临床实践数据库：这些数据库会收集具有特定症状的患者信息并进行确诊；④文献中的研究证据：参考诊断试验的原始研究文献，若文献纳入了目标疾病的所有患者，且研究场景和当前患者所在的医疗机构相似，其验前概率可供参考，还有些文献专门研究验前概率，若当前患者临床表现与文献描述相似则可采用文献中的患病率作为验前概率。

（三）验后概率是否有助于解决患者的问题

根据验后概率决定是确诊患者并进行积极治疗还是排除诊断，或者选用其他方法进一步明确诊断，这取决于治疗阈值和诊断阈值（图2-7-4）。

验后概率高于治疗阈值时，诊断成立，开始治疗患者。验后概率低于诊断阈值时，放弃先前的初步诊断，不再进行检查，重新考虑新的诊断。当验后概率介于试验阈值和诊断阈值之间时，则根据先前的初步诊断，选择其他方法进一步确定疾病存在与否。诊断阈值与治疗阈值的选择取决于治疗产生的风险和不治疗引起的危险性。若治疗措施会导致严重不良反应，如肿瘤放化疗，或因治疗可能带来严重副作用，则要求治疗阈值高一些；若漏诊带来严重后果，如主动脉夹层，则要求诊断阈值低一些。

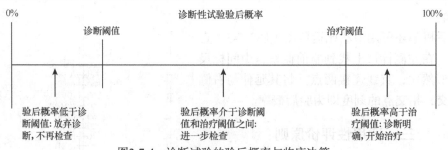

图2-7-4　诊断试验的验后概率与临床决策

第三节　诊断问题的循证实践案例

一、案例描述

临床案例：患者，男性，48岁，突发胸痛3小时急诊科就诊，无外伤史，患有高血压2年，平时血压控制良好，既往无肾脏疾病史。入院后进行血液学检查、心电图检查、胸部CT检查，胸部CT检查结果显示两肺少许陈旧灶，提示左肺上叶少许慢性炎症。血常规、电解质均无异常，肌酸激酶同工酶1.5ng/ml，肌红蛋白37.2ng/ml，心肌肌钙蛋白I为0.004ng/ml，心电图显示窦性心律，ST段、T波未见明显异常。

急性胸痛是急诊科和心内科常见的就诊症状，病因繁多且严重性悬殊。其中急性心肌梗死（acute myocardial infarction，AMI）高居致命性胸痛病因的首位，延迟诊断将显著增加患者的病死率。高敏心肌肌钙蛋白T（hs-cTnT）因其独特优势，有助于AMI的快速诊断和排除。临床问题：hs-cTnT对AMI的诊断价值如何？

二、提出和构建循证问题

问题的要素：

P（患者）　　　　急性胸痛患者
I（诊断试验）　　hs-cTnT检查
C（金标准）　　　临床体征、实验室检查和影像学检查等复合诊断标准
O（结局指标）　　AMI的诊断

构建循证问题：hs-cTnT与金标准相比，对急性胸痛患者诊断为AMI的诊断价值如何？

三、检索研究证据

（一）明确诊断性研究的最佳设计方案

对诊断性研究而言，基本研究设计为横断面研究。依据纳入研究对象的方式划分，以诊断性队列研究为佳。

（二）检索证据

基于研究问题的主要成分，选择的检索词包括："myocardial infarction" "heart attack" "acute coronary syndrome" "coronary artery disease" "cardiovascular stroke" "myocardial infarct" "high-sensitivity cardiac troponin" "hs-cTnT"。

首先选择Summaries类数据库，本案例采用了Best Practice数据库；倘若上述数据库未检索到相应的证据，考虑检索非Summaries类数据库，本例选择PubMed，运用下式在PubMed的临床查询模块"Clinical Queries"进行检索：

（"Myocardial Infarction"[Mesh] OR "Myocardial Infarction"[Title/Abstract] OR "Cardiovascular Stroke"[Title/Abstract] OR "heart attack"[Title/Abstract] OR "myocardial infarct"[Title/Abstract] OR "acute coronary syndrome"[Title/Abstract] OR "coronary artery disease"[Title/Abstract]）AND（"high-sensitivity"[Title/Abstract] AND "troponin"[Title/Abstract] OR hs-cTnT[Title/Abstract]）

通过阅读题目和摘要，发现与临床问题相关的文献，文献题目：Multicenter Evaluation of a 0-Hour/1-Hour Algorithm in the Diagnosis of Myocardial Infarction With High-Sensitivity Cardiac Troponin T。以这篇文献为例进行诊断性研究证据的评价。

四、诊断证据的评价与实践

（一）真实性评价

1. 研究对象的代表性如何、是否连续纳入研究对象 本研究是在3大洲9个国家开展的一个国际多中心的前瞻性诊断试验，于2011年8月~2013年6月招募研究对象，纳入到急诊科就诊、由研究人员确定有AMI临床表现如急性胸痛者作为研究对象，症状可以是首次发作也可以是达到最大程度的不适感，疼痛在6小时内发生。排除需要长期透析的肾衰竭患者，有外伤史、既往行心脏复律、除颤或溶栓治疗的患者，排除上个月接受冠状动脉旁路移植术或住院3周前接受AMI治疗的患者，排除孕妇和哺乳期妇女。为了尽快地开展研究，在采血检查时未考虑心电图的诊断，因此本研究既纳入了心电图无ST段抬高的患者，也纳入了有ST段抬高的患者。据此可判断该研究是连续纳入研究对象，纳入症状发作6小时内的研究对象，包括了疼痛程度轻和重的、有伴随症状和无伴随症状的、持续时间长和持续时间短的，排除了可能会混淆诊断的患者，这与临床实践情况相似。

2. 金标准的选择是否合理，诊断试验是否与金标准进行了独立、盲法和同步比较 每个研究对象的最终诊断由两位心脏病学专家收集研究对象从到急诊室就诊至随访30天的病历记录（包括病史、体格检查、实验室检查、影像数据、心电图、超声心动图、心脏压力试验、冠状动脉造影的病变严重程度和形态学变化），独立参照AMI的定义进行确诊。其中实验室检查包括第一次或最后一次采血之前获得的s-cTnI-ultra和cTn水平、肌酐、胱抑素C、游离血红蛋白和NT-proBNP。诊断有分歧之处通过与第三方心脏病学专家协商解决。由此可知，AMI诊断的金标准是包括了临床表现、实验室检查和影像学检查等在内的复合诊断标准，此金标准能正确区分AMI患者与非AMI患者，此标准中未包含hs-cTnT的检查结果，故可判断诊断试验和金标准相互独立。

两位进行独立评价的心脏病学专家不知道研究对象的hs-cTnT水平。血液样本离心后，在中心实验室盲法进行冷冻检测。由此可判断金标准诊断者不知道研究对象的hs-cTnT检查结果，hs-cTnT也是在盲法情况下进行的测定。

本研究要求研究对象在到达急诊室45分钟内或者第1次常规采血后45分钟内进行采血检查。此外在1小时后、2小时后、4~14小时进行连续性采血检查。以上描述可知诊断试验的开展时间，文章虽未明确提及金标准的诊断时间，但研究对象是到急诊室就诊的患者，主要结果是对AMI的诊断，可认为金标准诊断和诊断试验的诊断基本同步。

3. 是否所有研究对象都接受了金标准的诊断 该项研究共招募1458名研究对象，其中1282位符合纳入标准，从胸痛症状开始到静脉采血的中位时间是3.4个小时。213位研究对象被诊断为AMI。研究对象出院后，在1周、30天、3个月、12个月进行随访。此外，结合文中诊断试验的流程图可知所有纳入分析的研究对象都经过了金标准诊断。

以上对该研究的真实性评价结果显示该研究结果真实可信。

（二）重要性评价

1. 诊断技术的准确度 本研究采用hs-cTnT的0小时/1小时快速分诊算法，即基于基线hs-cTnT水平（<12ng/L）及其1小时内的绝对变化情况（<3ng/L）对研究对象进行诊断，如果入院时检测值较低且1小时内相对无变化，可基本排除AMI风险，尽早出院（rule-out status）。若入院时检测水平显著升高或1小时内变化明显，即当基线hs-cTnT水平≥52ng/L或在1小时内绝对变化≥5ng/L时，则收治患者（rule-in status）；对其他研究对象进一步留院观察。

纳入所有符合标准的研究对象，"rule-in status"的特异度为96.07%、似然比为16.97。只纳入心电图显示非ST段抬高的研究对象，"rule-in status"的特异度是96.07%、似然比为16.31。

2. 诊断技术能否区分患者和非患者 纳入所有符合标准的研究对象，对AMI诊断的验前比=14%/（1-14%）=0.16，验后比=0.16×16.97=2.72，验后概率=2.72/（1+2.72）=73.12%。

只纳入心电图显示非ST段抬高的研究对象，对AMI的诊断，验前比=14%/（1-14%）=0.16，验后比=0.16×16.31=2.61，验后概率=2.61/（1+2.61）=72.30%。

（三）适用性评价

1. 诊断试验在医院实施的可行性、患者的接受度、证据中患者与临床实践的相似度 结合医院能否开展hs-cTnT检测来决定可否对该患者进行hs-cTnT检查。研究对象是胸痛发生后6小时内到急诊室就诊的患者，本例中患者胸痛3小时到急诊室就诊，可以认为自己的患者与研究人群相似。

2. 能否合理估计患者的验前概率 本例通过查找文献能评估胸痛患者，有3年高血压史且心电图表现为非ST段抬高，其患AMI的验前概率为14%。

3. 验后概率是否有助于解决患者的问题 本研究表明，非ST段抬高的胸痛患者经hs-cTnT的0小时/1小时快速分诊，其验后概率为72.30%，即患者hs-cTnT检查结果为"rule-in status"，患AMI的概率为72.30%。

（施李丽）

思 考 题

1. 诊断性研究的设计方案和设计要点有哪些？

2. 简述诊断性研究证据的评价原则。

3. 请围绕以下案例进行循证实践：患儿，女性，11天，主因出生后2天发现脐部有渗液，1周后脐部出现黄色粪便样物质来院就诊。门诊拟诊"脐肠瘘"收住院。患儿足月，自然分娩，出生后无窒息抢救史。临床问题：超声检查诊断新生儿脐尿管瘘的准确性如何？

第八章　疾病治疗的循证实践

学习目的

1. 掌握疾病治疗的基本概念；疾病治疗证据的真实性评价原则。
2. 熟悉疾病治疗证据的重要性和适用性评价原则；熟练运用循证方法解决治疗学问题。

医务人员在临床实践中每天需要了解疾病治疗的有效证据，然而传统来源的知识如教科书中的信息并不能解决所有治疗问题。疾病治疗的循证实践是具备循证实践技能和经验的医务人员，基于高质量的治疗证据，结合临床实践情况，在患者的知情同意下进行循证治疗决策，从而尽可能地取得最好的临床效果。

第一节　基 本 概 念

一、疾 病 治 疗

医务人员通过对发病机制的基础研究、临床研究和流行病研究，寻找疾病的病因和危险因素，在对患者做出明确诊断后，采取纠正病因、逆转发病机制或对症治疗。临床治疗措施主要包括药物治疗、介入治疗（如放射、超声、内镜）、外科手术、康复疗法、心理治疗、多种形式联合的治疗方案（如肿瘤切除联合放疗），以及特定形式的治疗单元（如冠心病监护病房、脑卒中单元）。

二、疾病治疗循证实践的基本原则

（一）系统、全面查找治疗证据并且严格评价证据的质量

由于要全面收集治疗学证据，制定检索策略时应尽量考虑查全率。不应限定文献的语种和发表时间，同时采用主题词与关键词相结合的方式以提高查全率，尽量避免检索偏倚。结合证据的质量分级，应首先检索基于临床随机对照试验（randomized controlled trial，RCT）的系统评价或Meta分析等二次研究证据，其次检索RCT等原始研究证据，并对证据进行真实性、重要性和适用性评价。

（二）仅凭证据不足以解决临床治疗问题

在临床治疗过程中，除了证据还需要决策者的专业知识、患者的期望和价值观，也就是说在实践过程中治疗证据必须与医师的临床专业知识以及患者的期望和价值观相结合，患者的参与和合作是治疗循证实践的关键要素之一。任何治疗决策的实施，必须通过患者的理解和配合才会取得预期效果，达到循证治疗的最终目的。

（三）治疗证据的使用依临床情况而定

实践循证医学并不是否定临床经验，观察研究和基础研究都是证据，只是不同类型的证据对于医疗技术治疗效果的论证强度不同。另外，还要考虑最佳证据在当前医疗实践中的可行性。例如，有证据表明支架结合可脱弹簧圈是颈动脉瘤最好的治疗选择，但倘若临床团队缺乏此方面的临床经验，鉴于紧迫性和临床经验，神经外科医师可决定是否行颈动脉结扎术。RCT并非总是可行，非随机对照试验的结论同样可成为决策依据。对于需要很长时间干预和随访来观察长期效应的研究，需要大量样本才能观察到的罕见严重不良事件或者符合特定要求的研究对象例数较少（如研究某种降血糖新药对75岁及以上的2型糖尿病患者治疗效果），因RCT实施起来较为困难且耗费大量资源，不是最理想的研究方案。此外，当干预措施对研究对象具有高度风险时，随机化分组也无法满足伦理学要求。

第二节 治疗研究的常用设计方案

一、随机对照试验

RCT是一种高质量的试验设计，是将符合要求的研究对象用随机化的方法分配至试验组或对照组，在相同的试验条件下，同步地进行研究和观察试验效应，并应用客观的效应指标，对试验结果进行测量和评价。通常根据研究目的、观察指标及有关的影响因素选择相应的统计学方法。其中对于生存、死亡、治愈、未治愈、有效、无效等计数资料，通常转化为率。如果是两组间率的比较，则将资料整理成四格表形式，采用四格表χ^2检验；如果是多组间率的比较，则要采用行×列表资料χ^2检验，但行×列表资料χ^2检验只能得出总的结论。如果得出的结论有差异，只能说明多个组中至少有两个组彼此之间有差别。若要进一步分析每组间的差别，还要把行×列表进行分割，使之成为非独立的四格表，再进行两两比较的χ^2检验。在RCT中，进行多个率的比较时，常不只满足于总体有差异的结论，还需要知道两两之间到底有无差异。如果对于用定量方法测量的结局指标，两组间计量资料的比较可以采用t检验，多组间均数比较常用方差分析及Q检验。如果资料不呈正态分布或方差不齐时，也可用秩和检验等非参数检验法。

二、非随机对照试验

临床试验以人体为研究对象，很多时候由于客观原因及伦理道德因素，RCT并不可行，非随机对照试验（non-randomized controlled trials，non-RCT）同样具有重要价值，主要有如下类型：

1. 非随机同期对照研究（non-randomized concurrent control trial） 即试验组和对照组同期进行研究，并不实施随机化分组，而是根据研究者或患者的意愿进行分组，如SARS、人禽流感等突发公共卫生事件的研究。

2. 自身前后对照研究（before-after study） 即对同一个体进行试验，整个试验阶段被人为地分成两个部分，分别使用试验措施和对照措施。例如，采用自身前后对照的方法，对突发性耳聋患者针刺前后的甲皱微循环情况进行对比分析。

3. 历史对照研究（historical control study） 也称非同期对照，是将现时给予干预措施的一组患者其临床结果和既往未给予该干预措施的另一组患者进行比较，以评价干预措施的疗效。作为历史对照的患者或是没有给予积极治疗，或者只接受了常规治疗。例如，一项研究探讨重组人可溶性血栓调节蛋白（recombinant human thrombomodulin，rhTM）治疗脓毒症诱发的弥散性血管内凝血（disseminated intravascular coagulation，DIC）的疗效，共纳入65例需要接受通气管理的脓毒症诱发DIC患者，所有患者均符合严重脓毒症和DIC的诊断标准。最初的45名患者在未给予rhTM的情况下进行治疗（对照组），随后有另外20名患者使用rhTM 0.06 mg/（kg·d）治疗6天（rhTM组）；主要结局指标是28天病死率。

三、交 叉 试 验

交叉试验（cross-over trial）的特点是每组受试对象均要接受试验组和对照组的治疗措施，将结果进行配对比较。第一阶段可采用随机分配方法。在第一阶段完成后，需要一段时间（洗脱期）以消除治疗措施的残留效应。洗脱期的长短要根据具体的治疗方案设定，务必使受试对象的病情或健康状况在第二阶段开始时与第一阶段开始时基本相同。交叉试验的优点是前瞻性研究、研究措施可控、论证强度较高；自身对照且交叉处理，可避免选择性偏倚的影响；所需样本量较少且有同期对照。

四、队 列 研 究

队列研究（cohort study）是将某一特定人群按是否暴露研究因素或根据其暴露程度分为不同的队列，然后观察两组或多组队列的结局发生情况，比较各队列之间结局发生的差异，从而分析暴露因素与结局指标之间有无因果关联及关联程度。根据研究对象进入队列时间及终止观察的时间，队列研究可分为前瞻性队列研究、回顾性队列研究和双向性队列研究。其中前瞻性队列研究是队列研究的基本形式。研究对象的分组是根据其现时的暴露状况而定，此时研究结局还没有发生，需前瞻观察一段时间才能知晓。回顾性队列研究其受试者的分组是根据研究人员已掌握的，有关研究对象在过去某个时点的暴露状况而做出的。双向性队列研究，也称混合性队列研究，即在回顾性队列研究的基础上，继续前瞻性地观察一段时间。它是将前瞻性队列研究与回顾性队列研究结合起来的一种方法，因此兼有前瞻性队列研究和回顾性队列研究的优点，且在一定程度上弥补了各自的不足。

五、病例对照研究

病例对照研究（case-control study）是临床研究最常用的一种回顾性研究方法，主要用于检验病因假设和探讨疾病的危险因素、预后因素，也可以用于评价治疗效果。治疗学病例对照研究以现在确诊的患者作为病例，以未患有该病的个体作为对照，通过实验室检查、问卷调查或回顾病史，搜集既往可能的治疗史，以评估治疗措施与临床结局之间的关系。

（吴辉群）

第三节　治疗学证据的评价原则

一、真实性评价原则

（一）是否对研究对象实施了随机化分组

研究对象是否被随机化分配？随机是决定治疗学研究结果真实性的关键要素，随机化分组使得研究对象有同等机会进入各组，从而最大限度地保证了研究对象组间基本特征的可比性。正确的随机化分组方法包括查阅随机数字表、计算机随机法分组、随机密封抽签等。某些文献中，研究对象按就诊的先后顺序交替分组、按身份证尾号的单双数分组等进行随机分组，这些方法并非正确。因为研究者清楚地知道患者被分配至哪个组，甚至知道下一位患者将被分配至哪个组，有发生选择性偏倚的风险。

（二）是否对研究对象实施了隐蔽分组

隐蔽分组（allocation concealment）是指分配研究对象入组者不能事先知道随机分配方案，让试验者无法预测下一位患者将被分配到哪个组，是一种避免选择性偏倚的有效措施。隐蔽分组包括隐藏随机分配表和随机化分配过程，常用的隐蔽分组方法有中心随机系统、有编号或编码的容器及按顺序编码、密封、不透光的信封。

（三）组间基线是否具有可比性

基线（baseline）是研究措施执行之前，研究对象的临床基本特征。在分析治疗学证据时，要注意是否报道了完整的基线资料，还要注意各组的基线数据是否具有可比性。通常情况下，基线数据会在论文结果部分以表格或文字的形式呈现。在分析基线时，要分析组间不具有可比性的基线数据（如发病部位、病情轻重）是否会对结果的真实性产生影响。

（四）对研究对象的随访是否完整、随访时间是否足够

研究对象接受治疗方案后，应该有足够长的随访时间保证获得有临床意义的结果。在临床试验过程中，很难实现将全部研究对象纳入随访。随访时间越长（如需要随访4年评估某种药物降血糖的长期效果），研究对象失访的可能性就越高。在评估研究对象有无失访时，除了分析失访率，还要注意各组研究对象的失访原因。如果失访原因与治疗方案无效、引起严重的副作用或患者病情恶化有关，则会对研究的真实性产生影响。

（五）统计分析是否按照最初的分组进行

1. 意向治疗分析（intention-to-treat analysis，ITT）　是指在统计分析中所有纳入随机分配的研究对象，不论研究对象最终是否接受研究开始分配给他她的治疗方案，都按原来的分组进行结果分析。如果仅纳入至少接受过1次治疗方案的研究对象，则将其称为修正的意向治疗分析（modified intention-to-treat analysis，mITT）。例如，1项RCT探讨恩替卡韦对于慢性乙型肝炎的治疗效果，将90例研究对象随机分配至治疗组（恩替卡韦）和对照组（安慰剂），每组各45例。治疗组2例女性患者因在项目开始时怀孕因而退出该项研究，这2例患者从未接受恩替卡韦的治疗。因此该项研究在患者治疗6个月后，将治疗组43例、对照组45例纳入mITT分析。

意向治疗分析所回答问题更符合临床实际，即回答哪一种治疗策略是最佳的，保留了随机化分配的优点，防止预后较差的患者在最后分析中被排除出去，结论更加可靠。然而，如果未遵循给定的随机分组的患者较多，则两组之间的差异将缩小，导致假阴性结果的可能性增加。采用此方法得出结果无显著差异，不能确定是治疗措施无效还是不依从者太多。

2. 符合方案分析（per-protocol analysis，PP）　是只分析那些实际完成试验的研究对象。符合方案分析是理想状态下即患者完全接受所给治疗措施的分析方法。然而，不依从者往往是预后较差者，不仅在治疗组，即使在安慰剂组，校正了其他预后因素之后，

不依从者的不良事件发生率也高于依从者。符合方案分析直接剔除了不依从者，会夸大治疗措施的效果。

（六）是否有效地实施盲法

盲法指研究对象、研究执行者、资料分析者或统计分析人员不知道研究对象被分配在何组，是一种避免实施偏倚和测量偏倚的措施。对于外科性和针灸类试验，因无法对研究人员实施盲法，对研究对象和资料分析者施盲就尤为重要。主观性测量指标如2型糖尿病患者的生活质量，为了得到真实的研究数据，盲法的实施特别重要。

（七）除试验措施外，不同组间接受的其他处理是否一致

如除试验措施外，其他辅助治疗措施有差异，则可能导致夸大或削弱研究效果，影响结果的真实性。例如，评估某种药物对于2型糖尿病患者降血糖的效果，如果治疗组研究对象多为生活习惯好且注意食用降糖饮食的患者，而对照组研究对象对身体健康的关注度不够，此时易夸大治疗组药物的降血糖效果。

二、重要性评价原则

（一）治疗措施的效果

重要性是指研究结果的临床价值，主要采用临床研究结局指标及具体数据来反映。

1. 危险度（risk） 是结局事件的发生概率或结局事件的危险性，即发生该事件的人数除以研究对象的总人数。

2. 比值（odds） 指结局事件的发生概率与不发生概率之比。

3. 相对危险度（relative risk，RR） 是前瞻性研究中常用的指标，指试验组结局事件的发生率与对照组结局事件的发生率之比。例如，急性心肌梗死患者，在干预措施治疗2年后，对照组患者的病死率为10%，治疗组患者的病死率为5%，此时病死率的RR=5%/10%，即0.5。

RR=1代表治疗措施与结局事件发生无关，RR≠1表示治疗措施对结局发生有影响。

如果结局事件是有效率、缓解率等有利结局时，当RR<1，表示试验措施相对于对照组会降低有效率、缓解率等，试验措施对于疾病的疗效不如对照组；当RR>1，表示试验措施与对照组相比，增加治疗的有效率、缓解率等，试验措施的治疗效果优于对照组。

如果结局事件是病死率、严重不良反应发生率等不利结局时，当RR<1，表示试验措施相对于对照组可以降低病死率、严重不良反应发生率等，试验措施相对于对照组对患者更加有利；当RR>1，表示试验措施与对照组相比，增加病死率、严重不良反应发生率等，试验措施较之对照组对患者不利。

4. 率差（risk difference，RD） 指试验组和对照组结局事件发生率的绝对差值。以上急性心肌梗死患者的治疗案例中，RD=10%-5%=5%，表示与对照组病死率相比，治疗措施将降低急性心肌梗死患者5%的病死率。

5. 比值比（odds ratio，OR） 在回顾性研究中，往往无法获得结局事件的发生率（如发病率），也就无法计算RR。但是，当结局事件的发生率很低（如低于5%）时，可以计算出RR的近似值，该近似值即比值比。比值比是病例组的比值与对照组的比值之比。

6. 相对危险度降低率（relative risk reduction，RRR） 指与对照组相比，试验组结局

事件发生率减少的相对量，其计算公式

$$RRR = \frac{CER - EER}{CER} = 1 - RR$$

式中，CER指对照组某结局事件的发生率，EER指试验组某结局事件的发生率。

7. 多得到1例不利结果需要治疗的患者数（number needed to treat，NNT）　为了挽救1位患者免于发生严重的不利结果，需要治疗具有此类风险的患者总人数。其计算公式是1/RD。本例中，NNT=1/0.05=20，说明在2年内每治疗20个患者，治疗组比对照组多防止1例因心肌梗死导致的死亡。NNT越小，说明治疗措施对患者越有利。

8. 多出现1例不利结果需要治疗的患者数（number needed to harm，NNH）　试验组与对照组相比，多出现1例不利结果需要治疗的患者数，其计算公式同NNT。例如，某降血糖新药引起2型糖尿病患者的严重低血糖反应发生率为5%，对照药引起的严重低血糖反应发生率为1%，则NNH=1/（0.05-0.01）=25。说明该降血糖新药每治疗25例2型糖尿病患者，就会比对照组多出现1例严重低血糖事件。

（二）治疗措施效果的精确度

我们在研究过程中通常只能获得样本的数据，不知道整体结局指标的真实值，最好的方式是通过样本数据进行估算。通过测量每个估计值的可信区间（confidence interval，CI）来评估样本与总体的相符程度。如果可信区间很窄，那么点估计值能精确地代表整体的结果。由可信区间也能看出结果是否具有统计学差异，如以0.05为显著水平时，若可信区间包含了体现组间无差异的数值，则结果无显著的统计学差异。本例急性心肌梗死患者治疗的RD为5%，如果其95%CI为-2%~8%，因可信区间包含0，无法认为治疗组与对照组的组间差别有统计学意义，即治疗方案对于降低心肌梗死的病死率并不优于对照组。

三、适用性评价原则

适用性是指研究结果和结论在不同地点和对临床实践中具体病例的推广应用价值，即研究证据的外推性。治疗学证据的适用性评价主要从以下几个方面进行。

（一）证据中的患者与临床实践的患者是否相似

在考虑证据的适用性时，首先要分析你的患者与研究证据中的受试者是否具有相似性，需要比较与疾病结局密切相关及与治疗效果有关的因素，如病因、病程、疾病的严重程度、有无合并症、患者的依从性等。可以通过证据中对于研究对对象的诊断标准、纳入与排除标准、患者的基线资料、患者的随访数据，结合临床实践中的患者来进行评价。例如，某项研究评估药物治疗对于60岁以下2型糖尿病患者的降血糖效果，然而临床实践中遇到的患者为85岁且有严重并发症的患者，此时证据不具备适用性。

（二）治疗措施在临床实践的特定环境中是否可行

证据中有效的治疗方案在临床实践中未必可行，因此在确定治疗措施的有效性后，还需要确认该措施能否在自己的临床实践环境中可行。例如，有证据提示PET-CT有助于诊断颅内病变，但是医疗机构不具备开展PET-CT的条件。还要考虑一旦患者出现并发症或副作用，有无相应科室或相应的干预手段来保证患者的安全，有无能力进行监测和随访，这点对操作性治疗措施尤为重要。例如，在患者心脏支架的手术过程中出现了血管破裂出血，需要立即行急诊开胸手术。然而，技术不佳的医疗机构其心内科医师会告诉患者家属，遇到此情况要通过心包穿刺吸出填塞的血液，然后听天由命。

（三）治疗措施对患者的利弊

在临床决策中，医患双方都会考虑治疗措施的有效性和副作用。考虑治疗措施的利和弊时，需要分析治疗措施获益与危害的似然比（likelihood of being helped vs harmed，LHH），其计算公式为

$$LHH = \frac{1/NNT}{1/NNH} = \frac{NNH}{NNT}$$

当LHH>1时，治疗措施利大于弊；当LHH<1时，治疗措施弊大于利。如果某项治疗措施的NNH为6，NNT为2，则LHH=6/2=3，即治疗措施给受试者带来的获益是危害的3倍。

（四）患者及其家属对于治疗措施的价值观与期望

获取患者对于治疗措施的价值观与期望。例如医师认为宫颈癌患者子宫切除术后接受化疗能够有效提升其生存率，患者却认为化疗的副作用无法忍受，主动寻求其他的治疗方案。临床决策不能仅靠证据，最好的临床决策需要权衡利弊且充分考虑患者的价值观和意愿。在解决临床问题时，只有考虑到患者的价值观与意愿，才能充分体现循证临床实践的价值，也符合"以患者为中心"的临床决策模式。

（吴辉群　耿劲松）

第四节　治疗问题的循证实践案例

一、案例描述

患者，女性，71岁，已婚，因左侧肢体无力5小时入院，口齿不清，无头痛、恶心、呕吐，四肢无抽搐，饮水无呛咳，大小便无异常，无胸闷、心悸、气急。既往有高血压病史，否认糖尿病及心脏病史。体格检查：血压160/90mmHg，神清，语利，双肺呼吸音清、未闻及干湿啰音；心率80次/分，律齐，未闻及杂音；腹软，肝脾肋下未触及，无压痛；左侧鼻唇沟浅，伸舌左偏，颈软，克氏征阴性。左侧肢体肌力3级，肌张力正常，双侧感觉检查无异常，双侧腱反射对称，双侧病理征阳性，双侧指鼻试验不合作。急诊头颅CT：脑卒中。入院诊断脑卒中、高血压。患者家属了解到隔壁邻居家曾经运用rt-PA溶栓且治疗效果很好，治疗后基本恢复正常功能，想咨询是否可以做rt-PA溶栓治疗？

二、提出和构建循证问题

P（患者）	缺血性脑卒中患者
I（干预措施）	发病5小时内接受rt-PA溶栓治疗
C（对照措施）	发病5小时内未接受rt-PA溶栓治疗
O（结局指标）	病死率

三、检索研究证据

根据上述案例，明确检索词：cerebral ischemic stroke、CIS、cerebral infarction、CA；tissue plasminogen activator、recombinant tissue plasminogen activator、tPA、t-PA、PLAT；early treatment，制定检索表达式：

（cerebral ischemic stroke OR CIS OR cerebral infarction OR CA）AND（tissue plasminogenactivator OR recombinant tissue plasminogen activator OR rt-PA OR t-PA OR PLAT）AND（early treatment）

本例检索到《2018AHA/ASA 急性缺血性卒中早期管理指南》，指南认为急性期（4~6小时）缺血脑卒中使用rt-PA溶栓治疗无效。之后，对 PubMed "Clinical Query" 进行检索（图2-8-1）。

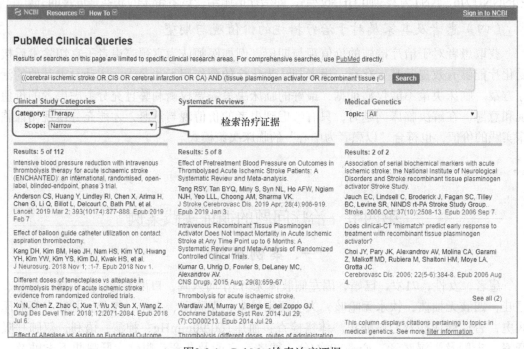

图2-8-1　PubMed检索治疗证据

未能找到适合解决该问题的系统评价/Meta分析，但是找到6篇与问题相关的RCT。本节以其中一篇发表于*Lancet*且样本量较大的文献为例进行证据评价，文献题目：The benefits and harms of intravenous thrombolysis with recombinant tissue plasminogen activator within 6 h of acute ischaemic stroke（the third international stroke trial [IST-3]）：a random-ized controlled trial。

四、治疗证据的评价与实践

（一）真实性评价

1. 是否对研究对象实施了随机化分组　本文标题即明确标示为 RCT，该项RCT的临床试验注册号是 "ISRCTN25765518"，可以在公开的试验注册数据库（网址：http://

www.isrctn.com）获取注册信息。为了判断是否实施了随机化分组，阅读"Procedures"部分，文中提到了由网络中心随机系统实施随机化。该系统中整合了标准最小化算法，以确保各组的关键预后因素具有均衡性。

2. 是否对研究对象实施了隐蔽分组 临床医师通过电话和网络系统通知中心实验室，再被中心实验室告知具体分配方案，因此该项研究对分配方案进行了隐藏。

3. 组间基线是否具有可比性 文中列出基线分析的数据，由表2-8-1可见影响治疗效果的主要因素在组间具有基线可比性。

表 2-8-1　研究对象的基线特征

变量	rt-PA（n=1515）	对照（n=1520）
地区		
欧洲西北部（英国、奥地利、比利时、瑞士）	792（52%）	250（16%）
斯堪的纳维亚（挪威、瑞典）	251（17%）	250（16%）
澳大利亚	89（6%）	90（6%）
南欧（意大利、葡萄牙）	204（13%）	204（13%）
东欧（波兰）	174（13%）	173（13%）
美洲（加拿大、墨西哥）	5（<1%）	6（<1%）
年龄		
18~50 岁	59（4%）	68（4%）
51~60 岁	98（6%）	104（7%）
61~70 岁	188（12%）	177（12%）
71~80 岁	353（23%）	371（24%）
81~90 岁	706（47%）	701（46%）
>90 岁	111（7%）	99（7%）
性别		
女性	782（52%）	788（52%）
NIHSS 评分		
0~5	304（20%）	308（20%）
6~10	422（28%）	430（28%）
11~15	306（20%）	295（19%）
16~20	270（18%）	273（18%）
>20	213（14%）	214（14%）
随机分组的延迟		
0~3 小时	431（28%）	418（28%）
3~4.5 小时	577（38%）	600（39%）
4.5~6 小时	507（33%）	500（33%）
>6 小时	0（0%）	2（<1%）
房颤	473（31%）	418（28%）
收缩压		
≤ 143mmHg	487（32%）	492（32%）

续表

变量	rt-PA（n=1515）	对照（n=1520）
144~164mmHg	498（33%）	518（34%）
≥165mmHg	530（35%）	510（34%）
舒张压		
≤74mmHg	462（31%）	445（29%）
75~89mmHg	541（36%）	588（39%）
≥90mmHg	500（33%）	480（32%）
血糖		
≤5mmol/L	254（18%）	285（21%）
6~7mmol/L	664（48%）	638（46%）
≥8mmol/L	455（33%）	456（33%）
过去48小时内用抗血小板药物治疗	775（51%）	787（52%）
预测6个月时不利结果的可能性		
<40%	351（23%）	378（25%）
40%~50%	169（11%）	160（11%）
50%~75%	361（24%）	357（23%）
≥75%	634（42%）	625（41%）
卒中的临床综合征		
完全前循环梗死	639（42%）	666（44%）
部分前循环梗死	596（39%）	551（36%）
腔隙性梗死	168（11%）	164（11%）
后循环梗死	110（7%）	136（9%）
其他	2（<1%）	3（<1%）
较随机化分组前扫描收集的数据，专家对急性缺血性改变的评估		
扫描完全正常	140（9%）	129（8%）
扫描不正常但无急性缺血性改变	743（49%）	781（51%）
有急性缺血性改变	624（41%）	600（40%）

美国国立卫生研究院卒中量表（National Institute of Health stroke scale，NIHSS）。

4. 对研究对象的随访是否完整、随访时间是否足够 文中提及对于未死亡的患者治疗7天和6个月后进行随访，以观察短期和中期的效果。研究人员认为6个月的残疾状况数据可用于预测患者的长期生存情况，还将有助于建立卫生经济模型。在随访时进行了问卷调查，对于联系不上的患者进行电话随访。随访是由专业的有结果评价经验的临床医师进行。文中用流程图展示了研究对象在试验实施和数据分析各环节的例数，并列举了失访原因。研究报告的环节包括随机化分组、接受干预措施、7天的结果评估、6个月的结果评估和最终的数据分析。rt-PA组1515例研究对象中，26例未接受给定的治疗措施、1例接受了未知的干预方案；对照组1520例研究对象中，7例未接受给定的对照措施、5例接受了未知的干预方案。随访结束时，rt-PA组合计408例死亡，对照组合计407例死亡。

5. 统计分析按照最初的分组进行 本文多数患者接受了预先分配的治疗，少部分患者没有接受治疗。本文采用了意向治疗分析，没有排除没有接受或者改变治疗方法的患者，保持了试验组与对照组之间的可比性。

6. 是否有效地实施盲法　该项治疗学研究是10家国际机构联合开展的多中心、随机对照和开放式试验。最初的试验阶段是双盲和安慰剂对照，之后进行开放式试验，试验计划书已在学术期刊正式发表，作者提供了论文的出处。文章提到除了276例患者是使用双盲进行治疗，其他患者都是使用开放式治疗，由此可以推测研究结果可能受到实施偏倚的影响。在试验阶段结束时，由于主要阶段比较了开放式对照治疗，因此引入了一些措施，以尽量减少早期和晚期结果评估中的偏差。例如，研究人员在对主要结局指标进行数据分析时，将双盲阶段的276例（rt-PA组136例、对照组140例）和开放阶段的2757例（rt-PA组1379例、对照组1378例）分别进行了亚组分析，以探讨结果的稳定性。

7. 除试验措施外，不同组间接受的其他处理是否一致　文中提到在双盲阶段的276例患者中试验组接受rt-PA溶栓治疗，对照组无其他特殊治疗，两个组都避免使用抗血小板或抗凝治疗。研究对象接受的其他处理方案包括常规的24小时血压监测、脑部的磁共振扫描检查，研究机构都设有卒中单元。可见不同组间接受的其他处理措施基本一致。

（二）重要性评价

该项研究的结果数据分为7天内、7天至6个月和6个月以上3个亚组，文中分别列举了试验组中某结局事件发生率（EER）、对照组中某结局事件发生率（CER）、相对危险度增加率（RRI）、率差（RD）、调整后的比值比（OR）及95% CI等数据，并据此计算NNH或NNT。

7天内的死亡率：EER=11%，CER=7%，RRI=57%，RD=4%，NNH=25；调整的OR为1.60（95% CI 1.22~2.08，P=0.001）。

7天至6个月的死亡率：EER=16%，CER=20%，RRR=20%，RD=4%，NNT=25；调整的OR为0.73（95% CI 0.59~0.89，P=0.002）。

6个月的总死亡率：EER=27%，CER=27%，RRR=0%，RD=0%；调整的OR为0.96（95% CI 0.80~1.15，P=0.672）。

6个月完全无症状和能完成日常活动的百分比（牛津残障评分）：EER=24%，CER=21%，RRR=14%，RD=3%，NNT=33；调整的OR为1.26（95% CI 1.04~1.53，P=0.018）。

6个月完全无症状、能完成日常活动和轻度残疾的百分比（牛津残障评分）：EER=37%，CER=35%，RRR=6%，RD=2%，NNT=50；调整的OR为1.13（95% CI 0.95~1.35，P=0.181）。

对主要结局指标（完全无症状、能完成日常活动和轻度残疾的百分比）进行亚组分析后发现，发病后 3小时内使用rt-PA对患者有益，调整的OR为1.64（95% CI 1.03~2.62）；而发病后3~4.5小时就诊及4.5~6小时就诊的患者，rt-PA和对照组间的调整后OR差异没有统计学意义，分别为0.73（95% CI 0.50~1.07）、1.31（95% CI 0.89~1.93）。

（三）适用性评价

1. 证据中的患者与临床实践的患者是否相似　临床实践中的患者是71岁的老年女性，并无免疫缺陷、遗传性药物反应的病史。具有典型的脑卒中临床症状和影像学诊断，由具有救治脑卒中经验的医师治疗，入院时间为脑卒中发作后5小时。证据中的研究人群为老年患者且以75岁左右居多，多在3~6小时内进入就诊流程，临床症状和影像学诊断为脑卒中，由具有救治脑卒中经验的医师治疗。因此，可以认为患者的情况与研究人群相似。

2. 治疗措施在临床实践的特定环境中是否可行　本临床案例中，研究中使用的措施包括卒中单元的rt-PA溶栓治疗。患者就诊的医院有条件开展上述技术，临床实践中患者有经济条件使用该技术且无禁忌证。

3. 治疗措施对患者的利弊　从相关数据可以得出，7天内接受rt-PA溶栓治疗的试验组的死亡率高于未接受rt-PA的对照组；7天至6个月，试验组的死亡率低于对照组；6个月时组间的死亡率组间差异没有统计学意义。此外，发病后3~4.5小时就诊及4.5~6小时就诊的患者，rt-PA对于机体功能障碍无显著疗效。

4. 患者及其家属对于治疗措施的价值观与期望　本例患者家属关心溶栓治疗后患者的生存率是否有所改善。我们告知患者在此阶段溶栓治疗并不能带来生存率方面的显著改善，虽然能够远期降低残障率，但效果不明显，并且可能会因为溶栓治疗的创伤而影响到疾病预后。患者家属经认真考虑后，最终放弃了溶栓治疗。该患者接受了常规的卒中单元治疗，生命体征平稳，远期预后仍在观察中。

（吴辉群）

思 考 题

1. 简述疾病治疗证据的真实性评价原则。

2. 请对一篇治疗学证据进行循证评价，篇名：Effects of alteplase beyond 3h after stroke in the Echoplanar Imaging Thrombolytic Evaluation Trial（EPITHET）: a placebo-controlled randomised trial。

第九章　疾病预后的循证实践

学习目的

1. 掌握预后研究的基本概念、预后证据的真实性评价原则。
2. 熟悉预后证据的重要性和适用性评价原则；熟练运用循证方法解决预后问题。

无论是临床医师、患者还是患者家属，经常需要考虑疾病的预后问题。例如，新诊断患有阿尔茨海默病的患者问医师"该疾病对我会产生什么样的影响，数年后会有何种临床结局"。医师接诊患者时，需要根据疾病的诊断和临床指标，判断其预后，以选择恰当的治疗方案。例如，世界卫生组织对狼疮肾炎的病理分型为Ⅳ型者，肾脏预后比较差，提示需要积极治疗；狼疮肾炎肾功能不全者，超声影像学显示肾脏缩小且肾功能恢复的概率甚微，提示以保守治疗为主。医师进行治疗决策时，还需要了解哪些因素会影响疾病的预后，临床治疗可以设法消除这些因素，以改善疾病的预后。例如，高血压会影响狼疮肾炎患者的远期预后，提示在治疗狼疮肾炎时，如果合并有高血压，需要注意控制血压。医师还要结合预后学证据，给予能够改善患者预后的干预措施。例如，微量白蛋白升高的2型糖尿病患者是否应该用血管紧张素转换酶抑制剂治疗，这将改变其疾病预后吗？

第一节　基 本 概 念

一、预后、预后因素概念及循证实践的重要性

（一）预后的概念

预后研究是临床病程研究的一部分。预后研究针对的是疾病确诊后的临床过程和影响这一过程的诸多因素，是关于疾病发生后出现各种结局的概率及其影响因素的研究。

（二）预后因素的概念

预后因素（prognosis factor）是指任何影响疾病预后的因素。若患者具有这些影响因素，其病程发展过程中出现某种结局的概率就可能发生改变。危险因素（risk factor）是指增加患病危险性的因素。前者存在于患者，影响疾病的转归；后者作用于健康人，增加患病的危险性。

影响预后的因素主要包括：①患者的机体情况，如体质虚弱的老年患者髋关节骨折的预后差于身强力壮的年轻人；②疾病本身的特点，如普通感冒等某些自限性疾病，无须特别治疗也可治愈，而某些疾病例如肝癌早期患者只有通过及时的干预才能获得良好的预后；③诊疗方案的合理使用，如直接抗病毒药的上市，能够改善丙型肝炎患者的预后；④患者的人口学特征，如年龄、性别、营养状况和免疫功能会影响预后；⑤医疗条件，如社区卫生服务中心给急性缺血性脑卒中患者提供早期康复，能够有效改善患者的肢体功能；⑥社会经济水平、医疗保障制度、医疗设施的布局、家庭关系都会影响预

后，如医疗保险报销的患者与经济困难的自费患者就医，会对其预后产生不同影响；⑦患者的依从性，只有患者配合和理解，遵医嘱、定时定期复诊才能取得较好的预后，如牙齿根管治疗常需要患者多次复诊才能控制病情，2型糖尿病患者需要定期测血糖等。

危险因素通常不同于预后因素，危险因素包括生活方式、行为以及与目标结局发展有关的环境因素。例如，吸烟是肺癌发病的重要危险因素，肿瘤分期是肺癌患者最重要的预后因素。

（三）预后循证实践及其重要性

1. 指导医师为患者制定最佳的诊断和治疗方案（如对那些预后良好的患者不提供侵入性检查或虽有效但会发生较严重副作用的治疗方案）；有助于为患者及其家属提供临床预后的咨询。

2. 医师通过预后性研究证据了解疾病的发展趋势和后果，可克服凭临床经验判断预后的局限性，为临床决策提供依据；通过了解影响预后的各种因素，纠正不良预后因素改善预后结局；通过预后研究评价治疗措施的效果。

3. 通过比较某些患者群体（在一家医院与另一家医院接受的治疗）的预后结果，以评估临床诊疗的质量。

二、预后研究的常用设计方案

（一）队列研究

随机对照试验在开展预后性研究时不一定可行，如研究人员不能主动要求研究对象暴露于某些不良的预后因素中（如高脂肪食品、高盐饮食）。预后因素的研究在很大程度上依赖于队列研究。队列研究是回答预后问题时，对于确定预后结局发生率和描述自然史的最佳方法。队列研究可以是前瞻性或回顾性。由于队列研究在结局指标测定之前测量潜在的暴露因素，因此队列研究可以在结果之前证实"因"的存在，从而避开了关于哪些是"因"哪些是"果"的争论。队列研究的另一个优点是可以通过同一项研究获取多个结局指标的相关数据。例如，对吸烟人群开展队列研究可以同时探讨呼吸系统、心血管和脑血管疾病的发病率与病死率。

一组队列暴露于研究因素，另一组则未暴露于该因素。在进行两个队列比较时，存在的问题是难以控制两个队列之间未均衡分布的其他因素即混杂因素。混杂因素独立地与暴露因素和结局指标相关联。例如，一项队列研究观察到哮喘患者（暴露因素）中肺癌（结局指标）的发病率较低，故认为哮喘是肺癌的保护因素。然而，哮喘本身并不具有预防肺癌发生的作用。哮喘患者肺癌发病率较低是因为哮喘患者吸烟量较少。此时，吸烟就成为影响结果真实性的混杂因素。

1. 前瞻性队列研究　该种研究设计选择没有发生目标结局（如糖尿病视网膜病变）的人群作为研究对象，在一段时间内，观察研究对象目标结局的发生情况及影响因素。在单一队列研究（single cohort study）中，将没有发生目标结局的研究对象作为内部对照。如果一项研究中使用了两个队列，则一个队列暴露于研究因素，另一个未暴露于研究因素的队列充当了外部对照。

队列研究允许研究者计算每个暴露因素对结局指标产生的影响（可以用相对危险度来表示）。然而，如果某种结局事件的发生率较低，则会降低前瞻性队列研究的效能。

例如，研究100名急诊患者的高血压不良预后发生率，可能仅观察到1例研究对象发生阳性结局。前瞻性队列研究的另一个问题是失访，失访会降低结果的真实性。尤其当结局指标是罕见病的发病率时，失访会对结果真实性产生显著影响。

2. 回顾性队列研究　回顾性队列研究使用了旨在解决其他问题的已有数据。回顾性队列研究的总体思路同前瞻性队列研究，但回顾性队列研究是在事后进行，即进行"回顾性随访"。研究期限可以是很多年，但研究开展所需的时间只是整理和分析所需数据的时间。回顾性队列研究由于获取的是既往数据，较之前瞻性队列研究省时省力。但是，因为回顾性队列建立的初衷是其他研究目的，因此难以严格地收集所有必要信息。回顾性队列研究还易于产生信息的回忆偏倚。

（二）病例对照研究

病例对照研究是以同一疾病的不同结局（死亡、痊愈、并发症的有无）作为病例组和对照组，做回顾性分析，追溯产生该种结局的有关因素。比值比（odds ratio，OR）是病例对照研究的常用指标。例如，研究心肌梗死患者的预后因素，以室性心律失常作为预后终点，将发生室性心律失常的心肌梗死患者作为病例组，无室性心律失常的心肌梗死患者作为对照组，回顾性调查其原因。结果发现室性心律失常多见于前壁心肌梗死患者。

病例对照研究通常是回顾性，以发生目标结局的研究对象作为病例组，未发生目标结局的研究对象作为对照组。如果目标结局的发生率很低如罕见病，此时病例对照研究时常是唯一可行的研究方案。病例对照研究可从相对较少的受试者中获取大量信息。如果预后因素在长时期作用下才会导致预后结局的发生，病例对照研究是最可行的选择。例如，对新变异型克-雅病的预后分析，如果已确诊的所有病例少于300例，则开展横断面研究需要至少20万名受试者，才能发现1例患者。假设某种预后因素需要在20年后才产生阳性结局，队列研究需要通过一代人才得以完成。

病例对照研究可用于产生因果假设，之后通过其他类型的研究加以证实。病例对照研究的主要问题是混杂因素和偏倚。最主要的偏倚体现在：①抽样偏倚，如患有目标疾病的患者可能是有抽样偏倚的病例（如仅纳入来自大学附属医院的病例）或有抽样偏倚的对照（如与病例组具有不同的年龄分布、性别或经济状况）；②观察或回忆偏倚，即病例对照研究回顾性地分析预后因素，导致有关信息失真。

理想情况下，病例应该是所有患者的随机化样本。然而，这一点难以实现，而且在许多情况下并不可行，因为并非所有病例都能被确诊，甚至可能存在误诊。例如，一些非胰岛素依赖型糖尿病患者并不主动寻求医疗干预。病例对照研究的偏倚可以通过有效的方法来避免，如配对、使用两个或多个对照组、使用来自于总体的样本。例如，从疾病登记注册的人群中随机抽取所有患目标疾病的病例，然后从与疾病登记覆盖区域相同的群体中随机选取年龄和性别匹配的人群来组成对照。此外，让受试者和观察者不知道哪些是病例、哪些是对照，并且让他们不知晓研究假设，即对研究对象和研究人员实施盲法来避免观察和回忆偏倚。然而上述方法并非总是可行，如病例组已经知道他们患有目标疾病，而且观察者很难对研究对象的身体状况不知情（如研究对象心前区持续性疼痛），此时病例对照研究易产生偏倚。

（三）横断面研究

横断面研究是在某一时点或在相当短的时间内对某一人群疾病（或事件）的患病

（或发生）及其影响因素的调查分析。横断面研究主要用于确定患病率，需要分析给定时点目标人群中的病例数。由于每个研究对象的各结局指标是在同一时点测定，一次性获取全部研究资料，难以验证暴露因素与预后结局之间的关系。只有当暴露因素一旦出现，长久不变者，如血型、基因位点、某些微生物感染后出现的终身抗体等，而且是将患某种不可治愈疾病作为预后结局的研究，方可以用横断面研究来推断暴露因素与预后结局之间的关系。否则患病死亡者无法被纳入研究样本，患病已痊愈者也难以被准确归类。

横断面研究有时会得出似是而非的结论。例如，一项横断面研究表明身高和年龄之间存在负相关关系，则从中得出结论，人们随着年龄的增长而失去身高，年轻一代越来越高，或者与矮个子相比，身材高的人的预期寿命会降低。可见，横断面研究难以为其发现提供合理的解释。

横断面研究难以有效地分析罕见病，因为即使增大研究的样本量也可能未发现患有该病的患者。在此情况下，最好运用患该病的病例系列。例如，通过病例系列在1983年发现1000名艾滋病患者中，有236名是静脉药物滥用者。之后研究人员通过队列研究分析了艾滋病毒感染的自然史，基于临床随机对照试验评估了干预措施的价值。

横断面研究的优点是无须研究人员人为地让受试者暴露于某些因素或接受特定的诊疗方案，因此很少产生伦理学问题。横断面研究仅通过一组研究对象、一次性地获取数据就可以探讨多个结局指标，而且无须随访，所需的成本相对较低。许多横断面研究以问卷调查的形式开展，研究人员也可以对每个受试者进行访谈。

（四）基于数据库的二次研究

现有的数据库提供了极佳且便于使用的数据源。随着信息技术的发展和医疗卫生信息的互联互通与共享，此类数据会日益增加。国际经验表明，这些数据库使得大量受试者前瞻性或回顾性地进入研究。他们可用于构建群组，形成队列研究的样本；也可用于识别具有目标疾病或目标结局的研究对象并产生用于病例对照研究的样本。

该类数据通常由研究团队以外的人员进行收集，并且独立于任何特定的预后假设，从而减少了观察者偏倚。使用先前收集的数据来开展研究具有较高的效率且节约成本，而且数据以标准化的方式进行采集，允许进行不同时间和不同国家之间的比较。但是，正由于数据是出于其他目的而收集，因此不一定适用于当前的预后假设，而且会存在数据完整性方面的问题，导致抽样偏倚。

第二节　预后证据的评价原则

一、真实性评价原则

（一）样本的代表性

当研究对象与患者群体的特征显著不同时则会发生选择偏倚。造成该现象的原因不一定是研究人员有意识地选择具有偏性的样本，而是纳入研究的患者具有特定的来源（如纳入在三级医院就诊的患者和在社区卫生服务中心就诊的患者）和某种特征（如确诊患有目标疾病）。

样本倘若不能代表来源的总体，无法反映总体的特征，就会产生偏倚。例如，仅选择在社区卫生服务中心就诊的糖尿病患者作为研究对象，而在社区卫生服务中心就诊的糖尿病患者其健康状况优于在三级医院就诊的糖尿病患者。在一项研究当中，愿意配合研究人员来回答调查问卷的患者往往比那些不愿意配合的患者更具活力。又如急诊室接诊的患者难以体现多数患者的临床特征。如果某项研究存在抽样偏倚，则该项研究的结果会发生系统偏差。如果病例组不能代表真实情景中的全部病例，则会产生幸存者偏倚（survivor bias），对研究结果的真实性构成威胁。如对于致命性的疾病，研究对象往往是存活者；而对于一些难以治愈的慢性疾病，研究的患者往往是症状持续加重者。

为了发现预后研究中的选择性偏倚，需要认真评阅研究对象的纳入标准以及招募方法。建议试着回答以下问题：研究对象的纳入标准是否遗漏了部分体现目标人群特征的患者？如果研究对象的纳入标准含糊不清，则会产生高度的偏倚风险。如果纳入标准描述清晰的话，需要考虑它在多大程度上遗漏了病情严重或轻微的病例。例如，在医院开展的脑卒中预后研究，会纳入确诊后1个月内的患者。该方法存在的问题是发病后第3周或第4周的患者在前2周存活且尚未恢复，许多来自基础人群、在同时期发生脑卒中的患者并未进入研究队列。然而，如果研究对象的纳入标准仅是针对发病后72小时内的患者，则不会像上述那样发生幸存者偏倚。

证据评价者应确定偏倚风险的可能性（如高度偏倚风险、低度偏倚风险）。如果偏倚风险较高，则研究结果的真实性会受到影响。然而，完全没有选择性偏倚的预后研究极其罕见。因此，证据评价时应该选择偏倚风险可能性较低的研究。研究证据需要具有明确的研究对象诊断依据、纳入和排除标准。理想情况下，预后研究纳入患有某种疾病的患者群体，从他们确诊发病之时开始研究。然而理想状况很难实现，因此我们必须通过分析证据中研究对象的特征，评估与理想状态是否接近。如果研究对象能够充分代表临床实践中的疾病谱，则表明其具有良好的代表性。

应该对患者在病程的哪个阶段开始随访？有些患者的病情会很快好转甚至痊愈，而其他患者可能在很短时间内有病情恶化甚至死亡的风险。因此，为了避免因随访开始得太晚而错过重要的预后结局，需要纳入处于疾病早期的研究对象。理想情况是当患者首次出现临床症状即初发时被纳入研究，也称为"起始队列"。

如果仅想获取有关该疾病病程的信息，可以在任何明确的共同时间点对患者开展研究。然而，如果研究证据对不同人群在不同的时间点进行观察，则难以解释结局事件发生的时间。例如，一项旨在确定2型糖尿病患者预后的研究，如果该研究包括新近确诊的2型糖尿病患者以及患有2型糖尿病长达20年或更久的患者，则预后结果很难被准确诠释。理想情况是找到一项研究，其研究对象处于同一疾病进程的相近阶段。

研究的设计方案和样本抽样方法通常出现在文献的摘要和方法学部分。文献的方法学部分描述患者进入研究时所处的病程阶段（如急性缺血性脑卒中的首次确诊日），还提供有关患者来源的信息（如患者来自三级甲等医院还是社区卫生服务中心）。

（二）随访时间是否足够，有无失访

理想情况下，队列中的每位研究对象都会被随访，直到他们完全康复或出现某种阳性结局。如果随访时间很短，产生目标结局的研究对象例数太少，没有充足的信息来帮助临床决策，建议在进行循证临床实践时补充查找其他证据来帮助解决问题。在需要长时期随访的研究中，失访难以避免。失访的研究对象越多，对预后结局的估计就越不准确。研究对象失访的原因至关重要。如果失访的原因多与预后因素无关（如搬至另外一个城市生活）且失访例数较少，则具有低度的随访偏倚。但是如果失访的原因是患者死亡或病情太重而无法继续参与此项研究，未能记录和报告的缺失数据将削弱预后研究的真实性。

如果没有找到随访全部研究对象的文献，即纳入分析的文献均有失访，怎样判断随访是否充分？上述问题的解答没有既定的标准。通常情况下，如果失访的研究对象其基线的人口学特征与未失访者相似，则可以确保特定类型的研究对象没有选择性地缺失。但是该分析方法受到基线特征的制约，研究人员无法控制混杂因素对预后结局产生影响。在研究过程中未测到的某些因素，这些因素可能存在于失访者中。一般建议考虑简明的"5和20"原则，即低于5%的失访率对证据的真实性影响较小，高于20%的失访率会严重威胁结论的真实性。

虽然通过失访率易于评价失访对研究真实性的影响，但它会过度简化一些不常见的临床情况。建议使用"敏感性分析"来分别考虑"最佳"和"最差"的情形。如一项预后研究纳入了100位患者，其中5位死亡，15位失访。粗略计算的病例死亡率仅考虑了完成随访的85例当中5例死亡，死亡率为5/85=5.9%。然而，失访的15例会有何种预后结局？部分甚至全部的失访者可能已经死亡。最差的情况是所有失访者的结局都是死亡，此时病例的死亡率是20/100=20%，远高于之前计算得到的5.9%。反之，在"最佳情况"中，假设失访者全部存活，此时的病例死亡率为5/100=5%。通过敏感性分析，不难看出失访对研究结果产生的影响。

通常在文献的结果部分会指出随访时间的中位数或平均随访时间、失访的例数和失访原因。不同组别研究对象间的比较会通过表格来呈现，并且说明失访者的基线特征在不同组间是否存在统计学差异。

（三）结果测定的方法是否客观，是否采用"盲法"测定

预后因素可通过多种机制作用于患者，有些预后结局易于发现，有些则较为隐匿。一般情况下，极端的结局指标如"死亡"或"痊愈"较为客观且易于测定，但是在预后研究中经常采用一些需要主观判断的指标如脑卒中患者的生活质量，或是处于上述两个极端状况之间的指标，如心肌梗死再次发作。首先，预后研究应该对所有预后结局具有明确的定义。其次，为了尽量减少结局测量的偏倚，研究人员应该采用事先界定的评价标准来确定每个重要的预后结局。

即使一项研究采用客观的预后结局，如果研究人员事先了解患者是否暴露于特定的预后因素，也会对结果的真实性产生影响。例如，以"死亡"作为恶性肿瘤患者的预后结局，该指标具有客观性，但是死亡的原因分析较为主观，倘若研究人员事先获悉患者先前的临床特征则会使其主观评价产生偏倚。在预后研究中，盲法的正确实施至关重要，研究者如果知道研究对象是否暴露于预后因素，则会更积极地观察暴露组的阳性预后结局。可见，高质量的预后研究需要对结局测量者实施盲法，使其不知晓研究对象的临床特征和预后因素的暴露情况。对于主观性结局的测定更是需要有效地实施盲法。

文献的方法学部分会对每个预后结局进行明确的界定并且清晰地表述其测定方法，在方法学或结果部分指出预后结局测量者是否对预后因素不知情即保持盲态。

（四）如果确定了具有不同预后的亚组，是否对重要的预后因素进行了校正

某些推断的预后因素可能与：人口统计学有关（如年龄、性别、经济状况）；疾病特性有关（如有严重并发症的2型糖尿病患者）；其他共存状况有关（如2型糖尿病患者同时患有高血压）。影响预后的因素与预后结局之间不一定具有直接的因果关系，但它们必须与预后结局的发展紧密相关，根据预后因素可以预测结局的发生。例如，虽然轻度低钠血症不会导致死亡，但血清钠是充血性心力衰竭的重要预后标志物（患有低钠血症的充血性心力衰竭个体其死亡率高于正常血清钠的充血性心力衰竭患者）。

如果不校正混杂因素会影响研究结果的真实性，如Framingham关于"风湿性心脏病合并心房颤动与非风湿性心脏病并合并心房颤动患者脑卒中发生的预后研究"，初步结果显示，风湿性心脏病合并心房颤动的脑栓塞率为41/1000人年，与非风湿性心脏病心房颤动患者的脑栓塞率相似。进一步比较两组发现，有风湿性心脏病的患者偏年轻，同时两组在性别、血压等方面均不平衡，经多因素分析，调整受试者年龄、性别和高血压后，发现风湿性心脏病心房颤动者合并脑栓塞的危险性是非风湿性心脏病心房颤动者的6倍。

不同的患者亚组其预后结局会有差异，如二尖瓣脱垂患者较之未发生该事件的患者，其心血管事件或死亡的风险会增加。如果一项研究报告了一组患者的预后不同于另一组，我们需要评估该项报告是否对影响预后的因素进行了校正。常用的校正方法有分层分析（如对于二尖瓣反流患者，按照入组前是否发生心脏事件进行分层）和多元回归分析（如将患者入组前的心脏事件和左心室功能相关参数进行回归分析），以筛选与疾病相关的主要预后因素并分析这些因素在预后结局发生中的相对重要性。此外，还可以用Cox模型建立疾病的预后函数或预后指数。

在阅读预后证据的结论部分之前，需要评阅研究方法和结果部分，分析研究人员是否对影响预后的因素进行了校正。同时，还要注意评阅文献的结果表格和图片，如对于不同病程阶段或不同年龄组的患者，是否单独绘制了生存曲线。

二、重要性评价原则

（一）随着时间的推移，预后结局发生的可能性有多高

如果我们认为某项预后性证据具有较高的真实性，就可以分析研究的结果数据，探讨预后结局在一段时间内的可能性。预后结局可以用"率"来表示，即发生结局事件的人数百分比。用于描述预后的率主要包括：

病死率（case fatality rate）：某病患者中死于该病者（排除死于无关原因的患者）所占的百分比。

全因死亡率（all cause mortality rate）：一定时期内各种原因导致的总死亡人数与该人群同期平均人口数之比。

缓解率（remission rate）：某病经治疗后，症状缓解的患者占治疗总人数的百分比。

复发率（recurrence rate）：在缓解期后复发的患者占观察患者总数的百分比。

残疾率（disability rate）：发生机体功能丧失者占观察患者总数的百分比。

生存率（survival rate）：接受某种治疗的患者或某病患者中，从病程中某个特

定的时间点开始，经若干年的随访（通常为1年、3年、5年），尚存活的患者所占的比例。

各项结局指标的适用条件不同，如生存率用于长病程致死性疾病；病死率用于病程短易于死亡的疾病，缓解率用于疾病治疗后进入临床消失期；复发率用于缓解或痊愈后又重新发作的疾病。对于某些致死性疾病，还可用1年生存率或3年生存率来代替5年生存率。

上述指标的优点是容易理解和计算，但是这些率也被称为"汇总率"（summary rates），因为它们以单一的结局指标总结了一组患者的患病经历。这些率的缺点是无法充分体现不同疾病或不同患者的预后差异。

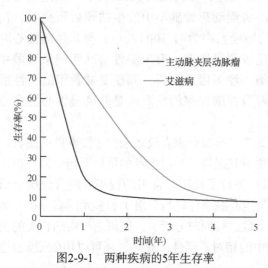

图2-9-1　两种疾病的5年生存率

为了弥补上述缺陷，可以用图表的形式呈现在整个随访期间患者的生存率，即绘制"生存曲线"。生存曲线描绘在各个时点存活研究对象所占的比例（用百分比表示），中位生存期是观察到50%研究对象死亡所需的随访时间。图2-9-1是主动脉夹层动脉瘤和艾滋病患者的5年生存率。对于每种疾病，约10%的患者在5年时存活，但存活的方式有较大差异。对于主动脉夹层动脉瘤患者，早期死亡率很高，但是如果他们在最初几个月存活，其死亡的风险就会趋于稳定。然而，艾滋病在5年内不断有新发和死亡病例。

生存分析的计算有直接法（粗生存率），用于病例多、抽样误差小的研究中，缺点是不能反映疾病预后的全部信息，失访对直接法计算的生存率影响较大；间接法（累积生存率或寿命表法），是应用人口统计学中队列寿命表的原理来计算生存率，用概率论的乘法定理算出一定年限的生存率。

在分析生存曲线时，需要注意：

1. 曲线左侧的估计较为合理，因为在此期间更多的患者暴露于不良的预后因素；但是在曲线的尾部即右侧，在此期间内随访了少部分患者，用于估计预后结局的患者数量也较少。

2. 纵轴并不表示实际队列的生存百分比，仅表示假定队列的估计存活概率。

3. 生存分析不仅可以用于分析死亡及发生的时间，还可以用于探讨其他事件的发生情况和所需的时间，其结果同样可以用"生存曲线"来表示。这些结局事件可以是症状的缓解、复发等，如心肌梗死的再次发作。

（二）预后估计的精确度

研究人员探讨的是特定患者样本的预后，而不是所有患该病的人群预后。因此，如果在不同的患者群体中重复开展预后研究必然会产生不同的预后估计。"可信区间"用于估计总体参数的可能范围，量化了结果测量中的不确定性。通常使用95%可信区间（CI）来表示，这代表了总体在此范围内的可能性是95%。可信区间越窄，研究结果的确定程度越高。一项高质量的预后研究会在其结果部分的数据表格或图片中呈现预后估计的可信区间。

三、适用性评价原则

（一）证据中的患者与临床实践的患者是否相似

真实的结果能帮助临床医师做出治疗或干预决策，真实的结果能用于回答患者的问题，解除患者或家属的焦虑或与患者及家属进行有关不良预后的讨论。如果医务人员在临床实践中遇到的患者与研究证据中的患者相似，则证据中的结果具有适用性。在证据评阅时，通过分析对患者来源、人口学特征或临床特征的描述来进行判断。如果证据中对于患者的来源或特征描述不充分，或者研究开展的场景、研究的患者与临床实践不同，则影响证据的适用性。

证据与临床实践的差异性难以避免，关键是相似度有多高？建议医务人员尝试回答如下问题：研究证据中的患者是否与临床实践的患者差别很大，以至于无法使用研究结果来预测患者的预后？如果回答"否"，此时可以根据证据中的结果来进行预后的循证实践。

在应用证据解决预后问题时，还需注意"率"只是代表特定结局指标的平均水平。医务人员需要考虑证据在多大程度上适用于临床实践中的患者。患者与研究证据或其中的亚组相似度越高，则证据的适用性越好。如果临床实践中的患者与研究证据中的患者不同，可以使用证据中提供的公式（如果文献提供了此方面信息）、结合临床实践中患者的相关变量来预测其预后。

（二）研究结果可否直接用于临床，有助于向患者解释

在分析预后证据之后，是否决定对患者立即采取某种干预措施以纠正不良的预后因素，是否立即开始监测已经给予的治疗方案。如果研究证据表明未接受治疗的患者预后依然良好，如无症状的结肠憩室病患者具有良好的预后，此时我们与患者进行交流沟通，告诉患者来自证据的结论。反之，如果有证据表明患者不经及时治疗则预后较差，则应立即给患者提供积极的干预措施。对于具有中等程度预后的患者，可以通过预后分析来权衡治疗的风险与益处。如果不同证据一致表明患者的预后极差（如伴发脑死亡迹象的脑出血患者），医务人员要让患者家属有面对最坏预后结局的心理准备。

（耿劲松）

第三节　预后问题的循证实践案例

一、案 例 描 述

周先生，60岁，近年晨间咳嗽明显，咳浆液性泡沫痰，剧烈活动后气喘。体格检查：桶状胸；双侧语颤减弱；叩诊肺部过清音；听诊可闻及湿啰音。辅助检查：肺功能检查，用支气管扩张剂后，第1秒用力呼气量占用力肺活量百分率为53%；X线检查显示肺纹理增粗、肺气肿；血气分析提示高碳酸血症。临床诊断为慢性阻塞性肺疾病（chronic obstructive pulmonary disease，COPD）。入院后，完备各项入院检查，运用支气管扩张剂同时行低流量给氧治疗，情况逐渐稳定，不再咳嗽、咳痰，医师建议出院后维持用支气管扩张药及长期氧疗。患者家属询问医师：高碳酸血症对病情稳定的COPD患者有无不良影响？高碳酸血症会不会影响其生存期？

二、提出和构建循证问题

问题的要素：

P（患者）　　　　COPD
I（干预措施）　　高碳酸血症
C（对照措施）　　无高碳酸血症
O（结局指标）　　生存期

构建循证问题：高碳酸血症COPD患者是否比其他COPD患者预后更差，生存期有何差别？

三、检索研究证据

（一）明确预后研究最佳设计方案

对研究证据按质量和可靠性分级依次为随机对照试验、分析性研究和描述性研究。本例需要回答的问题是：高碳酸血症的COPD患者是否比其他患者预后更差，生存期有何差别？该问题是比较高碳酸血症的COPD患者与正常血气的COPD患者预后差别情况，不适合采用随机对照试验，最适宜的研究设计是队列研究。

（二）检索证据

基于研究问题的主要成分，制定的检索词包括COPD、chronic obstructive pulmonary disease、hypercapnia、survival。

首先选择Summaries类数据库，本例采用UptoDate；倘若上述数据库未检索到相应的证据，考虑检索非Summaries类数据库，本例采用PubMed。我们运用下式检索PubMed "-Clinical Queries"：

"Pulmonary Disease，Chronic Obstructive" [Mesh] OR（"chronic obstructive pulmonary disease" [Title/Abstract] OR COPD[Title/Abstract]）AND "hypercapnia" [Title/Abstract] AND（survival OR mortality[Title/Abstract]）（图2-9-2）。

通过阅读题名和摘要，发现了两篇与临床问题相关的文献，题目分别是：

（1）Respiratory parameters predict poor outcome in COPD patients，category GOLD 2017 B

（2）Is hypercapnia associated with poor prognosis in chronic obstructive pulmonary disease? A long-term follow-up cohort study

两篇文献均是前瞻性队列研究，其中第2篇文献的研究对象是我国人群，以此篇为例进行证据评价。

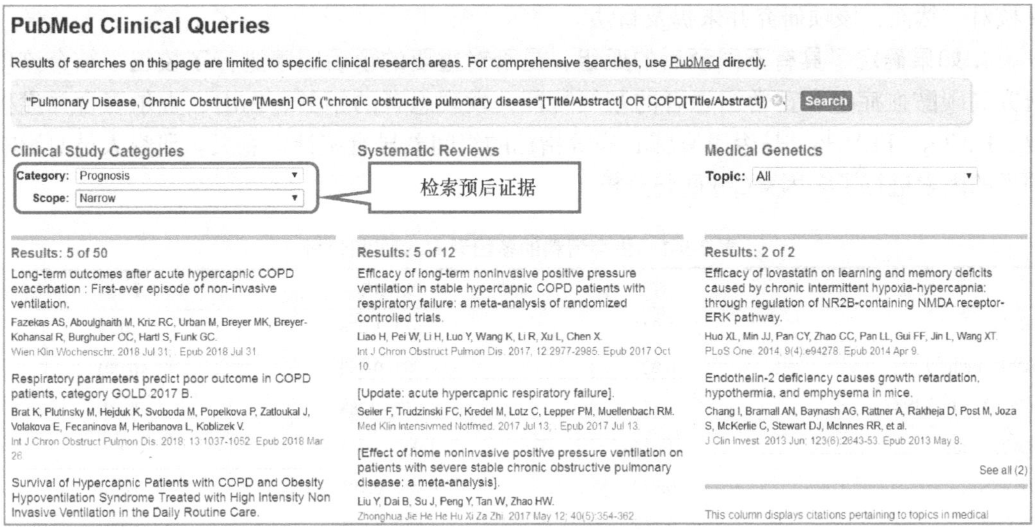

PubMed Clinical Queries

Results of searches on this page are limited to specific clinical research areas. For comprehensive searches, use PubMed directly.

"Pulmonary Disease, Chronic Obstructive"[Mesh] OR ("chronic obstructive pulmonary disease"[Title/Abstract] OR COPD[Title/Abstract])　Search

Clinical Study Categories

Category: Prognosis ▼
Scope: Narrow ▼

检索预后证据

Systematic Reviews

Medical Genetics

Topic: All ▼

Results: 5 of 50

Long-term outcomes after acute hypercapnic COPD exacerbation : First-ever episode of non-invasive ventilation.
Fazekas AS, Aboulghaith M, Kriz RC, Urban M, Breyer MK, Breyer-Kohansal R, Burghuber OC, Hartl S, Funk GC.
Wien Klin Wochenschr. 2018 Jul 31; Epub 2018 Jul 31.

Respiratory parameters predict poor outcome in COPD patients, category GOLD 2017 B.
Brat K, Plutinsky M, Hejduk K, Svoboda M, Popelkova P, Zatloukal J, Volakova E, Fecaninova M, Heribanova L, Koblizek V.
Int J Chron Obstruct Pulmon Dis. 2018; 13 1037-1052. Epub 2018 Mar 26.

Survival of Hypercapnic Patients with COPD and Obesity Hypoventilation Syndrome Treated with High Intensity Non Invasive Ventilation in the Daily Routine Care.

Results: 5 of 12

Efficacy of long-term noninvasive positive pressure ventilation in stable hypercapnic COPD patients with respiratory failure: a meta-analysis of randomized controlled trials.
Liao H, Pei W, Li H, Luo Y, Wang K, Li R, Xu L, Chen X.
Int J Chron Obstruct Pulmon Dis. 2017; 12 2977-2985. Epub 2017 Oct 10.

[Update: acute hypercapnic respiratory failure].
Seiler F, Trudzinski FC, Kredel M, Lotz C, Lepper PM, Muellenbach RM.
Med Klin Intensivmed Notfmed. 2017 Jul 13.; Epub 2017 Jul 13.

[Effect of home noninvasive positive pressure ventilation on patients with severe stable chronic obstructive pulmonary disease: a meta-analysis].
Liu J, Dai B, Su J, Peng Y, Tan W, Zhao HW.
Zhonghua Jie He He Hu Xi Za Zhi. 2017 May 12; 40(5):354-362.

Results: 2 of 2

Efficacy of lovastatin on learning and memory deficits caused by chronic intermittent hypoxia-hypercapnia: through regulation of NR2B-containing NMDA receptor-ERK pathway.
Huo XL, Min JJ, Pan CY, Zhao CC, Pan LL, Gui FF, Jin L, Wang XT.
PLoS One. 2014; 9(4):e94278. Epub 2014 Apr 9.

Endothelin-2 deficiency causes growth retardation, hypothermia, and emphysema in mice.
Chang I, Bramall AN, Baynash AG, Rattner A, Rakheja D, Post M, Joza S, McKerlie C, Stewart DJ, McInnes RR, et al.
J Clin Invest. 2013 Jun; 123(6):2643-53. Epub 2013 May 8.

See all (2)

This column displays citations pertaining to topics in medical

图2-9-2　PubMed的临床查询界面

四、预后证据的评价与实践

（一）真实性评价

1. 样本的代表性　这是一项前瞻性队列研究，连续纳入1993年5月1日至2006年10月31日期间在北京朝阳医院、首钢医院呼吸与危重症医学科就诊的COPD患者，患者年龄为40~85岁，入组时COPD的症状稳定（无咳嗽、咳痰或加重的哮喘症状，至少6周内无用药变化），出院后6周通过血气分析确诊。排除标准为：疾病终末期的患者（预期寿命<1个月）；发生了影响$PaCO_2$的合并症（如阻塞性睡眠呼吸暂停、肥胖通气不足综合征或神经肌肉疾病）。正常情况下血气$PaCO_2 \leqslant 45mmHg$，高碳酸血症为$PaCO_2 > 45mmHg$。COPD的诊断以美国胸科学会的标准为依据。随访起点为COPD稳定期，每6个月通过电话或查阅病历对患者进行随访，包括患者对长期氧疗的需求、药物使用、新发合并症及无创正压通气的使用情况；此外，每两年检测肺功能和动脉血气。该研究共纳入了275名稳定期的COPD患者，通过血气分析检测血碳酸情况，比较了不同动脉血二氧化碳分压COPD患者的生存率，其中动脉血二氧化碳分压正常的有98人，慢性高碳酸血症有177人。

2. 随访时间是否足够、有无失访　该研究详细介绍了随访方法和随访时间。患者招募入组后，每6个月通过电话或病历进行随访，随访内容包括长期氧疗的需求、药物使用、新发现的合并症以及在家中和医院的无创正压通气使用情况。高碳酸血症者的随访时间为（5.6±3.3）年，动脉血二氧化碳分压正常者为（5.0±3.5）年，故认为随访时间足够。随访期间内，高碳酸血症组共纳入177人、4人失访，失访率为2%；正常组纳入98人、8人失访，失访率为8%。

3. 结果测定的方法是否客观，是否用"盲法"测定　研究人员对动脉血气分析和肺功能测定的标准与具体方法进行了详细说明，根据气流阻塞程度、结合美国胸科学会制定的标准对肺功能进行分级。慢性肺源性心脏病的诊断是基于临床证据、超声心动图、胸部X线检查和心电图。合并症则是根据查尔森合并症指数（Charlson index）进行量化评估。可见，结果测定的方法客观且统一。研究人员前瞻性地收集数据并且与病历进行交叉核对。然而，该项研究并未提及盲法。

4. 如果确定了具有不同预后的亚组，是否对重要的预后因素进行了校正　结合该项研究高碳酸血症组和正常组患者的基线特征，发现患者的年龄、BMI、查尔森合并症指数、$PaCO_2$、FEV_1%、是否患有肺心病等指标的组间差异有统计学意义。研究人员对影响预后的因素进行了多因素Cox回归分析（表2-9-1）。

表 2-9-1　生存资料的多因素 Cox 回归分析

变量	HR	95%CI	P 值
年龄	1.043	1.012~1.076	0.007
BMI（kg/m²）	0.922	0.883~0.963	<0.001
查尔森合并症指数	1.172	1.067~1.288	0.001
$PaCO_2$（mmHg）	1.026	1.011~1.042	0.001
FEV_1%	0.979	0.967~0.991	0.001
肺心病	2.164	1.557~3.006	<0.001
NPPV	0.615	0.429~0.881	0.008
药物的使用	0.565	0.379~0.842	0.005

HR，风险比；BMI，体重指数；$PaCO_2$，动脉血二氧化碳分压；FEV_1，第 1 秒用力呼气量；NPPV，无创正压通气。

（二）重要性评价

1. 随着时间的推移，预后结局发生的可能性有多高　研究表明，动脉血二氧化碳分压正常者98例中有52例死亡（死亡率为53.06%）。高碳酸血症者177例中有127例死亡（死亡率为71.75%）。表2-9-2列举了两组患者的主要死亡原因，其中高碳酸血症者的呼吸衰竭死亡率显著高于正常组。

表 2-9-2　COPD 患者的主要死亡原因

主要死因	动脉血二氧化碳分压正常（n=52）		高碳酸血症（n=127）		P 值
	例数	百分比（%）	例数	百分比（%）	
肺炎	11	21.15	15	11.81	0.107
脑血管疾病	6	11.54	5	3.94	0.055
心脏病	6	11.54	5	3.94	0.055
肺癌	6	11.54	7	5.51	0.158
呼吸衰竭 *	6	11.54	84	66.14	<0.0001

*OR 14.98，95% CI 5.929~37.835。

该项研究使用Kaplan-Meier法来估计生存率，并且运用Log-rank检验比较不同队列的生存分布。结果发现，与高碳酸血症者的中位生存时间5.0年相比，正常者的中位生存时间更长（6.5年，P=0.016）（图2-9-3）。可见，高碳酸血症是影响生存期的因素。

2. 预后估计的精确度　该项研究对疾病预后因素的风险比进行了分析，明确给出了95%CI。结果表明，慢性高碳酸血症和肺心病，以及FEV_1%降低、药物使用、BMI和NPPV与COPD患者的预后相关。

（三）适用性评价

1. 证据中的患者与临床实践中遇到的患者是否相似　本例中的患者为60岁男性，经治疗后进入稳定期、无并发症；而研究对象为入组时处于稳定期的COPD患者，年龄为40~85岁，无影响$PaCO_2$的其他因素。故可认为实际患者的临床特征与证据中的研究对象相似。

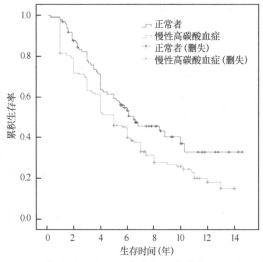

图2-9-3 高碳酸血症与正常者的生存曲线（$P=0.016$）

2. 研究结果可否直接用于临床，有助于向患者解释 文献结果提示高碳酸血症的COPD患者生存期更短，应更注重该类患者的临床治疗。此外，Brat K的研究同样表明，低氧血症和高碳酸血症的COPD患者其全因死亡率显著增加，该研究发现$PaO_2<7.3kPa$是预测病死率的一个重要指标。

回到患者最初提出的问题：高碳酸血症的COPD患者具有更差的预后吗？通过这项研究发现，高碳酸血症者的预后的确比正常者差。因此，医师对于此类患者要采取积极的干预措施纠正其高碳酸血症，改善患者的预后。

（耿劲松　倪苏婕）

思 考 题

1. 简述预后证据的真实性评价原则。

2. 张女士，56岁，因"左乳疼痛明显半年余"入院就诊。患者绝经5年以上，自诉乳头凹陷4年，彩超检查发现乳头下肿物2年，当时考虑增生性瘢痕，近半年左乳疼痛明显，遂查钼靶，提示左乳头下方肿物，大小1.8cm×1.5cm，短毛刺征明显，未见钙化，腋窝淋巴结阴性，BI-RADS Ⅳ级，由门诊入院。体格检查：可扪及左乳头下方肿物，大小2cm×1.5cm，双侧腋窝淋巴结未扪及。辅助检查：入院后查血常规、凝血功能、肝肾功能、CEA、CA199、CA153、胸部及上腹CT、乳腺MRI、乳腺彩超、心脏彩超等。均证实左乳头下方肿物，大小1.8cm×1.5cm左右，有短毛刺征，未见钙化，未见脉管扩张，腋窝淋巴结均阴性。临床诊断：左侧乳腺癌、临床分期（$T_1N_0M_0$）。患者家属提出问题：已绝经的乳腺癌患者是否比未绝经的乳腺癌患者预后更差，5年生存率有何差别？请围绕本案例获取预后性研究证据，并且对证据进行评价。

第十章　临床指南的循证实践

学习目的

1. 掌握循证实践指南的基本概念；循证实践指南证据的评价原则。
2. 熟悉临床实践指南的检索方法。
3. 了解临床实践指南的制定步骤。

临床实践指南是连接证据和临床实践的桥梁，其作用是针对临床具体问题，分析评价已有研究证据，结合决策情况提出具体的推荐意见以指导临床医师的医疗行为。指南通过推荐使用具有成本-效果的医疗干预措施，利于优化医疗资源的使用。由于我国不同地区和医院之间的临床实践差异非常大，指南通过提供规范化的诊疗措施减少不必要的诊疗差异。指南将有助于医务人员使用循证推荐意见，从而让患者接受更加安全有效的干预措施。科学合理的循证临床实践指南是提高医疗服务质量和确保诊疗规范化的重要措施，对我国医疗卫生事业的发展和医疗质量的提升尤为重要。

第一节　循证实践指南的概念与特点

一、临床实践指南的概念

临床实践指南（clinical practice guideline，CPG）是针对特定的临床情况，经过系统研究后发布，用来帮助医师、患者和其他利益相关方做出最恰当决定的文件，指南已逐渐成为临床诊疗依据。一部好的指南具有许多特点，包括以证据为基础、时效性、有效性、可重复性和临床适用性。

二、循证实践指南的特点

（一）时效性

关于指南更新周期的讨论一直存在争议，指南制定机构不同，更新周期也不同，2012年世界卫生组织推荐为2~5年；英国国家卫生与临床优化研究所推荐每3年更新1次。据报道，国内指南的平均更新周期为5.1年，最长为10年的更新周期。由于每天都有大量新的研究证据在发表，系统评价以平均每天约11篇的速度发表。要使临床指南包含的推荐意见与最新的研究证据保持一致，需要持续监测和评估数量激增的新证据。当新证据符合下述情况时，需要对指南进行更新。

1. 干预措施的利弊平衡发生了改变　干预措施相关的新证据可使指南失效。例如，在过去40多年中，颈动脉内膜切除术的风险已经极大地降低，并且风险-收益比偏向有症状的、重度颈动脉狭窄患者。

2. 出现了新的结局指标　某些在过去从未被考虑的结局指标，随着医学的发展，人们逐渐认识到其作为结局指标的价值及重要性。例如，鉴于生活质量因其在医学研究中的独特性和优越性，现今多个国际组织已明确将其作为评价临床结局的指标。

3. 出现了新的干预措施　新的干预措施会取代指南中的常规干预措施。如新证据发现冠状动脉支架和糖蛋白Ⅱb/Ⅲa可以改善冠状动脉粥样硬化性心脏病患者的临床转归。

4. 结局指标的重视程度发生了改变　不同个体和机构对不同结局指标的重视度会随时间的改变而改变，如以往发布的循证临床实践指南多关注医学技术的临床实践价值（有效性、安全性），如今医学技术的经济性以及对资源利用的影响也成为重要的结局指标。

5. 医疗卫生资源发生了改变　随着医药卫生事业的发展，可获得的最佳医学技术也处于动态变化之中，当有新技术出现时，指南需要做出相应的更新。例如，随着氟西汀专利过期，仿制药品的出现使得原本的价格体系发生变化，市场竞争逐渐加温，可供选择的抗抑郁药发生了改变。

6. 其他　指南推荐的干预措施出现了意料之外的严重不良反应或推荐意见出现了新的适用人群等。

（二）有效性与可重复性

可重复性即临床实践指南的信度。指南对各项纳入研究的质量进行分级并对其信度进行评价。有效性是指研究在设计、实施和分析的各个环节中，偏倚风险发生的可能性最低。临床实践中可以通过评阅证据来对质量进行分级。

证据的信度是对所有围绕给定主题的系列研究其效应量、可信度、有效性的判断。评价证据的信度包括内部有效性（提供有效信息的程度）、外部有效性（相关研究能被外推的程度）、一致性或连贯性。综合判断研究质量及证据信度是指一项研究是否真实、是否已被其他研究证实或在不同人群中有类似发现。

（三）循证提出推荐意见

由欧洲人类生殖与胚胎学会（European Society of Human Reproduction and Embryology，ESHRE）、中华医学会等组织机构发布的19部指南制定手册均推荐采用GRADE分级方法。其中，中华医学会、澳大利亚国立健康与医学研究理事会（National Health and Medical Research Council，NHMRC）以及加拿大医学会（Canadian Medical Association，CMA）还推荐使用其他证据分级方法。例如，中华医学会运用牛津大学循证医学中心的证据分级标准、NHMRC采用其自定义的分级标准、CMA使用苏格兰校际指南网络（Scottish Intercollegiate Guidelines Network，SIGN）及美国预防服务工作组（US Preventive Services Task Force，USPSTF）制定的标准。美国职业与环境医学会（American College of Occupational and Environmental Medicine，ACOEM）、美国神经病学学会（American Academy of Neurology，AAN）、血管外科学会（Society for Vascular Surgery，SVS）推荐使用依据GRADE改编后的证据分级方法。ACOEM基于研究质量及数量将证据划分为A、B、C、I共四个等级，至少两个或以上高质量的研究支持被定义为A级证据，至少一个高质量和（或）多个中等质量的研究证据为B级，至少一个中等质量的研究证据为C级，高质量研究证据不足、证据相互矛盾或专家共识为Ⅰ级。AAN用Ⅰ、Ⅱ、Ⅲ、Ⅳ对研究质量进行划分，其中在目标人群中开展的RCT、客观的结果评价、基线可比或进行了组间差异校正、实施了隐蔽分组、结局指标明确、纳入与排除标准明确等条件满足时方可被定义为Ⅰ级；队列研究、结局指标及纳入与排除标准明确等条件满足时定义为Ⅱ级；病例对照研究且详细描述了影响结果的混杂因素、客观地进行了结果评价定义为Ⅲ

级；未纳入所关注疾病或接受某干预措施的目标人群、未明确定义干预措施或结局测量指标、未描述效应量及其精确性指标为Ⅳ级。AAN将证据质量划分为高、中、低、极低四级，将两项Ⅰ级研究定为高级别证据，一项Ⅰ级研究或两项Ⅱ级研究为中级证据，一项Ⅱ级研究或两项Ⅲ级研究为低级别证据，少于两项Ⅲ级研究为极低级别证据。

第二节　循证实践的指南资源

一、指南注册与协作网

正如临床试验和系统评价都需要在相应的平台进行预注册一样，指南也应该注册。国际指南注册平台（International Practice Guideline Registration Platform，IPGRP）致力于提高指南制定的透明性，避免指南的重复制定，促进不同指南制定者之间的协作，加速指南的传播和实施。

国际指南协作网（网址：https：//www.g-i-n.net）是一个全球性的非政府学术组织，其开发了国际指南数据库（网址：https：//www.g-i-n.net/library/international-guidelines-library），用于快速获取临床实践指南（图2-10-1）。该协作网是为了领导、加强和支持指南制定而建立，协调多方合作，促进网络建设；帮助成员机构避免和减少重复工作，提高指南制定的效率、质量和适用性，促进安全有效的患者医疗；推动制定、传播和应用高质量指南的制定标准。

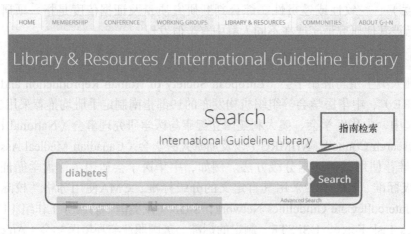

图2-10-1　国际指南协作网主页

二、循证实践指南的制定机构与组织

（一）英国国家卫生与临床优化研究所

英国国家卫生与临床优化研究所（National Institute for Health and Care Excellence，NICE）（网址：http：//www.nice.org.uk），成立于1999年，是一所独立的研究机构，负责制定英国的临床指南，旨在提高英国卫生系统的服务质量。NICE涉及的领域有公共卫生指南、卫生技术评估项目、临床实践指南。NICE指南的核心原则包括广泛的证据基础、专家和患者参与，以及独立的顾问委员会和公开透明的流程。NICE提供的循证临床实践指南和其他产品有助于减少医学诊疗过程中的不确定性，提供最有效的疾病诊断、治疗和预防的方法。检索NICE指南时可以选用主页上的基本检索功能，或点击主页上的"Find guidance"，之后录入相应的检索词或检索式执行检索（图2-10-2）。

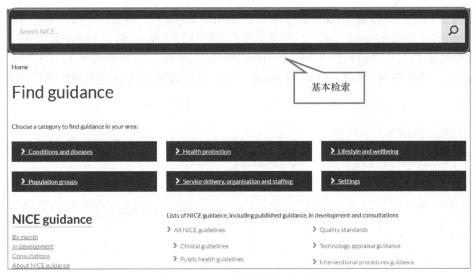

图2-10-2　NICE指南基本检索界面

　　NICE还提供了浏览检索的功能（图2-10-3）。如在"疾病类型"（Conditions and diseases）点击"Cardiovascular conditions"主题则可浏览心血管疾病的临床指南；若再点击"Acute coronary syndromes"，页面就会显示急性冠状动脉综合征的相关指南（可免费下载PDF文件）。点击"NICE Pathways"，可以获取针对某一疾病如急性冠状动脉综合征的临床路径；点击"Evidence Summaries"，可以获取证据概要。

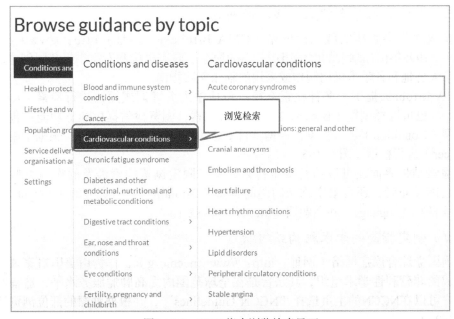

图2-10-3　NICE指南浏览检索界面

（二）苏格兰校际间指南交换网络

苏格兰校际间指南交换网络（SIGN，网址：http：//www.sign.ac.uk），于1993 年在爱丁堡皇家医学院成立，其宗旨是帮助和支持循证临床指南的发展，促进有益于患者的临床实践。SIGN重点关注癌症、心血管疾病和心理卫生等领域（图2-10-4）。网站的栏目有：按主题排序的指南（Published Guidelines-By Topic）、按索引号排序的指南（Published Guidelines-Numbered List）、指南制作的选题建议（Suggest a Guideline Topic）、当前指南研究项目组正在进行的工作（Current Work Program）、指南开发的方法学（Methodology）、患者参与（Patient Involvement）等。此外该网站还有指南制作的帮助和简介等内容。

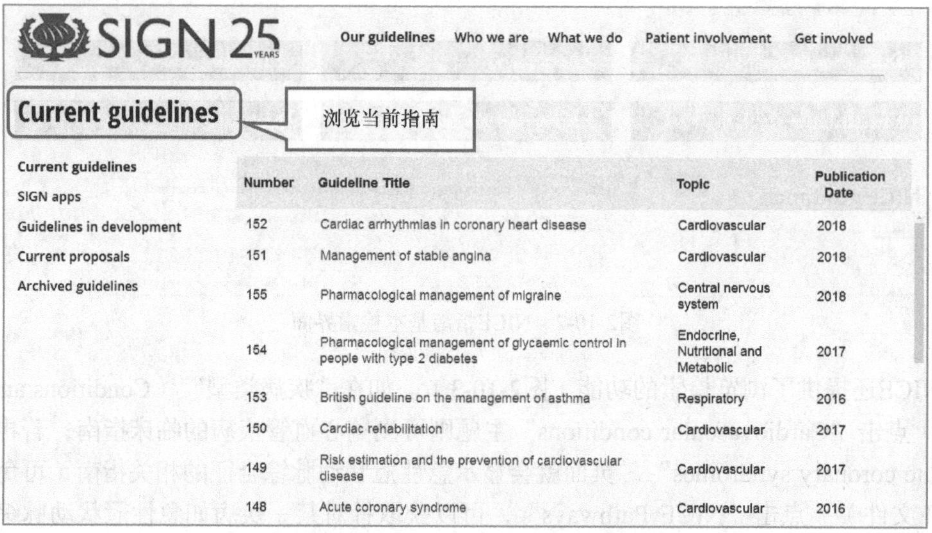

图2-10-4　SIGN指南浏览检索界面

（三）加拿大医学会临床实践指南网站

加拿大医学会临床实践指南网站（CMA Infobase，网址：http：//www.cma.ca/cpgs），于1995年由加拿大的医学组织、专业协会、政府机构和专家小组共同创建，收录来自加拿大各地和各学术机构制作或采用的临床实践指南。

CMA Infobase提供了多种检索途径：包括输入关键词或短语进行检索（Keyword Search），也可选择浏览（Browse）方式进行检索，浏览检索提供如下功能：包括根据疾病类型（Condition）进行检索；根据学科专业（Specialty）进行检索；根据指南发布者（Producer）进行检索（图2-10-5）。

在检索结果界面还可以执行限定检索，除了限定浏览检索涉及的疾病类型、学科专业和指南发布者，还可限定临床问题的类型（Domain）、目标人群（Target Population）、语种（Language）和主题词（MeSH）（图2-10-6）。

（四）制定指南的学术机构或组织

美国国立综合癌症网络（网址：http：//www.nccn.org），作为由美国21家顶尖肿瘤中心组成的非营利性学术组织，其宗旨是在全球范围内提高肿瘤服务水平，造福肿瘤患者。用户可以在NCCN的主页选择"NCCN Guidelines"，并根据肿瘤的部位浏览所需的指南（图2-10-7）。

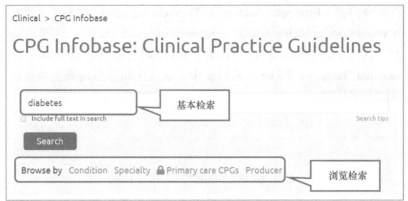

图2-10-5　CMA Infobase指南检索界面

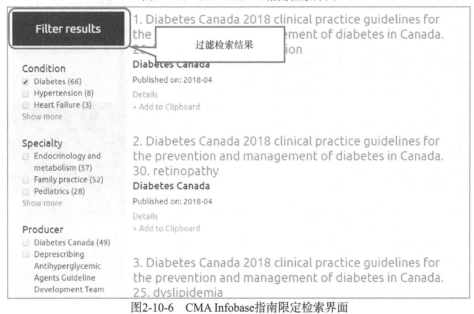

图2-10-6　CMA Infobase指南限定检索界面

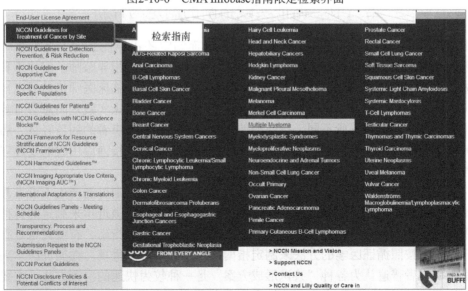

图2-10-7　NCCN的指南库

欧洲心胸外科协会（European Society of Thoracic Surgeons，ESTS）建有指南库（网址：http：//www.ests.org/guidelines_and_ evidence/ests_guidelines），主要收录心胸外科领域的指南（图2-10-8）。例如，2018年10月，ESTS联合欧洲血管外科学会（European Society for Vascular Surgery，ESVS）共同发布了累及主动脉弓的胸主动脉病变的治疗建议和当前观点的专家共识。

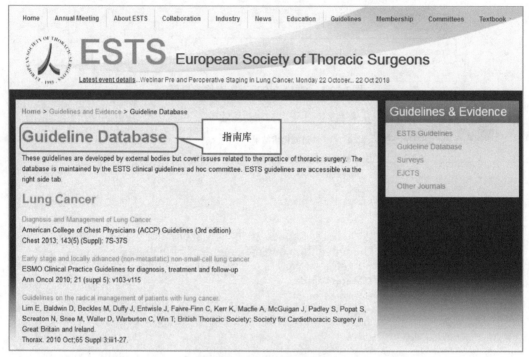

图2-10-8　ESTS的指南库

第三节　循证实践指南的制定与评价

临床实践指南是为了帮助医师解决临床问题而制定的指导性文件，是推荐应用而非强制使用。在用指南辅助临床决策时需注意，临床指南可以指导医师，但并不具有法律效力。不论临床指南的证据级别有多高、推荐强度有多强，临床医师仍然可以自己做出决定。指南以最新、最佳的证据为基础，任何一份指南和临床实践之间总会有差距，每个患者个体之间也会有所不同。指南的使用者需要充分考虑患者的病情轻重、病程长短、并发症和经济状况等，也要考虑患者的心理和情感因素。指南应用时既要遵守指南的推荐意见，也要结合实际情况灵活运用。

指南制定对临床实践的意义重大，但是如果制定方法不当则可能产生不可靠甚至错误的推荐意见。因此，指南制定的方法学越来越受到重视。我国近年来制定的各种指南日益增多，但质量良莠不齐，大多数是参考或改编自国外相关指南，有些甚至是直接翻译而来，严格按照循证医学的方法来制定指南并未得到足够的重视。在循证医学兴起之前，医学研究者普遍认为各种"共识形成方案"是一种较为快速的决策方法，主要针对特定问题形成共识。该类指南由于建立在专家意见的基础之上，只包括推荐意见而缺乏形成推荐意见的证据，也没有指南制定的背景和方法介绍，受专家个人经验和主观判断的影响较大，因此质量和可靠性较差。

循证制定指南的方法是将推荐意见与相关证据的质量相联系，根据对现有证据进行评价的结果来形成推荐意见。由于循证指南的开发有严格的程序，如提出临床问题、系统检索文献和使用科学的方法对证据进行评价，循证提出推荐意见，因此循证方法制定指南已成为指南开发的趋势。

一、指 南 制 定

自从20世纪60年代开始，国际上出现了50多种证据分级标准，其中2004年正式推出的GRADE为医疗卫生领域的系统评价和指南制定提供了透明的结构化方法，与其他分级系统相比具有明显优势。GRADE方法把证据质量分为"高、中等、低和极低"四个等级，将推荐意见分为"强推荐"和"弱推荐"两个级别。使用GRADE方法制定指南的基本过程如下。

（一）多方人员参与

指南制定组包括所有相关专业的人员，应由多学科人员组成，不仅要包括临床专家，还要包括循证医学的方法学专家、流行病学家、卫生经济学专家及患者代表等。

（二）临床关键问题的筛选和确定

指南制定工作组需查阅国内外现况，了解目前临床实践中医患双方针对目标疾病所关注的问题，然后确定指南的主题。例如，指南制定工作组召开专家会议，讨论和确定指南的内容分为诊断、预防和治疗三大专题，并明确每个专题所覆盖的临床关键问题。所有临床关键问题遵循PICO原则，详细说明目标人群、重要的干预措施、对照措施和所关注的结局，有时还须特别说明其适合实施的环境。

（三）检索证据

指南制定组应使用系统的方法检索证据，收集所有符合质量标准且与选题相关的研究资料供进一步评价和筛选。需给出完整的检索策略，包括检索的数据库或其他证据资源、检索的时间和运用的检索词。检索策略应尽量全面和准确，并在检索实施时规避潜在的偏倚，应详尽描述检索策略从而使检索过程具有可重复性。针对每个具体问题制定严格的纳入和排除标准，根据纳入和排除标准对文献进行筛选，提取相关数据。

（四）评价证据

使用GRADE方法评价证据质量，应详细说明证据可能存在的偏倚风险以及如何评估，即阐明影响证据质量的因素，然后通过制作证据概要表让指南的使用者清晰了解纳入证据的具体情况。例如，指南的每个专题都有两组制定者，先分别独立地采用GRADE方法对证据质量进行评估，形成GRADE证据概要表（evidence profile，EP）和结果总结表（summary of finding tables，SoFs），呈现证据的质量、与质量评级有关的分析过程和主要研究结果。然后分别针对每个具体问题，就纳入的文献和证据质量分级（特别是降级和升级因素的评价）进行核实和讨论。若有分歧，由双方通过讨论解决或提交专家委员会评定以达成一致结论。如有需要，应重新查阅文献并对证据质量进行评价。

在运用GRADE进行证据评价时要考虑：①证据的偏倚风险：如未正确开展随机分组、未进行隐蔽分组、未实施盲法、失访例数较多、未进行意向性分析、选择性地报告结果等；②证据的一致性：在排除了合理的原因后，不同研究之间仍然出现大相径庭的结果，可能意味着各种干预措施的确存在效果方面的差异，如果研究人员未能给出合理解释，则需降低证据质量；③证据的间接性：如在比较两种干预措施时，没有两者直接比较的随机对照试验，但是有两者与安慰剂比较的随机对照试验，则该结果来自间接证据；④精确性：样本量太少、可信区间较宽提示精确性较差；⑤公开发表的证据仅限于少数试验，而这些试验全部由企业赞助时则易产生发表偏倚。指南制定者对每项证据都应根据上述要点进行评估，并将结果列入GRADE证据概要表以备查阅。

（五）形成推荐意见

在形成推荐意见时，需要结合证据质量（质量越高越可能做出强推荐）、利弊平衡（利弊之间的差别越大，越可能做出强推荐；净效益越少，利弊的确定性越低，越可能做出弱推荐）、患者的意愿和价值观（可变性越大，越可能做出弱推荐）、资源的利用（干预措施的成本越高即资源使用量越多，越可能做出弱推荐）。指南制定者应详细阐述形成推荐意见的方法、每条推荐意见与关键证据的描述，并与参考文献相关联，确保指南使用者能够将不同的推荐意见与证据一一对应。存在争议的解决方法也应明确指出。推荐意见包括推荐意见的陈述、推荐意见提出的目的、适用人群和适用条件、相应的证据支持。为了便于指南使用者查阅，应对所有推荐意见突出显示和分类汇总，如采用表格、流程图、加粗和下划线等方式。

二、指南评价

由于指南制定的方法不一，质量参差不齐，故必须对指南进行评价。

（一）AGREE Ⅱ指南评价标准

2003年，指南研究和评估工具（Appraisal of Guidelines for Research &Evaluation—AGREE Instrument）由一组国际指南开发和研究者——AGREE协作网（网址：https：//www.agreetrust.org）开发并正式发布，目的是帮助评估各指南的质量。AGREE Ⅱ的主要用途如下：

卫生服务提供者在采纳指南推荐的建议之前，可以自行评价指南。

指南制定者可以遵循结构化的方法开发指南，并可作为指南评价的工具以确保指南的科学性、内容的完整性和透明度；还可用于评估来自其他人群的指南，通过改编形成满足自身需要的指南。

政策制定者决定哪些指南可以被推荐应用或有助于政策的制定。

医务人员可通过该工具提高评估指南的技能，推进循证临床实践。

同行评审、期刊编辑和其他用户获悉高质量临床实践指南的特征和内容结构。

AGREE报告清单包括6个质量结构域及23个关键的评价条目，为指南报告提供了系统和合理的框架（表2-10-1）。其中，每个评价条目的评分为1~7分。得分为7表示报告质量非常出色，并且符合用户手册（网址：https：//www.cmaj.ca/cgi/content/full/cmaj.090449/DC1）中阐明的所有标准和考虑因素。得分在2~6分表示报告不完全符合标准或考虑因素。

表 2-10-1　AGREE Ⅱ 指南评价标准

评价领域	评价条目和内容
范围和目的	1. 明确描述指南的总目标
	2. 明确描述指南涵盖的卫生问题
	3. 描述指南的适用人群（患者、公众等）
利益相关方参与	4. 指南制定小组包括所有相关专业小组的人员
	5. 获取了目标人群（患者、公众等）的观点和偏好
	6. 明确规定指南的使用者
严谨的制定过程	7. 运用系统化的方法检索证据
	8. 清晰地描述证据的筛选标准
	9. 清晰地描述证据体的强度和局限性
	10. 清晰地描述形成推荐意见的方法
	11. 形成推荐意见时考虑健康益处、副作用及危害
	12. 推荐意见和支持证据间有明确的关联
	13. 指南在发布前经过外部专家评审
	14. 提供指南更新的步骤
表述的清晰性	15. 推荐意见明确、不含糊
	16. 明确列出了管理疾病或健康问题的不同备选方案
	17. 重要的推荐意见容易被识别
指南的适用性	18. 叙述了指南应用的促进或阻碍因素
	19. 提供了推荐意见应用的建议和（或）工具，并在终端用户进行预试
	20. 考虑了推荐意见应用对相关资源的影响
	21. 提供了监管和审计标准
编审的独立性	22. 资助方的观点没有影响指南的内容
	23. 指南开发组成员有利益冲突声明

（二）我国AGREE Ⅱ指南评价标准

2018年，为了满足现阶段针对中国临床指南进行评价工作的需要，在国外公认的 AGREE Ⅱ 的框架下，复旦大学附属中山医院王吉耀教授牵头制定了具有实质性等效的 "中国临床指南评价体系"（AGREE China）（表2-10-2）。AGREE China包括5大领域：分别为科学性/严谨性、有效性/安全性、经济性、可用性/可行性、利益冲突。该标准强调了中国的指南应该包含中国本土化的研究证据，附有详细的评分标准，应用时高效且易于操作，且符合国内的临床实践现状。

表 2-10-2　中国临床实践指南的评价标准

评价领域	评价条目和内容	权重
科学性 / 严谨性	1. 指南制定小组由相关的多学科团队组成	1
	2. 制定指南的背景、目的和应用对象	1
	3. 正确、全面的文献检索策略进行证据检索、并提供了全部参考文献列表	2
	4. 对检索到的证据进行质量评价，对证据 / 证据体进行分级	2
	5. 说明了从证据到形成推荐意见的方法	2
	6. 列出了推荐意见的推荐等级	1.5
	7. 发表前经过外部专家的评议	1
	8. 有指南的更新计划	0.5

评价领域	评价条目和内容	权重
有效性/安全性	9. 推荐方案的有效性：同一临床问题，如有备选方案，列出备选方案；列出效应大小的具体数据	2
	10. 推荐方案的安全性：推荐意见考虑了不良反应和安全性，列出安全性相关的具体数据	2
经济性	11. 推荐意见考虑了卫生经济学问题	1
可用性/可行性	12. 指南表达清晰，推荐意见明确不含糊、容易理解	1
	13. 指南容易获得和推广	1.5
	14. 指南检索和评估了中国研究的证据	0.5
利益冲突	15. 指南制定过程有"利益冲突声明"	1

每个条目的评分采用李克特（Likert）等级评分量表方法，根据条目的重要性不同，给予不同的权重。条目8、11、12、14、15的分值范围为0分、3分、5分，其中5分代表"是"、0分代表"否"。其余各条目的分值范围是0~5分，其中5分代表"完全符合"、0分代表"完全不符合"。根据各条目的权重和相应分值可计算不同领域的总分，也可以计算整张量表的总分。分数越高，质量越高。最后，可对指南提出推荐意见，如强推荐、弱推荐、不推荐。

第四节　临床指南的循证实践原则

指南制定小组需合理地控制可能存在的各种偏倚因素，才能制定出高质量的指南，确保指南在临床应用的可行性。低质量的指南不仅不能起到指导作用，反而会误导临床医师采取不当的医疗手段。因此，循证实践者应掌握指南的评价方法，以便正确地选择应用。

一、真实性评价

循证指南的制定应由多学科人员（如临床专家、相关临床人员、方法学家等）共同参与，系统全面收集文献并严格评价文献的质量，再根据质量评价结果、结合指南使用背景等因素谨慎提出推荐意见。证据级别和推荐强度之间有明确的联系，并且循证指南在发布前广泛征询多方意见，发布后应不断更新。

指南真实性的评价要点：①指南制定者的文献检索策略是否全面、具有可重复性，文献检索是否在近年进行；②每项推荐意见是否均标明了其相关证据的等级，并准确地提供了相应的证据来源；③临床指南是否对现有证据进行了全面客观总结，指南制定者根据循证医学的原则对获取的系统化证据进行评价和分级，然后依据不同级别证据的结论、结合临床实践和患者价值观提出适当的推荐意见。

真实性评价主要涉及证据的收集、评价、整合及循证提出推荐意见。其中，确定推荐意见是临床实践指南的核心和难点。在循证指南中的推荐意见应该是来源于研究证据，对证据进行质量评价后根据证据级别，并结合目标人群的文化背景、风俗、法律等因素综合决定推荐与否及其推荐强度。当证据充分时，根据证据提出推荐意见；当缺乏证据或证据有高度的偏倚风险时，根据讨论达成的共识提出推荐意见。形成推荐意见时应注意推荐意见不是证据等级的直接演绎，高级别的证据不一定都要推荐或强推荐。

临床实践指南的核心是指导临床决策，而很多临床问题目前仍缺乏相应的高质量临床研究证据。因此，确定推荐意见时一方面应重视证据的级别，另一方面应权衡利弊，在综合其他因素的基础上，最后确定推荐意见。当证据明确显示干预措施利大于弊时为强推荐；当弊大于利时，为不推荐或反对应用；当证据显示利弊不确定或无论质量高低的研究证据均显示利弊相当时则为弱推荐。例如，美国儿科学会制定的儿童慢性咳嗽治疗指南中提到，儿童发生慢性咳嗽时首先应明确病因，根据病因决定治疗方案。该项推荐意见为A级推荐，但因为没有类似临床研究（也非必要），证据级别为E且来自专家的共识，而非来自临床研究证据。该推荐意见对于儿童慢性咳嗽患者而言有利无弊，所以为最高级别的推荐。

二、重要性评价

评价了指南的真实性后，还需要考虑该指南针对的问题是否是临床工作中亟须解决的重要问题。但要注意到，临床上会经常遇到较为复杂的问题，任何一部指南都不可能涵盖所有的临床问题。如果从指南中无法获取解决某一临床问题的证据，则需要查找其他类型的证据如系统评价或随机对照试验等。然而并非所有问题均需要随机化的临床试验来进行证实。例如，尚无一项随机对照试验证实高空坠落时应用降落伞的效果，因此有关降落伞的应用是弱推荐，但这并不妨碍降落伞的普遍应用，也不会有人尝试开展关于降落伞能否降低死亡率的随机对照试验。

治疗性指南应采用相对危险度降低率、绝对危险度降低率和防止一例结局事件的发生需要治疗的病例数等指标来反映干预措施的净效应及其临床价值。而诊断性指南则采用敏感度、特异度、阳性预测值和阴性预测值、似然比及受试者工作曲线等指标来体现诊断技术的价值。

随着医学实践的不断深入，临床指南也在不断地更新，查阅临床指南网站时可以发现，部分临床指南因纳入的研究证据过时而进行了更新。由此可见，指南并非固定不变的。临床指南只有不断总结，进行不断更新，才能真正起到临床实践的指导作用。

三、适用性评价

适用性指患者临床情况是否与指南的目标人群相似。适用性的评价要点包括：是否本地区的疾病负担很低或发病率太低而没有理由使用指南；执行该指南所需的成本可否接受；患者关于干预措施有效性和不利结局的看法及价值取向是否与指南相符；将指南应用于临床实践时，是否有来自地域的、机构的、传统的、权威的、法律或行为等阻碍因素而影响使用。

指南应详细描述适用的人群特征，如年龄、病程、疾病的严重程度、是否存在合并症，还应考虑医疗技术的费用。我国地域辽阔，各地区经济发展不均衡，有些医疗技术会因昂贵的诊疗费用影响其可及性。指南的适用性也会受到经济状况和卫生资源的影响。针对同一个临床问题，不同的学术机构可能制定出不同的指南；不同的国家或地区，根据其实际情况，也会制定不同的指南。以亚洲的糖尿病治疗为例，糖尿病人群中引起餐后血糖升高的一个主要机制是碳水化合物的摄入。α糖苷酶抑制剂可通过抑制小肠黏膜上皮细胞表面的α葡萄糖苷酶（如麦芽糖、淀粉酶、蔗糖酶）来影响碳水化合物的吸收，从而降低餐后血糖，成为在我国和日本等亚洲国家广泛使用的降糖药。但是在西方国家，由于饮食习惯等问题，α葡萄糖苷酶抑制剂的应用不如亚洲国家普遍。

在应用临床指南时，还要注意推荐意见并非绝对。例如，2016年欧洲重症医学会（European Society of Intensive Care Medicine，ESICM）与美国重症医学会（Society of Critical Care Medicine，SCCM）发布的"拯救脓毒症行动指南"（surviving sepsis campaign guideline）建议，对于严重全身性感染患者，应当将中心静脉压（central venous pressure，CVP）维持在8~12mmHg。但是，多项临床试验显示，CVP并不能准确地预测心室舒张末期容积，也不能反映患者对扩容试验的反应。因此，将所有患者的CVP机械地维持在8~12 mmHg之间，忽视了患者的个体差异。

第五节 临床指南的循证实践案例

一、案例描述

患儿，2岁，因病因不明的发热到当地医院就诊。患儿的家长想咨询医师选择哪种类型的体温计量体温？体温高就意味着病情严重吗？发热多长时间需要查血常规？患儿C-反应蛋白（C-reactive protein，CRP）和降钙素原（procalcitonin，PCT）的检查有什么意义？何时考虑检查脑脊液，什么情况下考虑胸部X线检查？

二、指南检索

根据本例提出的临床问题，需要获取儿童发热的临床实践指南。指南涵盖了发热的诊断、治疗等详细信息，高质量的循证临床实践指南有助于解决患儿的问题。制定检索式fever AND（child OR pediatric），查找NICE收录的临床指南（图2-10-9）。

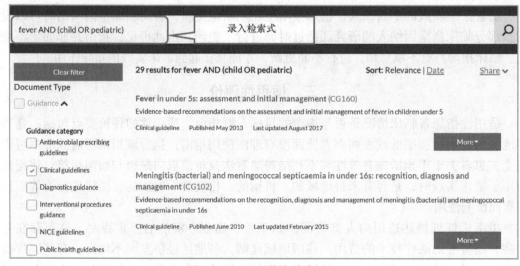

图2-10-9　NICE指南检索界面

下载五岁以下儿童发热评估及初级管理指南《Fever in under 5s：assessment and initial management》（图2-10-10）。

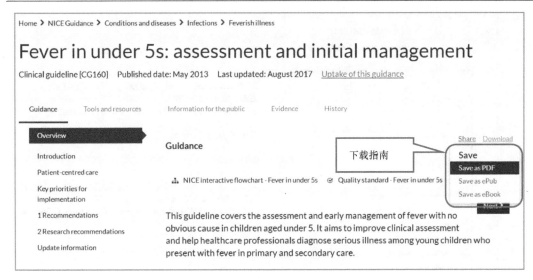

图2-10-10　NICE检索获得相关指南

　　之后检索PubMed，在应用了检索限定之后（图2-10-11、图2-10-12）共检索到35篇指南，其中2016年至今发表的指南共4部。之后，在PubMed检索结果界面快速阅读指南的题目和摘要，根据与临床问题的相关性确定需要进一步评阅的指南。英国NICE的指南"Fever in under 5s：assessment and initial management"为2013年版本，并在同年由*BMJ*对之进行总结。

　　同时，检索了万方数据，获取与问题高度相关的中文指南《中国0至5岁儿童病因不明急性发热诊断和处理若干问题循证指南（标准版）》。

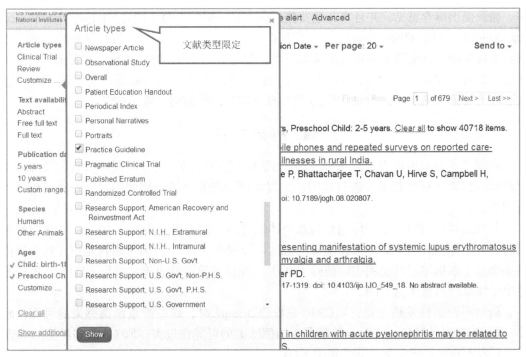

图 2-10-11　PubMed限定文献类型

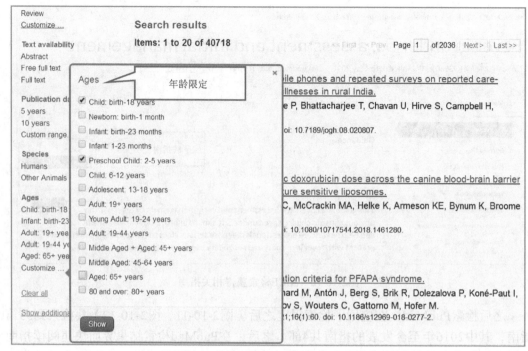

图 2-10-12　PubMed限定年龄范围

三、指南评价

在正式使用临床指南之前，需要了解指南的制定方法、阅读证据水平与推荐意见强度对照表的说明，根据推荐意见的强度确定临床应用。英国NICE指南的制定过程极其严谨，循证提出推荐意见，并且在儿童发热指南中附证据的来源（网址：https：//www.nice.org.uk/guidance/cg160/evidence）。《中国0至5岁儿童病因不明急性发热诊断和处理若干问题循证指南（标准版）》在提出推荐意见时参考了 "GRADE"方法；1 表示推荐或不推荐，2 表示建议或不建议；A、B、C、D依次为高、中、低、极低证据质量等级。1A代表高质量证据的推荐或不推荐，2D 代表极低质量证据的建议或不建议。

四、指南应用

本例患儿是国内患者，故选择《中国0至5岁儿童病因不明急性发热诊断和处理若干问题循证指南（标准版）》进行应用。根据案例中患儿家属咨询的问题，查阅指南后进行回答。

儿童测量肛温时，电子体温计与水银体温计测量的温度差异小（2D）；儿童测量腋温时，电子体温计与水银体温计测量的温度差异很小（1D）。但考虑到儿童元素汞暴露主要来自于水银体温计使用中的破碎（1B），并且可导致玻璃碎片损伤（1D），所以推荐电子体温计测量体温（1B）。

病因不明急性发热儿童，取CRP>临界值20mg/L时，诊断严重细菌感染的可能性较小；取CRP>临界值40mg/L时，诊断严重细菌感染的可能性较大；取 CRP>临界值80mg/L时，诊断严重细菌感染的可能性很大（1B）。

　　病因不明急性发热儿童进行PCT检查的指征和时间：病因不明急性发热儿童，发热8小时内行 PCT 检查较CRP 和血常规检查诊断严重细菌感染的价值更大，可作为预测严重感染的指标之一（2C），但不作为常规筛查早期严重细菌感染的指标。

　　病因不明急性发热儿童进行 PCT 检查诊断严重疾病的敏感度和特异度：小于3岁的病因不明急性发热儿童，取PCT>临界值1ng/ml时，诊断严重细菌感染的可能性较大；取PCT>临界值2ng/ml时，诊断严重细菌感染的可能性很大（1B）。

　　病因不明急性发热儿童特别是无下呼吸道疾病症状和体征时不推荐常规行胸部X线检查（1D）。

　　在基于临床指南进行决策时需要注意的是，临床指南只是指导性文件，并不是法规，注意避免盲目教条地应用指南。临床指南和临床实践存在差距，医师既要遵守指南中的具体内容，也需要强调其特有的灵活性。在使用临床指南之前需要考虑多方面的因素：如相似性和匹配性（临床问题、患者特征、医疗条件、医疗技术）、可行性（技术实施对人员知识和技能的要求、患者的经济状况、技术是否被医保报销）、患者及家属的价值观和意愿，在临床决策分析时综合考虑患者的预后、技术的效果和副作用等。若上述因素都符合，即可使用临床指南。

（吴辉群）

思　考　题

　　1. 简述循证实践指南与传统的临床指南的不同之处。

　　2. 简述循证实践指南的评价原则。

　　3. 检索"儿童病因不明急性发热的诊断和处理"相关指南，并根据"AGREE Ⅱ"对指南进行评价。

第十一章　卫生经济学问题的循证实践

学习目的

1. 掌握常用的卫生经济学证据；卫生经济学问题的循证实践思路。
2. 熟悉卫生经济学证据的分级。
3. 了解卫生经济学评价的方法。

在医疗卫生领域，人力、时间、设施、设备和知识都具有稀缺性，决策者在利用这些资源时需要做出明智的选择。如果某项新技术不如现有的干预措施有效且成本更高，该如何对其进行取舍？毫无疑问，医疗保险不应该报销此类技术。反之，如果新的竞争性技术比现有的干预措施更有效且成本更低，毋庸置疑，这是值得报销的最佳技术。然而，决策者最常遇到的问题是：如果新技术比目前的治疗方法更昂贵且更有效，该怎么办？医疗保险是否值得为该技术付费？为了得到预期的有效性是否值得为之付出额外的成本？

经济学分析关注活动的投入和产出，通常称为成本和结果。经济学评价是在不同备选方案之间进行对比分析，从而帮助决策者做出科学合理的决定。经济学证据现已广泛应用于卫生决策，例如，医疗保险报销目录的制定、慢性病干预项目的遴选（如肿瘤早期筛查和防治方案评估）、大型医用设备配置与规划、疾病防控项目的效果评估。

第一节　基本概念

一、卫生经济学和卫生经济学证据的概念

经济学是关于资源如何用于满足不同层面（个人、家庭或国家）的需要和需求。资源分配的理想状态是假定固有的一群人和可分配的资源，从一种分配状态到另一种状态的变化中，在没有让任何人境遇变坏的前提下，至少使得一个人变得更好。这一原则最早由经济学家帕累托提出，也称帕累托最优（Pareto optimality）或帕累托效率（Pareto efficiency）。"天下没有免费的午餐"，我们为了得到一件喜欢的东西，不得不舍弃另一件喜爱的东西。人们在决策时面临权衡取舍，所以决策者要比较可供选择方案的成本和效果或效益。

卫生经济学是经济学的一门分支学科，是应用于卫生服务领域中的经济学。卫生经济学研究是为了揭示卫生系统经济活动和经济关系的规律，以优化筹集、开发、配置和利用卫生资源，提高卫生服务的社会效益和经济效益。随着医学的进步和社会经济的发展，各种新技术不断涌现，且部分技术具有高昂的诊断或治疗成本。患者、医疗卫生领域的决策者和利益相关方既关注诊疗措施的疗效，又关注这些诊疗措施带来的生命质量改善和医疗费用支出。卫生经济学的目的是解决卫生领域中的经济问题，并为制定相关的卫生政策提供证据。

临床实践过程中，各种诊疗措施的成本核算和经济学评价研究日益增多，这些研究

产生了卫生技术的经济性证据。卫生改革的核心是经济改革，缺乏证据支持的决策通常带有盲目性，而脱离决策实践的证据又往往是空洞的。对于决策者而言，在特定的决策情境下，应基于科学有效的经济性证据、结合个人经验和决策实施对象的具体情况，遴选出具有经济性的干预方案。

二、常用的卫生经济学证据

（一）成本分析

成本是指在从事某项生产、服务等过程中所消耗的物化劳动和活劳动的货币价值。在进行成本分析时需要明确分析的角度，主要包括社会、卫生行政部门、政府机构、患者、医疗保险，其中最广泛的角度是"社会"。对于同一个医疗卫生评价项目，不同的分析角度可得到不同的研究结果。如患者需要承担往返医院的交通成本，然而从医疗保险付费角度则无须考虑此类支出。政府财政拨付医院职工的工资，对于政府而言是成本，对医师而言却是收入。

在成本分析时，需要测量资源的利用量以及单位成本或价格。资源利用量的测量通常取决于经济学评价开展的背景。例如，伴随临床试验开展的经济学研究，资源利用量的数据可以用病例报告的形式来收集；独立开展的经济学研究，其资源利用量可通过回顾性的病例分析或从常规的数据系统（如医院电子病历）中获取。某些资源的信息如家庭访视的数据可以通过询问患者来获得。

医院的医疗服务成本通常包括直接医疗成本、直接非医疗成本和间接医疗成本。直接医疗成本是指因某项医疗服务而产生的直接费用，如诊疗费、住院费、药费、大型医用设备检查费、实验室化验费等；直接非医疗成本是指患者因疾病就诊或住院而产生的非医疗服务成本，如因就医而产生的交通费、伙食费、住宿费等；间接医疗成本是指因罹患疾病而丧失的资源，如因疾病致残而丧失的生产力。

以开展医院卫生技术评估为目的的经济学研究，需要探讨如果引进某项技术，医院每年需额外花费或节省的直接成本。需要描述成本的类型包括启动成本（如安装、改造、培训或教育等）和运行成本（如员工工资、设备的维护费用等）。研究者应对成本进行量化描述，并且将医院其他科室的额外费用或节省的成本也考虑在内。

（二）最小成本分析

最小成本分析（cost minimization analysis，CMA），当有证据表明被评估的卫生技术与对照技术临床效果相同或相似时，可选择该方法来比较不同技术的成本。最小成本分析是一种常用的成本比较方法，用于筛选成本最低的药物或诊疗方案。

（三）成本-效果分析

假定评估的项目是关于肾移植和长期血液透析对于肾衰竭患者的经济性，则需要对肾移植和血液透析的成本及效果进行比较。上述两种治疗方案的效果不同，不能仅依据成本的多少进行决策，而是要计算不同方案增加的生命年数和每个单位效果的成本。这类分析方法称之为成本-效果分析（cost-effectiveness analysis，CEA），适用于临床产出指标相同的卫生技术间比较。结果既可以用每单位效果的成本来表示（如每增加1单位生命年的成本），也可以用每单位成本所获得的效果来表示（如每花费6000元能够增加的生命年数）。在给定预算约束的情况下，如果备选技术之间不存在显著差别，则后者更为适用。

成本-效果分析为衡量竞争性技术之间增加的成本与改善的健康结果其相对价值提供了量化方法，常用增量成本-效果比（incremental cost-effectiveness ratio，ICER）作为分析指标。对于具有更高成本的新技术，只有被证实能够提供足够好的健康结果，才具有推广应用价值。ICER的计算公式为

$$ICER=\frac{C_{new} - C_{reference}}{E_{new} - E_{reference}}$$

式中，C是成本，E是效果；"new"是新技术，"reference"是常规技术或对照技术。ICER测量每增加一个单位效应量的额外成本，可以用作资源配置的决策依据。意愿支付（willingness to pay，WTP）体现决策者愿意为每增加一个单位效应量而支付的额外金额。如果对于给定的新技术，其ICER高于WTP的阈值，则认为该技术太昂贵、不应该被医疗保险报销；反之，如果ICER低于WTP阈值，则认为新技术具有成本-效果（图2-11-1）。

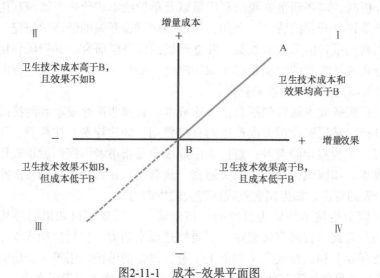

图2-11-1 成本-效果平面图

在图2-11-1中，横轴代表卫生技术A和备选技术B的效果差异，纵轴代表成本差异。备选技术B可以是常规技术或A的竞争性技术。直线BA的斜率即成本-效果比。如果点A落在第Ⅱ或第Ⅳ象限中，则易于做出决策。第Ⅳ象限说明目标技术更加有效且具有更少的成本，第Ⅱ象限则恰好相反。然而，如果点A落在第Ⅰ或第Ⅲ象限，则决策取决于技术的有效性、安全性、经济性和决策环境等多种因素。

（四）成本-效用分析

评估健康获益的测量方法是测量效用（utility）。效用是个体或社会对特定健康状态的偏好程度。成本-效用分析（cost-utility analysis，CUA）通常采用质量调整生命年（quality-adjusted life-years，QALY）或伤残调整生命年（disability-adjusted life-years，DALY）作为结局指标。以QALY为例，常规计算方法是每个健康状况的质量调整权重乘以该健康状况的持续时间，然后求和。有效的卫生技术将给患者带来更高的QALY、更长的生活时间和更好的健康状况。成本-效用分析适用于临床产出指标不同的卫生技术间的

比较。在成本-效用分析中，常用的偏好测量方法有等级评定量表法、分类评定量表法、视觉模拟评分法、标准博弈法、时间权衡法、基于多属性健康状况分类体系的偏好评分方法（如欧洲五维生存质量量表EQ-5D）。

（五）成本-效益分析

成本-效果分析和成本-效用分析都是在有限预算的情况下，决策者如何优化配置资源的方法。但是，如果经济学研究的目的为是否值得增加预算，应该选用何种方法呢？此时，需要选择一个通用的指标，使得研究者能够对不同的卫生技术产出进行对比分析，其中最常用的价值测量工具是货币。

备选方案的成本和结果都用货币单位来测量的分析称为成本-效益分析（cost-benefit analysis，CBA）。在开展成本-效益分析时，需要将卫生技术的效果（如获得的生命年数、获得的QALY、减少的失能天数、避免的并发症）转化为货币收益，常用的货币化方法是WTP。成本-效益分析的结果既可以用成本-效益之比，也可以用净效益/损失来表示。

经济学评价常用的成本和结果测量方法，及各种研究方法的特征如表2-11-1所示。

表 2-11-1　经济学评价中成本和结果的测量

研究类型	卫生技术和备选技术的成本测量/评估	有效性指标的确定	有效性的测量/评估
成本分析/最小成本分析	货币单位	无	无
成本-效果分析	货币单位	单一结果，卫生技术和备选技术均适用，并能体现两者的差异	自然单位（如获得的生命年、减少的失能天数、血压降低的数值）
成本-效用分析	货币单位	单一或多个结果，并不要求既适用于卫生技术又适用于备选技术	健康年数（如 QALY）
成本-效益分析	货币单位	单一或多个结果，并不要求既适用于卫生技术又适用于备选技术	货币单位

（六）预算影响分析

预算影响分析（budget impact analysis，BIA）用于估算卫生技术的采用对财务方面的影响，其分析结果经常被用于制定医疗保险报销目录或报销政策。预算影响分析通常在开展完全评价之后进行。成本-效果、成本-效用和成本-效益分析评估卫生技术较备选技术是否更具有经济性，预算影响分析则是评估高价值的卫生技术是否具有可负担性。例如，一项成本-效果分析表明A药相对于B药具有更高的价值，因为A药的ICER为40 000元/QALY。这意味如果有50 000名患者需要使用 A 药，卫生系统将额外花费20亿元的预算来治疗这些患者。预算影响分析采用卫生技术真实的"单位"成本，并将其乘以技术作用的人数，以获悉技术应用所需的预算总额。

医疗保险部门越来越多地要求将预算影响分析和成本-效果分析作为卫生技术上市或报销的提交材料。预算影响分析探讨采用新技术之后医疗卫生系统支出的预期变化，也可用于制定预算或规划资源。预算影响分析可以是独立开展，也可以与成本-效果分析同时进行。预算影响分析有不同类型的用户，如社会医疗保险的政策制定者、商业医疗保险的管理机构、提供医疗卫生服务的机构。不同类型的决策者对于预算影响分析的时间范围和成本类别持有不同的观点。

　　预算影响分析的数据来源包括：注册管理机构或数据库的技术实际使用情况和成本数据；与研究人群有关的临床试验数据；国际上类似人群以及类似实践模式的技术利用数据；市场调研数据；专家意见和实践模式的调查。在开展预算影响分析时，需要考虑如下因素：卫生系统的特征；研究的角度；现有技术和新技术的使用情况及成本（适用的人群、现有的卫生技术、新技术的使用和市场效应、新技术的超说明书使用情况、新技术与现有技术的成本）；对其他成本的影响（患者症状改善所需的相关成本、间接成本）；时间范围（通常是1~5年）；时间因素和贴现；数据分析框架；不确定性分析方法；模型的验证方法。

第二节　卫生经济学证据的分级与评价

一、卫生经济学评价的源数据分级

　　对于任何决策模型，其结果的真实性取决于录入模型的数据。因此，需要改进数据的"证据基础"，模型数据的分级方法有助于让研究者选择高级别的数据源，从而减少偏倚。本节介绍的分级方法（表2-11-2）涵盖了卫生经济学分析常用的数据源，并按照从1（最高质量）到6（最低质量）进行排序。该分级方法聚焦了5个常见的数据元素：分别为临床效应量、临床基线数据、资源运用、单位成本、效用。此分级方法弥补了卫生经济学偏倚风险评估工具当中，未对数据源的优点和不足进行分析的缺陷。

表 2-11-2　卫生经济学评价的源数据分级

级别	数据成分
A	临床效应量
1+	直接比较 RCT 的 Meta 分析，测量了终点指标
1	直接比较的 RCT，测量了终点指标
2+	直接比较 RCT 的 Meta 分析，测量了替代指标 * 相似的试验人群、以安慰剂为对照的 RCT 进行的 Meta 分析，测量了每种技术的终点指标
2	直接比较 RCT 的 Meta 分析，测量了替代指标 * 相似的试验人群、以安慰剂为对照的 RCT，测量了每种技术的终点指标
3+	相似的试验人群、以安慰剂为对照的 RCT 进行的 Meta 分析，测量了每种技术的替代指标 *
3	相似的试验人群的 RCT，测量了每种技术的替代指标 *
4	病例对照或队列研究
5	非分析性研究，例如病例报告、病例系列
6	专家观点
B	临床基线数据
1	病例系列或对可靠的行政管理数据库分析，且专门针对经济学分析涉及的目标区域患者
2	最近的病例系列或可靠的行政管理数据库分析，且涵盖了目标区域的患者
3	最近的病例系列或可靠的行政管理数据库分析，涵盖目标区域之外的患者
4	以往的病例系列或可靠的行政管理数据库分析，或者来自 RCT 的效应估计值
5	先前发表的经济学分析：无原始数据来源
6	专家观点

续表

级别	数据成分
C	资源使用
1	前瞻性地收集或分析用于特定研究且可靠的行政管理数据
2	针对目标区域、最近发表的前瞻性数据分析或可靠的行政数据分析
3	针对目标区域、此前发表的经济学评价（无原始数据）
4	目标区域之外、最近发表的前瞻性数据分析或可靠的行政数据分析
5	目标区域之外、此前发表的经济学评价（无原始数据）
6	专家观点
D	单位成本
1	针对目标区域、基于可靠的数据库或专门收集的数据源进行成本计算
2	针对目标区域、最近发表的基于可靠数据库或数据源的成本计算
3	针对目标区域、此前发表的经济学评价（无原始数据）
4	目标区域之外、最近发表的基于可靠数据库或数据源的成本计算
5	目标区域之外、此前发表的经济学评价（无原始数据）
6	专家观点
E	效用
1	专门开展的直接效用评估研究，研究样本包括： a）一般人群 b）与目标疾病相关 c）患有目标疾病的患者 对目标患者进行间接效用评估：运用已验证、针对患者群体的工具
2	对对目标患者进行间接效用评估：运用针对患者群体的工具、该工具未被验证
3	之前开展的直接效用评估研究，研究样本包括： a）一般人群 b）与目标疾病相关 c）患有目标疾病的患者 既往研究对目标患者进行了间接效用评估：运用已验证、针对患者群体的工具
4	既往研究中的效用值（无原始数据）——效用的确定方法未知
5	根据视觉模拟量表获得的患者偏好
6	德尔菲法、专家意见

RCT，随机对照试验。

* 替代指标：用测量到的终点代替真实终点（如用临床试验结束时的生存率作为长期生存状况的预测因子）。

二、卫生经济学证据的GRADE分级方法

GRADE证据分级方法也适用于卫生经济学证据，本文讲解如何从资源利用的角度对卫生经济学证据进行评级。

（一）研究的局限性

卫生经济学证据中，研究的局限性体现在非随机化分组、隐蔽分组不充分、盲法不充分、对于有失访的数据未采用意向性治疗分析、让患者自我报告很久之前的数据等。

非随机化分组和不充分的隐蔽分组会导致选择性偏倚，如不同组研究对象的病情

严重程度不同，重症患者需要使用更多的医疗资源。有效的盲法可以避免实施偏倚和结果测量偏倚。结果数据的不完整性会导致研究人员对资源利用的估计发生偏倚。如果不同组间的数据缺失例数和引起数据缺失的原因相似，则不完整性所致的偏倚风险程度较低。对于健康结局，意向性治疗分析有助于避免失访偏倚。理想情况下，不同组间的资源利用数据要具有可比性且有足够长的随访时间。然而，对于卫生经济学研究，资源利用的数据时常是基于特定时间的推论或用模型进行测算来获取，只有当资源利用的数据在研究期间较为稳定时（如慢性疾病）才会有低度的偏倚风险。

资源利用的数据可以直接来自患者，但让患者回忆过去的信息则会产生回忆偏倚，尤其是回忆数年前发生的事情或者是需要回忆诸多的细节。不过，对于自我报告数据的验证可以降低回忆偏倚的风险。例如，患者报告其卫生服务利用的数据，随后由卫生服务提供者结合医疗记录对数据进行核实。

（二）结果的不一致性

可以根据资源利用和成本数据来估计结果的不一致性。如果研究人员发现经济学证据中的研究对象和应用的卫生技术具有显著异质性且缺乏合理的解释，则可以考虑降低证据的质量级别。如果经济学证据对于资源利用的数据来源和经济学评价的方法学并未进行详细的报告，则会增加结果不一致性的评价难度。

（三）证据的间接性

证据的间接性体现在：证据来自不同的人群、不同的医疗卫生服务提供方或不同的研究场景（如大学附属医院、社区卫生服务中心）；不同的干预技术或对照技术；间接的结局指标（替代指标）；不合理的单位成本；随访时间不充分；间接比较的数据。

对于有效性的结果，如果缺乏头对头的直接比较（head-to-head comparisons）研究，或者研究对象、卫生技术、对照措施、结局指标存在差异，就要借助于间接证据。对于资源利用和成本，应侧重于评估证据是否与研究目的直接相关，而并非来自于不同场景资源利用的平均估计。间接性还源自不同类型的卫生服务提供者。例如，研究型医院对于特定患者的治疗成本会高于其他类型的医院。随着医疗技术的发展，既往发表的经济学数据会产生间接性，如降低仿制药品价格引起处方模式的改变。

（四）不精确性

资源利用的结果与健康结果一样，不精确会降低证据质量。由于不同患者医疗资源使用的异质性（如某些患者愿意接受高端医疗服务），资源利用的研究与健康结果的研究相比，往往需要更大的样本量来确保足够的统计检验能力，以检测组间的资源利用差异。

（五）发表偏倚

经济学研究也会产生发表偏倚，其评价方法同GRADE对于有效性结果的评价（详见本书第三章）。

三、卫生经济学证据的评价原则

如果将卫生经济学证据用于循证实践，则需要对证据的真实性、重要性和适用性进行评价。

（一）真实性评价原则

评价经济学证据的真实性，其实质是探讨研究结果与实践情况的相符程度。评价的重点是关注经济学研究设计和实施的质量、有无显著的偏倚风险、能否真实反映卫生技术实践应用时的经济性。

1. 该研究是否属于全面的经济学评价？只有全面的经济学评价才能提供科学、可靠的证据。通常情况下，全面的经济学评价包括成本-效果分析、成本-效用分析和成本-效益分析，部分经济学评价指结果描述、成本描述、成本-结果描述、功效或效果评价、成本分析。

2. 经济学评价目的是否明确，如是否清晰陈述要解决的关键问题？研究者需要介绍经济学评价的目标人群、研究开展的场景、研究的角度、研究的时间范围。需要结合决策背景分析采用的经济学评价能否有效地解决问题；根据研究的角度分析经济学评价纳入的成本类型是否合适；基于目标人群或患者的特征分析时间范围是否合理。

3. 是否对备选技术或对照有较详细的描述，备选技术或对照是否为医疗卫生实践的常用技术？如果不是常用技术，需要陈述选用该技术的原因。

4. 经济学评价纳入的健康结果数据和经济性数据是否合理？需要分析健康结果数据的真实性以及证据来源是否科学。如对于有效性证据，最高级别的证据通常基于直接比较RCT的Meta分析。评价偏好的测量和评价方法是否科学，如是否有证据支持该种测量方法的科学性，经济学评价中是否标引证据的来源，资源和成本的估计是否与决策情境相符？

5. 对于通过构建模型来开展的经济学评价，研究者对未来的成本和结果是否进行了时间上的校正，贴现率是多少，是否合理？

6. 结果数据是否进行了增量分析和敏感性分析，分析方法是否科学？如果不同的亚组人群具有显著的异质性，经济学评价是否进行了亚组分析？

（二）重要性评价原则

评价结果的重要性时首先需要考虑每种卫生技术的成本和效果、效用或效益，在不同亚组人群中的经济性，以及增量分析的结果如ICER。获得的成本和效果或效用是否具有临床实践价值，是否利于资源的合理配置？

诸多经常存在的不确定因素影响了卫生经济学评价的稳定性和推广应用，如研究对象的特征、研究开展的场景、研究角度、成本数据的来源、数据的时效性。经济学评价需要报告敏感性分析的结果。

（三）适用性评价原则

1. 患者是否与经济学证据中的研究对象具有相似性　决策者在循证运用经济学评价解决问题时，需要考虑与临床结局密切相关的患者特征（如病情轻重、有无并发症、对特定的药物有无耐药性）是否与实践中的患者或人群具有相似性，卫生技术能否取得类似的临床效果。

2. 患者的诊断或防治成本是否具有相似性　决策者需要分析经济学研究证据的角度，分析成本类型、成本数据的来源、成本的计算方法等信息，再结合决策实践判断患者的诊断或防治成本是否与研究证据类似。尽管国内外研究的成本数据有显著差异，甚至同一国家不同地区之间也存在差别，然而不同卫生技术之间相对经济性的研究结果仍然具有借鉴价值。

3. 增量分析和敏感性分析结果是否有助于决策 如果增量分析的结果明确显示某种新技术较常规技术显著增加成本、却降低了效果，决策者应考虑放弃该项技术的应用；如果成本减少而效果增加则应该选择该技术；如果成本增加同时效果增加，或者成本降低同时效果降低，则应该结合决策的问题以及支付意愿综合分析。敏感性分析告知决策者经济学评价的稳定性。

第三节　卫生经济学评价方法与案例

一、常见的经济学评价模型

决策者在面临复杂的决策问题时，需要比较各种备选方案对卫生系统的影响及其作用机制、利益相关方的行动（如患者、医疗服务提供者）以及与决策相关的已知和不确定因素。在评价卫生技术的临床效果和经济性时，如果想估计患者的临床结局及医疗费用，则可以构建经济学评价模型。例如，预测沙格列汀与二甲双胍联合治疗的2型糖尿病患者未来20年的医疗支出；评价该药较磺脲类药物与二甲双胍联用是否具有长期的成本-效果。常用的决策分析模型包括决策树、Markov模型和计量经济模型。

决策树通过对卫生技术作用下疾病发生发展过程的信息收集，模拟疾病的进程，对模型进行赋值和量化分析。构建决策树时需要对模型假设、模型结构和参数来源进行详细说明，并解释其合理性。Markov模型用多个Markov状态表达疾病进程中的不同阶段，用循环周期来描述患者病情发生变化的时间间隔（如2型糖尿病的确诊、发生并发症、死亡），并设定循环终止条件。计量经济模型主要通过对原始数据的统计回归分析，直接估计变量的函数关系，即获得不同卫生技术的成本-效果差异的区间估计值。计量经济模型可用于卫生技术成本的影响因素分析，以及不同卫生技术和不同人群/亚组的成本差异分析。

二、经济学评价的思路与软件操作

本节以决策树为例，讲解如何开展成本-效果分析。

案例：假定有两种治疗疾病的技术，分别是传统的手术治疗和某种新药治疗；手术治疗需要支付的相关费用为1.5万元，如果患者采用手术治疗，只需要治疗一次即可，手术成功率为65%；如果采用药物治疗，每年治疗费用为2万元，药物治疗成功的概率为85%；如果患者药物治疗无效，则在第1年后停止治疗。无论是手术还是药物治疗，如果治疗成功，患者的平均预期寿命为13年，健康效用为0.85；如果任一种治疗方法无效，患者的平均预期寿命为5年，健康效用为0.60。

请结合以上数据计算ICER，并且根据10万元/QALY的成本-效果阈值确定何种技术最具经济性并解释原因。

（一）明确拟解决的问题

在建立决策分析模型之前，需要回答以下问题。

1. 模型拟解决的问题是什么？以往只有一种治疗方案供选择，而目前已经有了新的治疗方法。决策者希望为患者确定最具成本-效果的治疗方法。

2. 待评估的技术/备选技术是什么？目前治疗该疾病的常规方案是手术治疗。新药也可用于治疗该病。此药比手术治疗更加昂贵，但较之更加有效。

本例的决策分析中有两种治疗患者的方案：药物、手术。如何测量与待评估技术/备选技术相关的结局指标？在模型中，用体现每种干预策略的决策树分支（branch）和节点（node）来表示。

（二）定义模型的参数

在模型建立之初应对参数进行定义，创建透明、连贯和灵活的参数。在开展经济学评价时，还需要注明变量值的来源，如来自RCT的Meta分析、来自医院收集的成本数据或专家咨询等（表2-11-3）。

表 2-11-3　成本－效果分析的模型参数

参数	变量名称	数值	参数	变量名称	数值
药品的年治疗成本	costMedAnnual	20 000 元	治疗成功的预期生存年限	lifePostSuccess	13
手术的治疗成本	costSurgery	15 000 元	治疗无效的预期生存年限	lifePostFailure	5
药品治疗的成功率	probSuccessMed	0.85	治疗成功的健康效用	utilityPostSuccess	0.85
手术治疗的成功率	probSuccessSurg	0.65	治疗无效的健康效用	utilityPostFailure	0.60

（三）录入变量和计算公式

每种卫生技术由一个机会节点（"圆圈"）来表示、其右侧的分支代表可能的结局。在本例中，每项卫生技术有两种结局：治疗成功、治疗无效。决策树用树状图谱和分支结构来反映所做的决策、竞争性技术以及临床结局（图2-11-2）。

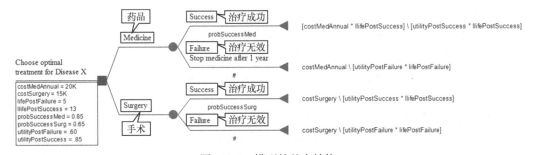

图2-11-2　模型的基本结构

我们需要对于每种结局定义其发生的概率。对于每个机会节点，概率之和必须为1。在TreeAge Pro中，已知概率[1-probSuccessMed或1-probSuccessSurg]的补码由"#"表示。

"终端节点"代表完整的患者路径，接下来需要添加与每条路径相关的结果变量。

1. 药物治疗成功

（1）成本：在预期寿命为13年的生命进程中，药品治疗每年需要2万元。
$$\text{costMedAnnual} \times \text{lifePostSuccess} = 2 \times 13 = 26 \text{万元}$$

（2）有效性：在预期寿命为13年的生命进程中，治疗成功的效用为0.85：
$$\text{utilityPostSuccess} \times \text{lifePostSuccess} = 0.85 \times 13 = 11.05 \text{ QALYs}$$

注意：在模型中录入参数引用的公式，而不是直接输入公式计算的结果（图2-11-3）。

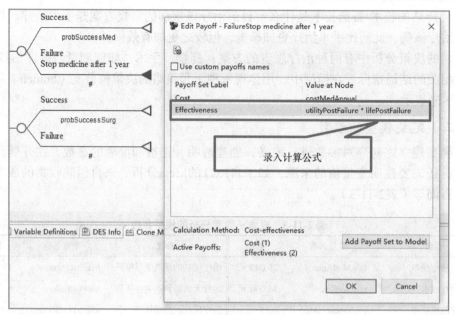

图2-11-3　模型的公式录入

2. 药物治疗无效

（1）成本：每年药物治疗费用为2万元，但在此情况下，药物在使用1年后就停止：
$$costMedAnnual \times 1 = 2 \times 1 = 2万元$$

（2）效用：在预期寿命为5年的生命进程中，治疗无效的效用为0.6：
$$utilityPostFailure \times lifePostFailure = 0.6 \times 5 = 3.0 \ QALYs$$

3. 手术治疗成功

（1）成本：在预期寿命为13年的生命进程中，手术仅花费1.5万元。

（2）效用：在预期寿命为13年的生命进程中，手术治疗成功的效用为0.85：
$$utilityPostSuccess \times lifePostSuccess = 0.85 \times 13 = 11.05 \ QALYs$$

4. 手术治疗无效

（1）成本：在预期寿命为5年的生命进程中，手术费用为1.5万元：
$$costSurgery = 1.5万元$$

（2）效用：在预期寿命为5年的生命进程中，手术治疗无效的效用为0.6：
$$utilityPostFailure \times lifePostFailure = 0.6 \times 5 = 3.0 \ QALYs$$

（四）计算卫生技术的成本和效果

我们通过比较手术与药物治疗的经济性进行循证医疗卫生决策，即确定具有成本-效果的技术。

1. 药物治疗　通过分析，产生了与患者路径相关的结果：

治疗成功需要支出 26万元，获得11.05 QALYs；治疗无效需要支出2万元，获得3.0 QALY。通过计算上述路径的加权平均值来确定药物治疗的预期价值，此时用概率进行计算：

成本：$26 \times 0.85 + 2 \times 0.15 = 22.4万元$

效果：$11.05 \times 0.85 + 3.0 \times 0.15 = 9.8425 \ QALYs$

2. 手术治疗　手术成功需要支出1.5万元，获得11.05QALYs；手术失败需要支出1.5万元、获得3.0QALYs。通过计算路径的加权平均值来确定手术治疗的预期价值，同样用概率来计算：

成本：1.5×0.65+1.5×0.35=1.5万元

效果：11.05×0.65+3.0×0.35=8.2325 QALYs

（五）计算ICER

成本-效果分析提供了评估竞争性技术经济性的方法，即探讨增加的成本与改善的健康结果的相对价值。在成本-效果分析中，ICER定义为成本差值（C）除以有效性的差值（E），即

$$ICER=\frac{C_{new}-C_{reference}}{E_{new}-E_{reference}}=\frac{224\ 000-15\ 000}{9.8425-8.2325}=129\ 814$$

用户可以在TreeAge Pro中运行菜单栏的"Analysis"—"Rankings"（Rankings Report）来生成ICER，本例获得的ICER为129 814元/QALY。

（六）ICER与支付意愿的比较

ICER是为每个额外的单位效应量支付的金额；WTP是愿意为每增加一单位效应量支付的金额。本例ICER为129 814元/QALY。如果意愿支付的阈值是10万元/QALY，则ICER高于支付意愿，这意味着不建议采用新药。在此情况下，手术治疗是最佳策略。

TreeAgo Pro菜单栏的"Analysis"-"Cost-effectiveness"可以绘制成本-效果图，还有助于遴选最佳的干预策略。WTP线可添加到图中（图2-11-4），WTP线将始终与最具有成本-效果的卫生技术相交。

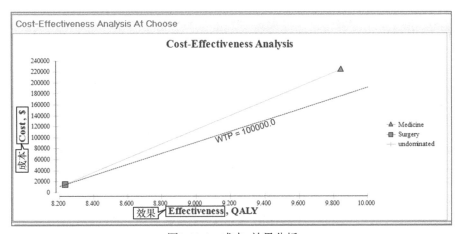

图2-11-4　成本-效果分析

（七）敏感性分析

虽然经济学评价的成本-效果模型已建立，然而录入模型的参数均为固定值。例如，在上述模型中，新药的成本是每年2万元。如果在临床实践中，新药的成本范围为1.5~2.5万元，何种技术具有成本-效果？

敏感性分析（sensitivity analysis）用于评估模型受不确定性的影响程度。在进行敏感

性分析时需要考虑：模型是否对特定的不确定因素敏感？例如，如果改变参数值会产生另一种卫生技术为最优的结论吗？与参数相关的不确定性如何影响我们对结论的信心？此处介绍最基本的单因素敏感性分析（one way sensitivity analysis），通过在模型中设定新药的成本范围来获取ICER（图2-11-5）。

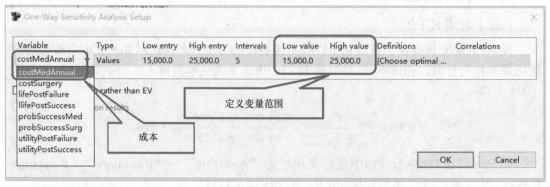

图2-11-5　设置敏感性分析参数

敏感性分析结果表明，当新药成本低于1.5万元时，新药治疗的经济性优于手术治疗（图2-11-6）。

costMedAnnual	Strategy	Cost	Incr cost	Eff	Incr Eff	ICER	NMB	C/E	Dominance
∨ 15,000.0									
	Surgery	15000	0	8.232	0.000	0	396625	1822	
	Medicine	168000	153000	9.842	1.610	95031	324125	17069	
∨ 17,000.0									
	Surgery	15000	0	8.232	0.000	0	396625	1822	
	Medicine	190400	175400	9.842	1.610	108944	301725	19345	
∨ 19,000.0									
	Surgery	15000	0	8.232	0.000	0	396625	1822	
	Medicine	212800	197800	9.842	1.610	122857	279325	21621	
∨ 21,000.0									
	Surgery	15000	0	8.232	0.000	0	396625	1822	
	Medicine	235200	220200	9.842	1.610	136770	256925	23896	
∨ 23,000.0									
	Surgery	15000	0	8.232	0.000	0	396625	1822	
	Medicine	257600	242600	9.842	1.610	150683	234525	26172	
∨ 25,000.0									
	Surgery	15000	0	8.232	0.000	0	396625	1822	
	Medicine	280000	265000	9.842	1.610	164596	212125	28448	

图2-11-6　敏感性分析结果

第四节　卫生经济学证据的报告规范

卫生经济学评价报告标准的共识（Consolidated Health Economic Evaluation Reporting Standards，CHEERS）对已发表的卫生经济学评价指南进行整合与更新，尝试形成全新的实用型报告指南。

CHEERS的内容包括题目和摘要、前言、方法、结果、讨论、其他共6个部分、24个条目的清单（表2-11-4），主要用户是卫生经济学评价的研究人员、论文同行评议专家及期刊编辑。

表 2-11-4 CHEERS 卫生经济学评价报告标准共识

内容／条目	条目编号	建议
题目和摘要		
标题	1	确定该项研究是经济学评价或者文献中使用了更加具体的术语例如"成本－效果分析"，并且描述了待比较的卫生技术
摘要	2	提供结构化的摘要，涵盖研究目的、研究角度、研究开展的场景、研究方法（包括研究设计和录入的参数）、结果（包括基线资料和不确定性分析）、结论
前言		
背景和目的	3	明确、详细地描述研究开展背景；提出研究问题并说明其与卫生政策或实践的相关性
方法		
目标人群和亚组	4	描述要分析的基线人群和亚组的特征，并说明选择该人群的原因
研究背景和地点	5	陈述与决策相关的背景资料
研究角度	6	描述研究角度和与之相关、待评价的成本
对照	7	描述待比较的卫生技术或策略并陈述选择的理由
时间范围	8	陈述成本和结果的时间范围并说明其合理性
贴现率	9	报告成本和结果的贴现率并说明其合理性
健康结果的选择	10	描述用于评价健康益处的结局指标并说明其与该类型经济学评价的相关性
有效性的测量	11a	基于单项研究的估计：充分描述单项有效性研究的设计方案，并说明为什么单项研究是临床疗效数据的充分来源
	11b	基于研究综合的估计：充分描述研究的纳入标准以及临床疗效数据的合并分析方法
偏好结果的测量和评价	12	如果可行的话，描述偏好测量针对的人群和使用的方法
资源和成本的估计	13a	基于单项研究的经济学评价：描述与备选技术有关的资源利用估计方法。描述衡量每种资源单位成本的主要或次要研究方法。描述为了获取机会成本做出的任何调整
	13b	基于模型的经济学评价：描述模型中健康状况有关的资源利用估计方法和数据来源。描述衡量每项资源单位成本的主要或次要研究方法。描述为了获取机会成本做出的任何调整
货币、定价日期和转换	14	报告估计资源用量和单位成本的日期。必要时描述将估计的单位成本调整到报告年份的方法。描述将成本转换为通用货币单位的方法及使用的汇率
模型的选择	15	描述运用的决策分析模型并给出选用理由。强烈推荐提供模型的结构图
假设	16	描述决策分析模型的所有结构化假设或其他假设
分析方法	17	描述经济性评价运用的所有分析方法，包括处理偏态数据、缺失值或截尾的方法；外推的方法；数据合并的方法；模型验证或调整（如半周期校正）的方法；以及处理人群异质性和数据不确定性的方法
结果		
研究参数	18	报告所有参数值、参数范围、参考文献（如果引用的话）及参数分布。报告不确定性分析中参数分布的依据或来源。强烈推荐以表格形式提供录入模型的参数值

内容/条目	条目编号	建议
增量成本和结果	19	报告关注的每种卫生技术其主要成本和结果估计均值，并且指出卫生技术与对照技术间的均数差。如果可行，报告 ICER 值
不确定性分析	20a	基于单项研究的经济学评价：描述抽样不确定性对增量成本和增量效果的影响，以及方法学假设（如贴现率、研究角度）产生的影响
	20b	基于模型的经济学评价：描述各录入参数的不确定性对结果产生的影响，以及模型结构和假设所致的不确定性
异质性的特征	21	如果可行，报告可以通过患者亚组不同的基线特征或其他观察到的变异来解释的成本、结果或成本－效果的差异，而这些变异不会因更多信息而弱化
讨论		
研究发现、局限性、适用性及现有知识	22	总结关键的研究发现并描述它们如何支撑得到的结论。讨论研究发现的局限性和适用性，以及这些发现与现有知识的相符程度
其他		
资金来源	23	描述研究受到的资助和资助者在选题、研究设计、实施和结果报告方面的角色，描述其他非货币来源的支持
利益冲突	24	根据期刊政策，描述任何贡献者潜在的利益冲突。在期刊政策缺乏时，建议作者遵从国际医学期刊编辑委员会的建议

为了连贯性，CHEERS 声明的清单样式参照 CONSORT 声明。

第五节　卫生经济学问题的循证实践案例

一、案例描述

无创性产前诊断（non-invasive prenatal test，NIPT）是利用大规模平行测序技术对母体外周血中游离DNA进行测序，获取胎儿染色体信息的方法。传统的产前筛查和诊断方法如孕早期超声检查、孕中期血清学筛查、羊水细胞染色体核型分析均具有一定的局限性，尤其是穿刺可能会致孕妇流产。随着新一代基因测序技术的深入发展，NIPT技术得到飞速发展。NIPT对于唐氏综合征（又称21三体综合征）的早期诊断是否具有经济性？

二、证据检索

以"Down syndrome, Trisomy；screening, prenatal diagnosis；cost-effectiveness, cost-benefit, cost-utility, economic evaluation"为检索词，检索PubMed、英国卫生服务经济评价数据库（NHS Economic Evaluation Database，NHS EED）、儿科经济学评价数据库（Paediatric Economic Database Evaluation，PEDE）、万方知识服务平台、中国期刊全文数据库和中国生物医学文献数据库。获取2篇与问题高度相关的系统评价以及1篇原始研究证据，论文题目如下：

21三体综合征无创产前筛查策略的经济学系统评价。

Cost effectiveness of cell free DNA in maternal blood testing for prenatal detection of trisomy 21，18 and 13：a systematic review.

无创性产前基因检测技术筛查策略的卫生经济学分析。

三、证据评价

（一）经济学评价的系统评价

1. 许艳等发表的系统评价检索了多个中、英文数据库，描述了检索词和检索策略，纳入分析的文献类型包括成本-效果分析、成本-效益分析、成本-效用分析、最小成本分析和其他类型的卫生经济学评价；由两名系统评价员使用CHEERS工具对纳入文献进行评价；考虑了研究角度、研究时限、研究开展的场景、对照技术。

纳入的15篇文献中，有9篇采用了决策树来分析NIPT技术的成本-效果；有12项研究提及研究的角度，主要从社会、公共卫生、政府、卫生服务支付方的角度来进行分析；有13项研究提及研究时限，其中9项都在1年以内，1项研究时限是5年，2项研究时限是2年，1项研究时限是3年，2项没有提及研究时限。所有研究都明确提到了有效性数据的来源。有10项研究将NIPT作为二次深度筛查技术与传统的孕母血筛查进行对比分析，其中7项研究认为条件筛查更具有成本-效果。有12项研究将NIPT技术提供给所有孕妇，并将其与传统孕母血筛查进行了比较，除3项研究认为在特定的价格水平、特定的研究视角、特定的预防或诊断21三体综合征的成本水平下（即考虑了患儿出生后的生命周期成本）推荐使用NIPT技术，其余研究均不推荐将其提供给所有孕妇。

该篇系统评价认为NIPT筛查的经济性受到多种因素的影响，尤其受价格因素的影响，导致其取代传统孕母血筛查技术的成本-效果较高；其经济性还受到人群对NIPT筛查技术接受率的影响。

2. García Pérez等对NIPT筛查出生缺陷的成本-效果进行系统评价。该篇系统评价制定检索词并检索了英文数据库，提取纳入文献中的数据并且评价其方法学质量，对文献结果进行定性描述。文献的质量评价采用卫生经济学家Drummond和Jefferson制定的评价标准。作者将纳入文献提及的成本统一转换至2016年并以美元为单位。根据转换工具、基于购买力评价，结合指南的建议和公式对成本进行转换，提高了结果的适用性。在系统评价过程中，分析了纳入研究的角度、时间范围、诊断的阈值、贴现率、成本和有效性数据。

该篇系统评价分析的NIPT技术包含以下两种：①通用的NIPT策略，NIPT是针对所有孕妇，而不考虑其他常规产前诊断的结果；②依情况而定的NIPT策略，仅当常规的筛查技术得到阳性结果时，NIPT才作为二线筛查技术。系统评价的作者检索了MEDLINE、PreMEDLINE、Embase和Cochrane图书馆。文献的纳入标准包括：①探讨21、18或13三体综合征的诊断学成本和检测病例数的完全经济学评价（包括成本-效果分析、成本-效益分析、成本-效用分析、最小成本分析）；②比较通用的NIPT筛查策略和依情况而定的NIPT筛查策略；③研究对象是胎儿有任何异常风险的孕妇。

该篇文献共纳入12项经济学评价，其中9项针对21三体综合征，3项研究涵盖21、18和13三体综合征。3项研究评价了依情况而定的NIPT诊断结果、3项研究评估了通用策略的诊断结果、6项包含上述两种情形。纳入的研究其方法学总体而言可以接受。系统评价表明，NIPT技术较常规筛查能够降低因操作所致的流产风险。然而依情况而定的NIPT策略其成本-效果具有不确定性，不同研究得到的结果互相矛盾；现有研究认为通用的NIPT策略不具有成本-效果。

（二）经济学评价的原始研究证据

许艳等以决策树为基础，从社会学角度对NIPT技术筛查21三体综合征进行成本-效果分析，为NIPT技术在我国临床应用提供依据。

该项研究通过TreeAge软件建立决策树，模拟10 000名孕妇在不同筛查策略下的转归。选择21三体综合征产前筛查及产前诊断的三种方案为：①自然状态策略；②孕中期血清学三联筛查策略；③NIPT技术筛查策略：以NIPT技术取代孕中期血清学三联筛查，筛查阳性者给予侵入性产前诊断。根据上述三种方案建立决策树，在文献评阅、现场调查、专家咨询的基础上确定结局发生的概率，计算各种策略的期望结局和成本。该项研究计算了ICER，并对模型中的主要参数在合理范围内进行敏感性分析，研究设计科学可行。

研究发现，NIPT技术筛查的效果优于孕中期血清学三联筛查策略；我国目前NIPT的例均价格为1720~2850元，高于孕中期血清学三联筛查例均价格10倍以上，且不在医疗保险报销范围内，需要孕妇自行承担检测费用。目前，将NIPT技术提供给所有孕妇不具有良好的成本-效果。

四、决策分析

根据已发表的经济学评价的系统评价和成本-效果分析，现有的经济学证据并不推荐将NIPT技术提供给所有孕妇进行21三体综合征筛查。然而，纳入研究较少考虑21三体综合征患儿出生后的生命周期成本。鉴于未来医疗保险报销范围的变化、技术诊断效能的提升以及孕妇对该项技术接受度的增加，需要进一步开展大样本的研究，以明确该技术的适宜人群及其成本-效果。

（耿劲松）

思 考 题

1. 对于疾病X，已存在手术和仿制药两种方法作为治疗方案选择。新药正在进入市场，我们需要确定这三种治疗方案中哪一种最具成本-效果。

手术是一次性开展且花费5万元，手术死亡的概率为1%。仿制药的每年费用为7000元，如果患者经仿制药治疗无效将在1年后停药。新药的费用为每年18 000元，如果患者经新药治疗无效也会在1年后停药。手术治疗的成功率为75%，仿制药治疗的有效率为70%，新药治疗的有效率为80%。治疗有效的健康效用值为0.90，治疗无效的效用值为0.65。治疗起效之后患者的生存期为16年，治疗无效后患者的生存期为10年。假定患者支付意愿为10万元/QALY。

请建立经济学评价模型以确定最佳干预策略并陈述得出这一结论的理由。是否存在任何主导性的干预策略？如果有，请指出是哪一种卫生技术并陈述原因。

2. 你认为将经济学证据应用于医疗保险报销政策制定过程中，应该考虑哪些因素？

第三篇　方　法　篇

第十二章　系统评价概述

学习目的

1. 掌握系统评价的定义和特点；系统评价与其他文献形式的区别及其分类；系统评价的基本步骤；证据检索策略、资料提取方法、质量评价及数据分析方法；Cochrane偏倚风险评价工具及PRISMA声明。

2. 了解系统评价的质量评价方法。

随着医疗卫生研究证据的不断增长，决策者在进行临床决策和制定医疗卫生政策时面临着证据筛选的难题。例如，研究戒烟方法的疗效和安全性，通过检索PubMed发现上千篇临床试验，涉及的戒烟方法很多，包括咨询、尼古丁替代品、认知行为治疗、催眠疗法、针灸、药物治疗等，其中仅尼古丁替代品的临床试验就有150多篇，且结论不一致，此时医师该如何循证解决问题？

自"系统评价"这一术语出现后，其理念和方法已越来越广泛地得到了政策制定者、研究者、医务工作者和患者的认可和使用。各专业研究人员将全世界相关领域中具有相同或相似目的的医学研究证据收集起来，评价它们的质量并整合结果，可以在一定程度上获得关于某个医疗卫生问题系统和全面的知识。例如，明确暴露因素在疾病发生过程中的作用、评估干预措施的疗效和安全性，这种经过综合评价和具有代表性的证据可以为医疗卫生决策提供全面而准确的依据。

第一节　基本概念与特点

一、系统评价的定义

系统评价（systematic review，SR）是由英国著名流行病学家和内科医师Archie Cochrane教授于1979年提出。它是一种全新的文献综合方法，是针对某一具体临床问题（如病因、诊断、治疗、预后），系统全面地收集现有已发表或未发表的临床研究，采用循证医学严格评价文献的原则和方法，筛选出符合质量标准的文献，进行定性或定量合成（Meta分析），从而得出可靠的综合结论。系统评价可以是定性的，也可以是包含Meta分析的量化分析过程。

系统评价是基于原始研究证据的综合分析和评价，因此其质量会受到诸多因素的影响，如原始研究的质量、系统评价的方法学及评价者技术水平或观点的差别。在阅读和使用系统评价的结论时，仍需对其进行严格评价。

二、系统评价的特点

系统评价主要有以下几方面特点：

（一）研究目的明确、文献的纳入排除标准清晰

系统评价是针对特定临床问题进行的系统性研究，因此具有明确的指向性。研究目的的明确性使得系统评价具有清晰、明确的纳入及排除标准。

（二）方法明确且可被重复

可重复性是系统评价的优势。系统评价采用固定化的格式和流程，使用统一的评价标准对纳入研究的质量进行评价，因此步骤清晰明确，可重复性强。通常在系统评价的"方法"部分来描述所开展的步骤和采用的方法。

（三）系统性地检索文献

系统评价对文献检索具有很高的要求，高质量的系统评价通常会使用多种检索方法，如电子检索或手工检索，尽可能搜索多个信息源，如PubMed、Embase、Cochrane Library等。

（四）严格的质量控制方法

参照预设的纳入和排除标准对检索到的文献进行系统筛选，对纳入研究的偏倚风险进行严格的质量评价。

（五）系统描述及整合纳入研究的特征和结果

系统评价具有明确的研究思路及方法，研究报告的书写也有明确的格式标准及流程参照，因此对研究过程及结果都有系统性的描述。

第二节 系统评价与其他文献的区别及其分类

一、系统评价与其他文献的区别

系统评价与传统综述、Meta分析有区别也有联系，它们之间有各自的特点又相互重合。

（一）系统评价与传统的文献综述

传统的文献综述又称叙述性文献综述（narrative review），是一种叙述性的研究方法，没有固定的格式和流程，也没有对纳入研究的质量进行评价的统一标准，对文献的广度和深度并无特定的要求。

系统评价和传统文献综述均是对临床研究文献的二次分析和总结。但系统评价的写作过程严谨、科学，具有较好的重复性，可以提供大量信息，在证据体系中被认为是最高级别的证据。区分一篇综述是叙述性文献综述还是系统评价，主要看其是否采用科学的方法来减少偏倚或混杂因素的影响。高质量的系统评价与传统文献综述的主要区别体现在以下几方面（表3-12-1）。

表 3-12-1　系统评价与传统文献综述的特点及区别

区别	系统评价	传统文献综述
研究目的	有明确的研究目的及研究假设	可能有明确的研究目的，但往往是针对某一主题的综合讨论，缺少研究假设
文献检索	有广泛且明确的检索策略，检索所有发表与未发表的研究，尽量避免发表偏倚	无严格规定，易产生偏倚
文献筛选	有明确的文献纳入与排除标准，减少选择偏倚	无严格规定，筛选时易受主观因素的影响
原始研究的质量评价	评价原始研究证据，发现潜在偏倚并分析异质性来源	通常不考虑原始研究的方案和质量
研究结果的整合	综合方法学最佳的研究得出结论，必要的时候采用Meta分析	通常不区分研究的方法学差异

（二）系统评价与Meta分析

系统评价和Meta分析的区别主要体现在以下几方面：

1. 系统评价并非必须对纳入的研究进行统计学合并即Meta分析。

2. 是否进行Meta分析要根据原始研究文献是否具有足够的同质性。

3. Meta分析也并非一定是系统评价，因其本质是一种用于数据合并的统计学方法。

4. 对多项同质研究进行Meta分析的系统评价称为定量系统评价（quantitative systematic review）。

5. 若纳入研究因异质性而无法进行Meta分析，仅进行描述性分析的系统评价即称为定性系统评价（qualitative systematic review）。

可见，系统评价不一定都运用Meta分析的方法，而Meta分析也不一定是系统评价。

（三）Cochrane系统评价与其他系统评价

Cochrane系统评价（Cochrane database of systematic reviews，CDSR）是研究人员根据Cochrane系统评价手册，在相应Cochrane评价小组的指导和帮助下完成的系统评价。由于Cochrane协作网有严谨的组织管理和质量控制系统，有固定的格式，使用统一的系统评价软件RevMan（Review manager）录入与分析数据、撰写系统评价计划书和报告，发表后根据新的研究定期更新，还具有及时反馈和更新机制。因此，Cochrane系统评价的质量较高，被认为是评价干预措施疗效的最佳证据。Cochrane系统评价与一般系统评价的区别见表3-12-2。

在循证医学研究中，系统评价与传统综述、Meta分析、Cochrane系统评价间的关系可以总结为下图（图3-12-1）：

表 3-12-2　Cochrane 系统评价与一般系统评价的区别

特点	Cochrane 系统评价	一般系统评价
资料收集	全面	不一定全面
质量控制措施	完善	不一定完善
方法学	规范	不一定规范
不断更新	是	否
反馈意见及修正	及时	不一定及时

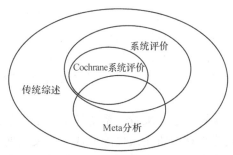

图3-12-1　系统评价与传统综述、Meta分析、Cochrane系统评价的关系图

二、系统评价的分类

系统评价作为一种科学研究方法，能根据不同的研究需求来解决不同的临床问题，系统评价分为不同的类型（表3-12-3）。目前，由于基于RCT进行的系统评价在理论和方法学上较完善且论证强度较高，有关RCT或评估治疗措施疗效和安全性的系统评价数量较多。

表 3-12-3　系统评价的分类

分类依据	系统评价类型
研究领域	基础研究、临床研究、医学教育、方法学研究和政策研究的系统评价
临床问题	病因、诊断、治疗、预后、卫生经济学系统评价
纳入的原始研究类型	临床试验（RCT 和非 RCT）的系统评价 观察性研究（队列研究、病例对照研究、横断面研究）的系统评价
纳入原始研究的方式和数据类型	前瞻性、回顾性、累积性、单个病例资料、系统评价再评价等
是否采用 Meta 分析	定性系统评价、定量系统评价

第三节　系统评价的研究过程

系统评价作为一种系统性的研究方法，是针对特定临床问题系统、全面地收集现有研究（包含公开发表或未发表的临床研究），采用严谨规范的文献评价方法，筛选出符合质量标准的文献，进行定性或定量合成，从而得出基于当前最佳证据的综合结论。因此，系统评价方法和步骤的科学性，对其结果和结论的效度和信度起着决定性作用，只有严格把关系统评价的制作过程，才能确保其质量。系统评价的过程通常可分为4个阶段、9个步骤（表3-12-4）。

表 3-12-4　系统评价制作步骤

4 个阶段	9 个步骤
第 1 阶段：确定系统评价目标	1. 确定研究目标
第 2 阶段：制定系统评价方案	2. 撰写系统评价研究方案
第 3 阶段：完成系统评价全文	3. 检索文献
	4. 筛选文献
	5. 评价文献质量
	6. 提取数据
	7. 分析和报告结果
	8. 解释结果，撰写报告
第 4 阶段：更新系统评价	9. 更新系统评价

一、确定系统评价的题目

（一）题目的来源和要素

明确、可回答并具有临床价值的研究问题是开展系统评价研究的前提。系统评价的题目是其研究目的的简要体现，为了避免重复，首先应进行系统、全面地文献检索，了解是否已经存在或正在开展针对同一临床问题的系统评价/Meta分析。如果存在已发表的系统评价，但是纳入的证据过时或质量较差，就可以考虑对之进行更新或重新开展系统评价。

从研究范畴来看，系统评价要解决的问题可以是广义也可以狭义。例如，抗血小板制剂能否有效防止血栓的形成（广义问题）；抗血小板制剂阿司匹林能否有效降低有脑卒中病史的老年人发生卒中的危险性（狭义问题）。系统评价的研究范围由多种因素决定，包括研究问题的潜在影响力、普遍性、流行病学证据及可以利用的资源。

系统评价的题目主要来自临床实践中涉及的病因、诊断、防治、预后问题，以及健康管理方面不肯定、有争论的重要问题。在研究前首先需要明确临床问题的PICOS要素。PICOS分别代表以下几方面。

P（patient of population）：代表研究对象（研究问题）的类型，包括疾病的类型及其诊断标准、研究人群的基本特征和研究场所等。

I/C（intervention/comparison）：代表试验组和对照组，如治疗性研究分别为干预措施和对照措施，诊断性研究则是待评价的诊断试验和金标准，病因学研究主要指是否暴露于研究因素或是否发生不利结局。

O（outcome）：代表结局指标，包括与研究相关的重要结果（主要结果和次要结果）以及严重的不良反应。

S（study）：代表研究的设计方案，如RCT和（或）非RCT、队列研究等。

通过PICOS要素的提取和整理，可明确后续的证据检索、筛选、数据收集、分析及结果解释，因此各部分要素必须准确且清晰定义。如果是制作Cochrane系统评价，在确定题目后需要交由相关的Cochrane系统评价组定夺，对具有科学性、可行性、新颖性和临床实践价值的选题进行注册，以避免重复选题。

（二）完成系统评价的时间估算及作者要求

一篇系统评价所需的研究时间会受到多种因素的影响，一般无明确的估算标准。通常情况下，完成1篇纳入20项研究的系统评价需要专职工作2~3个月。如果是完成1篇Cochrane系统评价则需要更长的研究时间，至少1年。

系统评价对其研究人员也有一定的要求，应至少由两名及以上研究人员完成，以增加在文献筛选、质量评价和数据提取过程中发现问题的概率，保证在遇到问题和产生分歧时可通过讨论达成一致，提高系统评价的质量。在系统评价的作者中应包含研究内容所涉及的临床专业人员、熟悉临床研究设计和统计分析的方法学人员，以保证研究的顺利开展和质量控制。

（三）确定题目的范围

系统评价的选题需要根据多方因素来考虑。小范围系统评价的优点是关注点集中，工作量较小，读者的阅读量也较少；缺点是由于文献纳入量小，会由于发表偏倚、选择偏倚而对医疗技术的疗效产生误导。大范围的系统评价覆盖面广，证据量较为充分，但会面临工作量大、耗费时间较长等问题。选题范围要结合临床问题及相关文献篇数的多少合理确定，以确保研究质量。

二、制定系统评价的研究方案

预先详细陈述系统评价的制作过程，即撰写系统评价研究方案（protocol），会有助于高质量、高效率地完成系统评价。Cochrane系统评价要求将研究方案发表在Cochrane图书馆。预先制定的科学方案可以提高系统评价工作流程的透明度，确保后续工作的规范化，可在早期明确任务分配及工作要求。

系统评价研究方案主要包括：研究背景、研究目的和研究方法。

（一）确定研究背景

研究背景即系统评价的立题依据，主要是回答为什么要完成此篇系统评价，通常包含该系统评价拟研究疾病或健康问题的危害和重要性。针对研究主题明确研究现状和待解决的问题，并指出系统评价的必要性。

（二）明确研究目的

研究目的在于阐明涉及的健康问题（如病因、治疗、诊断、预后问题）、患者的特征和类型、原始研究开展的场所。同时需要阐明系统评价针对的不同亚组、不同干预和对照及不同结局指标。

（三）选择研究方法

研究方法指系统评价的具体方法和流程，包括文献的纳入和排除标准、文献的检索和筛选方法、文献的质量评价及偏倚风险评估、数据提取和分析等。方法部分应基于PICOS原则重点介绍和明确定义研究对象、试验措施、对照措施、结局指标及研究类型。

三、完成系统评价的全文

此过程包括文献检索、文献筛选、文献质量评价、资料提取和数据收集、结果分析、结果解释和报告撰写。

（一）文献检索

文献检索会影响系统评价的真实性，建议由系统评价研究人员和检索专业人士共同明确检索词和制定检索策略。如果是撰写Cochrane系统评价，Cochrane系统评价组均有信息专家协助检索。为了有效管理检索到的文献，特别是当文献数量较大时，需借助文献管理软件（如EndNote、Reference Manager、ProCite、RefWorks等），便于文献的查重、筛选和排序，也有助于论文写作时统一参考文献的格式。

（二）文献筛选

文献筛选是参照拟定的纳入与排除标准，对获取的文献进行严格筛选，从中遴选出能够回答问题的文献。以"多虑平治疗原发性失眠"为例，参照《精神障碍诊断和统计手册》（第4版）（DSM-IV）对原发性失眠患者的诊断标准制定文献的纳入与排除标准：①难以入睡和/或持续睡眠困难、睡眠后精力未恢复；②患者苦恼或发生社交、职业或其他重要功能的损害持续至少1个月以上；③干预措施为多虑平，对照组为安慰剂、空白对照或常规药物（如苯二氮䓬类、巴比妥类）；④结局指标包括睡眠总时间、睡眠期时间、持续睡眠前潜伏时间。因精神障碍以及躯体疾病、酒精或药物等问题引起的睡眠障碍及继发性失眠者予以排除。

文献筛选分为两个步骤，在去重后进行初步筛选（对题目和摘要进行评阅）以及全文筛选（通过获取全文并按照PICOS原则进行判断）。如果文献提供的信息尚不明确、有疑问及分歧之处，可尝试与作者联系后决定取舍。文献筛选至少需两名作者独立进行，并交叉核对筛选结果，如有分歧则需与第3名作者来共同商讨定夺。筛选过程需用流程图展示，列出筛选过程中每项工作所对应的文献篇数（流程图详见PRISMA声明）。

（三）文献质量评价

系统评价的真实性和可靠性主要取决于纳入的原始研究文献，所以对纳入研究的偏倚风险评估是系统评价的重要环节。以治疗学研究为例，常见的偏倚风险及其来源如图3-12-2所示。

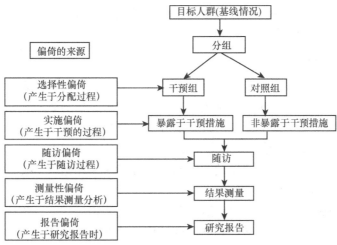

图3-12-2 治疗学研究的常见偏倚风险及其来源

目前，评价文献质量的清单和量表有很多，如适用于RCT偏倚风险评估的Cochrane偏倚风险评价工具和JADAD量表、评价诊断学试验的QUADAS量表、非随机干预性临床试验的偏倚风险评估工具ROBINS-I量表及动物实验偏倚风险评估工具SYRCLE等，使用时可根据不同的研究类型、研究对象及研究方法选择相应的量表。

（四）资料提取和数据收集

资料或数据指纳入研究的相关信息，包括文献出版信息、研究对象、研究地点、研究方法、干预措施、对照措施和结局指标等。系统评价人员应预先设定符合要求的数据类型，并制定获取相关信息的策略。资料提取是指从纳入研究中获取所需信息的过程，资料提取需将原始研究中的相关信息按照特定的评价问题转化为标准的表格形式即数据提取表（data extraction form），为系统评价的数据分析打下基础。系统评价的结果和质量取决于数据的完整性和数据质量。在阅读全文提取数据前需要精心设计数据提取表，在全文筛选后进行数据收集的预试，以保证重要、有意义的数据不被遗漏。否则，反复修改提取表和重复提取信息会增加不必要的工作量。

（五）结果分析

1. 常用的分析方法 系统评价的"结果"部分对所有纳入研究的汇总分析结果进行详细描述，包括纳入研究的基本特征、Meta分析、亚组分析及敏感性分析结果等。根据资料的类型及数据分析情况，系统评价的分析可分为两类，分别为定性分析和量化分析。

定性分析（narrative synthesis）是采用描述性的方法，适用于研究间存在较大异质性所采用的分析方法，如文献篇数较少或质量参差不齐，或方法学、统计学存在较大差异时，这些情况下并不适合对纳入的数据进行合并。同时，定性分析也是量化分析必不可少的步骤。

量化分析（quantitative synthesis）是在定性分析的基础上开展的分析方法，适用于纳入研究间的异质性在临床可接受范围内，运用Meta分析的方法对数据进行合并。

2. 分析方法的选择 系统评价研究者需要将纳入文献的研究对象、干预措施、研究结果、偏倚分析和设计方法等特征进行总结并列成表格，整理纳入研究的基本情况，如方法学的严谨性和研究间的异质性等，并在此基础上决定数据的整合方式（采用定性分析还是量化分析）以及统计分析方法。

（六）结果解释

系统评价的目的是帮助患者、公众、医师、管理者和其他决策者进行卫生决策，是提供信息和辅助解释结果，而不是做出推荐意见。因此，清晰陈述的研究结果、深入细致的讨论和明确的结论是系统评价的重要部分。总结和解释Meta分析结果时，应同时考虑干预措施的利弊，报告点估计值和95%可信区间。点估计值主要表示效应量的强度和方向，而可信区间则反映效应量的变动范围和精确性，两者相结合可提供更全面的信息，有助于解释Meta分析结果的临床价值。

系统评价通常采用森林图来展示纳入研究的数量和相关结果，正确理解森林图的结构和含义有利于解释其临床含义。森林图的制作软件及操作方法详见本书第十七章。本文以Revman5.3软件输出的森林图为例（图3-12-3）来解释其含义。该图是口腔扁平苔藓患者唾液皮质醇水平与正常对照组比较的森林图，从合并的10项研究结果看出，与对照组相比，口腔扁平苔藓患者的唾液中皮质醇水平更高。

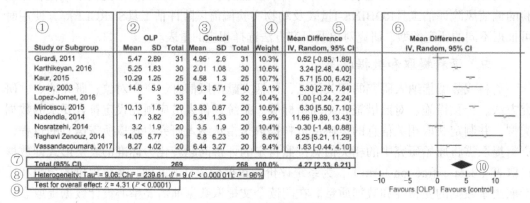

图3-12-3 森林图解读

图3-12-3中可以看到⑦上方的区域是纳入的原始研究信息，下方的区域是合并后的信息，各部分具体信息解释如下：

①纳入研究的编号及数目。

②试验组的原始数据（如均数和标准差、研究对象总例数或阳性结局例数），具体指标取决于数据的类型（数值变量/分类变量）。

③对照组的原始数据，具体指标取决于数据的类型。

④每项原始研究对应的权重。

⑤每项原始研究的效应量及可信区间，并给出了采用的合并效应量"均数差"

（mean difference，MD）、统计方法"倒方差法"（inverse variance，IV）和合并分析模型"随机效应模型"（random effect model）。

⑥此部分以图形方式展示了各纳入研究的统计分析结果：横线代表各研究的可信区间；每项研究可信区间上的小方块表示其效应量，方块大小代表研究权重；位于正中的垂线称为等效线或无效线，表示试验组和对照组措施具有相同效应，即组间差异无统计学意义。

⑦试验组和对照组研究对象的总例数、权重及合并效应量。

⑧异质性检验的结果，此处I^2=96%，$P<0.000\ 01$，说明有显著的统计学异质性。

⑨合并效应量的假设检验，可据此对合并效应量的意义进行解释。

⑩合并效应量以菱形表示，菱形上下两端最宽处是合并效应量的点估计值，左右两端的宽度表示可信区间。

（七）报告撰写

系统评价和Meta分析在医疗卫生领域的重要性已毋庸置疑。临床医师通过学习系统评价可以更新自己的知识，系统评价也成为制定临床实践指南的证据基础。系统评价的价值取决于纳入的研究、系统评价开展的严谨性以及报告的质量。

四、更新系统评价

系统评价的更新是指系统评价发表后，定期收集新的原始研究证据，按前述步骤对研究证据重新进行分析、评价，及时更新和补充新的信息，完善系统评价。Cochrane系统评价的目的是为用户、临床医师和决策者提供"最佳"且最新的临床证据。由于特定问题的证据是动态发展的，因此纳入新的研究可能会改变原有系统评价的结论。因此，未及时更新的系统评价会导致证据滞后或者对读者产生误导。Cochrane系统评价的一个重要特征就是对其定期更新。Cochrane协作网规定系统评价应该在两年内更新，或者解释为何没有及时更新。

第四节　系统评价的证据检索策略

系统、全面地收集所有相关文献是系统评价与传统文献综述的重要区别之一，系统评价采用多渠道和系统化的检索方法，一般会由系统评价者和信息检索专家共同制定。

一、确定检索词

基于系统评价问题构建的PICOS原则确定检索词，检索词应尽可能全面，但并非5个要素均要转化为检索词。通常情况下，根据P（研究对象）、I（干预措施/暴露因素/待评价诊断试验等）与S（研究设计方案）来确定主题词和关键词进行检索，而较少采用C（对照措施）和O（结局指标）。当检索结果太多时，可考虑通过C和O进行限定。例如，研究患有高血压的糖尿病患者服用血管紧张素转化酶抑制剂是否比未服用此类药物者的预后更好？为了解决这个问题，检索词包括糖尿病（P）、血管紧张素转化酶抑制剂（I）、预后（O）、队列研究（S）。

二、制定检索策略

检索策略是将检索词采用逻辑运算符（与、或、非）、位置符（NEAR、NEXT、ADJ）、截词符（＊）、通配符（？）和限制符等进行组配，再根据特定的数据库进行调整。检索策略的制定是在检索实践中不断完善检索术语（词）的过程。不同数据库的检索策略不完全相同，准确表达需要检索的内容和确定检索词之间的关系，有助于快速、准确和全面地获取检索结果，提高文献的查全率和查准率。制定检索策略时有以下几点需要注意。

同义词：如pressure sore OR decubitus ulcer。

相关词：如brain OR head。

拼写差异：如tumour OR tumor。

截词符：如random＊（for random or randomised or randomized or randomly）等。

通配符：如wom?n（for woman or women）。

上述特征会因数据库的不同而有差别，进一步信息可参阅各数据库的帮助文件。不同数据库也有不同的检索语法。

三、选择数据库

数据库的选择与研究问题相关，一般不限定文献的发表语种和入库时间。检索的资源主要包括综合性数据库如Cochrane临床对照试验注册库、PubMed、Embase、万方数据知识服务平台等，专业性数据库如PsycINFO、CINAHL等，其他数据资源有临床试验注册库、灰色文献、查询已发表文献的参考文献，或与同事、专家、药厂联系以获得未发表的资料。

现选取 "Singh JA，Cameron C，Noorbaloochi S，et al. Risk of serious infection in biological treatment of patients with rheumatoid arthritis：a systematic review and meta-analysis" 为例，介绍检索策略和数据库的选择。

该篇系统评价的检索词包括：biologics和rheumatoid arthritis及相关的同义词，选择的数据库包括Cochrane临床对照试验注册库、MEDLINE、Embase和美国临床试验数据库 "ClinicalTrials.gov"。

Cochrane临床对照试验注册库检索策略如下：

#1 MeSH descriptor：[Antibodies，Monoclonal] explode all trees

#2 MeSH descriptor：[Monokines] explode all trees

#3 MeSH descriptor：[Receptors，Interleukin-1] explode all trees

#4 MeSH descriptor：[Receptors，Interleukin-6] explode all trees

#5 MeSH descriptor：[Immunoglobulin G] explode all trees

#6 MeSH descriptor：[Immunoconjugates] explode all trees

#7 MeSH descriptor：[Polyethylene Glycols] explode all trees

#8 MeSH descriptor：[Immunoglobulin Fab Fragments] explode all trees

#9 MeSH descriptor：[T-Lymphocytes] explode all trees

#10 adalimumab：ti，ab

#11 humira：ti，ab

#12 trudexa：ti，ab

#13 abatacept：ti，ab

#14 orencia：ti，ab

#15 anakinra：ti，ab

#16 kineret：ti，ab

#17 Certolizumab：ti，ab

#18 cimzia：ti，ab

#19 Etanercept：ti，ab

#20 enbrel：ti，ab

#21 Golimumab：ti，ab

#22 simponi：ti，ab

#23 rituximab：ti，ab

#24 rituxan：ti，ab

#25 mabthera：ti，ab

#26 Tocilizumab：ti，ab

#27 actemra：ti，ab

#28 RoActemra：ti，ab

#29 infliximab：ti，ab

#30 remicade：ti，ab

#31（#1 or #2 or #3 or #4 or #5 or #6 or #7 or #8 or #9 or #10 or #11 or #12 or #13 or #14 or #15 or #16 or #17 or #18 or #19 or #20 or #21 or #22 or #23 or #24 or #25 or #26 or #27 or #28 or #29 or #30）

#32 rheumatoid：ti，ab

#33 arthritis：ti，ab

#34 felty near/2 syndrome

#35 caplan near/2 syndrome

#36 rheumatoid nodule

#37 sjogren* near/2 syndrome

#38 still* next disease

#39 arthritis near/2 rheumat*

#40 MeSH descriptor：[Arthritis，Rheumatoid] explode all trees

#41（#32 or #33 or #34 or #35 or #36 or #37 or #38 or #39 or #40）

#42 #31 and #41

综上，系统评价的检索必须预先制定详细周密的研究计划。系统评价应根据其目的制定严格的纳入标准和排除标准，文献来源广且有详细的检索策略。

第五节　资料提取方法

准确可靠的数据提取是系统评价资料分析的基础，会直接影响系统评价结论的准确性，因此合理有效地提取资料是系统评价的关键步骤。

一、资料提取的前期准备

从原始研究中提取数据时，有时会因为提取者的武断和失误造成偏差。理想情况是数据提取过程由两名评价者独立完成，使用预先制定的数据提取表独立收集资料，必要时与原文作者联系补充遗漏的资料，以便清晰地展示原始研究资料，保证其透明度。

二、数据提取表的设计

数据提取表是原始研究与系统评价之间的桥梁，数据提取表是资料的载体，便于对纳入研究进行有条理的总结。数据提取表提供了重要的原始记录和更改记录，为系统评价提供了清晰的数据，便于有效、准确和完整地将数据录入统计软件进行分析。统一格式的数据提取表也便于多个评价者独立提取数据，对比并发现差异，减少资料提取过程中可能出现的偏倚。无论是纸质或电子的数据提取表，都需要满足一定的标准。要明确数据提取表的设计与数据提取的目的，通过预试验判断数据收集的可靠性。

数据提取表的设计一般要符合以下原则：

（1）科学性：结合系统评价的目的科学设计资料提取表。

（2）完整性：体现文献的来源信息、文献的外部和内部特征以及辅助信息，包括一般资料、研究特征、疾病/健康状况、研究方法、干预措施和对照措施、研究方案、结局指标。

（3）可操作性：进行资料提取表的预试和条目筛选。

不同系统评价需要提取的数据信息不尽相同，因此表格设计要能够充分反映研究问题的独特性，常规的数据提取表涵盖信息见表3-12-5。

表 3-12-5　数据提取表的关键要素

资料类型	数据类别	作者判断
发表信息及资料提取	发表时间、第一作者、刊名等基本信息	文献的基本信息
	资料提取者	实际提取人
	提取时间	记录提取时间
	与同期提取内容是否一致	同期提取结果的对比
研究方法	试验设计类型	随机对照试验/非随机对照试验/交叉设计/队列研究/病例对照/其他
	随机方法实施单位	个人还是组群
	随机方法	随机数字表/计算机随机/不清楚/其他
	盲法实施	盲法实施详细信息，尤其是对结果测量者施盲
	研究地点	地区（国家、城市）
	研究时间	开始时间/研究时间
	其他	其他研究方法
研究对象	受试者来源	研究方法部分
	研究对象的基线资料	基线资料表
干预措施（试验组特征）	干预组及对照组的基本信息、有无混杂因素、依从性	研究方法部分

资料类型	数据类别	作者判断
测量指标	结果和时间节点	结果部分获取
	主要、次要结局指标的评价、亚组信息	结果表中获取
	结果表现形式	效应指标及单位
失访和不良反应	随访时间及失访情况	结果部分获取
	不良反应	结果部分获取
结论	最终结论、亚组分析结论	结论部分获取
其他	资金来源、利益冲突	研究的辅助信息

研究者可单独设计表格评价研究文献的质量并分析其合格性，也可与数据提取同步进行。关于数据提取表是一篇文献对应一个表格，还是将所有文献数据整合在同一个表格中，可以由系统评价者根据研究数据酌情决定。

三、资料收集与数据提取

在资料收集与数据提取时，需要至少两名系统评价人员独立提取并交叉核对结果，以确保数据的真实性。有时会遇到同一项研究取得的结果，分阶段在不同期刊发表。因此，在提取数据时难以直接获取文献的某些有价值的信息（尤其是基线资料或结果数据），这些数据涵盖在该课题组发表的其他文献中。此时放弃任何一项纳入研究的相关文献或信息都不恰当，需要系统评价研究者从相关研究中补充提取数据，然后把多张数据提取表的信息整合至同一份提取表中。

资料提取者有时会发现无法从现有文献中提取所需信息，包括研究的详细资料和数据分析结果。此时，系统评价人员可尝试联系原始研究的作者，补充获取具体信息，如原始研究的数据收集表（无论是未完成或部分完成）以及单个受试对象的数据。

此外，要避免重复发表研究的多次纳入。重复发表的形式多样，如同一项研究拆分成不同的论文，分别报告不同的受试者结果和不同的数据分析方法等。检测重复发表的过程较为复杂，需要系统评价的作者做仔细的"检测工作"。

第六节　质量评价方法

一、Cochrane偏倚风险评价工具

（一）评价工具简介

对RCT的偏倚风险评估，较为常用的工具是Cochrane偏倚风险评估工具（Cochrane collaboration's tool for assessing risk of bias）。该工具可就随机分配方法、隐蔽分组、盲法的实施、数据结果的完整性、选择性的报告研究结果和其他偏倚做出判断，详见表3-12-6。

在偏倚风险评价时要针对每项纳入研究，结合上述七个条目分别做出"低度偏倚风险"、"高度偏倚风险"或者"偏倚风险不确定"的判断。

表 3-12-6　Cochrane 协作网的偏倚风险评价工具

评价条目	偏倚类型	评价内容描述	作者判断
①随机分组方法	选择性偏倚	详细描述随机分配序列或序号的方法，如按计算机随机、随机数字表等方法	随机分配序列的产生方法是否正确
②隐蔽分组	选择性偏倚	详细描述随机序列的隐藏方法，判断所有参与研究人员是否能预知分配方案	分配方案的隐藏是否完善
③对研究对象、治疗方案实施者采用盲法	实施偏倚	描述对研究对象和试验措施实施者实施盲法，提供判断盲法是否成功实施的相关信息	盲法实施是否完善
④对研究结果测量者采用盲法	测量偏倚	描述对结果测量者实施盲法，提供判断盲法是否成功实施的相关信息	盲法实施是否完善
⑤结果数据的完整性	失访偏倚	报告每个主要结局指标的数据完整性，包括失访/退出例数及原因；明确采用意向分析还是符合方案分析	结果数据是否完整，采用何种方法计算结果
⑥选择性报告研究结果	报告偏倚	描述选择性报告结果的可能性及情况	研究报告是否提示选择性报告结果的情况
⑦其他来源的偏倚	其他偏倚	明确描述不存在其他偏倚及其对结果的影响	是否存在其他影响研究结果的偏倚

　　在评价条目中，①、②、⑥、⑦用于评估每项纳入研究的偏倚风险；其余三条则需围绕每篇纳入研究中的结局指标进行评估，强调同一研究中不同结局指标受偏倚影响的程度不同。该工具对每项偏倚风险的评估均有明确标准，可减少评价者主观因素的影响，保证评估结果的真实性。

（二）评价结果的呈现方式

　　偏倚风险的评估结果可采用偏倚风险图（图3-12-4）和表格（表3-12-7）来表示。

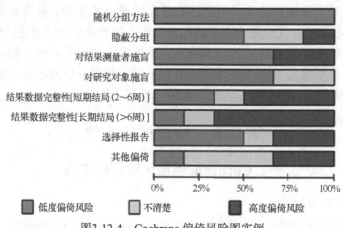

图3-12-4　Cochrane 偏倚风险图实例

表 3-12-7　Cochrane 偏倚风险表

文献编号	随机分组方法	隐蔽分组	对结果测量者施盲	对研究对象施盲	结果数据的完整性	选择性报告	主要基线失衡	资金来源	偏倚风险结论
Abe 2006	?	?	?	?	+	+	+	?	不清楚
Bathon 2000	?	−	−	−	−	?	+	+	高度

续表

文献编号	随机分组方法	隐蔽分组	对结果测量者施盲	对研究对象施盲	结果数据的完整性	选择性报告	主要基线失衡	资金来源	偏倚风险结论
Breedveld 2006	?	?	+	+	−	?	+	−	低度
Burmester 2013	+	+	?	?	−	?	+	−	低度
Chen 2009	?	?	?	?	−	?	+	?	不清楚
Combe 2009	?	?	?	?	−	+	−	−	不清楚
Durez 2007	?	?	+	?	+	+	+	?	不清楚
Emery 2006	?	?	?	?	−	−	+	−	不清楚
Emery 2008a	?	?	?	?	−	+	+	−	不清楚
Emery 2009	+	+	+	+	+	?	+	?	低度
Fleischmann 2009	+	?	+	?	−	+	+	−	不清楚
Gabay 2013	+	+	?	?	−	?	+	−	低度

+低度偏倚风险；−高度偏倚风险；?偏倚风险不确定。

为了避免文献筛选和文献质量评价的偏倚，可采用一篇文章多人评价或盲法选择和评价，也可运用专业与非专业人员相结合的共同筛选和评价方法，选择和评价文献中存在的分歧可通过协商或请第三方来解决。如果对一篇文献是否应被纳入系统评价产生分歧，在无附加信息的情况下难以解决，此时评价者可将选择的研究报告归类为"待评估"报告，直至从原始研究作者那里获得进一步的信息再做决定。多人筛选和评价文献时，应计算不同评价者间的一致性（Kappa值）。此外，应进行预试验、摸索经验、标化和统一文献的筛选与评价方法。

二、Jadad 量 表

（一）Jadad量表简介

Jadad量表又称Jadad评分或牛津评分系统，是独立评价临床试验方法学质量的工具。在类似的评价量表中，Jadad量表的使用最为广泛。

Jadad量表由 Alejandro Jadad-Bechara制定，他的组员在1996年发表了一篇有关盲法效应的文章。在该文章的附录中，通过评价并给不同临床试验评分，从最低的0分至最高的5分。Jadad认为RCT是现代医学研究的一大进步，是一种最简单，但又最有效、最具革命性的研究形式。

（二）改良的Jadad评分量表

改良的Jadad量表较原表中增加了2分关于隐蔽分组的权重。如表3-12-8所示，评分标准为：1~3分视作低质量，4~7分视作高质量。

表 3-12-8　改良的 Jadad 量表

评价条目	评价内容及得分
随机序列的产生	（1）恰当：计算机产生的随机数字或类似方法（2分） （2）不清楚：采用随机试验但未描述随机分配的方法（1分） （3）不恰当：使用交替分配的方法，如单双号（0分）

续表

评价条目	评价内容及得分
隐蔽分组	（1）恰当：中心或药房控制分配方案或用序列编号一致的容器、现场计算机控制、密封不透光的信封或其他使临床医师和受试者无法预知分配序列的方法（2分） （2）不清楚：只表明使用随机数字表或其他随机分配方案（1分） （3）不恰当：交替分配、病例号、身份证号、开放式的随机号码表及任何可预测的分组措施（0分） （4）未使用（0分）
盲法	（1）恰当：采用了完全一致的安慰剂或类似方法（2分） （2）不清楚：试验陈述运用了盲法，但未描述具体方法（1分） （3）不恰当：未采用双盲或施盲的方法不恰当，如片剂和注射剂的比较（0分）
撤出与退出	（1）描述了撤出或退出的人数和理由（1分） （2）未描述撤出或退出的人数或理由（0分）

第七节　系统评价论文撰写与PRISMA声明

　　Meta分析报告质量（Quality of Reporting of Meta-analysis，QUOROM）声明于1996年发布，旨在优化随机对照试验的Meta分析报告质量。2005年，以David Moher为代表的包括系统评价作者、循证医学方法学家、临床医师、医学编辑和用户共29名参与者在加拿大渥太华召开了QUOROM的修订会议，并将QUOROM更名为PRISMA（Preferred Reporting Items for Systematic Reviews and Meta-Analyses）声明，即《系统评价和Meta分析优先报告的条目：PRISMA声明》。

　　PRISMA声明包括一张4阶段的流程图（图3-12-5）和由27个条目组成的清单（表3-12-9），清单包括七个方面的内容，主要为：标题，摘要（结构式摘要），前言（理论基础、目的），方法（方案与注册、纳入标准、信息来源、检索策略、研究选择、资料提取、资料条目、单项研究的偏倚、概括效应指标、结果合成、研究偏倚、其他分析），结果（研究选择、研究特征、研究内部的偏倚风险、单项研究的结果、结果的综合、研究间的偏倚风险、其他分析），讨论（证据总结、局限性、结论），资助情况（资金）。流程图要求作者明确描述选择纳入文献的过程，以及每一步排除文献的数量及排除原因，以供读者评价系统评价/Meta分析的质量。

　　PRISMA对系统评价/Meta分析的规范化撰写和报告提供借鉴和参考，虽然主要针对随机对照试验的系统评价/Meta分析，但其也适合基于其他类型研究的系统评价报告的基础规范，尤其是对干预措施进行评价的研究。

　　PRISMA系列报告规范如系统评价/Meta分析研究方案的优先报告条目"PRISMA-Protocol"、公平性系统评价/Meta分析的优先报告条目"PRISMA-Equity"、单病例数据系统评价/Meta分析的优先报告条目"PRISMA-IPD"、网状Meta分析的优先报告条目"PRISMA-NMA"等相继发布。与之相关的系列文件均可从PRISMA网站（网址：http：//www.prisma-statement.org）中获得。

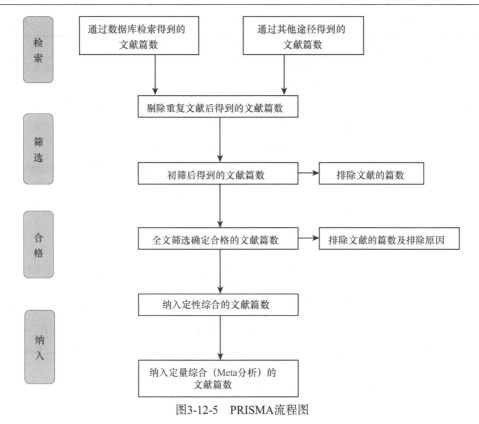

图3-12-5　PRISMA流程图

表 3-12-9　PRISMA 清单

项目	编号	描述
标题		
标题	1	明确本研究报告是系统评价、Meta 分析，还是两者兼有
摘要		
结构式摘要	2	提供结构式摘要，包括背景、目的、资料来源、纳入研究的标准、研究对象和干预措施、研究评价方法、结果、局限性、结论和主要发现、系统评价的注册号
前言		
理论基础	3	介绍系统评价的理论基础
目的	4	围绕研究对象、干预措施、对照措施、结局指标和研究类型（participants，interventions，comparisons，outcomes，study design，PICOS）五个要素明确提出所需解决的研究问题
方法		
方案与注册	5	如果已有研究方案，则说明方案内容并给出可获得该方案的途径（如网址），并且提供已注册的研究信息，包括注册号
纳入标准	6	将指定的研究特征（如 PICOS 和随访期限）和报告特征（如检索年限、语种和发表情况）作为研究的纳入标准，并给出合理的说明
信息来源	7	针对每次检索及最终检索的结果描述所有文献信息来源
检索策略	8	至少说明一个数据库的检索方法，包含所有检索策略，使得检索结果可以重现
研究选择	9	说明文献筛选的过程（包括初筛、合格性及纳入系统评价或 Meta 分析等）

续表

项目	编号	描述
资料提取	10	描述资料提取的方法（如预提取、独立提取、重复提取）以及任何向原作者获取或确认资料的过程
资料条目	11	列出并说明所有资料相关的条目（如 PICOS 和资金来源）
单项研究的偏倚	12	描述用于评价单项研究偏倚风险的方法，以及在资料综合中如何利用该信息
概括效应指标	13	说明主要的合并效应量指标，如比值比、均数差
结果合成	14	描述数据处理和结果合并的方法，如果进行了 Meta 分析，则说明异质性检验的方法
研究偏倚	15	详细评估可能影响结果合并的偏倚（如发表偏倚和选择性报告偏倚）
其他分析	16	对研究中运用的其他分析方法进行描述（如敏感性分析、亚组分析、Meta 回归分析），并说明哪些分析是预先制定的
结果		
研究选择	17	报告初筛的文献篇数，评价符合纳入标准的文献篇数及最终纳入的文献篇数，给出每一步文献排除的原因，最好提供流程图
研究特征	18	说明每一项被提取资料的研究特征（如样本量、PICOS 和随访时间）并提供引文出处
研究内部的偏倚风险	19	说明每个研究中可能存在偏倚的相关数据，如果条件允许，还需报告评估结果（见条目12）
单项研究的结果	20	针对所有结局指标（有效性或危害），简明地总结每个干预组的数据，最好以森林图的形式报告每项研究的效应量及可信区间
结果的综合	21	说明每项 Meta 分析的结果，包括可信区间和异质性检验的结果
研究间的偏倚风险	22	说明研究间可能存在的偏倚（见条目15）
其他分析	23	如果有，给出其他分析的结果（如敏感性分析或亚组分析、Meta 回归分析，见条目16）
讨论		
证据总结	24	总结研究的主要发现，包括每一个主要结局的证据强度；分析它们与主要利益相关方的关联性（如医疗服务的提供者和使用者、政策制定者）
局限性	25	探讨研究层面和结局层面的局限性（如偏倚风险），以及系统评价的局限性（如检索不全面、报告偏倚等）
结论	26	给出对结果的概要性解析，并提出对未来研究的启示
资助情况		
资金	27	描述本系统评价的资金来源和其他支持（如提供资料），以及资助者在完成系统评价中发挥的作用

第八节　案例分析

　　本文以间歇性能量控制（intermittent calorie restriction，ICR）和慢性能量控制（chronic calorie restriction，CCR）对肿瘤发生率的影响研究为例（题目：Effect of Intermittent versus Chronic Calorie Restriction on Tumor Incidence：A Systematic Review and Meta-Analysis of Animal Studies），来介绍如何制作并解释系统评价。

一、文 献 检 索

　　因为基于人群的研究有限，所以该系统评价将研究对象确定为动物实验，并进行了系统性的检索，检索词包括"intermittent fasting""alternate-day fasting""intermittent calorie restriction" "weight cycle" "cyclic food restriction" 或 "intermittent energy restriction" "tumor incidence" "cancerous" "tumors" "IGF-1" 等。数据库选择PubMed和Web of Science，检索策略如下：

PubMed：（alternate day fasting [Title/Abstract] OR intermittent fasting [Title/Abstract] OR Ramadan fasting [Title/Abstract] OR Islamic fasting [Title/Abstract] OR intermittent calorie restriction [Title/Abstract] OR intermittent feeding [Title/Abstract] OR cyclic food restriction [Title/Abstract] OR calorie cycling [Title/Abstract] OR Routine periodic fasting [Title/Abstract] OR weight cycle [Title/Abstract] OR weight cycling [Title/Abstract]）

Web of Science：TS=（"intermittent calorie restriction" OR "alternate day fasting" OR "intermittent fasting" OR "intermittent feeding" OR "weight cycle" OR "cyclic food restriction" OR "calorie restricted" OR "calorie restriction" OR "calorie cycling" OR "weight cycling" OR "caloric restriction"）AND TS=（IL OR SOD OR lymphoma OR cancer OR tumor OR tumorigenesis OR cancerous OR tumors OR IGF-1 OR anti-cancer）AND TS=（animal OR rat OR mice OR mouse）

二、文 献 筛 选

作者参照PRISMA绘制了文献筛选流程图（图3-12-6），从截至2015年11月25日发表的2 673例动物实验中筛选了16项研究纳入了该系统评价。

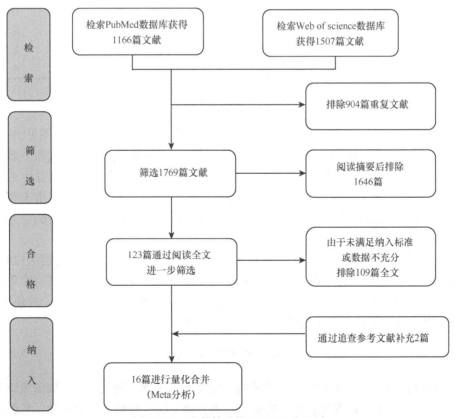

图3-12-6 文献筛选的PRISMA流程图

三、偏倚风险评估

对纳入的16篇文献通过采用SYRCLE动物实验偏倚风险评价工具对每一篇文献进行独立评估,结果如表3-12-10所示。

表 3-12-10　纳入研究的质量评价结果

研究文献	#1	#2	#3	#4	#5	#6	#7	#8	#9	#10	质量
基因工程模型											
Berrigan, 2002	是	是	否	是	否	不清楚	是	否	是	是	6
Cleary, 2002	不清楚	是	否	是	否	不清楚	是	是	是	是	6
Pape-Ansorge, 2002	不清楚	是	否	是	否	不清楚	是	是	是	是	6
Cleary, 2007	不清楚	是	否	是	否	不清楚	是	是	是	是	6
Bonorden, 2009	是	是	否	是	否	不清楚	是	是	是	是	7
Rogozina, 2009	不清楚	是	否	是	否	不清楚	是	是	否	是	5
Dogan, 2010	是	是	否	是	否	不清楚	是	是	否	是	5
Lanza-Jacoby, 2013	是	是	否	是	否	不清楚	是	否	是	是	6
Mizuno, 2013	不清楚	是	否	是	否	不清楚	是	是	是	是	5
Rogozina, 2013	不清楚	是	否	是	否	不清楚	是	是	是	是	5
Grossmann, 未发表	不清楚	不清楚	否	不清楚	不清楚	不清楚	不清楚	不清楚	不清楚	不清楚	0
化学诱导模型											
Kritchevsky, 1989	是	是	否	是	否	不清楚	是	是	是	是	7
Mehta, 1993	是	是	否	是	否	不清楚	是	是	是	是	7
Harris, 1995	是	是	否	是	否	不清楚	是	是	是	是	7
Tagliaferro, 1996	是	是	否	是	否	不清楚	是	否	是	是	6
Zhu, 2005	不清楚	是	否	是	否	不清楚	是	是	是	是	6

四、Meta 分 析

间歇性能量控制和慢性能量控制对两种动物模型肿瘤发生率影响的森林图见图3-12-7。纳入的16项研究中有11项是基于基因工程模型,其余5项是基于化学诱导模型。基因工程模型中包括908只小鼠,共有374个肿瘤发生事件。ICR与CCR比较,肿瘤发生率的合并RR为0.57(95%CI 0.36~0.88),表明异质性较高(I^2=89.7%,$P<0.01$)。由于观察到明显的发表偏倚(Egger检验:$P<0.01$),故使用Duval和Tweedie方法校正后的合并关联度为0.66(95%CI 0.50~0.88)。

在化学诱导模型涉及379只大鼠中,ICR组和CCR组的总事件发生数分别为128和73。比较ICR和CCR,肿瘤发病率的合并RR为1.53(95%CI 1.13~2.06),提示具有中等异质性(I^2=55.2%,P=0.06)。由于可能存在发表偏倚(Egger检验:P=0.052),故使用Duval和Tweedie方法校正后的合并关联度为1.33(95%CI 1.02~1.74)。

五、敏感性分析

敏感性分析指通过改变某些影响结果的重要因素如文献的纳入标准、偏倚风险评价、合并模型和效应量等,以观察异质性检验的结果和合并统计量是否发生变化,从而判断结果的稳定性程度。此案例的敏感性分析中,通过每次忽略1项研究来检验每项研究对合并效应量的影响，并将随机效应模型替换为固定效应模型，以评估模型选择是否对合并效应量产生实质性影响（表3-12-11）。从敏感性分析的结果可以看出Meta分析的结果较为稳定。

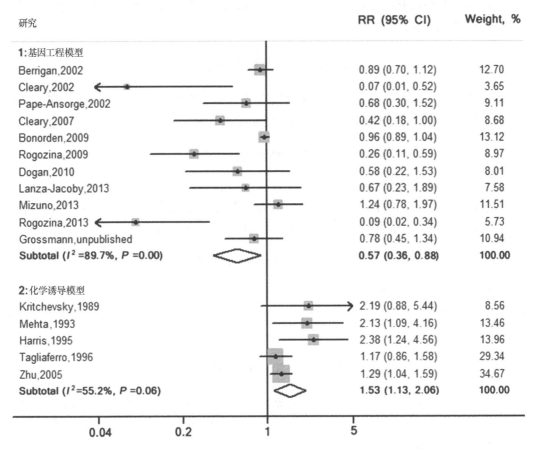

图3-12-7　间歇性能量控制和慢性能量控制对肿瘤发生率影响的森林图

表 3-12-11　敏感性分析结果

结局指标	动物模型	固定效应模型 RR 或 SMD（95% CI）	随机效应模型 RR 或 SMD（95% CI）
肿瘤发生率 *	基因工程模型	0.74（0.62，0.83）	0.66（0.46，0.95）
	化学诱导模型	1.34（1.05，1.71）	1.29（1.01，1.64）
胰岛素样生长因子 -1	基因工程模型	−0.72（−0.98，−0.46）	−0.74（−1.17，−0.31）
瘦素	基因工程模型	−0.64（−0.98，−0.29）	−0.64（−0.98，−0.29）
脂联素	基因工程模型	0.65（0.32，0.97）	0.68（−0.02，1.38）
体重	基因工程模型	0.55（0.22，0.87）	0.70（−0.05，1.45）
	化学诱导模型	0.75（0.44，1.06）	1.55（−0.50，3.60）
单个动物的肿瘤数量	基因工程模型	−0.51（−1.14，0.12）	−0.51（−1.14，0.12）
	化学诱导模型	0.30（−0.09，0.70）	0.63（−1.31，2.57）
肿瘤重量	基因工程模型	0.15（−0.41，0.71）	0.15（−0.65，0.94）
检测年龄	基因工程模型	0.17（−0.38，0.73）	0.17（−0.38，0.73）

相对危险度（relative risk，RR）；标准化均数差（standardized mean difference，SMD）。* 合并统计量为RR，其余指标均为 SMD。

系统评价通常会列出结果图或表，如附有森林图的数据表。然而除了呈现在系统评价正文的"关键"结果部分，有些系统评价会将研究过程中的其他结果作为补充材料，如每个结局亚组的研究数和Meta分析结果等。因而研究者在使用系统评价时要注意对系统评价进行完整详细的解读。

第九节 系统评价的应用

系统评价的结果对临床医师和卫生决策者具有重要的参考价值，并为临床研究提供了指引。临床医师在应用系统评价的结论开展临床实践时，需要考虑以下几方面。

一、系统评价的适用性

在确定系统评价结果的应用价值时，首先应考虑干预措施对患者的利弊影响，其次应考虑系统评价纳入的研究，其研究对象是否与你的患者情况相似，是否存在生物学、社会文化背景、依从性、基本特征、病情、价值观等方面的差异。

二、系统评价的局限性

针对系统评价其文献检索的全面性、纳入研究的质量、系统评价方法学的可重复性、统计分析方法的科学性和是否存在发表偏倚等方面，阐述系统评价存在的潜在局限性。

三、系统评价的临床实践和对未来研究的意义

在阐述系统评价的意义时，要考虑证据的质量、干预措施的利弊、患者的价值和偏好及卫生资源的利用，以帮助医务人员和决策者进行医疗卫生技术的合理选择和应用，并为进一步开展研究指明方向。

（陈亚兰）

思 考 题

1. 系统评价、Meta分析与传统文献综述的区别有哪些？
2. 简述系统评价的步骤。
3. 请围绕提取的临床前景问题，获取一篇与问题高度相关的系统评价，并根据PRIS-MA声明评价来评价其发表质量。

第十三章　Meta分析概述

学习目的

1. 掌握Meta分析的概念；Meta分析的基本步骤；森林图的含义。
2. 正确解释Meta分析结果及临床含义。

Meta分析，又称"荟萃分析""元分析""综合分析"，也有人将其翻译为"分析的分析""资料的再分析"等。Meta分析对具有共同研究目的的多项研究结果进行量化汇总分析，剖析研究间的差异，整合研究的结果数据。美国著名教育心理学家Gene V. Glass把Meta分析定义为"以综合现有的发现为目的，对单个研究结果进行集合的统计分析方法"。

第一节　Meta分析的概念与意义

一、概　　念

广义的Meta分析是全面收集所有的相关研究并逐个进行严格评价和分析，再用量化合并的方法对资料进行统计学处理，进而得出综合结论的整个过程。狭义的Meta分析仅指量化合并的统计学方法。

Meta分析是指对相同主题的一组同质性符合要求的文献进行量化分析。以同一主题的多项研究数据为研究对象，在严格设计的基础上，运用科学的统计分析方法，对多项研究数据进行系统、客观、定量的统计分析。根据不同类型的研究问题，可分为病因、诊断、治疗、预后等Meta分析；根据不同类型的研究对象，可分为人群、临床患者、动物实验、基因多态性、基因芯片等Meta分析；根据是否有头对头的直接比较数据，可分为直接比较、间接比较和网状等Meta分析；根据不同的统计分析方法，可分为序贯、累积、剂量-反应关系等Meta分析。

二、意　　义

通过Meta分析可以达到以下目的。

（一）提高检验效能

检验效能又称假设检验的功效（power of a test），用$1-\beta$表示，其意义是，当所研究的总体与H_0有差别时，按照检验水准α能够发现它（拒绝H_0）的概率。若$1-\beta=0.90$，则意味着当H_0不成立时，理论上在100次抽样实验中，在α检验水准上平均有90次能拒绝H_0。检验效能可用小数（或百分数）表示，如取0.99、0.95、0.90。若研究中要求的检验效能越高，所需的样本含量也越大。样本量、组间差异、个体间的变异和α值都是影响检验效能的要素。对多个同类研究的结果进行合并分析，从统计学角度可达到增大样本量、提高检验效能的目的，尤其是当多个研究结果不一致或都没有统计学意义时，采用Meta分析可得到更加接近实际情况的结果。

（二）评估结果的一致性

由于各项原始研究在设计、研究对象选择、样本量、试验条件等方面不同，其研究结果会存在差异，传统的文献综述很难对研究结论进行合理取舍，而Meta分析可以探讨统计学异质性的来源并对各项研究结果进行量化合并。例如，高通量miRNA研究会因平台的不同及样本量小的问题而导致结果的不一致性。通过收集多篇已发表文献的数据进行Meta分析，有望找到与疾病相关的、可作为临床诊断生物标志的miRNA。

（三）量化估计研究效应的平均水平

多个同类研究有时甚至会得到相互矛盾的研究结论。用Meta分析的综合结果可以估计各项研究效应量的平均水平，从而得到明确结论，而且使效应估计更加精确。

（四）解决单个研究未能明确的问题

Meta分析可以探讨单个研究未阐明的某些问题，发现既往研究存在的缺陷，继而提出新的研究假说和思路。

第二节 Meta分析的基本步骤

Meta分析需遵循科学研究的基本原则，主要包括提出研究问题、制定纳入和排除标准、检索相关文献、评价纳入文献的质量、提取数据、统计学分析和报告结果。

一、明确需要解决的临床问题

Meta分析的研究问题通常来自医疗卫生领域中不确定或有争议的问题，Meta分析的首要步骤是对要解决的问题进行精确描述，如研究对象的特征（疾病分期、分型）、治疗措施或暴露因素、对照措施、结局指标。例如，一名61岁男性晚期非小细胞肺癌患者，胸闷、气促伴双侧淋巴结肿大2月余，肝功能良好，既往未进行放化疗或分子靶向治疗，患者有长期吸烟史，因无手术指征，医师建议行化疗。现有两种化疗方案：多西他赛联合顺铂和吉西他滨联合顺铂，患者想要了解哪一种化疗方案的疗效更好。

二、检索与筛选证据

（一）明确检索词

针对上述提出的临床问题，可以按照以下PICOS的方法来构建检索所需的关键词。

P：患晚期非小细胞肺癌的老年男性。

I：多西他赛联合顺铂治疗。

C：吉西他滨联合顺铂治疗。

O：疗效、安全性。

S：临床随机对照试验。

结局指标的选择直接影响文献检索的准确性和敏感性，关系到检索策略的制定。"study"指纳入Meta分析的研究类型，此例为治疗学问题，因此首选临床随机对照试验。

（二）制定检索策略

检索原始研究证据的目的是查全和查准，故推荐使用主题词联合关键词检索的方式。关键词需要根据研究问题来确定；对于每一个关键词尽量包含所有可能的表述形式；可以尝试几种关键词的组合以确保能检索到最合适的文献。如在上述案例中，研究对象是晚期非小细胞肺癌的老年男性。在确定检索词时，"非小细胞肺癌"（carcinoma，non-small-cell lung）为主题词，"晚期非小细胞肺癌"（advanced non-small cell lung cancer）为关键词，并将主题词和关键词联合应用。之后，通过快速浏览检索到的文献题目和摘要，筛选其中纳入老年男性患者的文献。在某些数据库如PubMed中，其检索结果界面有过滤功能（filter），可以通过选择特定的年龄段来对文献进行自动筛选，提高查准率。又如，对于干预措施是"多西他赛联合顺铂"制定检索词时，因该词是关键词，要注意不同的词形和表达方式，本例为了能够获取所有相关文献，运用的检索词包括docetaxel plus cisplatin、docetaxel combined with cisplatin、docetaxel and cisplatin、docetaxel with cisplatin。

（三）文献检索、筛选与管理

文献检索的步骤和常用的证据资源详见本书第四章。文献的纳入标准和排除标准要客观、准确和科学，以确保Meta分析结果的真实性和适用性。在开展Meta分析时，文献筛选过程需要由两位研究者独立完成，对文献的题目和摘要进行初筛，初筛后的文献通过阅读全文进行二次筛选，然后交叉核对筛选结果。如果有分歧则通过共同讨论决定是否纳入，必要时可由第三位研究者协助解决。如果纳入文献中信息不完整或信息不清楚，可尝试与原始研究作者联系补充获取相关信息。在文献筛选过程中，需要记录每个步骤的文献纳入和排除原因。推荐使用Endnote等文献管理软件来筛选和管理文献。

三、文献的质量评价和数据收集

（一）质量评价

Meta分析研究者需从不同类型、不同质量的研究中获取信息，因此必须运用统一的证据评价方法，严格评估纳入研究的质量。证据质量不仅取决于研究类型，还受到研究设计和实施方法的影响。评价单个研究证据质量的方法有很多种，包括清单（checklist）和量表（scale）。根据不同类型的纳入研究，评价工具也有所不同。

（二）数据收集

Meta分析研究者应设计数据提取表，Excel、Access和数据库系统软件如FoxPro等都可用于表格制作。数据提取表中应包括分组情况、每组样本量和研究效应的测量指标等。本章重点介绍Meta分析统计学过程所需的数据提取工作。

1. 数值变量的数据提取 如果开展数值变量的Meta分析，需要分别提取治疗组和对照组结局指标的均数、标准差和样本量。表3-13-1用于评估非小细胞肺癌患者在肺切除术后12个月内进行运动训练的效果，结局指标是健康相关生活质量，运用了欧洲癌症治疗研究组织制定的EORTCQLQ-C30量表进行测定。治疗组接受的运动干预包括有氧运动、抗阻力运动或两者的组合；对照组仅接受常规护理，没有进行专门的运动训练。

表 3-13-1　健康相关生活质量的数据提取

研究编号	治疗组			对照组		
	均数	标准差	样本量	均数	标准差	样本量
Arbane 2011	79.1	19.1	22	76.7	22.7	21
Cavalheri 2017	1	30	9	−2	10	8
Messaggi-Sartor 2018	70.8	11.9	10	74.3	20.2	13
Salhi 2015	67.4	15.7	13	68.3	20.7	15

2. 分类变量的数据提取　如果开展分类变量的Meta分析，需要分别提取治疗组和对照组结局指标的阳性例数、研究对象总例数（或阴性结局的例数）。表3-13-2用于评估吉非替尼治疗晚期非小细胞肺癌的效果，结局指标是患者（亚洲人群）的1年生存率。治疗组是作为一线用药的吉非替尼（无剂量限制），对照组是其他化疗药物。

表 3-13-2　1 年生存率的数据提取

研究编号	干预组		对照组	
	阳性结局例数	研究对象总例数	阳性结局例数	研究对象总例数
Han 2012	118	159	114	150
Maemondo 2010	97	114	99	114
Mok 2009	416	609	392	608

对于分类变量，还可以提取相对效应量的对数（log）值及对数值的标准误。表3-13-3用于评估吉非替尼对晚期非小细胞肺癌维持治疗的效果，结局指标是患者的无进展生存率；治疗组是500mg吉非替尼，对照组是安慰剂；Meta分析的合并效应量是两组的风险比（hazard ratio，HR）。

表 3-13-3　风险比的数据提取

研究编号	log（hazard ratio）	标准误
Gaafar 2011	−0.494 296 3	0.154 590 4
Kelly 2008	−0.223 143 6	0.161 625 6

四、Meta分析的统计学过程

（一）异质性检验

由于纳入文献存在临床异质性、方法学异质性和统计学异质性，所以在对数据进行统计学合并之前，应该进行异质性检验，保证各独立研究间的结果差异仅由抽样误差所致。

纳入Meta分析的数据应具有临床同质性，如研究的设计类型、试验目的、干预措施等的同质性。在满足临床同质性的前提下，才有必要进一步测量其统计学同质性。临床异质性较大时不能进行Meta分析，随机效应模型也不可行，只能进行描述性系统评价或分成亚组以消除临床异质性。

异质性检验的统计学方法中，Q检验较为常用，公式为

$$Q = \sum W_i (T_i - \overline{T})^2$$

$$W_i = \frac{1}{\hat{\sigma}_i^2}$$

$$\overline{T} = \frac{\sum W_i T_i}{\sum W_i}$$

式中，检验统计量Q服从自由度（df）为$k-1$的卡方（χ^2）分布，k为纳入Meta分析的文献篇数。$\hat{\sigma}_i^2$是方差，W_i是研究的权重（上式的权重计算方法是以倒方差法为例），$\overline{T}$是k个研究中的平均效应量。

当计算得到Q值后，由卡方检验获取概率，故又将此检验叫作卡方检验（Chi-square test）。Q检验的结果受到纳入研究数量的影响。如果纳入的研究多，即使无异质性，Q检验也可能有统计学意义；如果纳入的研究少，即使存在异质性，Q检验也可能没有统计学意义。

异质性检验原理是假设各项纳入研究都来自于同一个总体。H_0：各项纳入研究来自于同一个总体；备择假设H_1：各项纳入研究来自于不同的总体，研究间存在异质性。如果异质性检验的结果$P \leqslant 0.1$，拒绝H_0，接受H_1，即来自不同总体，反之$P > 0.1$则接受H_0。Meta分析要求不同研究间的统计量应该接近总体参数，符合同质性，此时方可将所有文献的效应值合并。用公式表示为

$$I^2 = \frac{Q - df}{Q} \times 100\%$$

I^2用于描述由各研究所致而非抽样误差引起的异质性占总异质性的百分比，通常认为当$I^2 < 50\%$时，不存在显著的统计学异质性。

对于有异质性的数据在进行Meta分析时，结果中会出现τ^2。τ^2是真实效应量的方差，如果有一个无限大的研究样本，每项研究的样本量无限大（这样从每项研究中获得的结果都是其真实效果），真实效应量的方差就是τ^2。τ^2的估计值T^2可以通过以下公式来计算：

$$T^2 = \frac{Q - df}{C}$$

$$C = \sum W_i - \frac{\sum W_i^2}{\sum W_i}$$

$$W_i = \frac{1}{V_{Y_i} + T^2}$$

对存在异质性的数据，研究的总方差是研究内方差（V_{Y_i}）和研究间方差（T^2）之和。

（二）计算合并效应量

Meta分析可以将多个独立研究的结果合并成一个汇总统计量（overall effect）或效应尺度（effect magnitude），即用多个独立研究的某个指标的合并效应量反映其试验效应。若要分析的指标是分类变量，可选择比值比（odds ratio，OR）、相对危险度（relative risk，RR）、率差（risk difference，RD）和HR作为合并效应量。OR、RR和HR是相对测量指标，RD是两个率的绝对差值。

若要分析的指标是数值变量，可选择均数差（mean difference，MD）和标准化均数差（standardized mean difference，SMD）作为合并效应量。如果$\overline{X}_i$和$\overline{Y}_i$分别是两组的均数，s_X和s_Y分别是两组的标准差，n_X和n_Y是两组的样本量，则标准化均数差d的计算公式为

$$d = c(d) \frac{\overline{X}_i - \overline{Y}_i}{s_p^2}$$

$$s_p^2 = \frac{(n_X - 1) s_X^2 + (n_Y - 1) s_Y^2}{(n_X - 1) + (n_Y - 1)}$$

$$c(d) = 1 - \frac{3}{4(n_X + n_Y) - 9}$$

其中，s_p^2是合并的标准差，$c(d)$是对标准化均数差的小样本偏倚纠正（small sample size correction）。标准化均数差是一个没有单位的值，这样不仅消除了多个研究间绝对值大小的影响，还消除了多个研究测量单位不同的影响，因此尤其适用于单位不同（如对生活质量采用不同的量表进行测定）或均数相差较大资料的汇总分析。

研究者可以根据数据类型和异质性检验的结果，选用相应的统计模型和方法来计算合并效应量。经过异质性检验，如果研究间不存在显著的统计学异质性（$P>0.1$），则选用固定效应模型（fixed effects model）。固定效应模型的统计方法是假设各项个体研究具有方差齐性，其效应大小综合估计的方差只包括各项个体研究的内部方差。此时，计算合并效应量的统计方法主要包括Mantel-Haenszel法、Peto 法和倒方差法。

随机效应模型（random effects model）是指假设各个体研究不具有方差齐性，其效应大小综合估计的方差既包括了各项个体研究的内部方差，也包括个体研究间的方差。随机效应模型的统计方法主要是Der Simonian-Laird法，所得结果的可信区间范围较宽，结果解释要慎重。

（三）合并效应量的假设检验

合并效应量的假设检验思路同Z检验，是用标准正态分布的理论来推断合并效应量是否具有统计学意义，公式为

$$Z = \frac{\overline{T} - 0}{\sqrt{v}}$$

将每个纳入研究的估计效应量设为T_i，$i=1$，2，…，k。其中k是纳入的研究总数。$\overline{T}$是k个研究中的平均效应量，v是$\overline{T}$的样本方差。根据Z值可以获取概率P值。通常情况下，若$P \leqslant 0.05$，提示多个研究的合并效应量有统计学意义；若$P>0.05$，提示多个研究的合并效应量没有统计学意义。在Meta分析中，可信区间可用于假设检验，95%CI与α为0.05的假设检验等价，99%CI与α为0.01的假设检验等价。森林图即是根据各项独立研究的可信区间及合并效应量的可信区间绘制而成。

（四）亚组分析

亚组分析是将纳入Meta分析的各项研究按照特定因素分成两组或多组，以观察各

亚组的合并效应量，由此判断分组因素是否为各项研究间异质性的主要来源。例如，运用亚组分析探讨干预措施的效果是否受到疗程长短的影响。此外，当我们评估某种治疗技术的效果，想进一步知道该技术对某种类型患者（如老年患者、年轻患者）的疗效是否会更好，此时除了对全部研究对象进行Meta分析外，还会对特定类型的患者进行亚组分析。

（五）敏感性分析

敏感性分析（sensitivity analysis）是指改变某些影响结果的重要因素，如文献的纳入标准、纳入研究的偏倚风险、统计方法和效应量的选择等，重新进行Meta分析，观察合并效应量是否发生变化，从而判断结果的稳定性。若敏感性分析前后得到的结果没有本质上的改变，说明Meta分析结果较为可信；若敏感性分析得到不同的结果，提示存在与效应相关的潜在影响因素，在结果解释和下结论时应该非常慎重。

第三节　Meta分析结果的解读

一、森林图的解读

森林图简单直观地描述了Meta分析的统计结果，是以统计指标和统计分析为基础绘制的图形。在平面直角坐标系中，以一条垂直的无效线为中心，用平行于横轴的多条线段描述了每项纳入研究的效应量和可信区间，用菱形（或其他图形）描述了多个研究的合并效应量及可信区间。

当某项研究的95%CI包含了0或1，即在森林图中其代表95%CI的横线与无效线相交时，可认为试验组与对照组的效应量组间差异无统计学意义（图3-13-1）。对于OR、RR和HR等比值形式的效应量，无效线的横坐标刻度为1；对于RD、MD和SMD等差值形式的效应量，无效线的横坐标刻度为0。

对于比值形式的效应量，当某研究的95%CI上下限均大于1（差值则为0），即在森林图中，其95%CI横线不与无效竖线相交。如果该横线落在无效线右侧时，可认为试验组某指标的效应量高于对照组。此时，若所研究的指标是不利结局时，试验因素为有害因素（危险因素）；若所研究的指标是有利结局时，试验因素为有利因素。反之，当该横线落在无效线左侧时，可认为试验组某指标的效应量低于对照组。

图3-13-1用于评估非小细胞肺癌患者在肺切除术后12个月内进行运动训练的效果，其数据提取表见表3-13-1。森林图的详解见图3-13-2~图3-13-6。

二、漏斗图的解读

Meta分析时需要探讨纳入文献是否存在发表偏倚（publication bias）。发表偏倚产生的原因通常包括：作者只发表阳性结果；编辑期望发表阳性结果；作者的学术声望使得该文章的录用机会增加；研究结果发表的语言不同导致被纳入分析的可能性不同，如仅纳入中、英文发表的文献；研究结果发表的期刊不同，期刊被数据库索引的概率不同；同一项研究的结果数据重复发表于不同的期刊；研究成果的发表滞后。

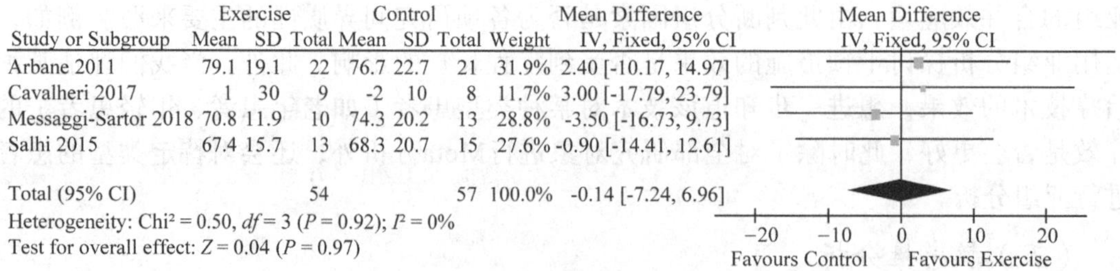

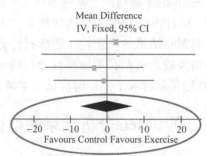

Study or Subgroup	Exercise Mean	SD	Total	Control Mean	SD	Total	Weight	Mean Difference IV, Fixed, 95% CI
Arbane 2011	79.1	19.1	22	76.7	22.7	21	31.9%	2.40 [-10.17, 14.97]
Cavalheri 2017	1	30	9	-2	10	8	11.7%	3.00 [-17.79, 23.79]
Messaggi-Sartor 2018	70.8	11.9	10	74.3	20.2	13	28.8%	-3.50 [-16.73, 9.73]
Salhi 2015	67.4	15.7	13	68.3	20.7	15	27.6%	-0.90 [-14.41, 12.61]
Total (95% CI)			54			57	100.0%	-0.14 [-7.24, 6.96]

Heterogeneity: Chi² = 0.50, df = 3 (P = 0.92); I² = 0%
Test for overall effect: Z = 0.04 (P = 0.97)

图3-13-1　森林图示例

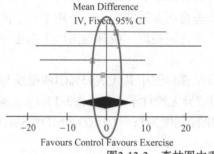

森林图底部有一横线，表示效应量的刻度
图3-13-2　森林图中刻度的解释

森林图位于正中的垂线（无效线），表示治疗组与对照组的效应量差异无统计学意义

图3-13-3　森林图中垂直线的解释

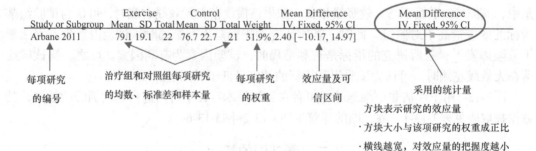

每项研究的编号　　治疗组和对照组每项研究的均数、标准差和样本量　　每项研究的权重　　效应量及可信区间

采用的统计量
方块表示研究的效应量
·方块大小与该项研究的权重成正比
·横线越宽，对效应量的把握度越小

图3-13-4　森林图中各项研究结果的解释

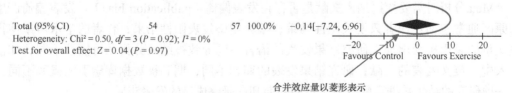

Total (95% CI)　　54　　57　100.0%　-0.14[-7.24, 6.96]
Heterogeneity: Chi² = 0.50, df = 3 (P = 0.92); I² = 0%
Test for overall effect: Z = 0.04 (P = 0.97)

合并效应量以菱形表示
如果合并效应量穿过无效线，则组间差异无统计学意义
图3-13-5　森林图中合并效应量的解释

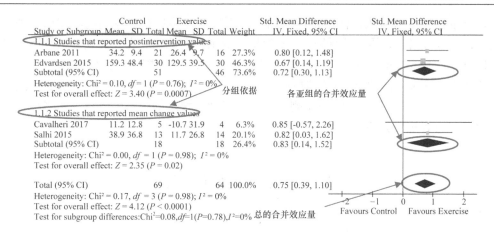

图3-13-6 森林图中亚组分析的解释

发表偏倚的判断方法有多种，如通过计算"失安全数"或绘制"倒漏斗图"（funnel plots），还可以用STATA软件进行Begg's 检验和Egger's检验对纳入文献的发表偏倚进行分析。漏斗图是以样本量（或效应量标准误的倒数）为纵坐标，以效应量（或效应量的对数）为横坐标来绘制散点图。样本量小的研究，数量相对较多、精度低，分布在漏斗图的底部呈左右对称排列；样本量大的研究，精度高，分布在漏斗图的顶部，向中间集中。当存在发表偏倚时，漏斗图表现为不对称分布（图3-13-7），不对称性越明显，则偏倚越大。漏斗图中每个点代表一项研究，若竖线两侧的点对称性越好，说明偏倚越小。若点越集中在倒漏斗的顶端，且竖线两端的点数越发均衡，说明这篇Meta分析存在的发表偏倚的可能性越低。通常认为至少需要纳入10项研究才有必要绘制漏斗图，研究例数少于10项时由于检验效能不足，难以评价漏斗图的对称性。

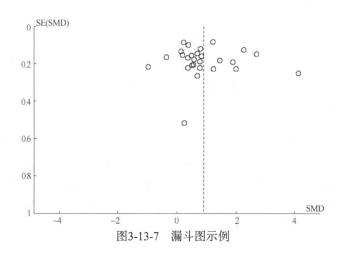

图3-13-7 漏斗图示例

第四节 案 例 分 析

一、案 例 描 述

患者，男性，27岁，因发热伴胸痛、呼吸困难入院，症状发作以夜间为主，乏力，盗汗，时常自感午后低热，体温正常，纳差，消瘦。体格检查：左侧胸部叩诊，中下部为实音，呼吸音消失，语音传导障碍。B超检查提示：左侧胸腔脊柱旁到腋后线第7~10肋间可探及深约4cm的液性暗区，内可见大量的分隔带，胸膜增厚，距体表1.7cm。胸片及胸部CT片提示：肺内未见明显的结核病灶。结核菌素试验（purified protein derivative，PPD）为强阳性（+++）。诊断为左侧结核性包裹性结核性胸膜炎，治疗方法考虑常规抗结核治疗。患者想要知道结核性胸膜炎用糖皮质激素治疗能否有效减轻胸膜肥厚、减少胸腔积液？

二、提出和构建循证问题

问题的要素：

P（患者）　　　　　结核性胸膜炎
I（干预措施）　　　糖皮质激素
C（对照措施）　　　安慰剂
O（结局指标）　　　胸膜肥厚、胸腔积液

构建循证问题：结核性胸膜炎用糖皮质激素治疗与安慰剂对照能否减轻胸膜肥厚、减少胸腔积液？

三、检索研究证据

检索的数据库为中国知网、万方数据知识服务平台、维普中文期刊服务平台、PubMed和Cochrane Library。中文检索式：结核性胸膜炎[主题] AND 糖皮质激素治疗[主题]；英文检索式：（"tuberculous pleurisy" [All Fields] OR PLTB[All Fields]）AND（"glucocorticoids" [Pharmacological Action] OR "glucocorticoids" [MeSH Terms] OR "glucocorticoids" [All Fields] OR "glucocorticoid" [All Fields] OR GCS[All Fields]）。获取了一篇Cochrane系统评价，题名为"Corticosteroids for tuberculous pleurisy"，该篇系统评价运用了Meta分析。

四、Meta分析的评价与实践

（一）证据的真实性评价

1. 是否报告了文献检索方法及检索是否全面　　该篇Meta分析制定了详细的检索策略，检索了Cochrane传染病组的资料注册库（cochrane infectious diseases group specialized register）、Cochrane临床对照试验注册库、MEDLINE、Embase和LILACS数据库，并且使用"tuberculosis"和"pleur*"作为检索词检索了临床试验注册库（current controlled trials）。此外，作者补充检索了纳入文献的参考文献。

作者初步筛选了与Meta分析主题可能相关的文献，通过查阅全文进行二次筛选，因原始研究的报告不完善导致无法决定是否纳入时联系其作者以补充获取所需信息。通过咨询翻译评估英文以外语种的文献合格性。此外，还列出了排除的研究。通过绘制PRISMA流程图来描述文献的筛选流程。

作者最终在48项研究中筛选出6项符合纳入标准的研究。6项试验共纳入633名受试者。所有试验都是在三级医院开展的单中心研究，受试者多为成年人，仅1项试验涉及11

岁及以上的受试者。在所有受试者中，59%为男性。仅2项试验纳入了HIV阳性患者，2项试验排除了HIV阳性患者，而另1项试验并未说明参与者的HIV感染状况。5项试验均排除了正发生并发症的患者。作者试图通过构建漏斗图寻找发表偏倚，但因研究太少而无法实现。

2. 原始研究的纳入是否合适及是否避免了选择偏倚　该Meta分析根据研究目的，设定了文献的纳入与排除标准，包括以下几方面。

（1）研究设计：随机对照试验或半随机临床对照试验。

（2）研究对象：通过胸部X线检查确诊患有结核性胸膜炎的患者（由试验者定义），加之以下任何一项：胸膜活检、显微镜检查耐酸杆菌或痰培养检查耐酸杆菌（或两种检测方法均开展）、胸腔积液检查。

（3）干预措施：试验组给予任何剂量的皮质类固醇，对照组给予安慰剂或其他辅助治疗；此外，两组均接受相同的抗结核药物治疗方案。

（4）结局指标

短期结局（少于6个月）：患者临床症状减轻所需的时间、胸腔积液减少所需的时间。

长期结局（6个月以上）：治疗结束时的胸膜改变（增厚或粘连）、肺功能改善情况、残疾、任何原因导致的死亡及作者定义的其他不利结局。

作者对新近发表的文献进行跟踪，没有发现新的类似试验，且在该篇论文发表时暂无正在开展的临床试验，纳入的原始研究类型有助于回答治疗学问题。研究对象较为明确，但其中1项试验参与者的年龄较小，对照组的设定合理，结局指标包含结核性胸膜炎相关的重要结局。可见，文献的纳入标准较合适。

3. 是否报告了对纳入研究的真实性评价标准以及对纳入研究的质量评价是否全面、恰当　两位研究人员从纳入文献中提取数据，并使用Cochrane"偏倚风险"工具独立评估每项纳入研究的偏倚风险，包括随机分组方法、隐蔽分组、盲法的实施、数据结果的完整性、选择性的报告研究结果以及其他偏倚。在评估与盲法相关的偏倚风险（实施偏倚和测量偏倚）时，作者分别考虑了盲法对每种结局指标的影响。

（1）为了评估与结果数据不完整性相关的偏倚（损耗偏倚），作者运用了以下标准：

低度偏倚风险：不到5%的受试者失访。

偏倚风险不明确：5%~10%受试者失访。

高度偏倚风险：超过10%的受试者失访。

（2）对于选择性报告（报告偏倚），作者使用了以下标准：

低度偏倚风险：作者在引言或方法部分报告了预先确定的结局指标，在结果部分对这些指标均有报告。

偏倚风险不明确：作者没有在引言或方法部分报告预先确定的结局指标。

高度偏倚风险：作者在引言或方法部分报告了预先确定的结局指标，但是在结果部分没有全部报告这些指标。

如果有任何细节不明确，作者将该评价条目记录为"不清楚"。偏倚风险评价结果见图3-13-8和图3-13-9。

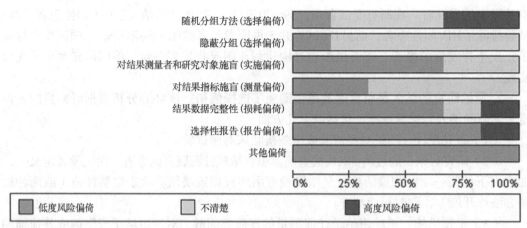

图3-13-8　所有研究的偏倚风险汇总

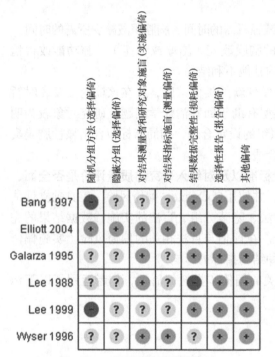

图3-13-9　每项研究的偏倚风险

4. 是否报告了纳入研究的数据合并方法，数据合并是否合适　作者使用卡方检验来探讨异质性，以P值为0.10表示有显著的统计学异质性；同时运用了I^2统计量，I^2超过50%表示有统计异质性。作者通过亚组分析来探讨异质性的来源，分组依据主要是结局指标测定时间（4周、8周、24周），其他分组依据有研究对象有无感染HIV及纳入研究的质量。作者计划通过构建漏斗图寻找发表偏倚，但由于纳入的文献太少而未做到。作者通过使用Review Manager 5.0软件对于纳入文献提取的数据进行Meta分析，使用RR及95%CI作为合并效应量，对于同质数据用固定效应模型进行合并。对主要结局指标进行意向性分析，通过敏感性分析来探讨数据缺失对总体效应量的影响。

5. Meta分析的总体科学性　作者通过使用GRADE工作组的指南开发工具（GRADEpro guideline development tool，GDT）来评价证据的总体质量，结果发现纳入研究存在局限性，体现在：

（1）受试者的年龄、种族、是否有合并症、皮质类固醇的用量和方案、随访时间等不完全一致，可能影响该研究结果的可靠性。

（2）所有的纳入试验中仅1项试验详细说明了随机方法，其他纳入试验均未说明是如何进行随机化分组；1项试验详细描述了隐蔽分组的方法，其余试验均未描述；因此纳入研究存在选择性偏倚。

（3）其中有4项试验描述了使用盲法，另2项试验没有提及盲法，存在测量和实施偏倚。

（4）其中有3项试验没有报告失访，1项试验存在受试者不依从以及试验期间有诊断为食管癌的病例，1项试验报告了失访及患肾细胞癌的受试者，1项试验有因上腹部疼痛而终止用药的受试者；因此存在失访偏倚。

（二）证据的重要性评价

此篇Meta分析表明，皮质类固醇可以减少胸腔积液的消退时间。胸部X线检查发现胸腔积液残余风险在8周时降低45%（RR 0.54，95%CI 0.37~0.78；237名受试者、2项试验、低度确定的证据），24周时降低65%（RR 0.35，95%CI 0.18~0.66；237名受试者、2项试验、低度确定的证据），见图3-13-10。

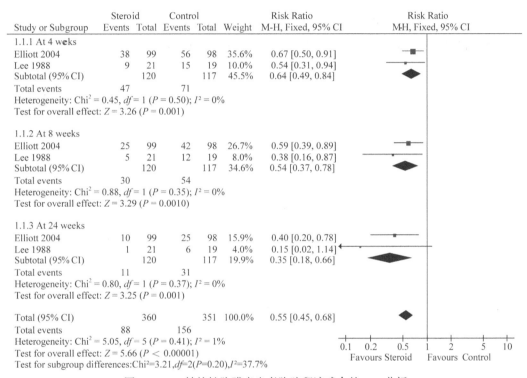

图3-13-10 结核性胸膜炎患者胸腔积液残余的Meta分析

治疗组为皮质类固醇联合常规疗法，对照组为安慰剂联合常规疗法，常规疗法为至少含有异烟肼和利福平的抗结核治疗

与对照组相比，胸部X线检查示皮质类固醇可降低胸膜改变（如胸膜增厚或胸膜粘连）的风险，在治疗结束时RR 0.72，95%CI 0.57~0.92（393名受试者，5项试验，低度确定的证据）。其中有1项试验报告了HIV感染者的死亡率，组间差异没有统计学意义，该试验中观察到的死亡与艾滋病而非结核性胸膜炎病有关（RR 0.91，95%CI 0.64~1.31；197名受试者，1项试验）。

2项试验中仅187名患者有长期功能性呼吸系统损害的数据，在泼尼松龙治疗组和对照组中，用力肺活量的百分比组间相似（极低度确定的证据）。接受皮质类固醇的结核性胸膜炎患者因试验药物而停药的风险较高（RR为2.78，95%CI 1.11~6.94；587名受试者，6项试验，低度确定的证据）。

（三）证据的适用性评价

长期呼吸功能是评估辅助治疗方案对结核性胸膜炎患者作用效果的重要指标。然而，现有证据并未提供此方面的信息。目前的结核病治疗循证指南并不建议在结核性胸膜炎患者中使用皮质类固醇。结合临床实践，专家认为现有研究通常用其他结局指标来替代呼吸功能，鉴于皮质类固醇的不良反应较多，故不建议使用皮质类激素治疗结核性胸膜炎。

（吴辉群）

思 考 题

1. Meta分析的统计过程有哪些步骤？
2. 结合提出的临床前景问题，获取并评阅相关的Meta分析。

第十四章 诊断试验的系统评价

学习目的

1. 掌握诊断试验系统评价的概念。
2. 熟悉诊断试验Meta分析的阈值效应；诊断试验的合并统计量；SROC曲线的意义。

诊断试验的系统评价适用于循证诊断或排除某种疾病，判断疾病的严重程度，估计疾病病程、疗效及预后，筛查无症状患者及监测药物不良反应。对多个小样本且同质的诊断试验的汇总分析，可以提高诊断试验的估计精度，探讨不同亚组患者的诊断效能。

第一节 基本概念

一、诊断试验系统评价概述

诊断试验系统评价是一种全面评价诊断试验证据准确性和重要性的研究方法。其目的是评价诊断试验对目标疾病诊断的准确性。诊断试验系统评价的结果是建立在广泛搜集文献的基础上，按照特定的纳入排除标准筛选文献，依据公认的方法评价纳入研究的质量，并进行定性描述或量化的统计分析（Meta分析）。Meta分析结果比单个诊断试验结果更具推广应用性，通过评估诊断试验的偏倚风险，也可回答单个诊断试验难以回答的问题，尤其当多个试验结果不一致或都无统计学意义时，Meta分析可得到更加接近真实情况的统计结果。诊断试验系统评价是诊断性研究最高级别的证据。

Cochrane协作网在2006年成立了诊断学工作组（Cochrane diagnostic test accuracy working group），并发布"Cochrane诊断试验准确性的系统评价指导手册"（Cochrane Handbook for Diagnostic Test Accuracy Reviews）以规范Cochrane诊断试验系统评价，推动Cochrane诊断试验系统评价的生产和传播。自2008年发表了第1篇诊断试验的Cochrane系统评价以来，截至2019年7月该工作组共发表诊断学系统评价全文120余篇。

二、诊断试验系统评价的特点

一篇诊断试验的系统评价能解决多个问题，如评价某个诊断试验的精确性；探讨诊断试验的精确性如何随临床和方法学特征的变化而变化；分析两个或多个诊断试验中，哪个诊断试验的准确性最高。

诊断试验系统评价通常需要同时选择两个或更多效应量去评价诊断试验的准确性，如敏感度和特异度、阳性预测值和阴性预测值、阳性似然比和阴性似然比等。诊断试验系统评价要采用偏倚风险评价方法（如QUADAS-2）对纳入研究进行严格评价。诊断试验的系统评价往往会出现因为原始诊断性研究之间的诊断界值不同而导致的阈值效应。

第二节　诊断性研究的质量评价工具

2003年正式推出的QUADAS（Quality Assessment of Diagnostic Accuracy Studies）是诊断试验研究的质量评价工具，QUADAS自发布以来得到了广泛应用，2011年改版为QUADAS-2。Cochrane协作网和英国国家卫生与临床优化研究所都推荐在诊断试验的系统评价中使用QUADAS-2进行质量评价。

QUADAS-2通过对四个关键领域（domain）的描述和对每个领域内相应问题的回答进行偏倚风险和适用性评价。这四个关键领域分别为病例选择（patient selection）、待评价的诊断试验（index test）、金标准（gold standard）、研究流程及诊断试验和金标准的时间间隔（flow and timing），相应问题的描述如表3-14-1所示，每个问题的评分对应"是"（yes）、"否"（no）、"不清楚"（unclear）三个选项，根据问题的评分对每个领域进行风险偏倚和适用性的评价，最后得出诊断性研究每个领域的偏倚风险和适用性为"高"（high）、"低"（low）还是"不清楚"（unclear）的结论。

表 3-14-1　QUADAS-2 关键领域和问题描述

关键领域	问题描述	偏倚风险（高、低、不清楚）	适用性（高、低、不清楚）
病例选择	1. 是否连续或随机纳入病例 2. 是否避免了病例对照设计 3. 是否避免了不恰当的病例排除	病例的选择是否产生偏倚	原始研究中纳入的病例与系统评价中的目标人群是否相符
待评价的诊断试验	1. 是否在不知晓金标准结果的情况下解释待评价试验的结果 2. 如果使用了阈值，这个阈值是否为事先设定	待评价试验的实施及解释是否产生偏倚	原始研究中诊断试验的实施和解释是否与系统评价中的不同
金标准	1. 金标准能否准确区分目标疾病 2. 是否在不知晓待评价试验结果的情况下解释金标准的结果	金标准的实施和解释是否产生偏倚	金标准所定义的目标疾病是否与系统评价中的描述不符
研究流程及诊断试验和金标准的时间间隔	1. 待评价试验和金标准诊断之间是否有适当的时间间隔 2. 是否所有患者都接受了金标准的检查 3. 是否所有患者都接受了同样的金标准检查 4. 是否所有患者都纳入了分析	研究流程是否产生偏倚	

第三节　诊断性研究的Meta分析

与经典的干预性研究的系统评价一样，并非所有的诊断试验系统评价的数据都可以进行Meta分析，Meta分析的核心是将多个同类研究的效应量进行合并。按统计学原理，只有同质的资料才能进行效应量的合并，反之则不能进行Meta分析。由于系统评价数据来源于纳入的原始研究，所以原始研究的质量也是决定能否进行Meta分析的重要因素。原则上纳入两个以上的同质研究即可进行Meta分析。Meta分析只适用于临床特征相似、诊断技术相同的研究，否则只能进行定性描述。

诊断试验Meta分析数据分析的步骤为：描述单个研究的结果；检测阈值效应、分析异质性；处理异质性；根据异质性检验结果选用不同模型（固定效应模型和随机效应模型）计算合并效应量；基于阈值效应的判定结果及异质性分析结果选择合适的效应量和模型进行加权合并；分析是否存在发表偏倚。

一、异质性检验

（一）异质性的种类

异质性可分为临床异质性、方法学异质性和统计学异质性。临床异质性是指纳入文献的研究对象不同质（研究对象所代表的病情病程不同、研究规模大小和研究场所的不同等）以及目标疾病诊断方法的不同质；方法学异质性是由试验设计、原始研究质量的差异等导致的变异，如待评价试验的技术及不同试剂盒选用的诊断界值不同、是否正确实施盲法等；统计学异质性是临床和方法学异质性协同作用的结果，是异质性在数据层面的反映。

（二）异质性检验方法

异质性检验可分为目测法和假设检验法。目测法是先绘制森林图（常用的效应量指标有敏感度、特异度、诊断比值比等），再目测效应量可信区间的重叠程度，若高度重叠表明同质性好，若重叠程度差提示异质性明显。由于目测法误差太大，故只能进行是否存在异质性的初判。

假设检验是异质性检验的主要方法。基于敏感度、特异度的异质性检验可选用似然比检验（统计量为G^2）；基于阳性似然比、阴性似然比、诊断比值比等可选用Cochran's Q检验。纳入的研究数量较少时，无论是G^2检验还是Q检验，由于检验效能不高，易出现假阴性结果，应计算I^2指数。I^2的计算公式为

$$I^2 = \frac{Q-(k-1)}{Q} \times 100\%$$

式中，Q为异质性检验的卡方值（χ^2），$k-1$为自由度（k为纳入的研究个数）。通常情况下，$I^2 \leqslant 25\%$说明研究间异质性较小，$25\% < I^2 < 50\%$则为中度异质性，$I^2 \geqslant 50\%$则提示存在高度异质性。

（三）阈值效应分析

随着诊断试验的快速发展，诊断技术的提高，同一诊断试验在不同年代发表的文章中所采用的诊断界值并不完全相同，不同的诊断界值常导致阈值效应（threshold effect）。例如，空腹血糖诊断糖尿病，不同地区和不同实验室采用的诊断界值不一致，界值过高会使特异度提高、敏感度降低，界值过低会使特异度降低、敏感度增加，该现象称为阈值效应。在诊断试验中，阈值效应是引起异质性的重要原因之一。可通过计算所有纳入研究的敏感度与特异度之间的Spearman相关系数来确定阈值效应。当存在阈值效应时，敏感度和特异度呈负相关（或敏感度与1-特异度呈正相关），即随着假阳性率（1-特异度）的增加，真阳性率（敏感度）快速上升，其结果在ROC曲线平面图上呈"肩臂状"点分布。敏感度和特异度之间的相关性还可由其他原因引起（如不同的疾病谱或不同的研究设计等）。

当诊断试验结果为数值资料或等级资料时，较易出现阈值效应；而对二分类变量资料，特别是那些无法量化、需主观判定的诊断结果也可产生阈值效应。如影像科医师对

影像结果的正常和异常判定，不同医师可能采用不同的标准。

阈值效应的存在与否决定了Meta分析方法及模型的选择。若不存在阈值效应，可考虑汇总分析敏感度、特异度、阳性和阴性似然比、诊断比值比等。若存在阈值效应，此时如果单独对敏感度、特异度进行Meta分析，其汇总结果可能出现偏差，宜选用合并的受试者工作曲线（summary receiver operating characteristic curve，SROC）进行汇总分析。

（四）异质性的处理

如果研究间存在异质性，可以采取以下措施：

1. 从研究设计、方法学特征、统计分析等方面寻找异质性的来源，并对每项研究采用统一的多重回归模型进行分析，从而避免由于模型不一致（不同的变量选择和定义以及混杂因素的校正等）导致的异质性。

2. 亚组分析即按不同的临床特征或研究质量分别进行Meta分析。

3. 若符合Meta回归的条件（原始研究个数≥所探讨因素的个数×5~10），则可采用Meta回归以及混合模型，利用回归模型控制混杂因素以消除异质性。

4. 选用随机效应模型来计算合并统计量。

5. 采用多水平统计模型合并来自于观察结果的不确定性数据，该模型由两个水平构成，即个体水平和研究水平，前者来自于真实但未知的随机效应观测数据，后者与研究间的随机效应有关。

6. 敏感性分析，在排除可能存在异常结果的研究后，重新进行Meta分析，并与未排除异常结果研究的Meta分析结果进行比较，探讨剔除的研究对合并效应量的影响程度。

7. 若异质性过于明显，则不进行Meta分析，只对结果进行定性描述。

二、计算合并统计量

诊断试验的数据类型有三种：二分类变量，诊断试验结果为互斥的两类，如阳性或阴性、患病或未患病；有序多分类变量，诊断试验结果以某种属性进行划分，如1表示绝对正常、2表示可能正常、3表示模棱两可、4表示推测异常、5表示绝对异常；连续变量或数值变量，诊断试验结果可以精确度量，如物质的浓度。通过设置阈值，可将数值变量转换为有序分类变量和二分类变量。在诊断试验Meta分析中，有序分类变量和数值变量需要通过重新设置阈值的方式转换成二分类变量，以四格表的形式呈现。

当合并原始研究的数据时，有两个模型可供选择。其中固定效应模型假设所有纳入的研究是来自同一总体的随机样本，研究间的差异仅由抽样误差造成。对于诊断试验Meta分析，如果纳入研究没有异质性且不存在阈值效应，可以用固定效应模型。而随机效应模型是假设研究的效应量不固定，但服从某种分布，一般假定为正态分布。研究间效应量的变异程度可用组间方差加以测量，并以此为权重对效应量进行校正。若无异质性，两个模型的合并分析结果应该一致；当异质性检验有统计学意义且研究间的效应量不固定，但服从正态分布时，应选择随机效应模型的估计结果；倘若异质性过大（$I^2 \geq 50\%$），应进行亚组分析、Meta回归或者放弃Meta分析并改做定性评价。

敏感度和特异度能很好地衡量诊断试验的准确性。然而，依赖敏感度和特异度经常会夸大试验的益处。若不存在阈值效应且各个研究间没有异质性或异质性不明显

（$I^2 < 50\%$），则可以合并计算敏感度、特异度、似然比、诊断比值比、ROC曲线下的面积等指标；若存在阈值效应，则应绘制SROC曲线。

似然比是整合敏感度和特异度的一个综合性指标，将似然比应用到诊断实践将改善疾病诊断的准确性。当试验按序执行时，第一个试验的验后概率会成为第二个试验的验前概率，依此类推。如果验后概率相对验前概率的改变越大，则该诊断试验被认为越重要。根据贝叶斯的理论，疾病验前概率×似然比=验后概率。

预测值是临床医师能够真正理解的指标，常用于判断诊断试验的准确性。当试验结果为阳性或阴性时，就可分别预测出试验对象有或没有目标疾病的概率。然而预测值受患病率的影响，即使再完美的试验也可能因患病率低而出现很小的阳性预测值，故在数据合并时一般不使用阳性预测值与阴性预测值，一旦应用，要慎重解释。

诊断比值比是判断试验诊断疾病能力的一个指标，是指病例组中试验阳性的比值（真阳性率与假阴性率之比）与对照组中试验阳性的比值（假阳性率与真阴性率之比）。实际应用中诊断比值比不依赖于患病率，但是取决于病例组的疾病谱。

SROC曲线综合反映了诊断试验对目标疾病的诊断价值，由于兼顾了敏感度和特异度，对多个诊断试验的重要性进行综合比较，SROC的曲线下面积越大则重要性越高。

三、绘制SROC曲线

SROC曲线可对同一指标的多个不同试验进行Meta分析，根据比值比的权重用一条曲线来表示（图3-14-1）。

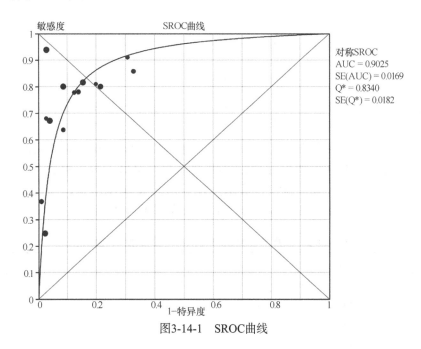

图3-14-1　SROC曲线

对同一诊断指标的多项研究，进行SROC曲线分析后，可求得这些诊断试验的合并敏感度和特异度，应用方法与ROC曲线一样，曲线上最靠近左上角的坐标，对应该诊断指标的最佳敏感度和特异度。对同一组诊断试验，以SROC曲线为界，左侧（包括线上）的试验优于右侧，且越靠近左上角其诊断准确性越高。对同一疾病使用两种以上诊断学指标进行比较，首先是对每种指标进行Meta分析，将同样刻度坐标的两条或多条SROC曲线放在同一坐标上，越靠近左上角者，其诊断准确性越高。存在阈值效应时只能采用绘制SROC曲线的方法进行汇总分析，有三种估计模型可供选择。分别介绍如下：

（一）Moses-littenberg模型

Moses-littenberg模型是最早提出、旨在处理阈值效应的一种方法。该模型是以D为因变量，S为自变量的直线回归方程：$D=a+b×S$。其中a为常数项，其反对数就是合并的诊断比值比，b为回归系数。D为诊断比值比对数值，S为阈值的测量值，$S=\ln$（sen/（1-sen）×（1-spe）/spe）=Logit（sen）+Logit（1-spe）。

（二）层次结构模型

层次结构模型（hierarchical model）包含五个参数，分别是准确度的均数和方差、阈值的均数和方差、形状参数。层次结构模型侧重于确定ROC曲线的基本走向，用以估计诊断准确度的平均值（诊断比值比）及平均阈值（包括模型参数不明原因的变异），形状参数用来描述ROC曲线的不对称性。

（三）双变量随机效应模型

双变量随机效应模型（bivariate random-effects model，BRM）也有五个参数，分别是敏感度Logit转换值的均数和方差、特异度Logit转换值的均数和方差、两者的相关系数。双变量随机效应模型侧重于估计敏感度和特异度的平均值，也可探讨模型参数和相关系数等的变化。

第四节 森林图与发表偏倚

一、森 林 图

森林图是诊断试验Meta分析最常见的结果表示形式。根据所选的合并效应量，诊断试验Meta分析的森林图有基于敏感度的森林图、基于特异度的森林图、基于阳性预测值的森林图、基于阴性预测值的森林图、基于阳性似然比的森林图、基于阴性似然比的森林图、基于诊断比值比的森林图。绘制森林图的数据来自Meta分析中纳入的原始研究，包括真阳性数（true positive，TP）、假阴性数（false negative，FN）、真阴性数（true negative，TN）和假阳性数（false positive，FP），如表3-14-2所示。

表 3-14-2 诊断试验 Meta 分析中纳入的原始研究数据

研究	年份	TP	FP	FN	TN
Meersch 等	2014	24	5	2	19
Meersch 等	2014	10	9	2	30
Pilarczy 等	2015	5	10	1	44
Wetz 等	2015	7	6	1	26
Dusse 等	2016	8	3	0	29
Finge 等	2017	26	21	8	38
Gist 等	2017	22	19	9	44

续表

研究	年份	TP	FP	FN	TN
Mayer 等	2017	7	36	2	65
Oezkur 等	2017	21	14	14	101
Wang 等	2017	15	11	5	26

STATA、RevMan、R软件和Meta-Disc等都可以绘出诊断试验Meta分析的森林图。图3-14-2为Meta-Disc所绘制的基于敏感度（左图）和基于特异度（右图）的森林图。由图可知，Meta分析纳入了十项原始研究，其中敏感度的异质性检验结果I^2为40.7%，特异度的异质性检验结果I^2为69.1%。十项原始研究的敏感度为60%~100%不等，特异度为64%~91%不等。森林图中圆圈所在位置代表各项原始研究的敏感度（左图）或特异度（右图），圆圈所在的直线代表各原始研究敏感度的95%可信区间（左图）或特异度的95%可信区间（右图），圆圈大小表示各项原始研究的权重。菱形分别代表10项原始研究的合并敏感度77%（左图）和合并特异度76%（右图），菱形所在直线代表合并敏感度的95%CI 70%~83%（左图）和合并特异度的95% CI 72%~79%（右图）。

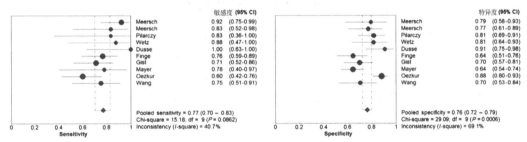

图3-14-2　基于敏感度（左图）和基于特异度（右图）的森林图

二、发表偏倚

发表偏倚致使研究者在进行Meta分析时对阳性结果和阴性结果获取的概率不同，从而导致对效应量或因果关联强度的过高估计。识别发表偏倚的方法有漏斗图法、失安全系数法、剪补法、等级相关法、Meta回归，在诊断试验系统评价中以漏斗图最为常用。

对于诊断试验系统评价发表偏倚的检测，现在应用较多的是Deek 漏斗图，该图是以有效样本量平方根的倒数（inverse of the square root of the effective sample size，$ESS^{-\frac{1}{2}}$）为横坐标，以诊断比值比（diagnostic odds ratio，DOR）（或lnDOR）为纵坐标绘制，横纵坐标可以互换。若漏斗图对称表示无发表偏倚（斜率系数的$P>0.05$）。图3-14-3所示的两幅漏斗图，右图的散点分布明显不对称，表明存在发表偏倚。漏斗图方法的使用在学术界一直存在争议，因为可能致使其不对称的原因有很多，如机遇、异质性、效应量的选择、测量精度的选择等，而并不一定是受到发表偏倚的影响。如果样本量的大小和效应量之间有潜在的关联，漏斗图也会得出错误的结论，应慎重使用。

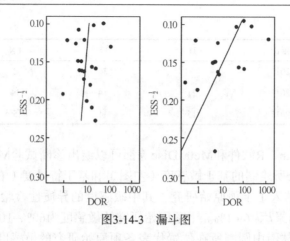

图3-14-3 漏斗图

第五节 案例分析

以文献 "Interferon Gamma Release Assays for Diagnosis of Pleural Tuberculosis: a Systematic Review and Meta-Analysis" 为例讲解诊断试验系统评价的步骤。

一、明确研究背景和目的

结核是胸膜积液的常见病因，但只有部分患者能通过微生物检查明确结核性胸膜积液的诊断。胸膜活检是诊断的金标准，需要操作人员具备专业技能，该检查有创伤性且会引起并发症。γ干扰素释放试验是近年来诊断结核感染的免疫诊断方法，其操作简单且无创，是快速诊断结核性胸膜积液的方法。该篇系统评价的目的是明确γ干扰素释放试验对结核性胸膜积液的诊断价值。

二、提出和构建循证问题

问题的要素：

P（患者）　　　　　疑似结核性胸膜积液的患者
I（待评价试验）　　γ干扰素释放试验
C（金标准）　　　　微生物和组织病理学诊断
O（结局指标）　　　结核性胸膜积液诊断的准确性

构建循证问题：对于疑似结核性胸膜积液的患者，γ干扰素释放试验能否准确地诊断结核性胸膜积液？

三、确定研究方法

（一）制定文献的纳入标准与排除标准

纳入至少诊断10个结核性胸膜积液患者，有评估诊断准确性的原始数据或能计算出敏感度和特异度，选择胸膜液或全血作为样本的研究。排除实验数据的描述性研究、病例报告、会议摘要、综述、评论和信件。

（二）明确文献检索与筛选策略

检索PubMed和Embase数据库，检索时间：2014年12月前，未限定文献的发表语种，同时检索纳入文献和相关文献综述的参考文献。两名系统评价员独立进行文献筛选，通过协商解决争议。

检索式：（tuberculosis OR tubercular OR tuberculous OR TB OR mycobacterium OR mycobacterial）AND（pleura OR pleural OR pleuritis OR pleurisy）AND（interferon OR IFN OR interferon-gamma OR gamma-interferon OR interferon gamma assay OR interferon gamma release assay OR IGRAOR interferon release assay OR QuantiFERON OR T-SPOT OR ELISpot OR enzyme-linked immunosorbent spot OR T cell based assay OR T cell response）

（三）确定资料提取和质量评价方法

两名系统评价员独立提取纳入研究的信息，提取的信息包括：①发表年份、研究设计类型、研究周期、研究开展的国家；②研究对象的年龄段；③血清HIV感染阳性者的比例；④γ干扰素释放试验的类型和试验结果解释的标准；⑤使用微生物和组织病理学诊断为结核胸膜积液患者的比例；⑥阳性、阴性和不确定结果的例数。使用QUADAS-2量表评价纳入研究的质量。

（四）确定Meta分析的方法

利用STATA12.0统计软件进行Meta分析。计算每个纳入研究的敏感度和特异度及95%CI，使用双变量随机效应模型进行敏感度、特异度、阳性似然比、阴性似然比和诊断比值比的汇总分析。在计算特异度时排除不确定结果，在计算敏感度时将不确定结果作为假阴性。对全血样本和胸膜液样本进行亚组分析。

使用I^2检测研究间的异质性，低度异质性、中度异质性和高度异质性的临界值分别是25%、50%、75%。通过对预定义的协变量分层进行敏感性分析以探索异质性来源，协变量包括γ干扰素释放试验的类型、国家层面的结核病患病率、金标准的稳定性、盲法（是否描述）、不确定结果的报道、研究的样本量（>50例研究对象、≤50例研究对象）。将结核患病率估计>0.1%的国家归为结核病高患病率国家。将诊断比值比的自然对数作为独立变量，使用限制性最大似然法的Meta回归评估研究间的异质性。

通过Deek漏斗图评估发表偏倚，绘制层次结构模型的ROC曲线（hierarchical summary receiver operating characteristic curve，HSROC）来评估诊断准确性的整体表现和变异。

四、研究结果

（一）纳入研究的特征

该篇系统评价通过流程图展示文献的检索结果，筛选过程及筛选后的文献篇数。纳入21项符合标准的研究，研究对象都是成年患者。20项研究来自12个国家，其中1项是多中心研究。21项研究的基本信息包括发表年份、研究开展的国家、结核性胸膜积液患者的平均年龄及性别比、非结核性胸膜积液患者的平均年龄及性别比、血清HIV阳性者的比例、γ干扰素释放试验的方法、样本类型、阳性、阴性和不确定结果的人数等，上述信息在文中以表格形式列出。

（二）纳入研究的质量

作者根据QUADAS-2对纳入文献的偏倚风险进行了评价并绘制评价结果图。结果表明，仅1项研究具有低度偏倚风险。13项研究未使用盲法，因此在"待评价的诊断试验"

条目具有高度偏倚风险。在"适用性"评价维度中5项研究具有高度偏倚风险。

（三）Meta分析的结果

1. 使用全血样本的γ干扰素释放试验Meta分析 全血样本的γ干扰素释放试验诊断结核性胸膜积液的合并敏感度为0.77（95%CI 0.71~0.83），合并特异度为0.71（95%CI 0.65~0.76）（图3-14-4）；合并阳性似然比为2.68（95%CI 2.15~3.33），合并阴性似然比为0.32（95%CI 0.24~0.43）；合并诊断比值比为8.39（95%CI 5.21~13.51）。HSROC曲线的位置和形状表明γ干扰素释放试验是一个次优选择（图3-14-5）。

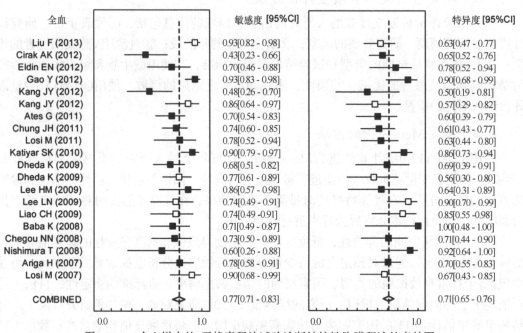

图3-14-4 全血样本的γ干扰素释放试验诊断结核性胸膜积液的森林图

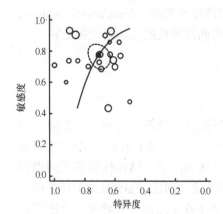

图3-14-5 全血样本的γ干扰素释放试验诊断结核性胸膜积液的HSROC曲线

纳入研究间的敏感度和特异度具有中度异质性，亚组分析结果显示在进行敏感度分析时，接受结核感染T细胞斑点试验（T-SPOT.TB）的研究组、结核患者占比75%以上的研究组、没有报告或排除不确定结果的研究组间异质性较低；在进行特异度分析时，小样本研究组、结核患者占比75%以上的研究组、低结核病患病率国家间的异质性较低。亚组分析的敏感度和特异度在组间差异较小。多元Meta回归分析没有发现显著影响异质性的因素。

Deek漏斗图的对称性检验结果显示P=0.471，表明不存在发表偏倚。

2. 使用胸膜液样本的γ干扰素释放试验Meta分析 胸膜液样本的γ干扰素释放试验诊断结核性胸膜积液的合并敏感度为0.75（95%CI 0.60~0.86），合并特异度为0.79（95%CI 0.69~0.87）；合并阳性似然比为3.65（95%CI 2.12~6.28），合并阴性似然比为0.31（95%CI 0.17~0.56）；合并诊断比为11.74（95%CI

4.01~34.39）。HSROC曲线上单个研究点分布较分散，整体的诊断价值与全血样本类似。

纳入研究间敏感度和特异度的异质性较高。亚组分析结果没有找到能合理解释异质性的参数。但当去除有>75%的结核患者的研究后，剩余研究的特异度具有高度同质性。多元Meta回归分析没有发现显著影响异质性的因素。

Deek漏斗图的对称性试验结果显示$P=0.0039$，表明存在发表偏倚。

五、讨论与结论

讨论部分分析了研究结果，并将此项Meta分析与之前发表的Meta分析进行比较以说明Meta分析存在的局限性。

研究表明，不管是全血样本还是胸膜液样本的γ干扰素释放试验对疑似结核性胸膜积液患者的诊断准确性均不佳。

（施李丽）

思　考　题

1. 如何分析诊断试验Meta分析的阈值效应？
2. 怎样选择诊断试验Meta分析中合并统计量？
3. 如何绘制SROC曲线？

第十五章　基础医学的系统评价

学习目的

1. 掌握基础医学系统评价的步骤。

2. 熟悉基因多态性与疾病关系的系统评价研究方法。

3. 了解基础医学系统评价的特点；SYRCLE动物实验偏倚风险评价工具；HuGE Navigator数据库。

基础医学的系统评价是基础医学领域的重要证据来源，对于指导基础医学研究的开展具有重要意义，还有助于基础医学研究成果的临床转化。基础医学系统评价主要应用于动物、分子细胞、功能蛋白和基因组学，已经成为系统评价的新兴研究领域。该类系统评价有助于后效评估基础医学实验的结果；回顾性比较动物模型的使用是否得当；帮助决定新药研究的资助方向；比较动物实验和人体实验结果以阐明相互印证的程度；降低将动物实验结果引入人体研究的风险。

第一节　基础系统评价步骤

一、选　题

明确系统评价需要解决的研究问题，如探讨药物干预对于阿尔茨海默病小鼠的治疗效果，是基因多态性与乳腺癌发病风险之间的关系，还是药物干预对于某细胞因子或功能蛋白表达的影响。

二、明确研究背景和研究目的

应明确指出拟解决问题的重要性，如患病率、经济负担和治疗现状，以及现有的病因学假设和治疗的分子生物学机制。之后，阐明开展系统评价的目的、必要性和价值。

三、制定研究方法

（一）制定文献的纳入与排除标准

1. 文献的纳入标准　需要依据PICOS原则确定研究对象（types of participants）、研究分组方案（types of intervention，types of comparison）、结局指标（types of outcome measures）、纳入分析的文献类型（types of studies）。

（1）研究对象可以指患病的动物模型、分子细胞和功能蛋白等。

（2）干预组和对照组可以依据基础研究的分组方案来划分（如高剂量药物治疗的大鼠、中等剂量药物治疗的大鼠、低剂量药物治疗的大鼠、空白对照）；也可以根据是否发生某种阳性结局来划分（如病例组、对照组）。

（3）根据研究的目标疾病，明确主要结局指标（与疾病转归或预后结局高度相关）和次要结局指标，结局指标包括疾病发生的风险、症状、细胞因子的表达、基因表达与疾病发生的因果关系等。

（4）基础医学研究也有随机对照试验（如随机对照的动物实验）、横断面研究（如诊断方面的基础研究）、队列研究及病例对照研究。

2. 文献的排除标准 排除标准通常包括未报告Meta分析所需的结果数据、文献类型不符、干预措施或对照技术不符以及重复发表的文献。

（二）制定文献的检索策略

选择数据库，根据PICOS的核心要素提炼检索词，结合各数据库的特点构建检索式。在制定检索词时，为了提高文献的查全率，需要通读相关领域的文献，避免遗漏重要的名词术语。在用关键词进行检索时，需要注意词的拼写差异、单复数以及同一名词的不同表达方式。

（三）文献筛选

两名研究者根据文献的纳入与排除标准，通过阅读文献题目和摘要进行初次筛选，对于需要纳入分析的文献进一步阅读全文，最终确定是否纳入。对于纳入的文献，通过追查其参考文献查看有无漏检。文献筛选的结果需要两名研究者交叉核对，遇到分歧时讨论解决。在文献筛选时，依据PRISMA声明绘制筛选过程的流程图，尤其要说明每个步骤文献排除的篇数及原因。

（四）文献信息的提取

设计资料提取表提取基础医学文献中的关键信息。资料提取表的内容通常包括文献的基本特征（作者、题名、发表的期刊信息）、研究对象（如动物体重、月龄）、研究开展的机构和研究时间、干预和对照（如干预组和对照组的药物名称、给药剂量、疗程）、结局指标（主要结果数据和次要结果数据）、研究的方法学特征（依据证据的偏倚风险评价条目设计）、研究的主要结论。文献信息的提取通常要求至少两名研究者独立进行，交叉核对提取的结果，以确保信息提取的准确性。

（五）文献的偏倚风险评价

鉴于基础医学和临床研究特征方面的本质区别，基础医学领域的文献有特定的偏倚风险评价工具。如果参考临床研究证据的偏倚风险评价工具进行证据评价，需要结合基础研究的特点对其条目进行合理的修订，并通过证据评价的预试来检验其可行性、观察不同评价人员之间评价结果的一致性。文献信息的偏倚风险评价通常要求至少两名研究者独立进行，并且交叉核对评价的结果，以确保评价的准确性。

四、结果分析与解释

（一）Meta分析

在开展基础医学的系统评价时，需要对可以量化汇总的结局指标进行Meta分析。Meta分析的首要步骤是对数据进行异质性分析，分析异质性产生的原因，在此基础上合理选择统计分析模型（如固定效应模型、随机效应模型），依据数据的类型（如分类变量、数值变量）正确选择统计指标，之后对合并统计量进行假设检验。在Meta分析时，需要对不确定的结果进行敏感性分析，必要时对具有临床异质性或方法学异质性的数据进行亚组分析。

（二）定性分析

定性分析是采用描述性分析的方法，将各项原始研究的结果依据"PICOS"的原则汇总成表格中的信息，分析各项研究的共性，对比不同研究间的差异并进行合理解释。

（三）结果解释

在结果部分，需要解释Meta分析的结果及其意义；证据偏倚风险的评价结果，阐明相关偏倚对结果可信度的潜在影响，即系统评价的局限性；系统评价的适用性，如可否将研究发现的致病机制推广到其他研究，相关结论可否用于临床；对于未来进一步开展基础实验的启示。从系统评价中可以发现纳入文献的缺陷或有待解决的基础研究问题，为今后开展高质量的研究提出建议。

第二节　动物实验的系统评价

一、研究方案

2015年，荷兰Radboud大学医学院动物实验系统评价研究中心（SYstematic Review Centre for Laboratory animal Experimentation，SYRCLE）制定和发布了SYRCLE动物实验系统评价研究方案（systematic review protocol for animal intervention studies），即标准化的动物实验系统评价计划书，以促进形成完整和高质量的研究方案。SYRCLE的宗旨是开发、应用和传播动物实验的系统评价方法，提高研究质量。本节主要介绍该研究方案的相关内容。

研究方案由3个部分、8个小节和50个条目组成（表3-15-1），其中A部分是系统评价的基本信息、B部分是系统评价的研究目的、C部分是为了实现研究目的而采用的方法。各节内容与系统评价的步骤相对应，包括：

基本信息：条目1~9。

明确研究问题（包括研究背景）：条目10~16。

确定文献检索和纳入的研究：条目17~20。

研究文献筛选：条目21~30。

研究特征的信息提取：条目31~36。

研究质量评价：条目37~38。

结果数据提取：条目39~41。

数据整合/Meta分析：条目42~50。

对于每个步骤，都需要研究方案的信息（系统评价涉及哪些方面）和具体的实现方法（怎样完成系统评价）。例如，"文献筛选"条目既要求报告文献的纳入标准，还要指出完成筛选过程的研究人员。

表3-15-1　SYRCLE 动物实验系统评价研究方案（2.0 版本）

序号	内容/条目	描述
	A. 基本信息	
1	系统评价的题目	

续表

序号	内容/条目	描述
2	作者信息（姓名、单位、研究中的贡献）	
3	其他研究者（姓名、单位、研究中的贡献）	
4	通讯作者及其电子邮箱	
5	资金来源/资助方	
6	利益冲突	
7	计划书的注册时间和注册机构	
8	注册号（如果有的话）	
9	注册时系统评价的进展阶段	
	B. 研究目的	
	研究背景	
10	对于该疾病/动物模型/干预措施有哪些已知信息？制作该系统评价的重要性何在？	
	研究问题	
11	明确的目标疾病/健康问题	
12	明确研究的群体/物种	
13	明确的干预措施/暴露因素	
14	明确的对照措施	
15	明确的结局指标	
16	阐明研究问题（根据条目11~15）	
	C. 研究方法	
	文献检索和纳入研究的确定	
17	确定检索的数据库（如 PubMed、Embase、Web of science）	☐ PubMed　　☐ Web of science ☐ SCOPUS　　☐ Embase ☐其他数据库的名称： ☐特定期刊的名称：
18	电子数据库的检索策略（使用分步检索指南和动物实验检索过滤器）	如果可行，则需将检索策略以附件的形式提供（插入文件名）
19	确定其他的信息来源	☐纳入研究的参考文献列表 ☐书籍 ☐相关综述的参考文献列表 ☐会议论文集的名称： ☐通讯作者姓名/机构名称： ☐其他：
20	为其他信息来源制定的检索策略	
	文献筛选	
21	明确文献的筛选阶段（如基于题目/摘要、全文或两者均有）	
22	明确（a）每个阶段的文献筛选人员数量；（b）如遇分歧的解决方案基于以下各方面定义系统评价的纳入标准和排除标准；	

续表

序号	内容 / 条目	描述
23	研究的类型（研究设计）	纳入标准：
24	动物类别 / 群组类型（如月龄、性别、疾病模型）	排除标准：
25	干预措施的类型（如剂量、疗程、频率）	
26	结局指标	
27	文献的语种限制	
28	文献的发表时间限制	
29	其他方面	
30	在每个筛选步骤中，制定优先考虑的排除标准	筛选阶段： 1_____；2_____；等 筛选阶段： 1_____；2_____；等
	研究特征的信息提取（为了评估外部真实性和报告的质量）	
31	研究编号（如第一作者、发表时间）	
32	研究设计的特征（如实验分组和动物数量）	
33	动物模型特征（如物种、性别、疾病诱导）	
34	干预措施特征（如干预措施、干预时点、持续时间）	
35	结局测量	
36	其他（如退出研究）	
	偏倚风险评价（内部真实性）或研究质量评价	
37	指出（a）对每项纳入研究的偏倚风险 / 研究质量进行评价的研究人员数；（b）分歧的解决方案	
38	定义如下标准（a）纳入研究的偏倚风险评价方法（如选择性偏倚、实施偏倚、检测偏倚和损耗性偏倚等）；（b）纳入研究其他方面的质量（如报告质量、统计检验力）	□使用 SYRCLE 风险评估工具 □使用 SYRCLE 风险评估工具的改编版本： □使用 CAMARADES 质量评价条目 □使用 CAMARADES 质量评价条目的改编版本 □使用其他标准：
	结果数据的提取	
39	对每个结局指标，定义被提取的数据类型（如连续型数据 / 二分类数据及其测量单位）	
40	数据提取 / 收集方法（如首先从结果图中获得数据，然后联系论文作者）	
41	明确（a）数据提取的研究人员数；（b）分歧的解决方案	
	数据整合 /Meta 分析	
42	说明（每个结局指标）数据合并 / 比较的方法（如描述性分析、Meta 分析）	
43	说明是否（每个结局指标）开展 Meta 分析的依据	
	如果 Meta 分析可行 / 合理，需要说明（每个结局指标）：	
44	效应量的选择（如均数差、标准差、RR 值、OR 值）	
45	统计分析方法（如随机效应模型、固定效应模型）	

续表

序号	内容/条目	描述
46	异质性评估方法（如I^2、Q值）	
47	导致异质性的潜在研究特征（亚组分析）	
48	准备开展的敏感性分析	
49	Meta分析的其他细节（如多重检验校正）	
50	评估发表偏倚的方法	
该研究方案最终由哪方批准（姓名、单位）：		时间：

二、SYRCLE动物实验偏倚风险评价工具

（一）工具介绍

SYRCLE动物实验偏倚风险评价工具是在Cochrane偏倚风险评价工具的基础上发展而来，两者差异主要来自临床随机对照试验与动物实验在研究设计方面的不同之处。SYRCLE动物实验偏倚风险评价工具共包括10个条目，偏倚类型包括选择性偏倚、实施偏倚、测量偏倚、损耗性偏倚、报告偏倚和其他偏倚。其主要评价维度与Cochrane偏倚风险评价工具类似，但涉及的结构域有所不同，其中条目2、4、5、6、7为在Cochrane偏倚风险评价工具的基础上修订或新增的条目，详见表3-15-2。

表 3-15-2　SYRCLE 动物实验偏倚风险评价工具

条目	偏倚类型	结构域	具体描述	结果判断
1	选择性偏倚	序列产生	如果可行的话，描述分配序列的产生方法，提供足够的细节以评估组间可比性	分配序列的产生或应用是否充分 *
2	选择性偏倚	基线特征	如果可行的话，需描述所有可能的预后因素或动物特征，以保证实验开始时的组间基线特征相似	各组基线是否相同，是否对混杂因素进行了校正
3	选择性偏倚	隐蔽分组	描述隐蔽分组的方法，以判断能否在动物入组前或在入组过程中预测到施加的干预措施	隐蔽分组是否充分 *
4	实施偏倚	随机化安置	描述动物房中动物随机安置的方法	实验过程中动物是否被随机安置
5	实施偏倚	盲法	描述对动物看管者和研究者施盲的方法，以避免其知晓动物接受的干预措施；提供盲法有效性的任何信息	实验过程中是否对动物看管者和研究者施盲以使其不知晓动物接受的干预措施
6	测量偏倚	随机化的结果评估	描述是否随机化地选取用于结果评估的动物，描述选动物的各种方法	用于结果评价的动物是否为随机化选取
7	测量偏倚	盲法	描述对结果评价者施盲的方法，以避免其知晓施加给动物的干预措施；提供盲法有效性的任何信息	是否对结果评价者施盲
8	损耗性偏倚	数据报告的不完整性	描述每个主要结局其数据的完整性，包括失访和在报告阶段排除的数据；是否报告了（与最初随机分组的例数相比）失访和排除的数据，各组的例数，以及失访、排除或任何重新纳入分析的原因	不完整的数据是否被充分说明 *

条目	偏倚类型	结构域	具体描述	结果判断
9	报告偏倚	选择性结果报告	说明如何评价选择性报告以及评价的结果	有无选择性的结果报告 *
10	其他偏倚	其他来源的偏倚	说明不包括在上述偏倚中的其他重要偏倚	有无其他导致高度偏倚风险的问题 *

*与Cochrane偏倚风险评价工具一致的条目。

SYRCLE偏倚风险评价工具中10个条目的评估结果以"是""否"和"不确定"表示，其中"是"代表低度偏倚风险，"否"代表高度风险偏倚，"不确定"代表偏倚风险不明确。

（二）评价条目解释

Cochrane偏倚风险评价工具见本书第十二章，本节重点讲解与Cochrane偏倚风险评价工具相比新增的评价条目。

条目2 选择性偏倚——基线特征：基线特征的数量和类型取决于系统评价的研究问题。在正式评估纳入研究的偏倚风险之前，系统评价人员需要探讨组间的基线特征。例如，在调查低温对梗死面积影响的系统评价中，性别、左心室重量、心率以及血压的组间分布应该具有相似性。基线特征和（或）混杂因素通常包括动物的性别、年龄和体重，以及研究过程中其他与结果相关的重要基线数值。

条目4 实施偏倚——随机化安置：来自各实验组的动物生活在一个笼子/场所中（相同的安置场景）。放置笼子时非随机分组举例：A实验组安置在A实验室或A实验架；B实验组安置在B实验室或B实验架。

条目5 实施偏倚——盲法：动物个体的身份卡片、笼子/动物标签的编码以及外观相同；外观相同、按顺序编码的药物容器；不同组在干预期间的情况都有规定并且相似；实验期间对动物在房间内进行随机安置（结合条目4的标准）。盲法未充分实施举例：笼子的彩色标签（如A组为红色、B组为黄色）；对照组和实验组之间可见的预期效果差异；在实验过程中，动物的非随机化安置；实验准备人员与实验开展和分析人员相同；干预的情形在组间不具有相似性，如安慰剂和试验药物的给药时间不同、用于开展实验的仪器在实验组和对照组有所不同。

条目6 测量偏倚——随机化的结果评估：研究人员是否在结果评估期间随机化地挑选动物，或者他们是否在结果评估的顺序决定过程中使用随机化的方法？正确的随机化方法如运用随机数字表、计算机生成随机数。

条目7 测量偏倚——盲法：是否对结果评估者实施盲法，并且盲法不会被破坏？盲法的完整性指各组的结果评估方法相同，在结果评估期间随机化地选择动物（参考条目6的标志性问题）。对于一些特定的结局指标（如病死率、认知功能、痛觉阈值），如果没有对结果评估者实施盲法，获取的数据是否会受到盲法缺失的影响？

（耿劲松）

第三节 基因多态性与疾病相关性的系统评价

一、研究方案

基因多态性的系统评价报告可以参考分子流行病学或"加强遗传学关联研究报告—观察性研究写作规范的扩展声明（Strengthening the Reporting of Genetic Association Studies（STREGA）-An Extension of the STROBE Statement）"。本节重点介绍基因多态性与疾病相关性的系统评价与其他类型系统评价的不同之处。

（一）明确研究问题

在精准医学迅猛发展的背景下，需要深入探讨基因与疾病发生之间的关联程度，基因多态性与疾病相关性的系统评价为明确基因靶点、筛选高危人群、探讨转基因干预策略提供证据。在开展基因多态性与疾病相关性的系统评价时需注意结合临床实践的现状，结合全球疾病负担尤其是我国疾病负担进行科学选题，确保研究结果的社会价值。

（二）明确研究要素

基因多态性与疾病相关性的系统评价在制定研究计划时，需要明确PICOS。P是研究对象或疾病类型，即需要对患者或疾病进行界定；"I"是暴露因素，即基因型和多态性（如突变型、碱基的插入、缺失及置换）；"C"是对照，即对照组的基因型和多态性，对照组通常情况下是野生型或某种突变型；"O"是结局指标，如基因多态性与疾病发生或病情严重程度之间的相关性（可以用表示因果关联强度的指标来体现）；"S"是纳入文献的研究设计，回答此类问题的原始研究多为观察性研究，即在自然状态下观察基因多态性与疾病之间的关联，其中以病例对照研究较为常见，还可以是队列研究或横断面测量。

（三）文献检索

为了获取遗传关联性文献，除了检索常用资源例如PubMed、Embase、Web of Science、万方数据知识服务平台、中国期刊全文数据库、维普中文科技期刊数据库等中、英文数据库，还应获取全基因组和其他遗传关联性研究的数据库以及灰色文献。

（四）HuGE Navigator数据库及使用

人类基因组流行病学导航（Human Genomic Epidemiology Navigator，HuGE Navigator）提供了持续更新的人类基因组流行病学研究证据，包括基因-疾病关联性、基因-基因交互作用、基因-环境交互作用、基因变异的人群流行率以及基因检测的信息（网址：https：//phgkb.cdc.gov/PHGKB/hNHome.action）（图3-15-1）。

HuGE Navigator数据库主要由四个部分组成：

（1）表型库（Phenopedia）：在线提供HuGE百科全书中总结的以疾病为中心的遗传关联性研究。截至2018年10月12日，共有3134条记录。用户可通过检索疾病名称来查询基因信息，点击主界面"Phenopedia"即进入疾病库进行查询。表型库的检索词是主题词（MeSH），如果用户输入非MeSH词，该库也会自动提供相应的MeSH词供用户选用。以肺癌为例，在检索框中输入"lung cancer"，点击"Search"按钮后，会出现供选择的8个疾病领域：

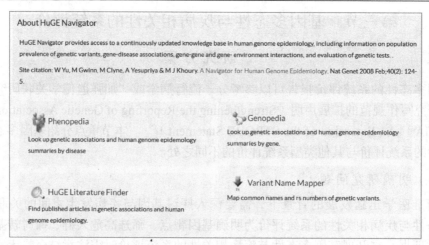

图3-15-1 HuGE Navigator数据库的主界面

- Bronchial Neoplasms（支气管肿瘤）
- Carcinoma, Bronchogenic（支气管癌）
- Carcinoma, Non-Small-Cell Lung（非小细胞肺癌）
- Carcinoma, Small Cell（小细胞癌）
- Lung Neoplasms（肺肿瘤）
- Multiple Pulmonary Nodules（多发性肺结节）
- Pulmonary Blastoma（肺母细胞瘤）
- Solitary Pulmonary Nodule（孤立性肺结节）

图3-15-2是以"Lung Neoplasms"作为主题词的检索结果。

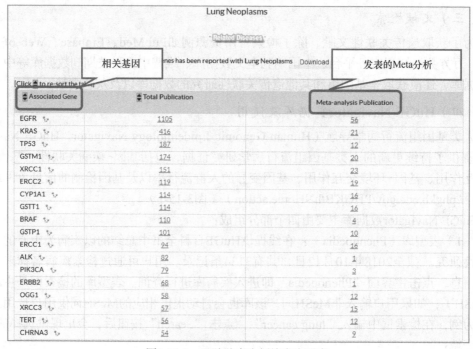

Associated Gene	Total Publication	Meta-analysis Publication
EGFR	1105	56
KRAS	416	21
TP53	187	12
GSTM1	174	20
XRCC1	151	23
ERCC2	119	19
CYP1A1	114	16
GSTT1	114	16
BRAF	110	4
GSTP1	101	10
ERCC1	94	16
ALK	82	1
PIK3CA	79	3
ERBB2	68	1
OGG1	58	12
XRCC3	57	15
TERT	56	12
CHRNA3	54	9

图3-15-2 以肺肿瘤为例检索表型库

在结果界面，点击"EGFR"基因的Meta分析，即可获取该基因与肺肿瘤关联性的Meta分析，并且提供PubMed相似主题的文献的链接（图3-15-3）。

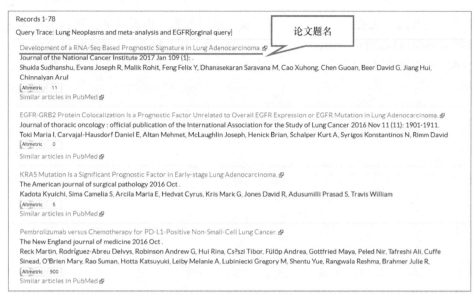

图3-15-3　EGFR基因的Meta分析

（2）基因库（Genopedia）：通过输入基因名称来检索相关疾病，截至2018年10月12日，共有14 962条记录。点击主界面的"Genopedia"，进入基因库进行信息查询。以脂联素（ADIPOQ）基因为例，在检索词输入框录入"ADIPOQ"，可获取该基因相关的疾病信息（图3-15-4）。

ADIPOQ

Related Disease Genes

134 disease terms (MeSH) has been reported with ADIPOQ gene.　Download

[Click ⬍ to re-sort the table]

Disease Term (MeSH)	Total Publication	Meta-analysis Publications
Diabetes Mellitus, Type 2	157	10
Obesity	123	8
Insulin Resistance	85	5
Metabolic Syndrome X	47	1
Cardiovascular Diseases	35	0
Coronary Artery Disease	26	1
Hypertension	25	1
Polycystic Ovary Syndrome	21	0
Colorectal Neoplasms	19	1
Diabetic Nephropathies	15	3
Obesity, Morbid	13	1
Diabetes Mellitus	12	1
Myocardial Infarction	12	0
Overweight	11	0
Diabetes Complications	10	0
Fatty Liver	10	1
Prostatic Neoplasms	9	0

图3-15-4　以ADIPOQ为例检索基因库

（3）文献检索库（HuGE Literature Finder）：用于检索基因关联性研究及人类基因组流行病学研究，还可以限制检索全基因组关联分析（genome-wide association study，GWAS）。该库收录自2001年以来发表的文献。截至2018年10月12日，共有138 544条记录。用户可以通过录入疾病/结局、环境因素、基因名称、作者姓名、机构名称等进行检索，在结果界面可以通过"Filter"进一步筛选结果（图3-15-5），检索到的文献可以重定向到PubMed。用户可利用重定向功能，通过EndNote等文献管理软件导出所需信息。

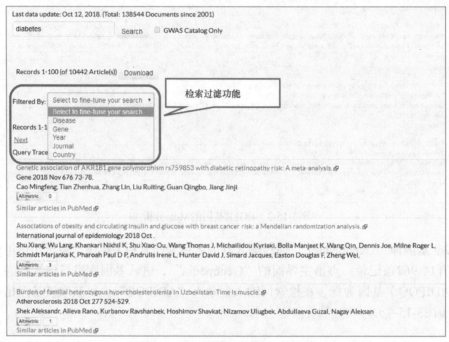

图3-15-5　文献检索库的过滤功能

（4）变体名称映射库（Variant Name Mapper）：将基因变异的常用名与rs编号进行映射。截至2018年10月12日，共有18 583条记录。以rs12255372为例进行查询，对应*Tcf7l2*基因（图3-15-6）。

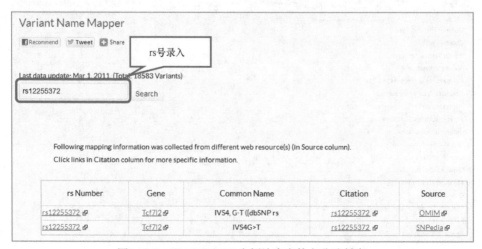

图3-15-6　以rs12255372为例检索变体名称映射库

二、NOS偏倚风险评价工具

遗传关联性研究有其特殊性，与临床流行病学研究不完全相同。当前尚无专门针对基因多态性的方法学质量评价工具，更多的是在临床流行病学研究的方法学质量评价工具上结合实际情况进行的修订。

队列研究和病例对照研究的方法学质量评价工具主要是纽卡斯尔-渥太华量表（Newcastle-Ottawa scale，NOS），通过3个维度共8个条目的方法评价队列研究（表3-15-3）和病例对照研究（表3-15-4）。评价的维度包括研究人群的选择（selection）、组间可比性（comparability）、暴露因素（exposure）的测量或结局指标（outcome）。

表 3-15-3　NOS 队列研究的偏倚风险评价

维度	评价条目	评价标准
研究人群的选择	暴露队列的代表性	①真正代表人群中的暴露因素特征 * ②一定程度上代表了人群中的暴露因素特征 * ③选择某类人群，如护士、志愿者 ④并未描述暴露队列的来源
	非暴露队列的选择方法	①与暴露队列来自同一人群 * ②与暴露队列来自不同人群 ③未描述非暴露队列的来源
	暴露因素的确定方法	①记录档案（如手术记录）* ②结构化访谈 * ③自我报告 ④未作描述
	在研究开始时要观察的结局尚未发生	①是 * ②否
组间可比性	研究设计和统计分析时考虑暴露队列和非暴露队列的可比性	①控制了最重要的混杂因素 * ②控制了其他任何混杂因素 *（此条可以被修订用以表示次重要的混杂因素）
结局指标	结果评价是否充分	①盲法、独立评价 * ②有记录档案 * ③自我报告 ④未作描述
	随访时间是否足够长以观察到结果的发生	①是（有充足的随访时间来获取结果）* ②否
	暴露队列和非暴露队列的随访是否充分	①随访完整，分析了所有研究对象 * ②有少量研究对象失访但不至于引入偏倚（规定失访率或描述失访情况）* ③有失访（规定失访率）但未对失访者进行描述 ④未作描述

* 给分点，满足此项给 1 分。

表 3-15-4　NOS 病例对照研究的偏倚风险评价

维度	评价条目	评价标准
研究人群的选择	病例选择是否恰当	①恰当且有独立的确定方法 * ②恰当，例如基于档案记录或自我报告 ③未作描述

续表

维度	评价条目	评价标准
	病例的代表性	①连续性或有代表性的系列病例 *
		②有潜在的选择性偏倚或未作描述
	对照的选择	①病例的同一社区人群作为对照 *
		②病例的同一医院人群作为对照
		③未作描述
	对照的确定	①无目标疾病史（终点）*
		②未描述来源
组间可比性	设计和分析时考虑病例和对照的可比性	①控制了最重要的混杂因素 *
		②控制了其他任何混杂因素 *（此条可以被修订用以表示次重要的混杂因素）
暴露因素的测量	暴露因素的确定	①固定的记录档案（如手术记录）*
		②采用结构式访谈，对访谈者实施盲法 *
		③采用结构式访谈，并未对访谈者实施盲法（即知道病例或对照的情况）
		④仅依据书面自我报告或医疗记录
		⑤未作描述
	采用相同的方法确定病例组和对照组	①是 *
		②否
	无应答率	①病例和对照组的无应答率相同 *
		②描述了无应答者的情况
		③病例和对照组的无应答率不同，但是未作描述

* 给分点，满足此项给 1 分。

（王国华）

第四节　案例分析

一、研究背景及研究问题

本节以人参对肥胖动物模型干预效果的系统评价（篇名：Effects of Panax ginseng on Obesity in Animal Models：A Systematic Review and Meta-Analysis）为例，介绍如何开展基础医学的系统评价。

（一）研究背景

近几十年来，世界范围内肥胖的患病率显著增加。使用常规药物治疗肥胖症具有诸多局限性，如药物的不良反应和药物滥用。已有研究报道了人参在动物模型中的抗肥胖作用机制，包括通过抑制胰脂肪酶活性来减少膳食中脂肪的吸收、调节促食欲的下丘脑神经肽Y和胆囊收缩素的表达、促进脂蛋白脂酶的表达并且调节PPAR-γ信号传导通路。然而，尚未明确在体内环境中人参减肥的作用机制。虽然已有许多临床前研究提示人参及其成分可以通过调节脂质代谢或经由细胞信号传导发挥减肥效果，但上述研究未得到确切的结论。

动物研究的系统评价和Meta分析可以为后续设计人体临床试验提供有效信息。最近一些研究回顾了人参的减肥效果，但仅有描述性结果和作用机制，没有量化分析的数据。因此，需要开展系统评价来探讨人参对肥胖动物模型的减肥作用。

（二）原始问题

人参是否在动物体内具有减肥效果？

（三）研究问题的转化和构建

依据PICO原则，对该研究问题进行转化：

P：基因、生理、表观遗传和动物肥胖模型。

I：人参，仅纳入高丽参，排除其他品种的人参（如西洋参、三七）；纳入使用人参根开展的研究，排除使用人参浆果或叶子的文献；纳入口服人参，排除其他给药途径（如静脉给药、肌内注射和腹膜内给药）。

C：不给予任何干预措施。

O：主要结局指标是体重；次要结局指标包括血浆脂质如甘油三酯（triacylglycerol，TG）、总胆固醇（total cholesterol，TC）、高密度脂蛋白（high-density lipoprotein，HDL）和低密度脂蛋白（low-density lipoprotein，LDL）。

S：设有对照组的体内研究（*in vivo*），评估临床前模型中人参对肥胖的干预效果。

二、研究方法

（一）文献检索

检索PubMed、Embase、Web of Science、Cochrane图书馆和Scopus，没有文献的语种限制。PubMed的检索策略见表3-15-5。使用PubMed和Embase的动物实验检索过滤器以提高检索的效率。

表 3-15-5　PubMed 检索策略

检索史	检索式
#1	obesity [MeSH terms]
#2	obes*[tiab] OR adipos*[tiab] OR body mass index [tiab] OR BMI[tiab] OR Overweight[tiab] OR Body weight[tiab] OR Body size[tiab] OR Body constitution[tiab] OR weight gain[tiab] OR Fat mass[tiab] OR percent fat[tiab] OR Leptin[tiab] OR Grehlin[tiab] OR energy expenditure[tiab]
#3	#1 OR #2
#4	panax [MeSH terms]
#5	Panax ginseng[tiab] OR ginseng[tiab] OR panax[tiab] OR red ginseng[tiab] OR Korean red ginseng[tiab] OR ginsan[tiab] OR "jenshen" [tiab] OR shinseng[tiab] OR "renshen" [tiab] OR schinseng[tiab] OR ninjin[tiab]
#6	#4 OR #5
#7	"animal experimentation" [MeSH terms]
#8	animals filter（Hooijmans et al. [40]）
#9	#7 OR #8
#10	#3 AND #6 AND #9

（二）文献筛选和数据提取

两位系统评价研究者独立分析文献的合格性。经讨论和协商解决研究人员间的分歧。通过阅读标题和摘要来删除重复发表和非实验研究。对于不清楚是否符合纳入标准的文献，研究人员通过仔细阅读全文进行判断。文献检索与筛选见PRISMA流程图（图

3-15-7）。

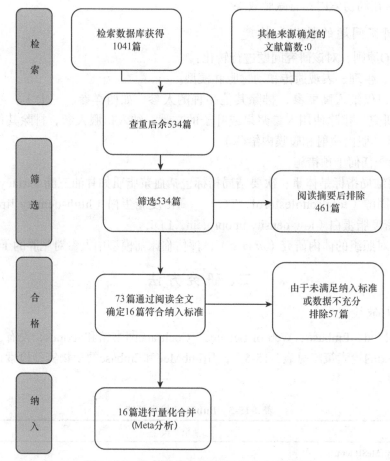

图3-15-7　文献检索与筛选的PRISMA流程图

在纳入文献中提取如下信息：研究特征（论文标题、发表的期刊、作者和发表日期）；研究对象（动物的周龄、性别、品系和肥胖模型的类型）；干预和对照措施（干预的剂量和持续时间、人参的制备、动物数量）；结局指标（最终体重和血浆脂质包括TG、TC、LDL和HDL）。

（三）偏倚风险评价

根据SYRCLE偏倚风险评价工具评估个体研究的方法学质量。两名研究人员根据SYRCLE独立评估纳入研究的偏倚风险，该工具能评估以下维度：随机序列的产生（选择偏倚）、基线特征（选择偏倚）、隐蔽分组（选择偏倚）、动物安置的随机化（实施偏倚）、对研究人员和结果评价者施盲（实施和检测偏倚）、结果评价的随机化（检测偏倚）、结果数据的完整性（损耗性偏倚）、选择性报告结果（报告偏倚）。评价结果分为"低度风险"、"高度风险"或"风险不确定"。咨询第三位研究人员以解决偏倚风险评价过程中的意见分歧。

（四）统计分析方法

使用Review Manager 5.3软件进行Meta分析，鉴于动物研究方法的多样性选用随机效应模型计算合并效应量。

三、研 究 结 果

（一）纳入研究的基本信息

共检索到1041篇文献，最后纳入16篇进行Meta分析。用表格呈现纳入文献的基本特征，分别是纳入研究的编号、实验中运用的动物模型、动物的性别、周龄、体重、每组的样本量、实验用的人参及制备和提取方法、人参的剂量或浓度、疗程、Meta分析的结局指标。本节选取了部分纳入研究（表3-15-6）。

表 3-15-6　纳入研究的基本特征（部分研究）

纳入研究	动物模型	性别	年龄（周）	体重（克）	每组样本量	材料（提取方法）	剂量或浓度	疗程（周）	结局指标
Chung 等，2016	HFD 的 C57BL/6N 小鼠	F	4	12	8	RG（WE） WG（WE） AG4（WE） AG5（WE）	不清楚	8	BW，HDL，TC，TG
Han 等，2008	db/db 小鼠	M	5	25~26	5	GS（VE） GS（VE）	300mg/kg 500mg/kg	8	BW，HDL
Hong 等，2013	db/db 小鼠	M	8	25~26	10	RG（WE） RG（WE）	100mg/kg 200mg/kg	8	BW，HDL
Jung 等，2014	HFD 的 SD 大鼠	M	3	78~110	10	WG（PE） WG（WE）	1500mg/kg 1500mg/kg	14	BW，HDL，LDL，TC，TG
Jung 等，2015	HFD 的 SD 大鼠	M	—	80~110	8	RG（PE）	1500mg/kg	14	BW，HDL，LDL，TC，TG
Kho 等，2016	HFD 的 SD 大鼠	M	7	270~280	10	FRG（WE） RG（WE）	250mg/kg 250mg/kg	8	BW，HDL，LDL，TC，TG
Kim 等，2013	HFD 的 ICR 小鼠	F	6	80~110	10	FRG（WE） FRG（WE） FRG（WE） RG（WE）	150mg/kg 250mg/kg 500mg/kg 250mg/kg	12	BW，HDL，LDL，TC，TG

FRG，发酵红参；RG，红参；GS，醋制人参；WG，白参；WE，水提取；PE，高压提取；VE，醋提取；AG4，4年生新鲜人参；AG5，5年生新鲜人参；BW，体重；HDL，高密度脂蛋白；LDL，低密度脂蛋白；db/db，瘦素受体敲除；ICR，癌症研究所；SD 大鼠，Sprague Dawley 大鼠；HFD，高脂肪饮食；TC，总胆固醇；TG，甘油三酯。

（二）偏倚风险评估结果

15项研究的组间基线具有可比性，7项研究的随机化安置方法正确，1项研究的结果随机化评价方法合适，所有研究均具有低度的损耗性偏倚（图3-15-8）。其余研究因未提供充足的证据偏倚风险信息，因此偏倚风险均不清楚。关于随机序列的产生、对研究人员和结果评价者施盲、选择性报告结果，纳入研究均未提供相应信息，因而上述维度的偏倚风险不确定。

（三）Meta分析结果

Meta分析表明，人参干预组的动物体重降低情况优于对照组（合并SMD-1.50，95%CI -1.90~-1.11）（表3-15-7）。其中，HFD模型组的人参治疗动物其体重降低多于对照组（合并SMD-1.79，95%CI -2.23~-1.34），遗传学模型组的人参治疗动物其体重较对照组无显著差异（合并SMD -0.55，95% CI -1.12~0.03）。

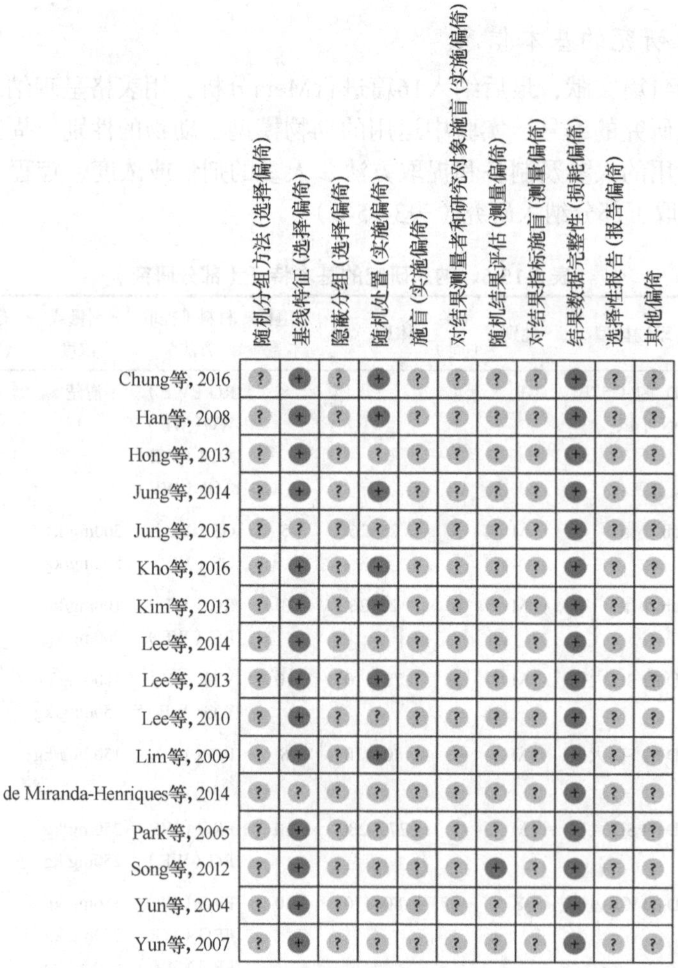

图3-15-8　纳入研究的偏倚风险评估

表 3-15-7　人参对肥胖动物干预效果的 Meta 分析

结局指标	组别	合并统计量（SMD）		异质性
		值	95%CI	I^2（%）
BW	所有动物	−1.50	−1.90~−1.11	58
	HFD 模型	−1.79	−2.23~−1.34	52
	遗传学模型	−0.55	−1.12~0.03	35
HDL	所有动物	1.78	1.14~2.42	72
LDL	所有动物	−3.16	−4.44~−1.87	86
TG	所有动物	−2.00	−2.56~−1.45	68
TC	所有动物	−36.64	−39.96~−33.31	99

　　BW，体重；HDL，高密度脂蛋白；LDL，低密度脂蛋白；TC，总胆固醇；TG，甘油三酯；HFD，高脂肪饮食；SMD，标准化均数差。

亚组分析表明，人参的制备方法对肥胖动物的体重有不同程度的影响。其中，红参（高压提取）对肥胖动物体重的影响较对照组无显著差异（SMD -0.81，95%CI -1.84~0.22），然而该制备方法仅有1项纳入研究（表3-15-8）。

表3-15-8　人参制备方法对肥胖动物体重影响的 Meta 分析

制备方法	合并统计量（SMD）		异质性
	值	95%CI	I^2（%）
GS（VE）	-1.40	-2.61~-0.19	66
WG（EE）	-1.61	-2.29~-0.93	6
WG（WE）	-2.79	-4.34~-1.23	71
RG（WE）	-0.90	-1.73~-0.06	67
RG（EE）	-1.13	-1.93~-0.32	0
FRG（WE）	-1.08	-1.82~-0.33	0
RG（PE）	-0.81	-1.84~0.22	—
WG（PE）	-1.37	-2.58~-0.15	—
BG（EE）	-3.87	-5.29~-2.45	0

GS，醋制人参；WG，白参；RG，红参；FRG，发酵红参；BG，黑参；VE，醋提取；EE，乙醇提取；WE，水提取；PE，高压提取；SMD，标准化均数差。

对不同给药时间进行的亚组分析表明，人参给药8周内和8周以上，治疗组较对照组体重显著降低，合并SMD分别为-1.71（95%CI -2.31~-1.10）、-1.21（95%CI -1.67~-0.74）。

四、结　　论

系统评价发现，人参能够显著降低肥胖动物的体重；关于给药时间和人参提取方法对其效果影响的证据不足，不同的人参制备方法会导致观察到不同的减肥效果；HFD诱导的动物肥胖模型其治疗效果优于遗传学模型；人参可以显著降低血清TC、TG和LDL水平，升高血清HDL水平。由于在系统评价中纳入研究的样本量较少、报告质量欠佳影响文献的偏倚风险评价，因此需要开展设计严谨的研究并提升报告质量。在未来开展临床研究时，应考虑人参的剂量、给药周期和加工方法，以进一步证实其对肥胖的干预效果。

（耿劲松）

思　考　题

1. 小组合作，提出基础医学系统评价的选题，尝试设计研究计划书并获取相关文献。
2. 围绕提出的选题，制定数据提取表提取信息，并对纳入的文献进行偏倚风险评价。

第十六章 网状Meta分析

学习目的

1. 掌握间接比较和网状Meta分析的概念。

2. 熟悉网状Meta分析的理论假设；正确解释网状Meta分析的结果。

3. 了解网状Meta分析的实现方法。

不断增多的药物及治疗方案使医师和患者的选择增多，进而增加临床决策的难度，这就要求研究者筛选出最有效和最安全的治疗措施，提高医疗卫生服务的质量。高质量的临床随机对照试验（RCT）是评估临床疗效和安全性的金标准，但是可以比较的干预措施数目有限，常为 2~4 种干预措施。传统 Meta 分析可以合并相关数据，提高统计效能和精确性，但只能比较2种干预措施间的相对有效性和安全性，为临床决策服务的能力有限。1997年，Bucher等学者提出调整间接比较的理念，即在没有直接比较时通过一个共同对照比较治疗措施间的差异。2002年，Lumley 等学者正式提出了网状Meta分析，并提出了直接比较和间接比较的合并方法。

第一节 间接比较概述

一、定 义

直接比较干预措施的效果评估通常是将患者分组，分别给予不同的干预措施（如A与B），在干预后探讨结局指标的组间差异有无统计学意义。如果缺乏直接比较的证据，我们可以"借助"已开展的其他相关临床研究来评估干预措施的效果，这种比较形式称为间接比较。间接比较常用的英文术语有indirect comparison、adjusted indirect comparison、indirect comparison meta-analysis。

二、基 本 思 想

如果我们想比较干预措施B与C，虽然缺乏两者直接比较的RCT，但是有干预措施B、C分别与干预措施A比较的RCT，此时A便成为B和C的共同对照。我们可借助干预措施A来间接评估干预措施B相对于C的治疗效果，这是间接比较最简单的形式（图3-16-1）。图中实线表示干预措施之间有直接比较的RCT。图3-16-2也是一种间接比较。

将证据"环"引入网络体现了数据分析的复杂程度。图3-16-3和图3-16-4都有闭环证据。例如，在图3-16-3的三角形结构中，干预措施B与C相比的证据来源包括BC试验的直接证据以及AB和AC试验的间接证据。"环"具有特定的含义，意味着我们能够将BC的直接证据和间接证据相结合以形成合并效应量，还能够用于评估直接估计和间接估计之间的一致性。

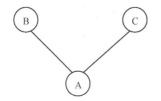

图 3-16-1　通过 A 形成的间接比较

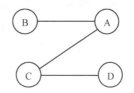

图 3-16-2　Z 形的间接比较

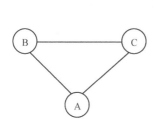

图 3-16-3　三角形的网络

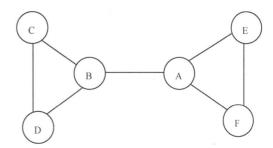

图 3-16-4　两个证据网络

三、类　型

（一）单组间接比较

间接比较主要包括单组间接比较和调整间接比较。单组间接比较是基于不同研究中干预措施原始数据的直接合并。因为直接合并的方法忽视了研究间基线资料（患者基线特征尤其是影响结果的特征）的不一致性，形同于将RCT的数据当作队列研究来处理，破坏了RCT的随机性。因此观察到的差异不仅来自于治疗措施本身，还可能来自于不同人群、试验场景或随访时间。

（二）调整间接比较

通常情况下，Meta分析的目的是探讨A、B、C三种干预措施中哪一种具有最佳的效果。干预措施A的结局事件发生率在AB和AC试验中会有所不同，待评估的干预措施其效果（即一项试验中不同组间的疗效差别）可受到抽样误差的影响。因此许多学者称之为"调整的"间接比较，该方法考虑到了AB和AC试验中A干预措施作用下的绝对事件发生率并非完全相同的事实。干预措施的疗效差异在不同的临床试验中相对稳定，结局指标的绝对事件发生率不同，这也是临床试验和Meta分析的基本假设。

调整间接比较（adjusted indirect comparison）即基于共同对照进行的间接比较，最终的结果依据共同对照进行调整，从而保留了RCT的随机性，减少了偏倚。因此，调整间接比较的结果相对于单组间接比较的结果更为可靠。假设试验1直接比较了干预措施A和B，试验2直接比较了干预措施A和C，而无B和C的试验。可根据两项试验的共同干预措施A，调控B和C的间接比较（图3-16-5）。

四、计 算 方 法

以下是B与C间接比较的计算方法：将B与A比较的结果d_{B-A}与另一组C与A比较的结果d_{C-A}再进行比较，得到$d_{B-A}-d_{C-A}$，即B、C通过A作为共同对照的间接比较结果$d_{indirect, B-C}$。

例如，在一项临床研究中，B方案治疗的结肠癌患者中位生存期平均为15.2年，其对照A方案治疗后患者中位生存期平均为7.8年，d_{B-A}=7.4年；在第二项临床研究中，C方案治疗后患者的中位生存期平均为13.2年，其对照A方案治疗后患者的中位生存期平均8.6年，d_{C-A}=4.6年。则B治疗与C治疗通过A作共同对照，间接比较的结果为

$$d_{indirect, B-C}=7.4-4.6=2.8$$

B方案相对于C方案，患者的中位生存期平均多2.8年。

临床研究中经常采用相对数作为结果，如相对危险度（relative risk，RR）、比值比（odds ratio，OR）和风险比（hazard ratio，HR）。以RR为例，先取自然对数后相减：

$$\ln(RR_{B/A} \div RR_{C/A})=\ln(RR_{B/A})-\ln(RR_{C/A})$$

各研究整合后的结果分别为

$$d_{B-A}=\ln(RR_{B/A})$$
$$d_{C-A}=\ln(RR_{C/A})$$
$$d_{indirect, B-C}=\ln(RR_{B/A})-\ln(RR_{C/A})$$

调整间接比较是把两组比较的研究结果先整合、再相减，之后求指数即可得到RR：

$$RR_{indirect, B-C}=\exp(d_{indirect, B-C})$$

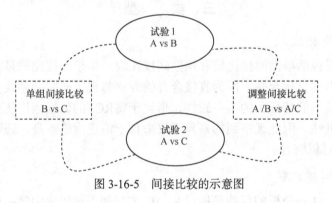

图 3-16-5 间接比较的示意图

（耿劲松）

第二节 网状Meta分析概述

一、定 义

当存在直接比较时，可以将直接和间接比较结果进行合并，进而提高结果的精确性和统计检验力。基于间接比较或间接比较与直接比较，可以在Meta分析中同时分析两种以上的干预措施。网状 Meta 分析（network meta-analysis，NMA）包括两种类型，①调整间接比较的Meta分析：当不存在直接比较的情况下，基于共同对照对多种干预措施进行比较的Meta分析；②混合治疗效应的Meta分析：当同时存在直接比较和间接比较的情况下，基于间接比较或间接比较与直接比较的合并结果同时分析多种干预措施的Meta分析。

二、理 论 假 设

为确保NMA的准确性与科学性，方法学家相继提出了理论假设，如相似性（similarity）、异质性（heterogeneity）、一致性（consistency）和传递性（transitivity）（图3-16-6）。

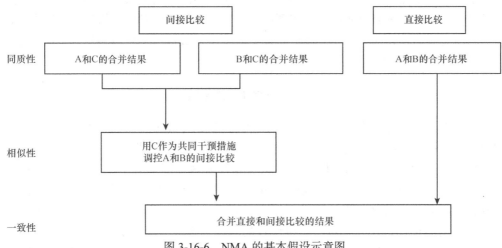

图 3-16-6　NMA 的基本假设示意图

（一）同质性假设

NMA的统计学基础之一是直接比较的Meta分析，因此NMA的一个假设是同质性假设，即纳入NMA的文献不存在异质性。根据异质性来源可分为临床异质性、方法学异质性和统计学异质性。

临床异质性是指纳入研究在研究对象、干预措施、对照措施等临床因素存在显著差异。方法学异质性是指纳入研究在设计方案和研究质量上存在显著差异。通过对纳入研究的基本特征和设计方案等进行比较，可以在一定程度上进行临床异质性的判断。统计学异质性是指纳入研究的效应量存在显著差异，可以通过异质性检验（如卡方检验）来发现。对于具有异质性的数据，可以考虑采用亚组分析，将同质的资料归入相应的亚组。

（二）相似性假设

相似性主要针对调整的间接比较，即所有研究之间以及不同对照组间效应量的影响因素相似。相似性（similarity）的同义术语有传递性（transitivity）和可交换性（exchangeability）。相似性从统计学角度来讲就是传递性，即调整间接比较基于共同对照得到的干预效果是否相似；从结果角度讲是可交换性，即在不同的场景下，研究结果的相似程度。当满足相似性假设时，NMA会产生准确的结果。

评估NMA的相似性只能通过间接方法，即评估可能影响研究结果的混杂因素在研究之间的分布是否均衡，主要包括影响内部真实性的因素（如患者特征、随访时间和结局指标）及外部真实性的因素（如临床试验开展的场景）。

（三）一致性假设

NMA结果真实的另一个重要前提是直接比较证据与间接比较证据和（或）不同路径的间接证据具有一致性。一致性（consistency）的同义术语有连贯性（coherence），与一致性相对的术语有不一致性（inconsistency）和不连贯性（incoherence）。一致性通常定义为直接证据和间接证据是一致的。当直接比较与调整间接比较的结果不一致时，我们通常倾向于支持直接比较的证据。

有学者提出使用不一致性模型（inconsistency model）来进行结果的模拟。该模型最大贡献是将不一致性参数引入模型，在理论上避免了干预因素对结果的影响。假设A vs B与A vs C为直接比较，那么B vs C就是间接比较，不一致性模型可以表示为：$d_{bc}=d_{ab}-d_{ac}+w_{bc}$。其中，$w_{bc}$为不一致性参数。

三、证据的质量评价

NMA的证据质量评价有两种方法。一种方法是由Salanti教授等学者提出，基于GRADE主要原则和NMA的特点，分别从研究的局限性、间接性、不一致性、不精确性和发表偏倚5个方面进行评估。研究的局限性是结合偏倚风险和证据贡献图来评估，给低度偏倚风险、偏倚风险不确定、高度偏倚风险分别赋予不同的权重（0、-1、-2），通过贡献比和权重的线性加权看是否对证据进行降级。间接性不仅要考虑人群、干预措施和结局指标的间接性，还需要考虑间接比较的假设是否成立（相似性）。不一致性需要考虑直接比较的异质性以及直接比较和间接比较之间的不一致性，对于排序是否降级主要看全局异质性检验的结果，通常情况下若$tau^2 \leqslant 1.12$，异质性可以接受。不精确性主要考虑结果的可信区间，如RR<0.75或RR>1.25且95%CI有统计学意义；如果不同干预措施的排序均接近则考虑降级（如干预措施A成为排名最优、第2、第3和第4的可能性均接近25%），如果不同干预措施排序结果的不确定性较小则考虑升级（如干预措施A成为最优的可能性为97%）。发表偏倚评估的主要依据是检索策略是否完善，作者是否尝试检索未发表的研究，也可以通过漏斗图来观察。

另一种方法是由GRADE工作组提出的。其具体步骤为：第一步，呈现直接比较和间接比较的结果；第二步，对直接比较和间接比较的证据质量进行评价；第三步，呈现NMA的结果；第四步，评价NMA结果的证据质量。直接比较的证据质量是按照GRADE用于传统Meta分析的方法进行评价，而间接比较证据的评价则取决于产生间接比较结果的直接比较，如干预措施B与C的间接比较结果是基于干预措施A和B及A和C得出的，若A与B的证据质量为高、A与C的证据质量为低，那么B与C间接比较的证据为"低质量"；如果B与C之间的直接效应和间接效应同时存在时，那么间接比较的证据质量依据直接比较中的高级别证据，此例为"高质量"。NMA中对于两种干预措施的比较存在3种情况，第1种是只有直接比较证据，第2种是只有间接比较证据，第3种是同时存在直接比较和间接比较证据。对于前两种情况，NMA的证据质量取决于直接比较或间接比较的证据质量；而针对第3种情况，GRADE工作组建议将其中证据质量较高的级别作为NMA的证据质量。

（鲍海妮）

第三节　网状Meta分析的报告规范

2015年6月，Huton等学者在*Annals of Internal Medicine*发表了针对NMA的PRISMA扩展声明，用以指导和改善NMA的撰写和报告，NMA的PRISMA扩展声明为研究人员撰写和报告高质量的NMA提供借鉴。该声明由流程图和包含32个条目的清单组成。较PRISMA声明新增了5个新条目（S1~S5），并在PRISMA声明的基础上修订了11个条目

（表3-16-1）。

表 3-16-1　NMA 优先报告条目——PRISMA 扩展声明的清单

部分/主题	编号	清单条目
标题		
标题	1	明确指出论文是 NMA（或 Meta 分析的相关形式）
摘要		
结构式摘要	2	提供结构式摘要（适用时），包括：
		背景：描述主要研究目的
		方法：数据来源、研究纳入标准、研究对象、干预措施、文献评价和数据整合的方法（如 NMA）
		结果：报告纳入研究的数目和样本量、合并效应量及其可信或置信区间、干预措施排序。作者可以简要地总结纳入分析的干预措施其成对比较的结果
		讨论/结论：局限性、结论和研究的启示
		其他：经费的主要来源、系统评价注册号及注册机构
前言		
理论基础	3	介绍系统评价的现有理论基础，并陈述开展 NMA 的原因
目的	4	明确提出需要解决的问题，包括研究对象、干预措施、对照措施、结局指标和研究类型（PICOS）这 5 个方面
方法		
方案和注册	5	说明是否存在研究方案及如何获取该方案（如提供网址），提供方案的注册信息包括注册号
纳入标准	6	描述作为纳入标准的研究特征（如 PICOS 和随访时间）和文献特征（如检索年份、语种和论文发表情况），并陈述理由。清晰地描述网状关系图中提及的干预措施，并说明被聚合或合并为同一节点的任何干预措施（说明理由）
信息来源	7	描述检索的所有信息资源（如检索的数据库，与研究作者联系获取的其他文献，以及最后一次检索日期）
检索	8	至少说明一个数据库的电子检索策略，包含所有检索限制条件，使得检索结果可以被重复
研究的筛选	9	指出研究的筛选过程（如说明系统评价纳入文献的筛选以及合格性；如果 Meta 分析可行的话，指出 Meta 分析纳入文献的筛选过程）
数据提取过程	10	描述文献的资料提取方法（如预提取的表格、独立提取、重复验证）以及任何向文献作者获取或确认数据的过程
数据条目	11	列出并说明数据的所有相关条目（如 PICOS、资金来源），以及做出的任何假设和简化
网状图的构建	S1	描述研究探讨的干预措施其网状关系图的构建方法及潜在偏倚，包括如何以图形的方式呈现证据，以及哪些特征被呈现给读者
单项研究存在的偏倚	12	描述单项研究的偏倚风险评价方法（包括是否根据个体研究和结局指标进行评价），以及在数据整合中如何体现该方面的信息
效应量的合并分析	13	说明主要的合并效应量指标，如相对危险度（RR）和均数差（MD）。同时描述其他合并效应量的指标，如干预措施的排序、累积排序概率曲线下面积（SUCRA）及呈现 Meta 分析结果总结的改进方法

续表

部分/主题	编号	清单条目
分析方法	14	描述每项 NMA 的数据处理和结果合并方法，主要包括（但不限于）： · 对多臂试验的处理方法 · 方差结构的选择 · 贝叶斯分析中先验分布的选择及模型的适宜性评估
不一致性评估	S2	描述干预措施网状关系图中直接和间接证据一致性的评估方法，以及存在不一致性时的处理方法
研究的偏倚风险	15	明确指出影响累积证据的所有偏倚风险（如发表偏倚和研究的选择性报告偏倚）
其他分析	16	描述运用的其他分析方法，并说明哪些方法是预先设定的，这包括但不限于： · 敏感性分析和亚组分析 · Meta 回归 · 干预措施网状关系图构建的备选方案 · 贝叶斯分析中备选先验分布的应用（适用时）
结果		
研究筛选	17	报告初筛的文献篇数，符合纳入标准的文献篇数和最终纳入的文献篇数，同时给出每步排除文献的原因，最好提供流程图
网状图的呈现	S3	提供纳入研究的网状关系图，使得干预措施间的网状关系可视化
网状图的概述	S4	简要概述干预措施网状关系图的特征，包括评价网状关系图中不同干预措施及其成对比较的临床试验和随机化分组患者的充足性，以及干预措施网状关系图中缺少哪些证据，并说明网状结构反映的潜在偏倚
研究特征	18	对提取资料的文献特征进行描述（如样本量、PICOS 和随访时间），并提供引文出处
研究内部的偏倚风险	19	提供每项研究的偏倚风险数据，如果有的话，还需要描述基于结局指标的偏倚风险评价
单项研究的结果	20	说明每项研究的各结局指标（有益或有害结果）：①每项干预措施其结果数据的简明总结；②效应估计值及其可信区间；描述处理较大网络信息的修正方法
结果的整合	21	呈现每项 Meta 分析的结果，包括可信或置信区间。在较大的网络中，作者可能关注干预措施与特定对照（如安慰剂或常规治疗）的比较，并在附件中呈现所有的结果。使用列联表和森林图呈现汇总的成对比较结果；如果探讨了其他结果（如干预措施的排序），同样需要进行呈现
不一致性探索	S5	描述不一致性的研究结果，包括比较一致性模型和不一致性模型的适用性、统计学检验获得的 P 值，以及网络不同部分的不一致性分析结果
研究间的偏倚风险	22	说明研究间可能存在的偏倚风险
其他分析	23	给出其他分析结果（如敏感性分析或亚组分析、Meta 回归分析和基于不同先验分布的贝叶斯分析）
讨论		
证据总结	24	总结研究的主要发现，包括每一个主要结果的证据强度；分析它们与关键利益相关者（如医疗卫生服务的提供者、研究者和政策制定者）的关联性
局限性	25	探讨研究层面和结果层面的局限性（如偏倚风险）以及 NMA 的局限性（如检索的不全面、报告偏倚等）；对 NMA 基本假设的有效性进行评论，如传递性和一致性；对网状关系构建中需要关注的问题进行评论（如不纳入特定的对比组）
结论	26	基于其他研究证据阐述主要发现以及对未来研究的启示
资金支持		
资金	27	描述系统评价的资金来源和其他支持（如提供数据），指出资助者在完成系统评价中发挥的作用；指出资助是否来自证据网络中干预措施的生产厂商和（或）一些作者是内容专家，由此产生了专业领域的利益冲突，影响到证据网络中的干预措施评估

（耿劲松）

第四节 网状Meta分析的操作实例

当今有多种用于实现网状Meta分析的软件，本文分别介绍基于贝叶斯统计理论的WinBUGS和基于频率学的STATA软件。

一、WinBUGS

WinBUGS（Bayesian Inference Using Gibbs Sampling）是由英国剑桥公共卫生研究所医学研究委员会的生物统计学部门（Medical Research Council Biostatistics Unit）开发。WinBUGS是BUGS项目的一部分，旨在为统计人员提供实用的马尔可夫链——蒙特卡罗估计。其基本原理是通过Gibbs抽样和Metropolis算法，从条件概率分布中抽样，从而生成马尔可夫链，通过迭代估算模型参数。WinBUGS是在BUGS基础上开发面向对象的交互式软件。

（一）下载与安装

1. 下载 在MRC Biostatistics Unit的官网（网址：https：//www.mrc-bsu.cam.ac.uk/software/bugs/the-bugs-project-winbugs）下载"winbugs143_unrestricted.exe"软件包，解压至电脑的指定位置即可。

2. 安装 双击"WinBUGS.exe"，按照安装向导完成安装。从WinBUGS1.4版本开始提供永久注册码，下载地址为：https：//www.mrc-bsu.cam.ac.uk/wp-content/uploads/WinBUGS14_immortality_key.txt。

点击"File"，在新建的窗口中复制上述注册码；之后点击"Tools"菜单下的"Decode"，则可完成注册码的安装（图3-16-7）。此时，在WinBUGS安装目录下的Bugs\Code文件夹中找到Keys.ocf，如果该文件属性中显示了当前安装的时间，则提示安装成功。

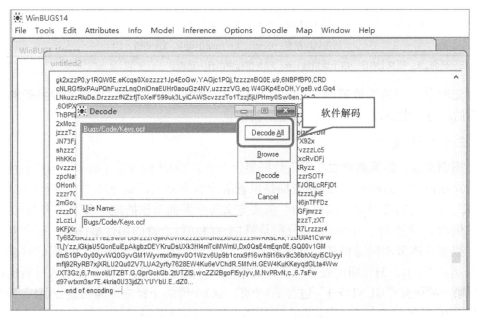

图 3-16-7 WinBUGS 注册码安装界面

（二）WinBUGS语言

使用WinBUGS进行NMA，需要设定模型的基本结构、准备录入模型的数据、确定模型的初始化参数。模型的基本结构包括似然比、模型的参数化、先验信息和后验参数（表3-16-2），模型的参数化是将模型的参数用公式表示（表3-16-3）。

表 3-16-2　不同分布的 WinBUGS 语言

分布名称	似然关系	表示方法
二项分布	log、cloglog	r~dbin（pn），r 为事件发生数，n 为样本量，p 为事件发生的概率
泊松分布	log	r~ dpois（theta）
		theta<-lambda*E
		r 为事件发生数，theta 为均值，lambda 为事件发生率，E 为该事件发生的人年数
多项式分布	log、probit	r~dmulti（p，n），r 为事件发生数，n 为样本量，p 为事件发生的概率
正态分布	恒等式	y~dnorm（theta，prec），theta 为均值，prec 为精确度

表 3-16-3　模型的参数化

分布名称	似然关系	公式
二项分布	log	随机效应模型：logit（p[i, k]）<-mu[i]+delta[i, k]
		固定效应模型：logit（p[i, k]）<-mul[i]+d[t[i, k]]-d[t[i, 1]]
	cloglog	随机效应模型：cloglog（p[i, k]）<-log（time[i]）+mu[i]+deta[i.k]
		固定效应模型：cloglog（p[i, k]）<-log（time[i]）+mu[i]+d[t[i, k]]-d[t[i, i]]
泊松分布	log	随机效应模型：log（lambda[i, k]）<-mu[i]+deta[i, k]
		固定效应模型：log（lambda[i, k]）<-mu[i]+d[t[i, k]]-d[t[i, 1]]
多项式分布	log	随机效应模型：log（lamda[i, k, m]）<-mu[i, m]+deta[i, k, m]
		固定效应模型：log（lamda[i, k, m]）<-mu[i, m]+d[t[i, k], m]-d[t[i, 1], m]
正态分布	恒等式	随机效应模型：theta[i, k]<-mu[i]+delta[i, k]
		固定效应模型：theta[i, k]<-mu[i]+d[t[i, k]]-d[t[i, 1]]

i：任一研究；k：研究 i 中任一组干预措施；m：结局指标中的任一结果。

对先验分布中的参数范围进行定义即明确先验信息。先验信息通常根据经验来制定。对后验分布中参数进行设定即设定后验信息。

（三）软件操作

1. 案例描述、数据集建立　以下数据集包含来自7种溶栓疗法（nt=7）治疗急性心肌梗死的36项RCT（ns=36），结局指标是患者治疗后第35天的病死率。在进行NMA时，以"SK"组作为对照并将其编码为1。需要定义每个臂的干预措施t、阳性事件数r、研究对象的例数n。例如$r[，1]$和$n[，1]$分别是第1个臂和第2个臂的阳性事件数、研究对象的例数。数据主体采用向量格式，如果需要录入3臂试验的数据，在录入数据的时候设置$t[，1]$、$t[，2]$、$t[，3]$分别代表各项研究的第1个、第2个和第3个臂。在纳入分析的RCT中，仅第一项研究"GUSTO-1"包含了3个臂，这3个臂的干预措施编码是分别1、3和4。其余各项RCT仅包含2个臂，因此在$t[，3]$用NA表示（表3-16-4）。

表 3-16-4　模型的数据集

na[ ]	$t[, 1]$	$t[, 2]$	$t[, 3]$	$r[, 1]$	$n[, 1]$	$r[, 2]$	$n[, 2]$	$r[, 3]$	$n[, 3]$	ID	year
3	1	3	4	1472	20 251	652	10 396	723	10 374	GUSTO-1	1993
2	1	2	NA	3	65	3	64	NA	NA	ECSG	1985
2	1	2	NA	12	159	7	157	NA	NA	TIMI-1	1987
2	1	2	NA	7	85	4	86	NA	NA	PAIMS	1989
2	1	2	NA	10	135	5	135	NA	NA	White	1989
2	1	2	NA	887	10 396	929	10 372	NA	NA	GISSI-2	1990
2	1	2	NA	5	63	2	59	NA	NA	Cherng	1992
2	1	2	NA	1455	13 780	1418	13 746	NA	NA	ISIS-3	1992
2	1	2	NA	9	130	6	123	NA	NA	CI	1993
2	1	4	NA	4	107	6	109	NA	NA	KAMIT	1991
2	1	5	NA	285	3004	270	3006	NA	NA	INJECT	1995
2	1	7	NA	11	149	2	152	NA	NA	Zijlstra	1993
2	1	7	NA	1	50	3	50	NA	NA	Riberio	1993
2	1	7	NA	8	58	5	54	NA	NA	Grinfeld	1996
2	1	7	NA	1	53	1	47	NA	NA	Zijlstra	1997
2	1	7	NA	4	45	0	42	NA	NA	Akhras	1997
2	1	7	NA	14	99	7	101	NA	NA	Widimsky	2000
2	1	7	NA	9	41	3	46	NA	NA	DeBoer	2002
2	1	7	NA	42	421	29	429	NA	NA	Widimsky	2002
2	2	7	NA	2	44	3	46	NA	NA	DeWood	1990
2	2	7	NA	13	200	5	195	NA	NA	Grines	1993
2	2	7	NA	2	56	2	47	NA	NA	Gibbons	1993
2	3	5	NA	13	155	7	169	NA	NA	RAPID-2	1996
2	3	5	NA	356	4921	757	10 138	NA	NA	GUSTO-3	1997
2	3	6	NA	522	8488	523	8461	NA	NA	ASSENT-2	1999
2	3	7	NA	3	55	1	55	NA	NA	Ribichini	1996
2	3	7	NA	10	94	3	95	NA	NA	Garcia	1997
2	3	7	NA	40	573	32	565	NA	NA	GUSTO-2	1997
2	3	7	NA	5	75	5	75	NA	NA	Vermeer	1999
2	3	7	NA	5	69	3	71	NA	NA	Schomig	2000
2	3	7	NA	2	61	3	62	NA	NA	LeMay	2001
2	3	7	NA	19	419	20	421	NA	NA	Bonnefoy	2002
2	3	7	NA	59	782	52	790	NA	NA	Andersen	2002
2	3	7	NA	5	81	2	81	NA	NA	Kastrati	2002
2	3	7	NA	16	226	12	225	NA	NA	Aversano	2002
2	3	7	NA	8	66	6	71	NA	NA	Grines	2002

干预措施t的编码分别是：①链激酶（streptokinase，SK）；②组织纤溶酶原激活物（tissue-plasminogen activator，t-PA）；③促进加速的组织纤溶酶原激活物（acceler-ated tissue-plasminogen activator，Acct-PA）；④SK联合t-PA；⑤瑞替普酶（reteplase，r-PA）；⑥替奈普酶（tenecteplase，TNK）；⑦经皮冠状动脉腔内成形术（percutaneous transluminal coronary angioplasty，PTCA）。

2. WinBUGS语句及含义

（1）程序运行的语句：#WinBUGS code for NMA: Binomial likelihood，logit link，fixed effect model（二项式分布，连接函数：logit变换，固定效应模型）

```
model{          #程序开始
for（i in 1:ns）{     #试验形成环：从第1个至纳入的各项试验（ns）中的第i项试验
        mu[i]~dnorm（0，.0001）#为各项试验基线设定模糊先验：先验服从正态
分布，均数为0，精确度为0.0001
            for（k in 1:na[i]）{      #臂形成环
            r[i，k]~dbin（p[i，k]，n[i，k]）   #二项式分布
            logit（p[i，k]）<- mu[i] + d[t[i，k]] - d[t[i，1]]#线性预测模型
            }
}
d[1]<-0   #臂1与其自身相比的相对效应量设置为0
#为疗效设定模糊先验
for（k in 2:nt）{d[k] ~ dnorm（0，.0001）}
# 计算成对比较的OR和LOR
for（c in 1:（nt-1））{
        for（k in（c+1）:nt）{
                    or[c，k] <- exp（d[k] - d[c]）
                    lor[c，k] <- （d[k]-d[c]）
                    }
            }
# 根据相对效应量对干预措施进行排序
for（k in 1:nt）{
        #rk[k] <- nt+1-rank（d[]，k）         #针对有利事件
        rk[k] <- rank（d[]，k）        #针对不利事件
        best[k] <- equals（rk[k]，1）         #计算干预措施k成为最佳治疗技术的概率
        for（h in 1:nt）{prob[h，k] <- equals（rk[k]，h）}   #计算干预措施k成为排序
是第h个最佳治疗技术的概率
        }
# 干预措施k的效应量用自然单位，以效应量均数、precA（1/方差）来表示
A ~ dnorm（meanA，precA）
for（k in 1:nt）{logit（T[k]）<- A + d[k]}
# 计算干预措施k相对于干预措施1的NNT、RD和RR
for（k in 2:nt）{
```

```
# NNT[k] <- 1/（T[k] - T[1]）    #针对有利事件
NNT[k] <- 1/（T[1]- T[k]）#针对不利事件
RD[k] <- T[k] - T[1]
RR[k] <- T[k]/T[1]
}
}                    # *** 程序结束
```

（2）程序运行语句的补充说明：mu[i]~dnorm（0，.0001）：各项试验其特定的基线需要在i项试验的环内部进行定义；本例先验服从正态分布，均数为0，精确度为0.0001。

for（k in 1:na[i]）：所有d治疗组的循环需要从1开始到该项试验中的所有臂，在na[i]中定义，作为数据进行加载；na[i]表示特定单元格有缺失值。

r[i，k] ~ dbin（p[i，k]，n[i，k]）：臂k中的第i项试验其事件发生数服从二项分布，p指事件发生的概率、n指研究对象例数。

logit（p[i，k]）<- mu[i] + d[t[i，k]] - d[t[i，1]]：t[i，k]代表试验i的k臂，d[k]=d1k；将d[1]设置为零，并且指定其他d[k]的先验分布，其中nt表示在网络中比较的干预措施数量，将其作为数据列出。

计算成对比较的OR和LOR时，可以在最后一个结束括号之前添加附加代码以估计所有成对比较的LOR和OR（即所有干预措施之间的相互比较），以生成排序并计算每种干预措施成为最佳治疗方案的概率，以及每种干预措施分别排在第1位、第2位和第3位等位次的概率。

for（k in 1:na[i]）：臂形成环，因网状Meta分析纳入多项试验的数据，每个试验均有相应的臂，通过形成环，让似然函数在各项试验以及各个臂运行。

贝叶斯NMA的一个优点是可以自动为结局指标生成合适的分布，从而得到可信区间。通过添加以下代码来实现，其中meanA和precA分别是治疗措施1（即对照组）病死率对数机率的均数和精确度，T[k]代表每种干预措施k =1，…，7的病死率：

```
A ~ dnorm（meanA，precA）
for（k in 1:nt）{logit（T[k]）<- A + d[k]}
```

可以通过NMA分析干预措施的绝对效果，如对所有干预措施产生绝对效应量的估计；可以探讨干预措施的相对效果，如相对危险度（RR）；还可计算治疗组与对照组相比，多减少1例不利结局需要治疗的研究对象数量（NNT，即1/RD）。结合病死率T[1]的信息，用如下代码计算其他类型的结局指标：

for（k in 2:nt）{

```
# NNT[k] < - 1/（T[k] - T[1]）#适用于有利结局
NNT[k] < - 1/（T[1] - T[k]）#适用于不利结局
RD[k] <- T[k] - T[1]
RR[k] <- T[k]/T[1]
}
```

（3）初始值设定的语句

```
#chain 1
list（d=c（NA, 0, 0, 0, 0, 0, 0），mu=c（0, 0, 0, 0, 0, 0, 0, 0, 0, 0, 0, 0,
0, 0, 0, 0, 0, 0, 0, 0, 0, 0, 0, 0, 0, 0, 0, 0, 0, 0, 0, 0, 0, 0, 0, 0, 0, 0, 0, 0, 0, 0, 0）)
```

```
#chain 2
list（d=c（NA，-1，-1，-1，-1，-1，-1），mu=c（-3，-3，-3，-3，-3，-3，
-3，-3，-3，-3，-3，-3，-3，-3，-3，-3，-3，-3，-3，-3，-3，-3，-3，-3，
-3，-3，-3，-3，-3，-3，-3，-3，-3，-3））
#chain 3
list（d=c（NA，2，5，-3，1，-7，4），mu=c（-3，5，-1，-3，7，-3，-4，-3，
-3，9，-3，-3，-4，3，5，-3，-2，1，-3，-7，-3，5，-1，-3，7，-3，-4，-3，-3，
0，-3，5，-1，-3，7，-7））
```

参数d是具有两个分量的向量：d[1]是固定的（设置为零），因此不需要指定初始值；d[2]被赋予先验分布，因此需要设定初始值。向量d的第一个分量的初始值设置为"NA"表示数据缺失。

试验特定的基线"mu"的长度等于研究数目。合理的初始值是每个参数的先验分布所允许的值，但应避免非常极端的数值，因为它们会产生误差。一旦模型收敛，初始值将不会影响后验分布。至少需要运行两条具有不同初始值的链，以便正确评估结果的收敛性和稳定性。通常选择运行三条链以允许尝试更多的初始值。

3. WinBUGS的软件操作

（1）模型检查：点击菜单栏中的"Model：Specification"，就会弹出"Specification Tool"对话框。用鼠标左键选择模型语句中的model，点击"check model"，如果模型正确，软件的左下角会出现"model is syntactically correct"（图3-16-8）。

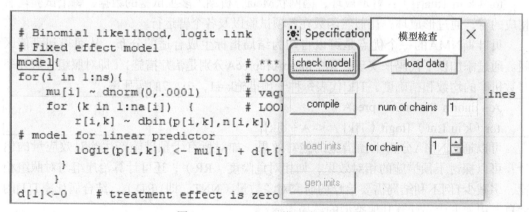

图3-16-8　WinBUGS模型检查界面

（2）数据加载：检查模型后，必须加载数据才能编译程序。用鼠标左键选择数据标识"list"，然后在"Specification Tool"窗口点击"load data"。一旦数据加载完成，软件的左下角显示"data loaded"。

录入NMA的数据包含研究的基本信息和结果数值，需要分别进行加载。研究基本信息以list（ns=数字，nt=数字）的形式出现，其中ns是纳入的研究数目，nt是干预措施数目。在使用"A~dnorm（meanA，precA）for（k in 1：nt）{logit（T[k]）<-A+d[k]}"进行分析时，需要同时提供meanA和precA值，其中mean和prec分别指均值和精确度（图3-16-9）。

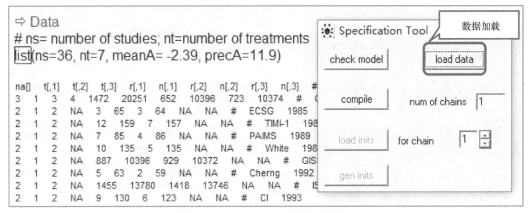

图3-16-9　WinBUGS数据加载界面

（3）模型编译：数据加载完成后，可以在相应的框中设置要运行的链条数量（number of chains）。用鼠标左键选择模型语句中的model，单击"compile"即可编译模型。如果模型编译成功，软件的左下角出现"model compiled"，此时方可进入下一步。

注意，如果模型编译的运行结果提示有未定义的变量"variable n is not defined"，则选中变量名称，例如"$r[,1]n[,1]r[,2]n[,2]$"，再次运行"load data"。此时，即可顺利完成模型编译（图3-16-10）。

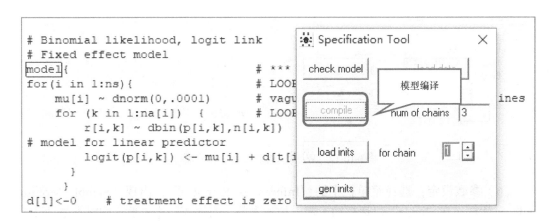

图3-16-10　WinBUGS模型编译界面

（4）初始值设定：WinBUGS软件中载入的初始值（initial values）通常以链条的形式出现，模型编译的链条数与初始值的链条数是一致的。当存在多条链的时候，要分别进行设定。

对每一条链，选择初始值前的"list"，点击"load inits"。最后一条链设定完成后，会出现"model is initialized"。如果"gen inits"呈灰色，则提示初始值设定成功（图3-16-11）。

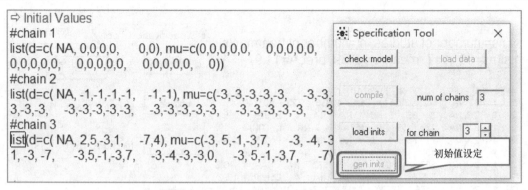

图3-16-11　WinBUGS初始值设定界面

（5）初始值更新：选择菜单栏中的"Model：Update"，出现"Update Tool"对话框："updates"框中需要输入初始更新的次数，如果输入1000，即意味着初始更新次数为1000次；"refresh"框中输入update进度显示的步长，如果输入100，则表示在iteration模块中，以100为单位，显示正在更新的进度，"refresh"值越小，更新速度会越慢；"thin"框中输入的是资料收集的步长；"iteration"框显示模拟的进程。

设定采样规则，点击"update"就开始采样模拟，"iteration"框会从0一直运行至1000，最终停止，WinBUGS左下角的状态栏将显示所需时间（图3-16-12）。

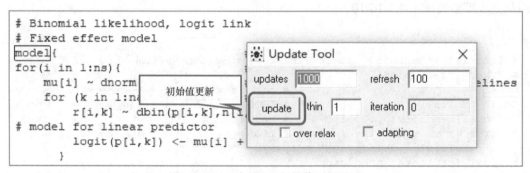

图3-16-12　WinBUGS初始值更新界面

（6）参数设定：选择菜单栏中的"Inference：Samples"，出现"Sample Monitor Tool"对话框。在"node"对话框输入需模拟的参数。每输入一个参数，同时点击"set"进行设定。参数的设定依据模型而定，本例主要关注OR即比值比（图3-16-13）。

当OR设定完成后，在"node"中再次录入OR或单击下拉列表选择OR，此时界面中各选项均呈现备选模式（图3-16-14）。

（7）DIC值设定：选择菜单栏中的"Inference：DIC"，出现DIC对话框，点击"set"进行设定（图3-16-15）。

（8）继续更新、生成后验参数：在菜单栏中选择"Model：Update"，出现"Update Tool"对话框。此时可以设定采样规则，开始采样模拟。采样规则的设定类似于初始更新，点击对话框中的"Update Tool"则开始运行采样程序（图3-16-16）。

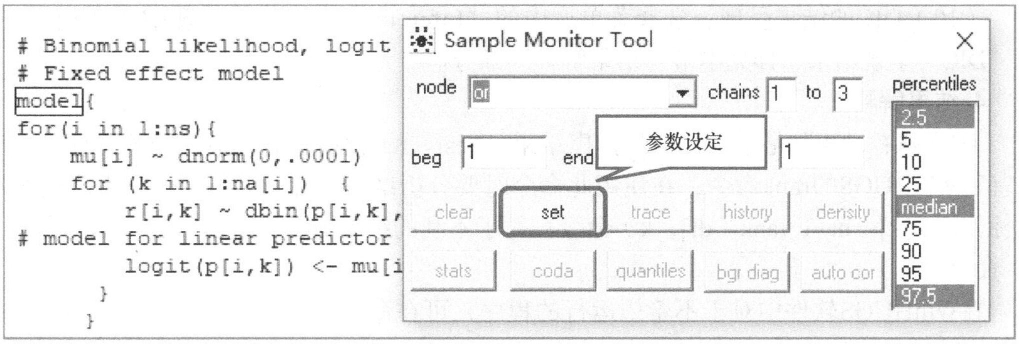

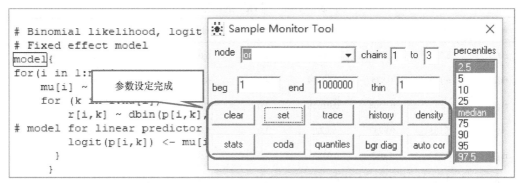

图3-16-13　WinBUGS参数设定初始界面

图3-16-14　WinBUGS参数设定完成界面

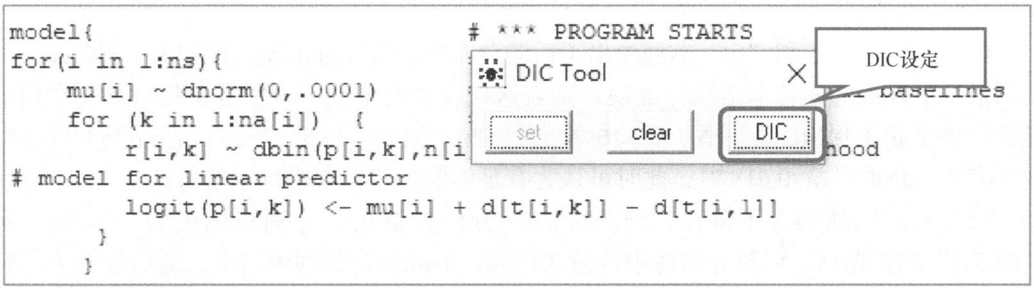

图3-16-15　WinBUGS DIC值设定界面

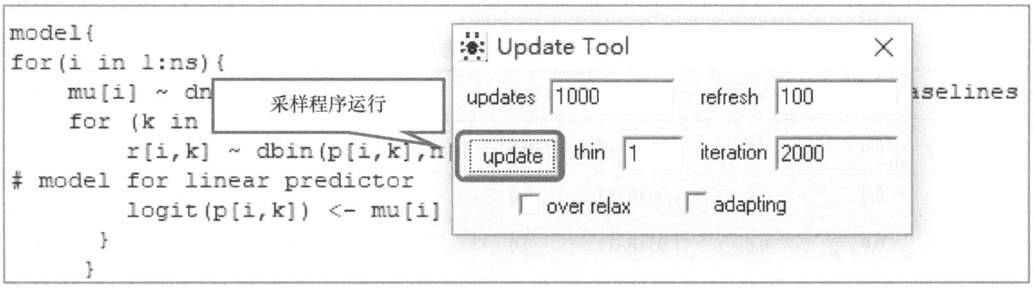

图3-16-16　WinBUGS采样程序运行界面

（9）后验参数的结果呈现：选择菜单栏中的"Inference：Samples"，出现"Sample Monitor Tool"对话框。在node对话框中输入感兴趣的参数。每次输入参数都要点击"stats"以呈现结果。

（10）DIC的结果呈现：选择菜单栏中的"Inference：DIC"，出现DIC对话框，点击"DIC"呈现结果，详见本节"结果解释"部分。

4. 结果解释

（1）rk："rk"是干预措施的排序结果，best是干预措施成为最优的可能性。排序是基于WinBUGS的rank命令，在使用此命令时要分析结局指标的性质。对于有利的结局指标使用rk[k]<-nt+1-rank（d[]，k）命令；对于不利的结局指标，使用rk[k]<-rank（d[]，k）命令。

在WinBUGS软件中对于不希望运行的程序，可在命令之前输入"#"。WinBUGS软件给出结局指标的均数、中位数和95%可信区间（表3-16-5）。

表 3-16-5 "rk" 的结果

node	mean	sd	MC error	2.5%	median	97.5%	start	sample
rk[1]	6.287	0.6754	0.01871	5.0	6.0	7.0	1001	3000
rk[2]	6.149	0.875	0.02364	4.0	6.0	7.0	1001	3000
rk[3]	2.7	0.6568	0.01658	2.0	3.0	4.0	1001	3000
rk[4]	5.183	0.9957	0.0227	3.0	5.0	7.0	1001	3000
rk[5]	3.732	1.032	0.03331	2.0	4.0	6.0	1001	3000
rk[6]	2.944	1.087	0.03565	2.0	3.0	6.0	1001	3000
rk[7]	1.004	0.08355	0.001639	1.0	1.0	1.0	1001	3000

标记为"mean"和"sd"的列给出了后验分布的均数和标准差。标记为"MC error"的列显示了样本的蒙特卡洛法标准误。随着迭代次数的增加，该标准误将减小。常用的经验性法则是确保MC误差小于后验标准差的5%。例如，标准差的5%是0.6754×0.05=0.033 77，而MC误差=0.018 71，此时可认为有足够的后验样本进行了推断。

95%可信区间的上下限由2.5%和97.5%分位数给出，分别在标记为"2.5%"和"97.5%"的数据列。后验分布的中位数在标有"median"的列中给出，最后标记为"开始"（start）和"样本"（sample）的列给出了开始迭代和纳入分析的总数据量。

（2）best："best"命令计算的是某种干预措施成为最佳的概率（表3-16-6）。

表 3-16-6 "best" 的结果

node	mean	sd	MC error	2.5%	median	97.5%	start	sample
best[1]	0.0	0.0	1.054E-12	0.0	0.0	0.0	1001	3000
best[2]	0.0	0.0	1.054E-12	0.0	0.0	0.0	1001	3000
best[3]	0.0	0.0	1.054E-12	0.0	0.0	0.0	1001	3000
best[4]	0.0	0.0	1.054E-12	0.0	0.0	0.0	1001	3000
best[5]	3.333E-4	0.01825	3.383E-4	0.0	0.0	0.0	1001	3000
best[6]	0.003	0.05469	0.001186	0.0	0.0	0.0	1001	3000
best[7]	0.9967	0.05764	0.001224	1.0	1.0	1.0	1001	3000

（3）DIC值：可以依据偏差信息量准则（DIC）选择分析模型，DIC由D（θ）和P_D两部分组成，D（θ）是贝叶斯模型中检验模型拟合的偏差，是后验总体残差的平均数。P_D是参数的有效数目，反映了模型的复杂程度。对于模型的选择，可采用DIC的差值进行评价。一般认为DIC的差值越小，模型拟合得越好，可以有效地预测数据。但目前并没有严格的定义认为DIC的差值是多少才合适。通常DIC的差值大于10则两个模型的拟合存在显著差异，差值在5~10说明两个模型间的差异值得考虑，差值小于5时两个模型的拟合程度是一致的（表3-16-7）。

表 3-16-7　DIC 的结果

	Dbar	Dhat	P_D	DIC
r	393.659	352.028	41.631	435.290
total	393.659	352.028	41.631	435.290

Dbar，post.mean of 2logL；Dhat，2LogL at post.mean of stochastic nodes。

5. 模型的运行次数评估　使用WinBUGS进行NMA时，除了评估模型的拟合程度，还要评估模型的运行次数是否足够，以实现稳定的结果预测功能，即进行模型的收敛性评

估。在图中输入相应的参数如"or"，分别点击trace（迭代轨迹）、history（迭代历史）或auto corr（自相关函数），可呈现相应的收敛性判断图。当迭代轨迹和迭代历史趋于稳定，自相关函数接近0，就可认为迭代过程已经收敛，不需要额外的更新次数（图3-16-17~图3-16-20）。

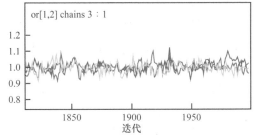

图3-16-17　迭代轨迹

"trace"呈现了模拟采样次数与结果之间的关系，可通过判断迭代轨迹是否稳定来判断模型是否达到收敛。

"history"反映了模拟采样次数与结果之间的关系，主要呈现初始值更新之后，模型后验参数生成的迭代，可通过判断迭代历史是否稳定来判断模型是否达到收敛。

在"bgrdiag"（方差的比收敛性诊断）结果中，包含潜在尺度缩减因子（potential scale reduction factor），如果该因子大于1.1或1.2，说明当前的模拟次数还不足以达到很好的收敛，需要增加模拟的次数。当因子小于1.1或者1.2，越接近1，说明收敛效果越好。

"auto corr"接近0，可以认为迭代过程已经收敛，不需要再增加更新次数。

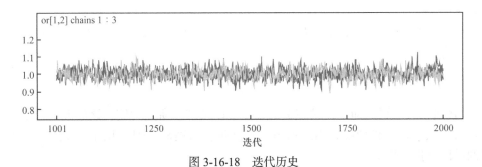

图 3-16-18　迭代历史

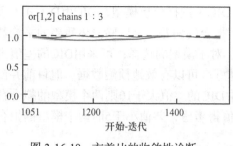

图 3-16-19　方差比的收敛性诊断

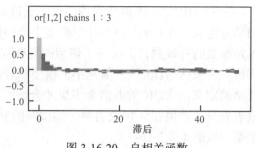

图 3-16-20　自相关函数

二、STATA

STATA软件是STATA公司推出的一款商业软件，已经被广泛用于统计分析。频率学派使用STATA软件，依据多元回归思想开发出了network和mvmeta两个程序包进行NMA。

（一）下载与安装

购买正版的STATA软件并按照安装向导进行安装。在完成STATA安装后，第一次启用软件时系统提示录入用户名、机构、序列号、授权方信息等，填写完成后方可应用。

如果用STATA软件进行NMA，需要在软件联网的状态下，安装如下命令：

1. metan命令　net install sbe24_3, from（http：//www.stata-journal.com/software/sj9-2）。

2. metareg命令　net install sbe23_1, from（http：//www.stata-journal.com/software/sj8-4）。

3. mvmeta命令　net install mvmeta, from（http：//www.mrc-bsu.cam.ac.uk/IW_Stata/meta）。

通过调用mvmeta、执行network meta语句进行NMA的时候，必须将mvmeta升级至3.1以上版本。如果上述语句无法运行（网络的在线软件包无法安装），可以在软件的Search界面检索mvmeta，安装其更新包"st0156_2.pkg"。

4. 图形展示命令　net install network_graphs, from（http：//www.mtm.uoi.gr）。

（二）软件操作案例

1. 案例描述、数据集建立　本例选取的网络比较了药物干预对急性躁狂症的疗效，结局指标是对药物治疗有反应的患者比例。针对该指标共纳入47项研究（其中36项双臂试验、11项三臂试验），合计69次成对比较（表3-16-8）。变量trt1、trt2、trt3是干预措施的名称（缩写），r1、r2、r3是臂1、臂2、臂3的阳性结局事件的发生数，n1、n2、n3是臂1、臂2、臂3的研究对象例数。如果纳入研究具有3个及以上的臂，则需列举3行数据，计算公式为

$$\frac{T \times (T-1)}{2}$$

式中，T代表纳入的臂（即干预措施）的数量。以第37项研究为例，该研究纳入了阿立哌唑、锂盐、安慰剂三种药物，因此列举了阿立哌唑与锂盐、阿立哌唑与安慰剂、锂盐与安慰剂对比分析的数据。

表 3-16-8 录入 STATA 的数据集

study	trt1	trt2	trt3	r1	r2	r3	n1	n2	n3
1	ARI	PLA		155	63		253	131	
2	ARI	PLA		72	42		137	135	
3	ARI	HAL		89	72		175	172	
4	ARI	PLA		49	23		130	132	
5	ARI	PLA		110	49		267	134	
6	PLA	QUE		29	44		100	91	
7	PLA	QUE		48	59		105	106	
8	LITH	QUE		46	60		77	78	
9	PLA	QUE		53	82		161	155	
10	PLA	ZIP		23	65		70	140	
11	PLA	ZIP		19	63		66	140	
12	PLA	ZIP		48	50		103	102	
13	PLA	ZIP		129	271		222	458	
14	OLA	PLA		34	16		70	69	
15	OLA	PLA		35	24		55	60	
16	DIV	OLA		52	68		126	125	
17	OLA	PLA		149	51		229	115	
18	HAL	OLA		158	167		219	234	
19	OLA	PLA		37	39		58	60	
20	PLA	RIS		51	105		145	146	
21	PLA	RIS		30	40		76	75	
22	PLA	RIS		29	55		125	134	
23	OLA	RIS		80	72		165	164	
24	DIV	LITH		9	12		14	13	
25	DIV	PLA		89	60		192	185	
26	DIV	PLA		9	2		20	22	
27	CARB	DIV		8	11		15	15	
28	DIV	PLA		47	30		69	67	
29	CARB	PLA		112	54		223	220	
30	LAM	LITH		8	9		15	15	
31	LITH	OLA		52	60		71	69	
32	PLA	PAL		51	156		122	347	
33	CARB	HAL		4	5		8	9	
34	LITH	OLA		5	3		20	20	
35	PLA	TOP		32	26		144	143	
36	OLA	PLA		40	30		101	101	
37	ARI	LITH	PLA	72	71	56	155	160	165

续表

study	trt1	trt2	trt3	r1	r2	r3	n1	n2	n3
38	ARI	HAL	PLA	78	80	58	167	165	153
39	LITH	PLA	QUE	52	26	57	98	97	107
40	HAL	PLA	QUE	55	35	43	99	101	102
41	HAL	PLA	ZIP	93	18	65	172	88	178
42	DIV	OLA	PLA	75	82	31	201	215	105
43	HAL	PLA	RIS	59	39	65	144	140	154
44	ASE	OLA	PLA	78	94	26	194	190	105
45	DIV	LITH	PLA	35	18	18	69	36	74
46	PLA	QUE	PAL	36	94	106	105	193	195
47	HAL	OLA	PLA	13	53	43	20	105	99

缺失值是纳入的文献无此部分数据。

ARI，阿立哌唑；ASE，阿塞那平；CARB，卡马西平；HAL，氟哌啶醇；LAM，拉莫三嗪；LITH，锂；OLA，奥氮平；PAL，帕潘立酮；QUE，喹硫平；RIS，利培酮；TOP，托吡酯；ZIP，齐拉西酮；PLA，安慰剂。

2. 数据格式变换 此例的数据因为是"wide"型，在用network语句进行NMA时，需要将其形式变换为"long"型，语句如下：

```
reshape long r n trt, i(study)j(arm)
drop if missing(trt)
drop arm
```

3. 建立证据分析网络、绘制网状图 运用STATA进行NMA分析之前需要建立证据分析网络，studyvar指研究的变量名、trtvar指干预措施的变量名，r是结局事件的发生数，n是研究对象的例数：

```
network setup r n, studyvar(study)trtvar(trt)or
```

以上语句中，合并效应量为OR，如果以RR作为合并效应量，则录入：

```
network setup r n, studyvar(study)trtvar(trt)rr
```

此时，数据准备成用"network"程序包进行NMA分析的格式。在命令栏录入network map，可以绘制证据网络图（图3-16-21）。

4. 不一致性检验

（1）全局不一致性检验：用不一致性模型进行检验，在命令栏录入network meta i。

本例的不一致性卡方检验 P 值为0.3926，大于0.05，提示无显著的不一致性，可以使用一致性模型进行分析。

（2）局部不一致检验：上面进行的不一致性检验是全局不一致性（global inconsistency）；对于NMA还需要检测局部不一致（local inconsistency），通常使用节点拆分法（node-splitting method）。方法是在命令栏录

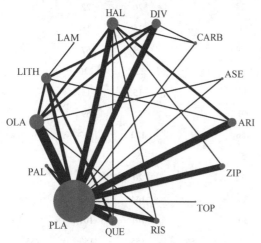

图3-16-21 证据网络图

入代码network sidesplit all，tau，若*P*小于0.05，则认为局部存在不一致性（图3-16-22）。

Side	Direct Coef.	Std. Err.	Indirect Coef.	Std. Err.	Difference Coef.	Std. Err.	P>|z|	tau
A E	-.1470385	.2383369	.3505043	.2204879	-.4975427	.3246789	0.125	.2570548
A G	-.0842448	.3566133	-.1364615	.258915	.0522167	.4407658	0.906	.2755292
A J	-.5676613	.1393658	-1.264336	.3093013	.6966746	.3393655	0.040	.2438681
B H *	.375828	.3393071	-.3144401	.7252555	.6902681	.8002202	0.388	.2695054
B J *	-.7144699	.3810431	-.0242021	.6601517	-.6902677	.8002195	0.388	.2695049
C D	.8780695	.8232787	-.442747	.3566553	1.320817	.8972128	0.141	.2627195
C E	.2231435	1.010938	-.1358489	.3460672	.3589924	1.068531	0.737	.2683211
C J	-1.131972	.3339491	-.0889785	.6482482	-1.042994	.7292104	0.153	.2627581
D G	.1730744	.4574826	-.2035593	.2623656	.3766336	.5284877	0.476	.2758505
D H	.2575342	.2518111	-.0533828	.2447769	.310917	.3514131	0.376	.2736227
D J	-.7794373	.1953014	-.4370534	.3083214	-.3423839	.3688924	0.353	.2725472
E H	-.2385827	.2877806	.0631299	.1974041	-.3017125	.3470852	0.385	.2702399
E J	-.7839547	.1809001	-.8519835	.2156549	.0680288	.2810072	0.809	.2753251
E K	-.5399364	.3894699	-.031964	.2127132	-.5080324	.4437223	0.252	.2655687
E L	.0486667	.3627537	.0463424	.2430335	.0023243	.4368087	0.996	.2761603
E N	-.7179219	.3484904	-.3905996	.2408454	-.3273223	.423573	0.440	.2716642
F G *	.2719337	.7856991	-.2410138	1273.103	.5129475	1273.104	1.000	.2677466
G H	.4763031	.44607	.1418039	.223207	.3344992	.4979306	0.502	.2694644
G J	-.8202898	.2305788	-.2360469	.2633018	-.5842429	.3483141	0.093	.2545287
G K	.3579358	.2930444	-.1377947	.2734108	.4957305	.400975	0.216	.2691795
H J *	-.6416833	.140952	-1.060361	.2036252	.4186777	.2483746	0.092	.2596405
H L	-.1844978	.3481971	.1861353	.2190384	-.3706332	.4113624	0.368	.2687341
I J *	-.45261	.2506711	-1.137796	.6785622	.6851858	.7371323	0.353	.2684325
I K	-.2267008	.327576	.5033242	.3482768	-.7300251	.4781473	0.127	.2567037
J K	.672225	.1580445	.6134633	.3717835	.0587618	.4061372	0.885	.2731303
J L	.9208655	.1930669	.6791839	.3315639	.2416816	.3852095	0.530	.2709695
J M *	-.2513144	.3985917	1.365911	1639.879	-1.617226	1639.879	0.999	.2677466
J N *	.3871828	.1684631	-.6833375	.6836658	1.07052	.715368	0.135	.2604459

图3-16-22　局部不一致性检测结果

A, ARI; B, ASE; C, CARB; D, DIV; E, HAL; F, LAM; G, LITH; H, OLA; I, PAL; J, PLA; K, QUE; L, RIS; M, TOP; N, ZIP

5. 绘制SUCRA图　为了计算累积排序概率曲线下面积（surface under the cumulative ranking curve，SUCRA），获得每种干预措施的相对排序概率，在命令栏录入以下代码：

```
network meta c
network rank max, seed（5000）all bar cumul reps（10000）mean rank
```

在本例中合并效应量越大则排名越靠前，所以用"max"（图3-16-23）。反之，如果合并效应量越小排名越靠前（如不良反应发生率），则代码应该改成"network rank min，seed（5000）all bar cumul reps（10000）mean rank"。

6. 计算干预措施的排序概率　在命令栏录入以下代码可以用于计算每种干预措施的排序概率和预测概率：

```
network rank max, all zero reps（5000）gen（prob）
network rank max, all zero reps（5000）all zero predict gen（predprob）
```

排序概率和预测概率的结果分别见表3-16-9和表3-16-10。

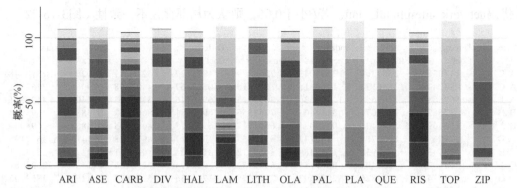

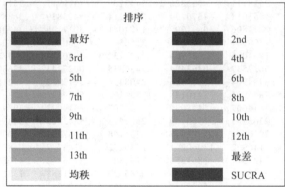

图3-16-23 累积排序曲线的SUCRA图

表 3-16-9 干预措施的排序概率				表 3-16-10 干预措施排序的预测概率			
治疗	SUCRA	PrBest	均秩	治疗	SUCRA	PrBest	均秩
ARI	60	1.6	6.2	ARI	60.3	3.9	6.2
ASE	45.4	5.1	8.1	ASE	47.6	5.4	7.8
CARB	79.7	37.7	3.6	CARB	75.7	28.2	4.2
DIV	59.3	3	6.3	DIV	59.2	4.8	6.3
HAL	75.9	8.4	4.1	HAL	71.3	9.9	4.7
LAM	38.2	17.2	9	LAM	37.5	14.6	9.1
LITH	46.8	0.8	7.9	LITH	49.9	2.6	7.5
OLA	72.5	3.8	4.6	OLA	68.8	7.5	5.1
PAL	45.4	2.3	8.1	PAL	47.4	3.2	7.8
PLA	9	0	12.8	PLA	11.4	0	12.5
QUE	57.2	1.7	6.6	QUE	58.3	3.5	6.4
RIS	79.7	18.2	3.6	RIS	75	16.2	4.2
TOP	6.1	0.1	13.2	TOP	8.2	0.1	12.9
ZIP	24.7	0	10.8	ZIP	29.5	0.2	10.2

7. 绘制干预措施的排序概率和预测概率图 在命令栏录入如下代码：

```
sucra prob*, comp(predprob*)lab(ARI ASE CARB DIV HAL LAM
LITH OLA PAL PLA QUE RIS TOP ZIP)name("Estimated Probabilities"
```

"Predictive Probabilites")

"lab"指标签（label），括号里按照编码的顺序列出干预措施的名称（通常是以首字母顺序排序），以空格相隔，结果如图3-16-24所示。

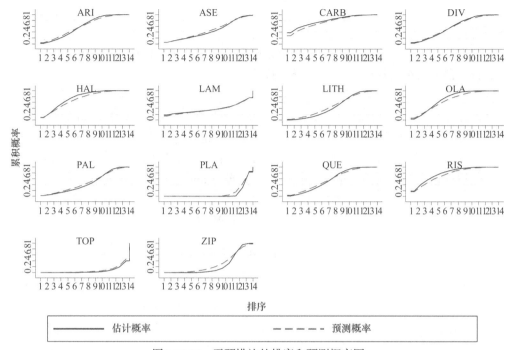

图3-16-24 干预措施的排序和预测概率图

如果用户能够将WinBUGS和STATA两款软件配合使用，可以很好地处理数据分析及图形绘制问题。鉴于NMA的复杂性，分析结果与其模型选择、迭代次数是否足够、初始值的设定等密切相关，故其结果解读需慎重。

严谨的方法学是高质量NMA的前提，既能保证结果和结论的科学性，又能满足临床决策者对多种干预措施有效性及安全性全面评价的需要。优质、全面、简洁且易懂的图形信息在NMA中的作用不可或缺。

（耿劲松 鲍海妮）

思 考 题

1. 以Li等学者发表在*PLoS One*的网状Meta分析为例，请用统计软件实现NMA，并且对结果进行解读[文献请见：Li L, Tian J, Tian H, et al. 2014. The efficacy and safety of different kinds of laparoscopic cholecystectomy：a network meta analysis of 43 randomized controlled trials. PLoS One, 9（2）：e90313]。

2. 如果想确保NMA的质量，需要注意哪些方法学细节？

第十七章　Meta分析的软件实现

学习目的

1. 掌握Meta分析常用软件的主要作用和特点；Meta分析常用软件的操作方法。
2. 根据研究特征选择合适的Meta分析软件。

目前用于Meta分析的软件有很多，有些软件可以完成各种类型的Meta分析，有的仅仅是针对某一特定类型的Meta分析；基于的操作系统也包含多种，如Windows、Dos、Linux和Mac；按照是否需要编程又分为编程式软件和非编程软件。这些软件为Meta分析提供了数据处理支持，而面对诸多的软件，研究者对如何选择产生了疑惑。

第一节　Review Manager

一、软件介绍

Review Manager软件（Revman）是由国际Cochrane协作网开发的Meta分析软件，是制作、保存和更新Cochrane系统评价的专用软件，主要包括系统评价的写作和Meta分析两大功能。Revman和Cochrane的Archie数据库一起组成了Cochrane信息管理系统（Cochrane information management system，IMS）。Cochrane协作网向系统评价的研究人员免费提供该软件，该软件具有操作简单、结果直观的特点，是Meta分析中较为成熟的软件。

二、软件应用简介

（一）案例分析

抑郁症是一种代谢性脑疾病，是一个全球性的健康问题。据报道，肠道益生菌在肠道和大脑间的双向交流中起着重要作用，它对抑郁症的治疗可能有效。然而，目前益生菌对抑郁症的疗效仍然存在争议。此项Meta分析其收集了5项益生菌干预对抑郁症影响的随机对照试验，结局指标是抑郁量表的评分，原始数据如下（表3-17-1）：

表 3-17-1　肠道益生菌干预对抑郁症影响的原始研究数据

作者	年份	肠道益生菌			安慰剂		
		均数	标准差	样本量	均数	标准差	样本量
Akkasheh	2015	−5.7	6.4	20	−1.5	4.8	20
Messaoudi	2011	3.5	3.7	26	4	2.96	29
Mohammadi	2015	9.4	20	25	21.7	20.57	20
Shinkai	2013	50	10	92	52	12	93
Steenbergen	2015	7.25	5.32	20	9.1	5.32	20

　　如何实现对上述数据的合并与分析？我们以此例来介绍常用的Meta分析软件，并进行软件常规功能的演示。

（二）软件基本功能

　　启动RevMan5.3软件，从菜单栏中依次选择File（文件）→New（新建），可新建一个项目，出现"New Review Wizard"对话框（图3-17-1）。

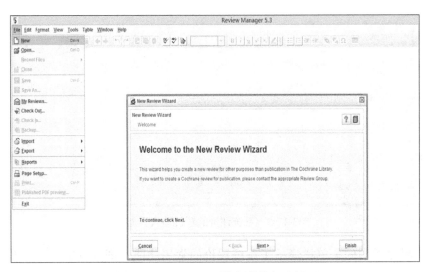

图3-17-1　RevMan系统评价的新建界面

　　之后，点击"New"按钮，出现"Type of Review"选项，选择"Intervention review（干预性系统评价）"，再点击"Next"进入"Title"复选框（图3-17-2）。

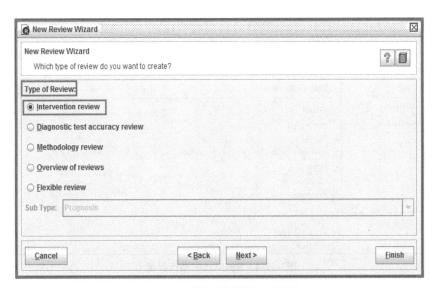

图3-17-2　系统评价的类型选择界面

　　在"Title（New Review Wizard）"对话框中，按以下步骤操作：①在"Title"对话框中输入研究名称，如本例输入"Probiotics for Depression"（图3-17-3）；②在

"Stage"复选框中我们选择"Full review",亦可选择"Protocol";③点击"Finish"完成项目建立。

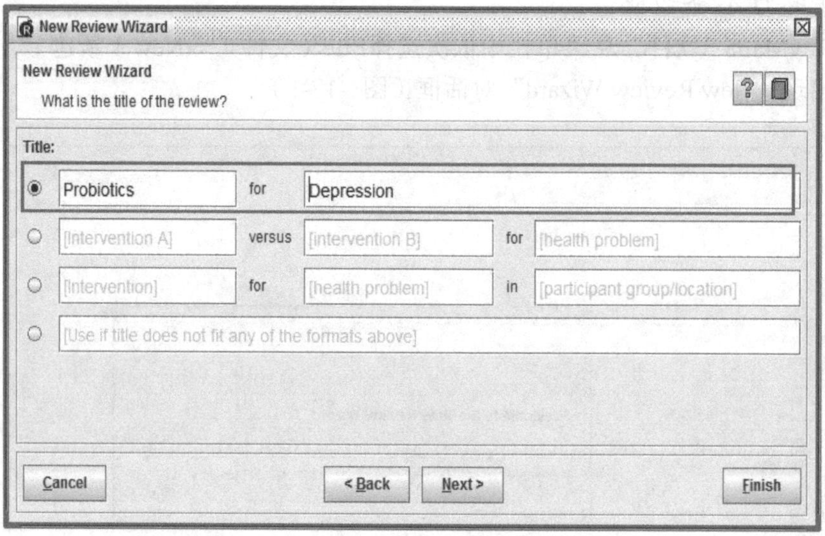

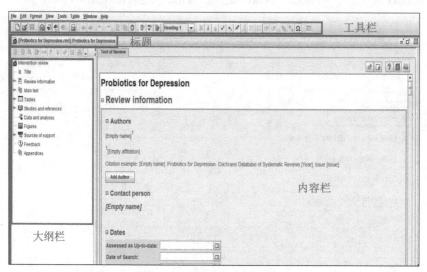

图3-17-3 系统评价的题目输入界面

主操作界面顶端的菜单栏囊括了系统评价的常用功能(图3-17-4),菜单项分别有File(文件)、Edit(编辑)、Format(格式)、View(视图)、Tools(工具)、Table(表格)、Window(窗口)和Help(帮助)。菜单栏下面是工具栏(Toolbars),提供了常用的图示工具按钮,如新建、打开、保存、打印等。

图3-17-4 RevMan主操作界面

每篇系统评价都以单独的窗口展开,分为左右两栏:左侧是大纲栏(Outline pane),以树形目录的结构显示;右侧是内容栏(Content pane)。当点击左侧大纲栏时,右侧内容栏的字体自动变成蓝色,此时可对文本进行编辑(图3-17-5)。

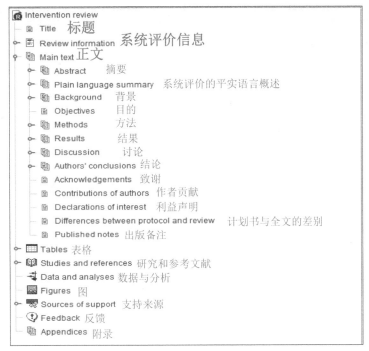

图3-17-5　RevMan大纲栏

（三）功能实现

1. 数据准备

（1）按软件提示依次展开树形分支目录"Studies and references"→"References to studies"→"Included studies"（图3-17-6）。

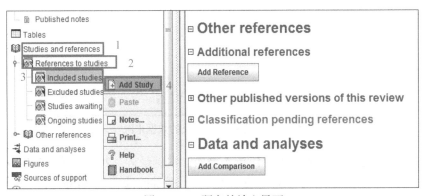

图3-17-6　研究的纳入界面

（2）在"Included studies"上点击右键，选中"Add Study"按钮，屏幕出现如图3-17-7所示的"New Study Wizard"对话框。此时，输入纳入文献的第一作者和发表年代，如输入"Akkasheh 2015"。

之后点击"Next"进入数据来源的复选框，复选框提供了4个选项（图3-17-8）。本例因没有获取未发表的研究数据，故选择"Published data only（unpublished not sought）"。

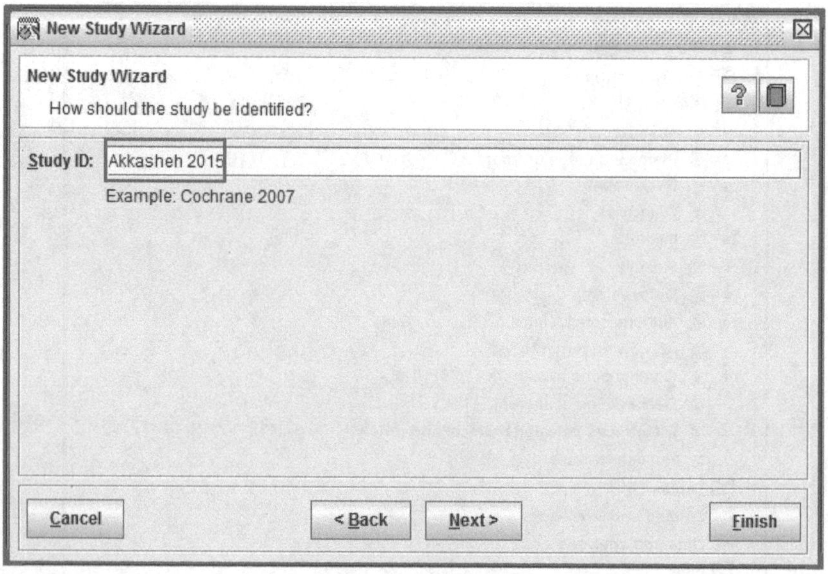

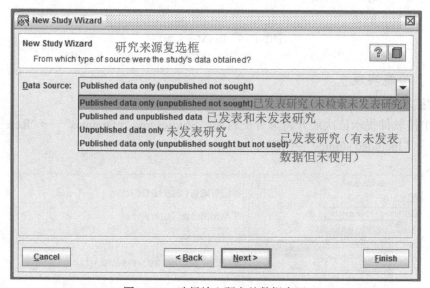

图3-17-7 研究作者及年代输入对话框

图3-17-8 选择纳入研究的数据来源

点击"Next"进入研究的发表年代录入界面，本例录入"2015"（图3-17-9）。

下一步是添加研究识别码"Add identifier"，提供的选项包括ISRCTN（英国国际标准试验随机对照临床编号）、ClinicalTrials.gov（美国临床试验数据库编号）、DOI（数字对象唯一标识符）、Other（其他编号）（图3-17-10）。

之后，点击"Continue"继续添加下一项研究（图3-17-11）。每次操作只能输入一项研究的名称，原数据表中共纳入5项研究，故需重复该操作5次。

（3）选中树形目录中"Data and analyses"，单击右键，按"Add Comparison"按钮（图3-17-12）后出现"New Test Wizard"对话框，在其"Name"信息框中定义此次分析的名称，如"Effectiveness of probiotics"。再点击"Next"可进行下一步操作；也可直接点击"Finish"退出。

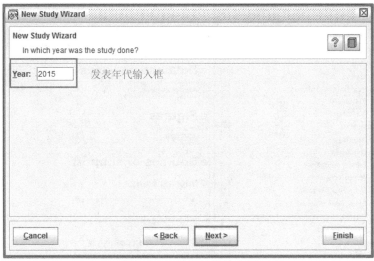

图3-17-9 发表年代输入框

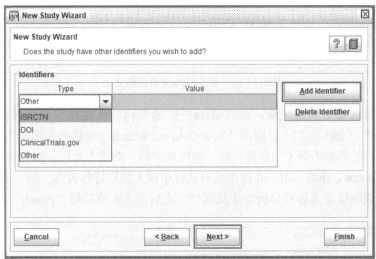

图3-17-10 研究识别码添加框

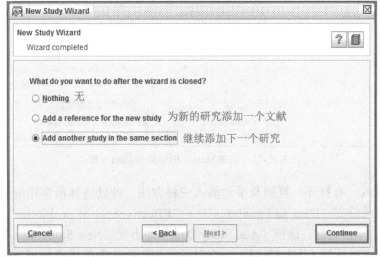

图3-17-11 输入完成后继续操作的选项框

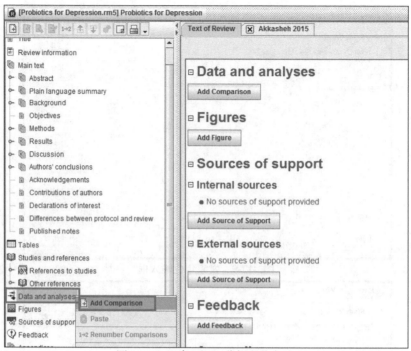

图3-17-12 建立Meta分析名称方法

（4）添加结局及定义变量：录入Meta分析的名称后，在该名称上单击右键，选择"Add Outcome"（图3-17-13），弹出"New Outcome Wizard"对话框（图3-17-14），在此对话框中选择分析的数据类型（二分类资料、连续型资料、期望方差法、倒方差法及其他）。本例以"Continuous"作为示范，在弹出的对话框中输入结局指标名称，如"Depression"。点击下一步可以继续定义各种分析方法及属性，之后点击完成按钮"Finish"。

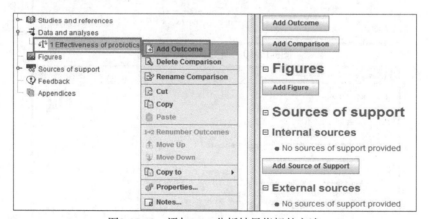

图3-17-13 添加Meta分析结局指标的方法

2. 数据录入 有打开、复制及手动输入三种方法，此处选择最常用的手动输入。依次展开树形目录分支"Data and analyses"→"Effectiveness of probiotics"→"Depression"。此时，单击右键，选择"Add Study Data"即出现"New Study Data Wizard"（新研究数据向导）对话框（图3-17-15）。在对话框中依次选中结局指标相关的研究，可以按住"Shift"键进行连续多选，也可按住"Ctrl"键进行间断选择。

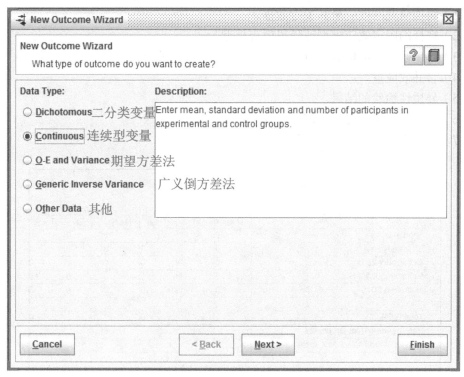

图3-17-14　选择结局指标的变量类型对话框

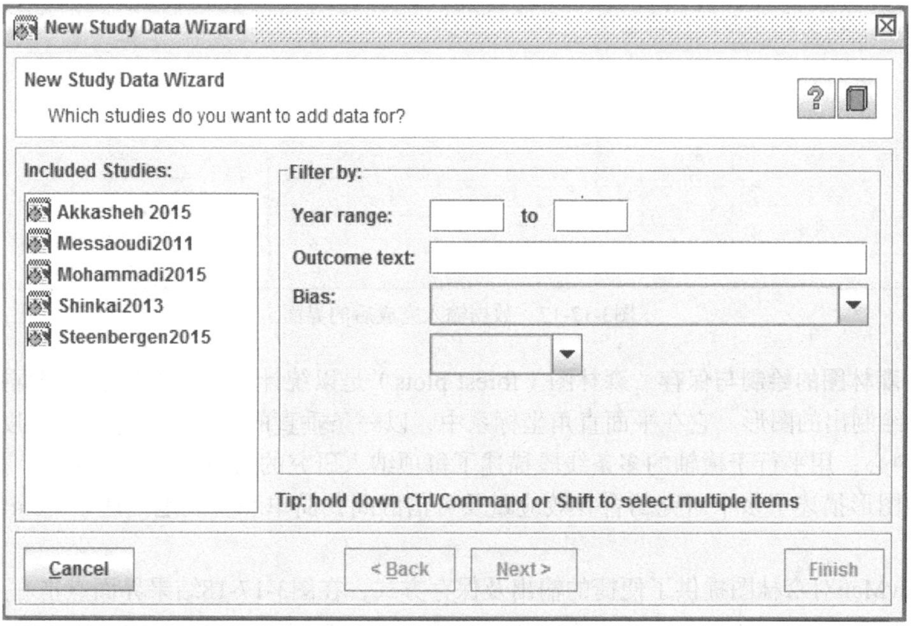

图3-17-15　添加结局指标的相关研究

在选择结局指标的相关研究后，出现如图3-17-16的界面，对照软件提供的格式输入原始数据即可。本例需要分别输入干预组和对照组的均数、标准差、样本量。

3. 数据分析　当用户输完数据的瞬间，RevMan软件的数据分析已同步完成。在图3-17-17中，详细显示了Meta分析的如下信息：

（1）每项研究的效应量和关键数据。

（2）选择的固定效应模型或随机效应模型。

（3）每项研究效应量的权重。

（4）合并效应量。

（5）异质性检验的结果。

（6）合并效应量的可信区间。

（7）合并效应的假设检验结果。

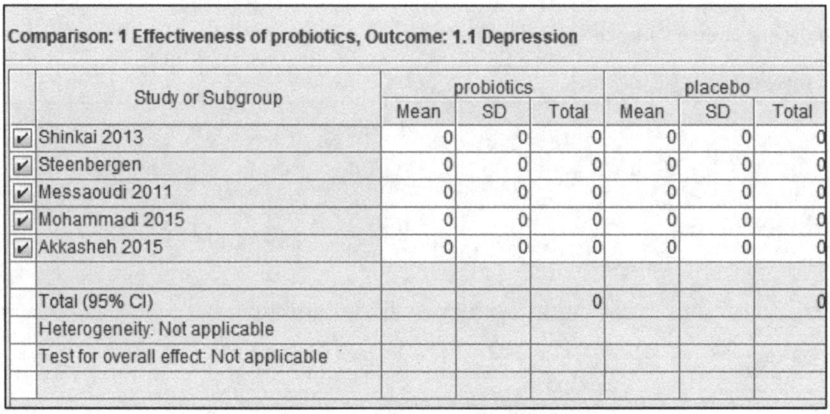

图3-17-16　Meta分析的数据录入界面

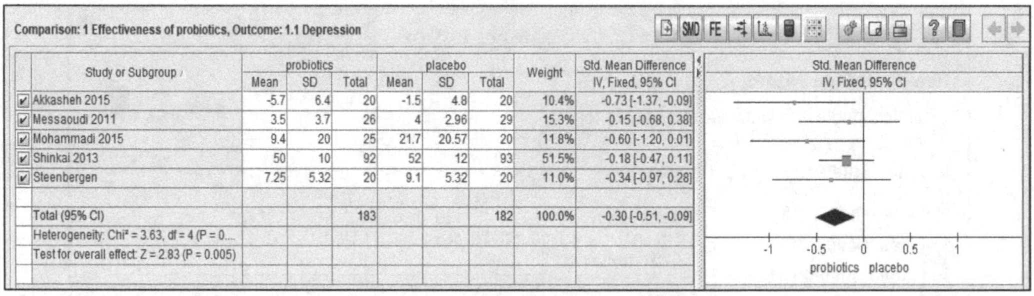

图3-17-17　数据输入完成后的界面

4. 森林图的绘制与保存　森林图（forest plots）是以统计学方法为基础，根据数值运算结果绘制出的图形。它在平面直角坐标系中，以一条垂直的无效线（横坐标刻度为1或0）为中心，用平行于横轴的多条线段描述了每项纳入研究的效应量和可信区间，用菱形或其他图形描述了多个研究的合并效应量及可信区间，简单和直观地描述了Meta分析的结果。

RevMan对森林图提供了便捷的输出及保存方式，在图3-17-18结果界面点击右上角的森林图标志 ，可以输出分析结果的森林图；再点击 保存按钮，可以在弹出的对话框中选择输出格式、名称和保存位置。

5. 漏斗图的绘制与保存　RevMan对漏斗图也提供了便捷的输出及保存方式，在图3-17-19界面点击右上角的漏斗标志 ，可以输出分析结果的漏斗图；再点击 保存按钮，可以在弹出对话框中选择输出格式、名称和保存位置。

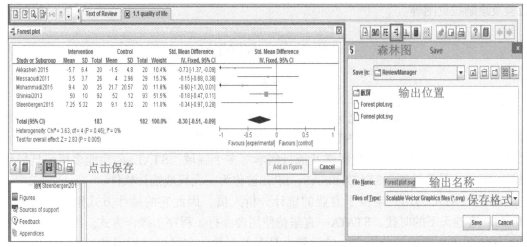

图3-17-18　森林图及其输出和保存

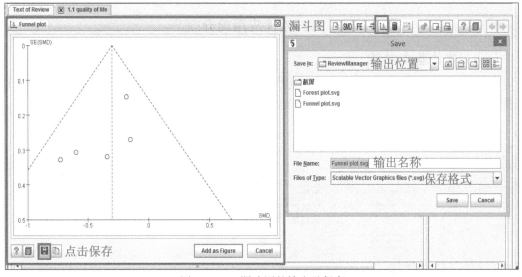

图3-17-19　漏斗图的输出及保存

三、软 件 特 点

（一）优点

RevMan是可以与GRADEprofile软件相互导入进行证据评级的软件，也是医学领域应用最广泛的Meta分析软件。RevMan软件设置了干预措施系统评价、诊断试验精确性系统评价、方法学评价和系统评价的再评价四类格式，可用于绘制森林图及漏斗图。

RevMan是一款免费软件，支持中文输入。最新版RevMan提供了偏倚风险评估工具表、证据结果总结表、计算器（可对效应量、可信区间、标准误、Z值、P值进行计算）、PRISMA文献检索流程图、森林图小数位数的调整等。

（二）缺点

RevMan功能相对单一，不能进行Meta回归分析、累积Meta分析、Begg检验、Egger

检验及绘制拉贝图等。

第二节　STATA

一、软件介绍

STATA是一款能提供数据分析、进行数据管理以及绘制专业图表的综合性统计软件，于1985年由STATA公司（STATA Corp）创建，被广泛应用于商业领域及学术机构，尤其是经济学、社会学、生物医学及流行病学等多个领域。STATA的功能多样，且操作灵活、简单、易学易用，STATA和SAS、SPSS被称为三大权威统计软件。

由于STATA的用户定位于专业的统计分析人员，因此它的操作方式别具一格，在Windows席卷天下的时代，STATA一直坚持使用命令行（程序）操作方式。STATA的命令语句简洁明了，在统计分析命令的设置上具有条理性。它可以将相同类型的统计模型归在同一个命令族下，而不同命令族又可以使用相同的功能选项，用户易于上手。STATA语句在简洁的同时又保持着极高的灵活性。

二、软件应用简介

（一）软件基本功能

启动STATA14.2后弹出工作窗口，初次运行时界面被分割成不同的子窗口，用户可以根据自己的习惯进行设置。STATA的工作界面主要由五个窗口组成（图3-17-20）：

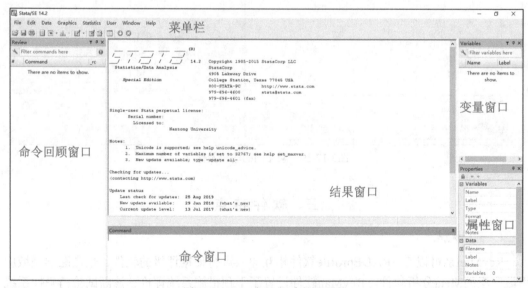

图3-17-20　STATA新建数据文件

（1）结果窗口（Results）：用于显示软件运行时的所有信息，如执行的命令、执行结果和信息报错等。

（2）命令窗口（Command）：用于键入需要执行的命令，回车后即开始执行，运行的结果会显示在结果窗口。在输入命令时应注意STATA严格区分大小写。

（3）命令回顾窗口（Review）：自动记录STATA执行的命令，单击后命令即被拷贝至命令窗口；如果需要重复执行，用鼠标双击相应的命令即可。

（4）变量窗口（Variables）：用于列出当前数据的所有变量名称，可以对变量进行删除操作；双击变量时，可将变量发送至命令窗口。

（5）属性窗口（Properties）：用于显示当前的数据文件和变量属性。

（二）功能实现

STATA可以做分类变量、连续型变量等数据的统计分析。下面以连续型变量为例对STATA的Meta分析功能进行介绍。

1. 数据准备 新建一张Excel表，在表中输入数据如下数据（表3-17-2）：

表 3-17-2 STATA 的数据录入格式

序号	作者	年份	Mean1	SD1	Total1	Mean2	SD2	Total2
1	Akkasheh	2015	−5.7	6.4	20	−1.5	4.8	20
2	Messaoudi	2011	3.5	3.7	26	4	2.96	29
3	Mohammadi	2015	9.4	20	25	21.7	20.57	20
4	Shinkai	2013	50	10	92	52	12	93
5	Steenbergen	2015	7.25	5.32	20	9.1	5.32	20

Mean1、SD1、Total1 分别代表肠道益生菌组患者的抑郁评分均数、标准差、样本量；Mean2、SD2、Total2 分别代表安慰剂组患者的抑郁评分均数、标准差、样本量。

2. 数据录入 将Excel表格中的数据粘贴至Data editor：依次点击Data→Data Editor→Data Editor（Edit），即出现数据编辑框；于命令窗口键入Edit也可弹出数据编辑框。

3. 森林图的绘制与保存

（1）依次点开User→Meta-Analysis→Of Binary and Continuous（metan）进入Meta分析面板（图3-17-21）。

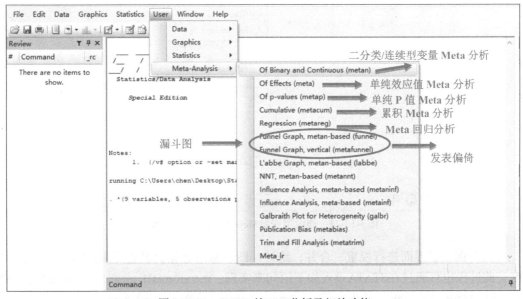

图3-17-21 STATA的Meta分析及相关功能

（2）选择变量类型（连续型）并按照提示选择数据和数据标签（图3-17-22）。

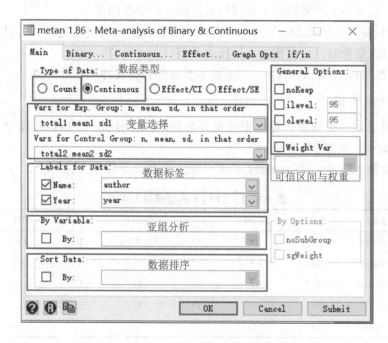

图3-17-22　Meta分析的数据属性设置

（3）点击连续型的数据设置界面（图3-17-23），依次选择效应模型和效应量。

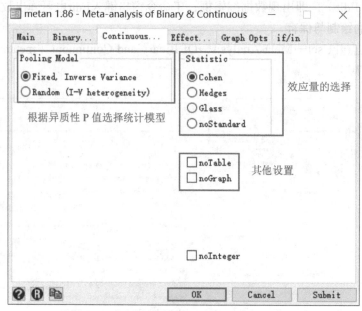

图3-17-23　连续型变量Meta分析的属性选择

（4）在设置界面进行权重、合并、统计、图形标签等相关设置（图3-17-24），点击OK。此过程也可通过在STATA录入如下语句来实现：metan total1 mean1 sd1 total2 mean2 sd2，fixed label（namevar=author，yearid=year）lcols（author year）counts。

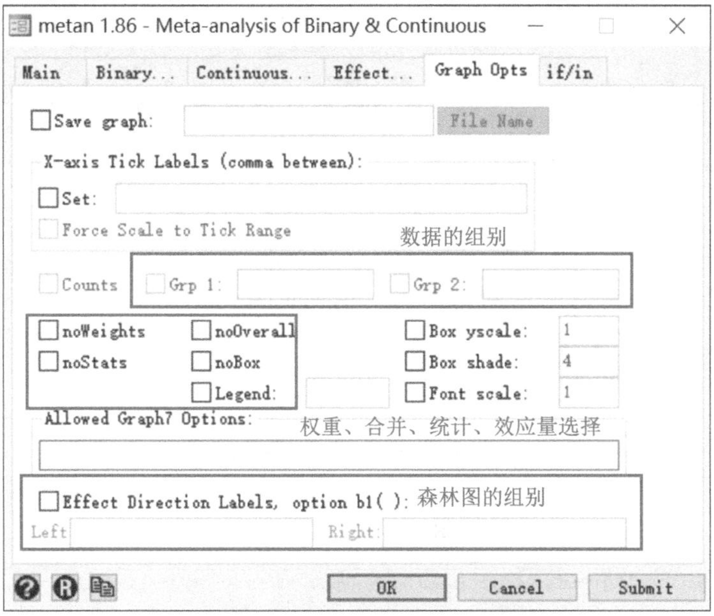

图3-17-24　森林图的属性设置

根据异质性检验结果（图3-17-25），I^2<50%，异质性检验P值=0.433>0.1，所以选择固定效应模型，即以上统计模型选择正确。合并统计量为-0.304，其95%可信区间为-0.511~-0.096，P=0.004<0.05提示，具有统计学意义。

```
           Study     |     SMD   [95% Conf. Interval]     % Weight
---------------------+---------------------------------------------------
Akkasheh   (2015)    | -0.742     -1.384    -0.101        10.42
Messaoudi  (2011)    | -0.150     -0.680     0.380        15.27
Mohammadi  (2015)    | -0.607     -1.209    -0.005        11.85
Shinkai  (2013)      | -0.181     -0.470     0.108        51.46
Steenbergen  (2015)  | -0.348     -0.972     0.277        11.00
---------------------+---------------------------------------------------
I-V pooled SMD       | -0.304     -0.511    -0.096       100.00
---------------------+---------------------------------------------------

  Heterogeneity chi-squared =    3.81  (d.f. = 4) p = 0.433
  I-squared (variation in SMD attributable to heterogeneity) =    0.0%

  Test of SMD=0 : z=    2.87 p = 0.004
```

合并结果

异质性检验

图3-17-25　STATA的Meta合并结果

在图3-17-26中，代表合并效应量的菱形在无效线左侧，表示组间的疗效差异有统计学意义。

（5）修改效应模型与相关参数完善森林图，在森林图的界面中点击保存，选择*.png进行图形的保存与查看，或选择保存为矢量图。

4. 漏斗图的绘制与保存

（1）通过Meta分析获得了中间变量，如效应量（effect size，ES）和效应量的标准误（standard effort of effect size，seES），可打开数据表查看结果。

（2）依次点击User→Meta-Analysis→Funnel Graph，vertical（metafunnel）进入漏斗图制作面板，选择_ES、_seES进行数据分析（图3-17-27）。

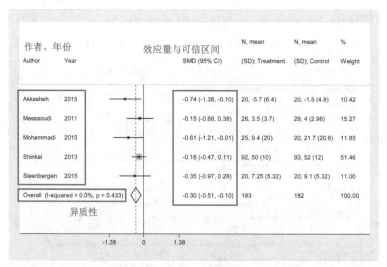

图3-17-26 森林图

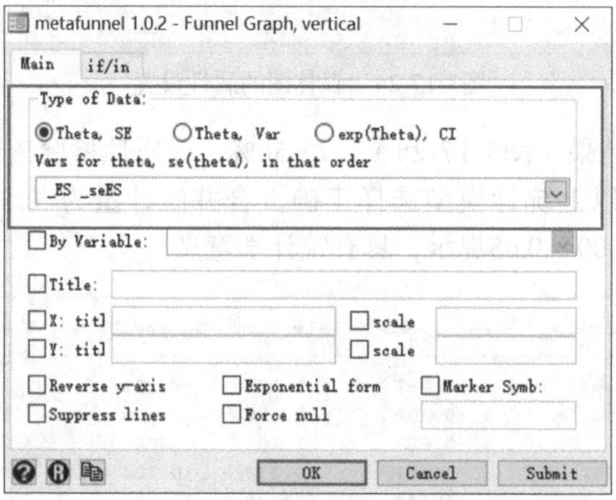

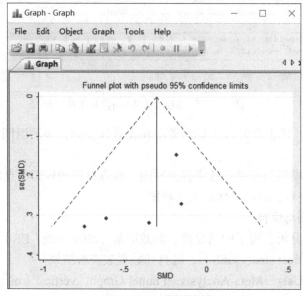

图3-17-27 漏斗图的数据属性

图3-17-28 漏斗图

（3）漏斗图制作完毕，此时可选择*.png进行图形的保存与查看，也可选择保存为矢量图（图3-17-28）。

三、软件特点

（一）优点

STATA的分析指令可实现一次编写、多次使用，它有Windows、Mac和UNIX（包括Linux）三个版本。STATA的数据格式、程序在各平台间无须转化即可使用，便于扩展和交流。STATA具有高质量的图形输出功能（包括回归拟合图、时间序列图和生存曲线等），借助集成的图形编辑器，可以灵活改变图片或添加标题、注释及文字等，可编辑性较强。STATA具有丰富的统计功能，可提供动态面板数据（dynamic panel data，DPD）回归分析、广义估计方程（generalized estimating equation，GEE）、多水平混合模型、样本选择模型、多重填充、自回归条件异方差模型（autoregressive conditional heteroskedasticity model，ARCH）、复杂调查抽样估计、自回归移动平均模型（autoregressive integrated moving average model，ARIMA）及聚类分析等。

（二）缺点

STATA软件的数据接口较为简单，只能读入文本格式的数据文件。

第三节　Open Meta Analyst

一、软件介绍

Open Meta Analyst软件（completely open-source，cross-platform software for advanced meta-analysis）是Meta-Analyst软件的更新版，由Tufts医学中心的循证实践中心研发，用于二分类数据、连续型数据以及诊断数据的Meta分析，可使用混合或随机效应模型，包括贝叶斯方法和最大似然法，该软件还提供了累积分析、敏感性分析、亚组分析和回归分析等功能。

Open Meta Analyst软件是一款开源软件，该软件对操作系统有一定的要求，目前只能运行于OSX Yosemite（10.10）以及Windows 8-64 bit或Windows 7-64 bit系统，不支持Windows 32位系统。该软件无须安装，直接在网站中下载压缩包，保存在电脑中，之后在压缩包中找到Laund Open Meta Analyst应用程序，双击即可运行。

二、软件应用简介

（一）软件基本功能

程序运行后，选择"Create a new Project"，即可新建数据分析界面。该功能还可以通过菜单栏Dataset/new dataset来实现。选择后进入图3-17-29所示的Meta分析类型选择界面。此处选择"Diagnostic"即可激活"Next"，之后进入结局指标输入界面，输入结局指标名称后可激活"Finish"，点击"Finish"，即可进入Open Meta Analyst软件的主操作界面。

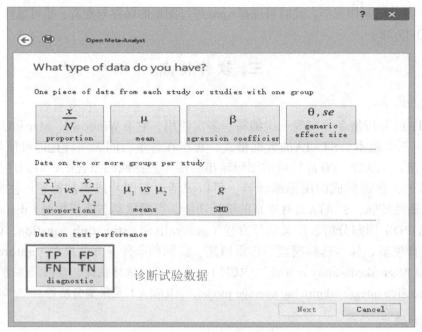

图3-17-29 数据类型选择界面

主操作界面的顶端是菜单栏，包括文件（File）、编辑（Edit）、分析（Analysis）、数据（Dataset）和帮助（Help）。菜单栏下方是工具栏，提供了常用的工具图示按钮，如新建（new dataset）、打开（Open）、保存（Save）等（图3-17-30）。

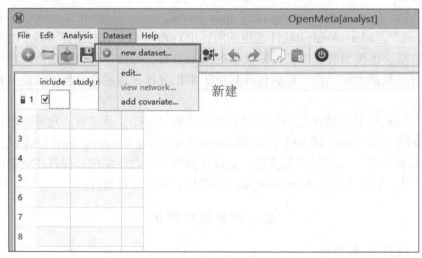

图3-17-30 菜单栏

（二）功能实现

1. 数据录入 Open Meta Analyst软件的数据输入有三种方式：①手动输入；②直接从Excel表格中复制；③从窗口菜单栏中的File/Import dataset导入".csv"格式文件。完成数据输入后，可以保存为".ma"格式的文件，方便下次调用数据。

　　实例中的数据包括作者、研究年份及诊断试验数据（TP、FN、FP、TN）（表 3-17-3）。

表 3-17-3　数据排列格式

作者	年份	TP	FN	FP	TN
Bolondi	2005	9	1	11	10
Ichikawa	2006	36	38	227	3
DiMartino	2010	33	3	17	22
Sangiovanni	2010	15	0	21	19
Sun	2010	18	1	26	15
Khalili	2011	18	6	61	16
Sano	2011	62	4	157	29
Serste	2012	35	5	22	12
DiMartino	2013	54	5	42	29
Granito	2013	12	0	8	12
Jang	2013	21	3	71	15
Chen	2016	32	0	23	11
Lin	2016	84	8	20	19

　　TP，真阳性数；FN，假阴性数；FP，假阳性数；TN，真阴性数；当有研究的 Study name 相同时，可添加数字进行区分，否则程序无法识别。

　　将表中的数据通过上述第2种方法，即以复制的形式一次性全部输入，操作时将鼠标置于"Study name"下方的空白处点击右键并选择"粘贴"即可。输入后即可显示主界面，程序会自动给出敏感度和特异度的计算结果，此时上方的快捷键自动激活。

　　2. 数据分析　在主界面依次点击Analysis→Meta-analysis（或直接使用工具栏中的快捷键），可弹出参数选择对话框，如果选择了"Likelihood ratio"（似然比），程序会同时给出阳性似然比和阴性似然比。本例直接选择默认设置，点击Next即可进入设置界面。

　　Open Meta Analyst软件提供了多种模型来执行诊断试验的Meta分析，包括诊断学的随机效应模型（diagnostic random effect model）、诊断倒方差固定效应模型（diagnostic fixed effect inverse variance model）、双变量模型（bivariate model）和分层的综合受试者工作曲线（hierarchical summary receiver operating curve）。若在参数选择对话框中，仅选择了敏感度和特异度，则默认方法为双变量模型的最大似然法。

　　本例选择双变量模型对敏感度和特异度进行合并，选择随机效应模型对诊断比值比和似然比进行合并，最后点击"OK"执行运算。本次合并所包含的所有结局指标，如图3-17-31的左侧栏目所示。

　　点击上图左侧的相应栏目可以查看森林图或SROC曲线，如查看"Sensitivity summary"（敏感度总结）（图3-17-32）。

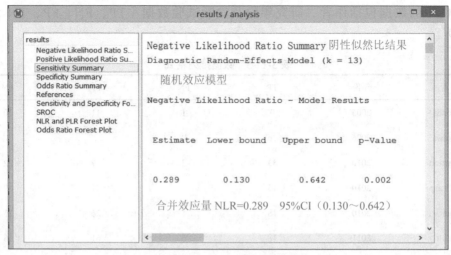

图3-17-31　Meta分析结果界面

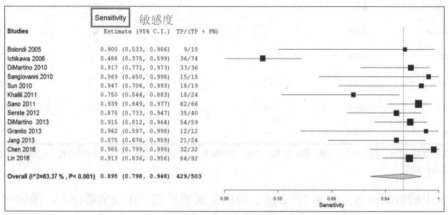

图3-17-32　敏感度的森林图

三、软件特点

Open Meta Analyst软件作为一款强大的开源软件，能够满足多种数据的Meta分析，其在诊断准确性试验Meta分析的方法学上较前一版本的软件有更大的突破，简化了复杂的运算和分析过程，保留了原始数据的二维特性。该软件的操作简便，结果显示界面直观明了。亚组分析、敏感性分析及回归分析等功能较为全面，能够满足常规的Meta分析需要。

第四节　Meta-Disc

一、软件介绍

Meta-Disc软件是一款诊断学Meta分析的专用软件，界面友好、操作简单且易学易用。这款软件的功能强大，可进行异质性检验和Meta回归分析，也可绘制森林图、ROC曲线及SROC曲线。

二、软件应用简介

Meta-Disc 1.4软件的主要功能参见表3-17-4。

表 3-17-4　Meta-Disc 软件的主要功能

主要功能	说明
Describing primary results and exploring heterogeneity	描述原始结果并分析异质性
Tabular results	将结果以表格形式输出
Forest plots（sensitivity，specificity，LRs，DOR）	以森林图形式显示敏感度、特异度、似然比和诊断比值比
ROC plane scatter-plots	绘制 ROC 平面散点图
Cochran Q，Chi-Square，Inconsistency index	Q 指数、χ^2 值、I^2 值，判断研究间异质性
Filtering/subgrouping capacities	亚组分析
Exploring Threshold effect	探讨阈值效应
Spearman correlation coefficient	计算 Spearman 相关系数
ROC plane plots	绘制 ROC 平面图
SROC curve fitting. Area under the curve（AUC）and Q	拟合 SROC 曲线、计算 AUC 和 Q 值
Meta-regression analysis	Meta 回归分析
Univariate and multivariate Moses & Litteenberg model（weight and unweight）	（加权或未加权）单变量及多变量 Moses & Litteenberg 模型
Statistical pooling of indices	计算合并统计量
Fixed effect model	固定效应模型
Random effect model	随机效应模型

（一）软件基本功能

主操作界面的顶端是菜单栏，包含Meta-Disc的常用功能，分别是文件（File）、编辑（Edit）、分析（Analyze）、窗口（Window）和帮助（Help）。菜单栏的下方是工具栏，提供了一些常用的工具图示按钮，如新建（New）。工具栏中的许多功能也可通过点击鼠标右键来实现。

（二）功能实现

1. 数据准备　工具栏的下方是内容栏，是输入数据和进行编辑操作的地方。它需要用户输入对应的研究信息，包括编号（No）、作者（Author）、研究ID（Study ID）、真阳性例数（true positive，TP）、假阳性例数（false positive，FP）、假阴性例数（false negative，FN）及真阴性例数（true negative，TN）。其中TP、FP、FN、TN分别对应研究四格表中的a、b、c、d（见表3-17-5）。

表 3-17-5　诊断试验的四格表

诊断试验	金标准		合计
	有病	无病	
+	TP（a）	FP（b）	$a+b$
—	FN（c）	TN（d）	$c+d$
合计	$a+c$	$b+d$	n

n 为样本量。

2. 数据录入 可通过三种方法进行Meta-Disc的数据录入：

（1）键盘直接输入。

（2）从Excel中复制粘贴至Meta-Disc的数据表。

（3）点击菜单栏 "file" "import text file" 导入.txt或.csv格式文件。

本节以第二种方法为例，从Excel中直接复制粘贴。图3-17-33所示为Meta-Disc的常用栏目，左边起第一列为Author，即纳入文献的第一作者姓名。第二列为Study ID，可以在此列给每篇文献一个编号，图中将年份作为编号。

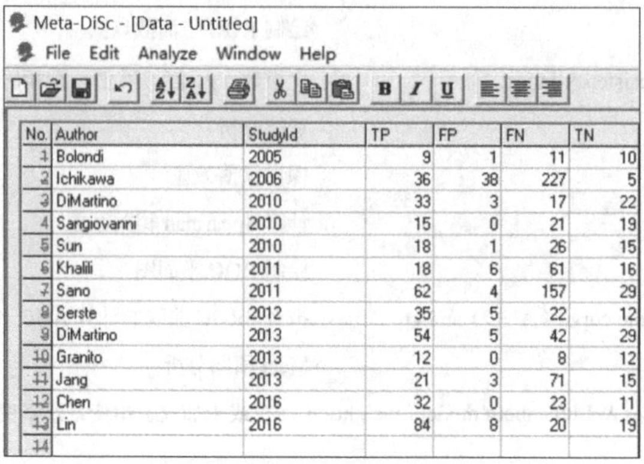

图3-17-33　Meta-Disc的数据录入窗口

如果纳入分析的数据其异质性较大，则应做亚组分析或Meta回归分析来探讨异质性的来源，在录入数据时需要增加相应的列来说明。例如，纳入的文献来自不同的国家或地区，则可根据地区做Meta回归分析，在上图所示的界面中单击鼠标右键→data columns→add column，弹出下图所示的对话框，输入 "country"，点击Aceptar，然后将每篇文献的研究地区复制到相应的表格中（图3-17-34）。

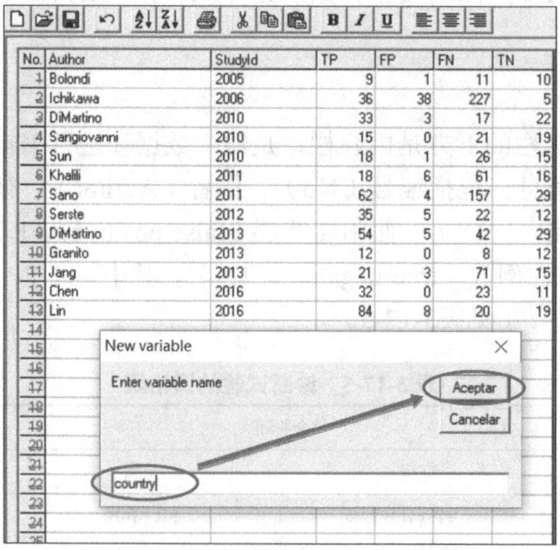

图3-17-34　Meta-Disc的数据增列

3. 森林图的绘制与保存 点击菜单栏的 "Analyze" 选项，在下拉列表中选择

"Plots"进入图3-17-35所示的界面。

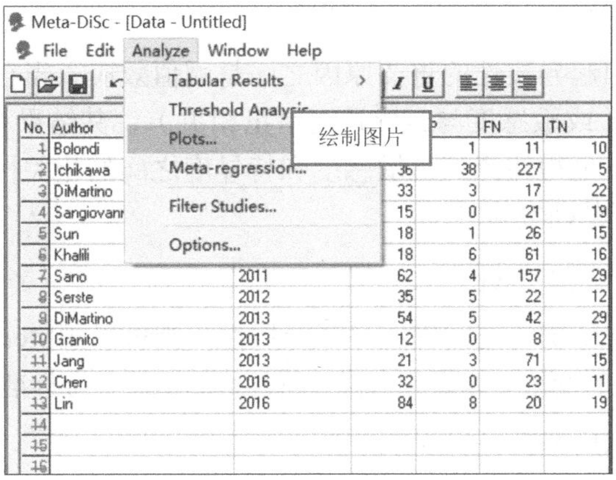

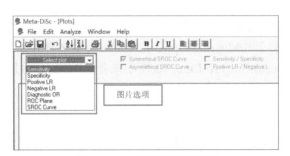

图3-17-35　森林图绘制界面

如图3-17-36所示，在左上角的列表框中选择诊断学分析所需的指标：敏感度（Sensitivity）、特异度（Specificity）、阳性似然比（Positive LR）、阴性似然比（Negative LR）、诊断比值比（Diagnostic OR）及SROC曲线，就可以绘制相应的森林图。

图3-17-36　森林图绘制选项

之后，在生成的森林图中（图3-17-37）点击"Export"按钮，在弹出的对话框里选择对应的格式并命名保存。

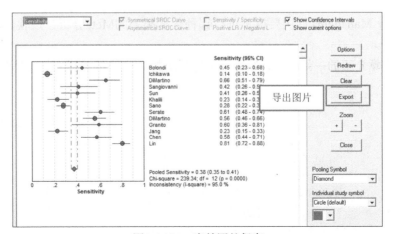

图3-17-37　森林图的保存

三、软件的应用

（一）评估阈值效应

在诊断试验中，引起异质性的重要原因之一是阈值效应。当存在阈值效应时，敏感度和特异度呈负相关（或敏感度与1-特异度呈正相关），其结果在SROC曲线平面图上呈"肩臂状"点分布。值得注意的是敏感度和特异度之间的相关性还可由其他原因引起（如不同疾病谱或不同的研究设计）。

（二）进行Meta回归分析

如果通过上述方法证明研究间确实存在异质性，则可以用Meta回归探讨异质性的来源，主要是与研究有关的变量（如研究人群、待评价的试验、金标准、方法学特征等）。

（三）计算合并效应量

在诊断试验的Meta分析中，应用恰当的合并效应量可以提供有价值的信息。合并敏感度、特异度、阴性似然比和阳性似然比等指标计算的前提是纳入Meta分析的研究具有同质性（或无明显的异质性、不存在阈值效应）。如果存在阈值效应，则最好的合并数据方法是拟合SROC曲线和计算SROC曲线下的面积，或使用其他统计指数例如Q指数。

（四）拟合SROC曲线

如果SROC曲线是对称的，可以通过Mantel-Haenszel（固定效应模型）、DerSimonian-Laird（随机效应模型）和Moses-Shapiro-Littenber模型来合并DOR。如果SROC曲线是不对称的，则只能用Moses-Shapiro-Littenber模型来合并DOR，通过拟和SROC曲线计算曲线下的面积。

（五）亚组分析

如果异质性是由非阈值效应所致，则可以通过"Filter Studies"选项进行亚组分析。

（陈亚兰）

思 考 题

1. Review Manager软件主要擅长进行哪种数据类型的Meta分析？该软件的主要特点是什么？

2. 请用本章介绍的一款软件，结合文献中报道的Meta分析实例绘制森林图。

第十八章 临床研究报告规范与解读

学习目的

1. 掌握临床研究报告规范的概念。
2. 熟悉常见的临床研究报告规范；2010版CONSORT声明。
3. 了解临床研究报告规范的意义。

医学研究成果常常以论文的形式发表在学术期刊上，全球每年有400多万篇论文发表于3万多种生物医学期刊。这些研究成果无论是对研究人员、临床医师、系统评价者还是患者都有重要意义。研究报告应该是真实的，对读者而言应该是有用的，所以必须提供可以判断其真实性和相关性的信息。正如国际医学期刊编辑委员会（International Committee of Medical Journal Editors，ICMJE）指出的"研究机构有责任按照伦理学的原则开展研究并诚实地报告研究结果，即使有对研究资助方不利的临床研究结果，也要如实报告"。

第一节 基 本 概 念

一、临床研究报告的问题

系统评价需要对纳入的原始研究进行严格评价和系统分析，已发表的系统评价对临床研究的描述很好地说明了临床研究报告的问题，尤其是随机对照试验（RCT）的报告问题，如"因研究方法的报告缺陷使系统评价的偏倚评估受阻""未说明随机序列的产生方式，无法判断是否是正确的RCT""未说明隐蔽分组的方法，故无法判断是否进行了隐蔽分组""使用了盲法，但未明确说明是单盲、双盲还是三盲，也未说明对谁实施盲法""15篇文献符合纳入标准，但只有4篇文献的数据可用""未报告随访时间及失访原因"。上述描述提示很多文献并未严格遵循ICMJE的要求进行规范化报告。

不充分的研究报告不仅无法使用，有时甚至是有害的，间接浪费了医疗卫生资源。研究报告的不充分主要表现在以下几个方面：①省略研究方法的重要信息，如研究对象的纳入和排除标准、干预措施的细节、结果的测量方法和统计分析方法等。②选择性地报告研究结果。③选择性地报告统计分析方法如亚组分析。④未充分报告不良事件。⑤图表表达不清、模棱两可。⑥摘要中呈现的结果与正文部分不一致。⑦选择性或不恰当地引用其他研究。⑧误解研究的发现。⑨研究方案或临床试验注册系统中提供的细节与最终发表的论文不一致，如主要结局指标与试验方案不一致，但未说明原因。

二、临床研究报告规范的概念和意义

临床研究报告规范是指写作和发表临床研究报告的统一规范，其实质是要求报告者将研究设计、实施过程和结果测量标准、方法及过程按照规范性要求和质量标准完整、

清楚地表述。

临床研究报告规范推动医学研究的报告逐渐走向规范化，这不仅能够提高医学研究报告的质量，也将改善未来研究的实施。临床研究报告规范还有助于改善期刊的审稿和编辑质量。各类研究报告规范的清单能在一定程度上避免因审稿者的学科专业领域不同和学术水平参差不齐而带来的审稿结果差异，避免各种疏漏。不同期刊在临床研究报告规范的要求下发表的文章可读性会更好，给文献的阅读、评价和使用带来便利，减少报告偏倚的影响，也为文献分析和研究（如开展系统评价）提供便利，提升有效信息的获取率。

第二节　常用的临床研究报告规范

一、CONSORT

临床试验报告的统一标准（Consolidated Standards of Reporting Trials，CONSORT）由David Moher和Douglas Altman为首的CONSORT工作组牵头制定。自1996年在《美国医学会杂志》（*JAMA*）发布第1版以来，引起了全球学者对临床试验过程及结果报告准确性的高度重视和认同。CONSORT声明随新研究设计方法的出现定期更新。1999年和2000年工作组两次开会修订CONSORT声明。2000年ICMJE推荐将CONSORT作为临床试验报告和编辑的指南。2001年*Annals of Internal Medicine*、*JAMA*和*Lancet*等国际知名医学期刊同时发表了修订版的CONSORT声明。2007年CONSORT工作组再次召开工作会，重新启动CONSORT声明的修订，并于2010年发表了"2010版CONSORT声明"。

"2010版CONSORT声明"为RCT的报告提供指南，促进读者对试验设计、实施、分析和解释的理解，有助于评价试验的真实性。CONSORT声明最初主要针对常见的临床研究即平行组设计的RCT。随后经不同学科领域的学者进行拓展，现已涵盖组群随机对照试验、非劣效或等效试验、草药、非药物干预试验、不良事件、摘要、实效性研究、针刺、中药复方等九个扩展版，形成了CONSORT系列临床试验报告规范，成为国际公认的临床试验报告规范，被医学期刊广泛采用。

作者严格遵守CONSORT清单中的条目有助于撰写清晰、完整、透明和翔实的临床试验报告。"2010版CONSORT声明"不包含任何对试验设计、实施和结果分析的建议，仅说明如何报告已完成的工作和取得的结果。另一方面，如果研究工作存在缺陷，透明的报告将暴露这些缺陷。因此，如果试验有方法学问题，而又必须透明地报告，研究人员不得不披露其不足之处以通过论文发表的审核程序，这将为改进未来的试验设计和实施提供原动力。可见，CONSORT还有助于研究者提高临床研究设计的水平。

二、TREND

RCT常被认为是评价干预措施疗效的"金标准"，其核心是将研究对象按随机化的原则进行分组，最大限度地保证干预组和对照组之间除研究的干预措施不同外，其他因素在组间具有可比性，以反映干预措施的真实效果。但受试验条件和伦理道德等因素的限制，在临床医学和预防医学的研究中RCT并非总是可行。尽管非RCT缺少了随机化分组这个步骤使其研究结果可能存在某些偏倚，但很多非随机试验设计同样可以为评价干预措施的效果提供重要信息，尤其是在公共卫生领域。与RCT类似，非RCT也可以为公共卫生的循证决策提供可靠的证据，以改进公共卫生实践，但前提是此类研究必须具有较高的报告质量。因此，2003年7月，美国疾病预防控制中心（Center for Disease Control and Prevention，CDC）的HIV/AIDS综合防治研究小组在亚特兰大召开了CDC下属期刊的编辑会议，与会者达成共识，提出非RCT的报告规范"TREND"（Transparent Reporting of Evaluations with Nonrandomized Designs）。

TREND清单是基于2001版CONSORT清单制定，对CONSORT中部分针对行为干预和公共卫生干预的条目进行了补充，包括22个条目（表3-18-1）。TREND声明是针对非随机设计的干预效果评估而制定，并不适用于各种类型的非随机研究。

表 3-18-1　TREND 清单

内容与主题	条目号	描述
文题和摘要		
文题和摘要	1	①如何将研究对象分配至各干预组；②结构式摘要；③目标人群或样本的信息
前言		
背景	2	①科学背景与理论解释；②行为干预设计中应用的理论
方法		
研究对象	3	①纳入标准；②招募研究对象的方法；③招募研究对象、数据收集的场景和地点
干预	4	各组干预措施的详情及何时、何地、如何实施
目标	5	具体的研究目标和假设
结局	6	明确定义主要和次要结局指标，描述数据收集的方法和提高结果测量质量的各种方法，通过经验证的测量工具来获取心理学和生物学等方面的信息
样本量	7	样本量的确定方法、解释中期分析和终止试验的规则
分配方法	8	①分配的单位（如个体、人群、社区）；②分配方法；③减少因非随机化导致的潜在偏倚所采取的措施
盲法	9	研究对象、干预实施者、结局评估者是否知晓分组情况？如果是，盲法是否成功？如何评价？
分析单位	10	①描述用于评价干预措施效果的最小分析单位；②如果分析单位和分配的单位不同，需要描述采用何种方法来调整
统计学方法	11	①比较各组主要结局使用的统计学方法，包括相关数据的综合法；②其他分析方法，如亚组分析和校正分析；③如有数据缺失，还应考虑缺失数据的处理方法；④统计软件或程序
结果		
研究对象的流程	12	各个阶段研究对象的流动情况，如招募、分配、实施干预、随访、分析
征集研究对象	13	招募和随访的时间
基线资料	14	①各组体现人口学特征和临床特征的基线资料；②与特定疾病预防有关的基线特征；③总体和研究人群中失访者与在访组基线资料的比较；④研究人群和关注的目标人群其基线资料的比较
基线一致性	15	各组基线一致性的数据和用于控制基线差异的统计学方法

内容与主题	条目号	描述
分析的数据	16	①纳入每个分析组的研究对象数据（分母），尤其是结局不同时会发生变化的分母，如可能使用绝对数来表示结果；②是否进行了意向性分析，如果没有，应说明分析中如何处理不依从的研究对象
结局和估计	17	①对每个主要和次要结局，报告各组的结果概要、估计效应量，使用可信区间描述精确度；②纳入无效和阴性结果；③纳入评估干预措施预期作用途径产生的结果
辅助分析	18	总结分析结果，包括亚组分析和校正分析，阐明哪些分析是预先设定的，哪些是探索性的
不良事件	19	各干预组重要的不良事件或副作用
讨论		
解释	20	①结合研究假设、潜在偏倚的来源、测量的不精确性、累积分析及其他局限性对结果进行合理解释；②结果的讨论应考虑干预措施发挥效应的机制（因果途径）或其他可能的机制及解释；③讨论干预实施的有利因素和不利因素及干预的真实性；④在研究、规划或决策方面的意义
可推广性	21	试验结果的可推广性（外部有效性）
证据总体	22	结合现有证据对结果进行全面的解释

三、STROBE

观察性研究是应用观察法客观地记录某些现象及相关特征，以评估潜在的有害暴露因素对个体或群体健康的影响，描述疾病或治疗模式的现状，分析某种治疗措施的罕见或远期副作用，确定致病因素。因此，在评价观察性流行病学研究时，主要的问题是判断观察到的暴露因素与疾病之间的关联是否是由偏倚、随机误差或混杂所造成。加强观察性流行病学研究报告的质量（Strengthening the Reporting of Observational Studies in Epidemiology，STROBE）是由一个国际合作小组共同起草，主要目的是为观察性流行病学论文提供报告规范，避免在报告观察性研究时发生重要信息缺失或含糊不清等现象，从而改进此类研究的报告质量。

STROBE的制定始于2004年，以同年9月在英国Bristol大学召开为期两天的国际会议为标志。与会者包括流行病学家、方法学家、统计学家、七家著名期刊的编辑以及医师代表，会议的主要内容是对文献汇总形成的STROBE清单初稿中的每个条目进行讨论进而达成共识，并在会后公布了STROBE清单的第1版。随后，通过定期会面和电话会议等方式不断改进，由方法学家、研究者和编辑组成的STROBE工作组先后制定并公布了第2版（2005年4月）、第3版（2005年9月）和第4版（2007年10月），发布了针对特定研究领域如遗传关联学研究的报告规范、应答驱动抽样研究报告规范等在内的13个STROBE扩展版。

STROBE清单第4版（表3-18-2）覆盖了观察性流行病学的3种主要研究设计——队列研究、病例对照研究和横断面研究，共22个条目。其中18个条目适用于3种研究设计，4个条目根据不同的研究设计而异。STROBE工作组同时给出了3种研究设计各自的清单。

表3-18-2　STROBE 清单

内容与主题	条目号	描　述
文题和摘要		
	1	①采用通用的专业术语描述研究类型；②摘要内容丰富，准确表述研究方法和结果

续表

内容与主题		条目号	描 述
前言	背景和合理性	2	解释研究的科学背景和依据
	研究目标	3	阐明研究目标,指出任何预先确定的假设
研究方法	研究设计	4	描述研究设计的关键要素
	研究场景	5	描述研究场景、地点和时间(如研究对象招募、暴露、随访和数据收集时间)
	研究对象	6	①队列研究描述研究对象的纳入标准、来源和方法,随访方法;病例对照研究描述病例和对照的纳入标准、来源和方法,病例和对照的选择原理;横断面研究描述研究对象的入选标准、来源和方法;②配对的队列研究需描述配对标准、暴露与非暴露的人数;配对的病例对照研究需描述配对标准和与每个病例匹配的对照数
	研究变量	7	明确定义结局指标、暴露因素、预测指标、潜在的混杂因素和效应修饰因子,如有可能,还应给出诊断依据
	资料来源与评估	8	描述每个目标变量的数据来源和详细的测量方法(如有多组,应描述各组间测量方法的可比性)
	偏倚	9	描述处理潜在的偏倚的方法
	样本量	10	描述样本量的确定方法
	定量变量	11	解释定量变量的分析方法,如果相关,描述分组的方法及原因
	统计学方法	12	①描述运用统计学方法,包括控制混杂因素的方法;②描述亚组分析和交互作用所用方法;③描述缺失值的处理方法;④如有可能,队列研究应解释失访资料的处理方法;病例对照研究应解释病例和对照的匹配方法;横断面研究应描述根据抽样策略确定的方法;⑤描述敏感性分析方法
研究结果	研究对象	13	①报告各阶段研究对象的数量,包括潜在合格、参与合格性核查、证实合格、纳入研究、完成随访和进行分析的人数;②描述各阶段研究对象退出的原因;③可考虑用流程图表示
	描述性数据	14	①描述研究对象的特征(如人口学、临床和社会特征)以及暴露因素和潜在混杂因素;②指出各目标变量的缺失数据;③队列研究要描述随访时间(平均和总随访时间)
	结局资料	15	队列研究报告随时间变化的结局事件发生数或综合指标;病例对照研究报告各暴露类别的例数或暴露的综合指标;横断面研究报告结局事件数或综合指标
	主要结果	16	①给出未校正和校正了混杂因素的关联强度估计值、精确度(如95%CI),阐明被校正的混杂因素及校正的原因;②报告连续型变量分组时的界值;③对有意义的危险因素,可将相对危险度转换成有意义时间范围内的绝对危险度
	其他分析	17	报告其他分析结果,如亚组分析、交互作用分析、敏感度分析
讨论	重要结果	18	概括与研究目的有关的重要结果
	局限性	19	结合潜在偏倚和不精确性的来源,讨论研究的局限性及潜在偏倚的方向和大小
	解释	20	结合研究目的、局限性、多重分析、同类研究的结果和其他相关证据,谨慎地解释结果
	可推广性	21	讨论研究结果的适用性(外部真实性)
其他信息	资助	22	告知研究的资金来源和资助方的角色(如有可能,指出资助方在本项原始研究中的作用)

四、STARD

诊断准确性研究反映的是诊断试验正确区分特定疾病的患者与非患者的能力,目的是研究疾病的诊断、分期、预后或预测。诊断试验的重要性常采用敏感度、特异度、预测值、似然比及ROC 曲线下面积等指标来描述。诊断试验文献除了论证研究假设，还要让读者通过阅读研究报告，客观准确地评价诊断试验的有效性，使决策者能够合理地将研究结果运用到临床实践。不准确的试验结果不仅会限制后续研究如系统评价、临床实践指南的价值，在实践中还会导致错误的诊断，进而影响治疗决策和患者结局，造成巨大的医疗资源浪费。

2003年，诊断试验领域的权威专家Bossuyt召集一批专家成立了STARD 工作组，制定了诊断准确性研究报告规范（Standards for Reporting of Diagnostic Accuracy，STARD），旨在通过加强研究报告的透明度及完整性，提高诊断试验的报告质量。2015年10月，STARD 发布了更新版本（表3-18-3和图3-18-1），清单条目由2003年版的25项增加至30项。清单新增内容加强了对摘要、研究假设、样本量估计、研究局限性和待评价诊断方法的目的及意义的描述，对提升报告的透明度提出了具体要求。这些新增条目有助于进一步提高研究的报告质量，更好地指导诊断试验在临床实践中的应用。

表 3-18-3　STARD 2015 清单

章节与主题	序号	描述
标题或摘要	1	至少使用一种准确性指标（如敏感度、特异度、预测值、AUC）的诊断准确性研究
摘要	2	结构式摘要，包括研究设计、方法、结果和结论
引言	3	科学依据和临床背景，说明待评价试验的预期用途和临床作用
	4	研究目的和假设
方法		
研究设计	5	在待评价试验和金标准之前（前瞻性研究）还是之后（回顾性研究）收集数据
研究对象	6	合格的标准
	7	如何识别潜在的合格研究对象（如症状、之前的检查结果、注册登记数据库）
	8	何时何地（机构、场所和日期）纳入合格的研究对象
	9	研究对象是连续的、随机的入组还是来自方便抽样
试验方法	10a	充分描述待评价试验的细节，使其具备可重复性
	10b	充分描述金标准的细节，使其具备可重复性
	11	选择金标准的理由（如果存在其他备选的金标准的话）
	12a	描述选择待评价试验最佳临界值的理由或结果分类的定义，区分临界值是预先设定的还是探索性的
	12b	描述选择金标准最佳临界值的理由或结果分类的定义，区分临界值是预先设定的还是探索性的
	13a	待评价试验的检测人员或读取结果的人员是否事先知晓临床信息和金标准的结果
	13b	金标准的评估者是否事先知晓临床信息和待评价试验的结果
分析	14	用于评估诊断准确性的计算或比较方法
	15	如何处理待评价试验或金标准的不确定结果
	16	待评价试验或金标准中缺失数据的处理方法
	17	任何关于诊断准确性变异的分析，区分是预先设定还是探索性
	18	预期样本量及计算方法
结果		
研究对象	19	用流程图报告研究对象的入选和诊断流程

续表

章节与主题	序号	描述
	20	报告研究对象的人口学基线和临床特征
	21a	报告目标患者的疾病严重程度
	21b	报告非目标疾病者的诊断结果
	22	报告实施待评价试验和金标准的时间间隔，以及期间采取的任何临床干预措施
试验结果	23	比照金标准的结果，使用四格表来展示待评价试验的检测结果（或分布）
	24	报告诊断准确性的估计结果及精确度（如 95% CI）
	25	报告实施待评价试验或金标准期间出现的任何不良事件
讨论	26	研究的局限性，包括潜在的偏倚来源，统计的不确定性及外推性
	27	实际意义，包括待评价试验的预期用途和临床作用
其他信息	28	研究的注册号及注册机构名称
	29	能够获取完整研究方案之处
	30	经费来源和其他支持；资助方的角色

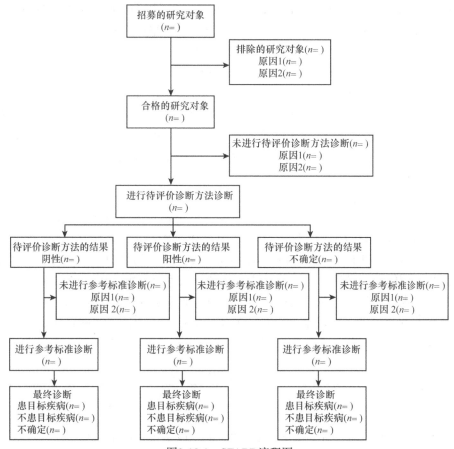

图3-18-1　STARD流程图

STARD的目的不仅在于提高诊断准确性研究的报告质量，还希望以此能帮助读者发现研究存在的潜在偏倚（内部有效性），并合理评估结果的外推性和适用性（外部有效性）。尽管STARD声明在设计之初针对的是诊断准确性研究，但STARD声明的绝大多数条目同样适用于其他评估诊断方法性能的报告，如按将来是否发生某种结局对患者进行分类的预后研究、检测和预测不良事件的监测研究。除适用于所有诊断准确性研究的STARD，STARD声明还包含多个扩展版本，如针对老年痴呆诊断的STARD扩展版"STARDdem"。

五、SPIRIT

临床研究方案详细记载了从申请伦理委员会审批研究方案到传播结果的全过程，在临床研究的计划、实施、结果解释、监测及外部评审中发挥着关键作用。好的临床研究方案在试验开始前要进行关于该项试验科学性、伦理要求及安全性等方面的评价；在试验过程中提高其与原方案的一致性及实施的严谨性；在试验结束后提供对于试验实施情况和试验结果的全面评价。很多RCT的研究方案并未提供足够的信息来描述主要的结局指标、治疗措施的分配、盲法、不良事件、样本量的计算、资料分析方案，以及赞助者和研究人员在试验设计或资料获取方面的角色。研究方案的缺陷导致了研究过程中修改研究方案、不按计划实施试验的问题以及报告偏倚等问题。

2007年启动的国际合作项目"临床试验方案规范指南"（Standard Protocol Items：Recommendations for Interventional Trials，SPIRIT）通过以循证医学为基础的推荐方法，提出临床研究方案中的必备条目，从而提高了方案的完整性。SPIRIT项目中，研究方案是提供足够细节的文件，旨在让人们理解项目的背景、理念、目的、研究人群、干预措施、方法、统计分析、伦理学考虑、传播计划和管理等；了解研究方法和实施中关键要素的可重复性；并且为试验科学性和伦理学严谨性的评价提供依据。临床研究方案不仅是一些条目的罗列，它更是整合有序的文件，以便全面了解研究的各个要素。例如，关于一项复杂治疗措施的描述需要包括培训资料和图表以便于相应专业的人员可以重复。研究方案是动态文件，可在研究过程中被修改。透明地监管试验方案的修改及实施是临床研究记录的必要部分。

SPIRIT 2013声明是在广泛咨询了试验研究者、医疗专业人员、方法学专家、统计学家、试验协调者、杂志编辑、伦理委员会代表、企业和非企业资助者及监管机构人员等115位临床研究利益相关方后形成的，其条目和清单经历了几次修改，现为包含33个条目的清单（表3-18-4）和图表。SPIRIT 2013声明主要适用于随机对照试验，其他类型的临床研究就其不同的研究设计、干预措施或者选题等也可以考虑选用。SPIRIT 2013声明包括试验方案的内容和附录，对方案提供内容指引而非规定的格式要求。SPIRIT 2013声明旨在提升研究的透明度、描述整个研究计划而非指导如何设计或实施临床试验。SPIRIT 2013能提醒研究人员在临床试验开展前应注意的所有重要事项，从而提高研究的真实性。

表3-18-4　SPIRIT 清单

条目	编号	描述
管理信息		
题目	1	描述该研究的设计、人群、干预措施，如果可行则列出试验的缩写
试验注册	2a	试验的标识符和注册的题目，如果尚未注册则写明准备注册的机构名称
	2b	世界卫生组织临床试验注册数据集中的所有条目
试验方案的版本	3	日期和版本的标识符

续表

条目	编号	描述
基金	4	基金的财务、物资和其他支持的来源和种类
角色和责任	5a	方案产生者的姓名、机构和角色
	5b	试验赞助者的名称和联系方式
	5c	如有试验资助者和赞助者，其在研究设计，数据收集、管理、分析及资料解释、报告撰写、发表等环节的角色，以及谁拥有最终决策权
	5d	试验协调中心、指导委员会、终点判定委员会、数据管理团队和其他监管试验的个人或团队组成、作用及各自的职责（参见 21a 有关于资料监控委员会的内容）
引言		
背景和理念	6a	描述研究问题，说明试验开展的理由，包括对相关研究（已发表的与未发表的）中每个干预措施的有效性及不良事件的总结
	6b	对照组选择的原因
目的	7	具体目的或假设
试验设计	8	试验设计的描述，包括试验类型（如平行组、交叉、析因以及单组），分配比例及研究框架（如优效性、等效性、非劣效性、探索性）
方法：受试者、干预措施、结局指标		
研究场景	9	研究场景的描述（如社区诊所、学术型医院）、数据收集的国家、研究地点的信息
合格标准	10	受试者的纳入和排除标准，如可行的话，给出使用干预措施的机构和个体的合格标准（如外科医生、心理治疗师）
干预措施	11a	详细描述每组的干预措施以被重复，包括怎样及何时给予干预
	11b	中止或者修改已分配给受试者干预措施的标准（如由于危害、受试者要求或病情的改善/恶化等而改变药物剂量）
	11c	提高干预方案依从性的策略，以及其他监督依从性的措施（如药片的归还、实验室检查等）
	11d	在试验期间允许或禁止使用的相关护理和干预措施
结局指标	12	主要、次要和其他结局指标，包括特定的测量变量（如收缩压）、量化分析（如较基线的改变；终点值；终点事件发生所需的时间等）、整合数据的方法（如中位数、比例）及每个结局指标的时间点。强烈推荐解释所选有效或危害性指标与临床的相关性
受试者时间表	13	招募、干预（包括干预期和洗脱期）、评估和随访受试者的时间表，强烈建议使用示意图
样本量	14	预计达到研究目标所需要的受试者数量及计算方法，包括任何临床和统计假设
招募	15	为达到足够目标样本量所采取的受试者招募策略
方法：干预措施的分配（针对对照试验）		
分配序列产生	16a	分配序列的产生方法（如计算机产生随机数）及分层时需考虑的各因素；为了降低随机序列的可预测性，应以附件形式提供任何预设的限定细则（如区组法），试验招募者或干预措施分配者均不应获取这些数据
分配隐藏机制	16b	用于执行分配序列的机制（如中心电话；按顺序编码、密封不透光的信封），描述在干预措施分配之前任何为隐藏序列所采取的措施
分配实施	16c	谁产生分配序列、谁招募受试者、谁给受试者分配干预措施
盲法	17a	分配干预措施后对谁设盲（研究对象、研究执行者、结果评估者、资料分析者），如何实施盲法
	17b	如果实施了盲法，何时可以揭盲，以及在试验过程中揭示受试者已分配的干预措施的操作
方法：数据收集、管理和分析		
数据收集方法	18a	评估和收集结局指标、基线和其他数据的方案，包括任何提高数据质量的措施（如重复测量、评估者的培训），以及研究工具（如问卷、实验室检测）可靠性和有效性的描述；如没有在研究方案中列出数据收集表，应指明可以找到其内容的信息

续表

条目	编号	描述
	18b	提高受试者参与性和随访完成率的方案，包括退出或更改治疗方案的受试者需收集的结局数据
数据管理	19	录入、编码、保密及存储的方案，包括任何用于提高数据质量的措施（如双重录入、数值的范围检查）；如没有在研究方案中列出数据管理的具体程序，应指明可以找到其内容的信息
统计方法	20a	分析主要和次要结局的统计方法；如没有在研究方案中列出统计分析的具体程序，应指明可以找到其内容的信息
	20b	任何附加的分析方法（如亚组分析和校正分析）
	20c	统计未依从研究方案的人群（如按照随机化分析）和用其他统计方法来处理缺失数据（如多重插补）
方法：监管		
数据监管	21a	数据监管委员会的组成；简介其角色和架构；表述其是否独立于赞助者和存在利益冲突；如果遇到试验方案未尽事宜，应说明如何解决；反之，如不设数据监管委员会亦需解释其原因
	21b	任何中期分析和停止分析的说明，包括谁有取得这些中期分析的结果及终止试验的最终决定权
危害	22	有关干预措施或试验实施过程中出现的任何不良事件和其他非预期结果的收集、评估、报告和处理方案
审核	23	审核试验实施的频率和措施，以及该审核是否独立于研究者和赞助者
伦理与传播		
研究伦理的批准	24	寻求研究伦理委员会／机构评审委员会的批准
研究方案的修改	25	向相关人员（如研究者、研究伦理委员会／机构评审委员会、受试者、试验注册机构、期刊、监管者）沟通研究方案重大修改（如纳入标准、结局指标、数据分析等）的计划
知情同意	26a	谁将从潜在的受试者或监护人获得知情同意以及如何取得（参见第32项）
	26b	如需了其他附加研究而收集和使用受试者的数据和生物标本，应加入额外同意条文
保密	27	为了保密，在试验前、试验中及试验后如何收集、分享和保留潜在和已纳入受试者的个人资料
利益申报	28	整个试验的主要负责人和各研究地点的主要负责人存在的财务和其他利益冲突
数据采集	29	说明谁可以获取试验的最终数据库；揭示限制研究者取得试验最终资料的合同或协议
附属及试验后的处理	30	对附加及试验后处理的补充说明，以及对于试验参与者因不良事件而给予赔偿的相应条款（如有）
传播政策	31a	试验者及赞助者将试验结果向受试者、医务人员、公众和其他相关团体传播的计划（如通过发表、在结果数据库中报道或者其他数据的分享安排），包括任何发表限制
	31b	作者资格的指南和专业作家的任何预期用途
	31c	如果可以，确保公众可以取得整个研究方案以及受试者层面的数据集和统计编码方案
附录		
知情同意材料	32	提供给受试者和监护人的知情同意书模板和其他相关文件
生物学标本	33	如何收集、分离和保存生物学样本用于本项试验或未来的基因或分子检测（如有）

第三节 报告规范的解读：以CONSORT为例

一、2010版CONSORT声明的内容

2010版CONSORT声明包括一张流程图（flow diagram）（图3-18-2）和含有25项条目的对照检查清单（checklist）（表3-18-5）。清单条目的筛选原则包括：研究证据表明不报告该信息会给干预效果的评价带来偏倚；有助于判断试验结果的可靠性和相关性。2010版清单的修订相比2001版主要在措辞方面进行了改进，保持了条目间的一致性，如流程图中将"refused"修改为"declined"，对若干个条目如"隐蔽分组""盲法"等扩展成次级条目。除了RCT最基本的报告条目，还要求报告伦理委员会的批准、基金支持和试验注册号等。修订版对于临床试验报告更加专业和清晰，也更易于理解。流程图旨在描述受试者在RCT中的变动过程，包括招募、分配、随访和分析四个部分，明确显示进入数据分析的各组受试者数目，有助于读者判断作者是否进行了意向性分析。

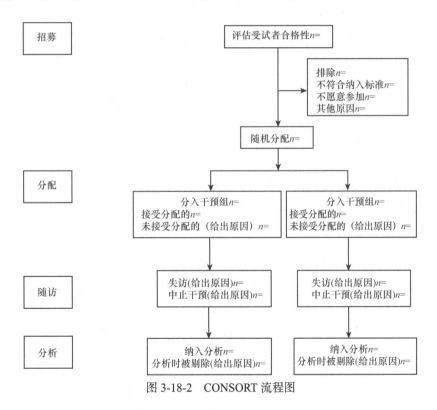

图 3-18-2 CONSORT 流程图

二、2010版CONSORT声明的解读

（一）题名和摘要

1a 题名能识别是随机临床试验。为确保随机临床试验能被电子数据库恰当地标引，并且易于识别，作者应在文章标题中使用"随机"一词表明受试者是被随机分配到各组。

1b结构式摘要，包括试验设计、方法、结果和结论。论文的摘要应该清晰、透明且足

够详细，应包含足够的临床试验信息，以便准确记录试验的实施过程和结果。摘要应准确地反映全文内容，不应当有正文中未提及的信息。

（二）引言

2a科学背景和理论解释。作者在引言部分解释试验的科学背景和开展原因，并且介绍试验的概况。试验理由可以是解释性的，如评价某种药物对肝功能的影响；也可以是实效性的，如比较两种治疗措施的利弊。

2b具体目的或假设。目的指试验拟回答的问题，通常与特定的治疗性或预防性措施的效果有关。假设是为达到目的而事先设定待检验的问题。假设应比目的更具体，需要接受严谨的统计学方法检验。

（三）方法

3a描述试验设计（如平行设计、析因设计），包括受试者分配入各组的比例。此处的试验设计是指试验类型如平行对照或析因设计，也用来指概念性的试验框架如优效设计或非劣效设计，还用来指清单的其他条目中未提及的其他相关问题。

3b试验开始后对试验方法所做的重要改变（如合格受试者的入选标准）及原因。有些试验开始时可能没有固定的计划，完全是探索性的，但多数会有详细的研究方案。有些试验在开始后会对方法做出改变。改变试验计划的原因可能是从其他研究获得了外部信息，也可能是经费问题或招募的受试者数量不足。改变试验方案不应该破坏对正在收集的结局指标数据所设的盲法。

4a受试者的合格标准。为了帮助读者正确解释研究结果，试验应详尽地描述使用怎样的合格标准筛选受试者，清楚地解释这些标准有助于判断试验的结果适用于哪些人（即试验的可推广性或适用性及与临床和公共卫生实践的相关性）。由于受试者合格标准在随机分配之前设定，所以不会影响试验的内部真实性，但它们是确保试验外部真实性的重要环节。

4b资料收集的场所和地点。作者应该报告研究场所的类型和数目、参与的医疗服务提供者、研究开展的地点包括国别（最好具体到城市），以及外部环境（如社区、诊所、医院门诊部、病房等）。尤其要清楚地报告试验是在一家机构还是多个中心开展。这些信息可帮助读者判断试验结果是否适用于自己所处的决策环境。作者还应该报告任何可能影响结果的试验场所和地点信息，如交通问题会影响患者的参与度和试验干预的及时性。

5详细描述干预措施的细节以使其能够被重复，包括它们是在何时、如何实施的。作者应详尽描述每一种干预措施包括对照，让想使用该干预措施的临床医师能确切地知道如何使用。对于药物治疗，应该包括药名、剂量、给药方式（如口服、静脉注射等）、给药时间和疗程、何种情形下撤药等信息，如果必要还应该有如何逐渐增加剂量的方案。如果对照组接受"常规治疗"，应描述"常规治疗"包括哪些具体方法。如果对照组或治疗组联合使用几种干预措施，作者应该详细描述每种干预措施，解释联合方案中每种干预措施的施加顺序或撤减顺序，如有必要，应说明在何种情况下施加这些干预措施。

6a完整而确切地说明预先设定的主要和次要结局指标，包括它们是在何时、如何测量的。所有RCT都通过组间比较来评价因变量或结局指标（终点指标）。多数试验有多个结局指标，主要结局指标是事先预设的对试验的各相关方（如患者、决策者、医师、资助方等）最重要的结局指标，常用于计算样本量（见条目7）。其他有意义的结局成为次要结局指标（辅助性的结局指标）。次要结局指标可以有多个，包括未预料的或不希望出现的效应（见条目19），不良事件无论是作为主要结局指标还是次要结局指标，都应该被视为重要的结局指标。无论是主要指标还是次要指标，都应该列出并有完整的定义，以使他人也能够使用这些指标。研究者如果在随机分配后的不同时点测量结局指标，还应该指明事先确定的最主要时间点。

6b试验开始后对结局指标是否有任何更改，并说明原因。作者应该报告试验方案的所有重大变动，包括临时改变受试者合格标准、干预措施、检查项目、数据收集和分析方法以及结局指标。在某些临床试验中，环境因素要求改变某种结局指标的评估方法，作者应该指出做出的任何改变并说明原因。同样，试验开始后如果对主要结局指标或次要结局指标有所更改，也必须报告并说明原因。

7a如何确定样本量。出于科学和伦理原因，必须仔细计算试验的样本量，并在临床意义与统计学要求之间取得平衡。理想情况是研究的样本量足够大，具有较大的可能性（把握度）能检测出在该样本量的情况下有显著差异的临床结果。作者应说明样本量的确定方法。如果使用了正规的统计检验计算方法，作者应该指出用于计算的主要结局指标（见条目6a）和计算时用到的所有数据，以及每组算出的目标样本量。

7b必要时解释中期分析和试验中止原则。很多临床试验需要很长一段时间来招募受试者。如果干预措施效果极好或极差，出于伦理原因应提前终止研究。上述问题可以通过边积累数据边检查结果来解决，最好由独立的数据监管委员会执行。然而，对累积数据进行多次统计学检验而不经合适的校正则会得到错误的结果。作者应报告是否多次"查看"数据，如果是，则应该报告"查看"的次数和原因，使用的统计方法（包括任何正式的试验终止标准），以及是在试验开始前就已规划好，还是在数据监管委员会受委派查看中期数据之前或试验开始后的某个时刻才临时安排。

8a产生随机分配序列的方法。作者应该提供充足的信息让读者可以评价随机分配序列的产生方法，以及分组过程中发生偏倚的可能性。每名受试者在随机分配前接受各种干预措施的概率是已知的，但实际分配的干预措施却是由机遇决定的。若研究人员使用非随机方法，就必须对其进行准确的描述，并且不得使用"随机"一词或该词的任何变化形式。但如果缺乏进一步的说明，读者仅从"随机分配""随机化""随机"等词语中无法做出准确判断。作者应详细描述序列的生成方法，如随机数字表或计算机化的随机数字生成程序等。

8b随机方法的类型，任何限定的细节（如怎样分区组和各区组的样本量）。作者应明确指出是否使用限制性方法。如果有，应该在指出随机方法选择的同时，具体说明用于限制随机的方法。对于区组随机法，作者应详细描述区组产生的方法、区组大小以及区组大小是固定的还是随机的。如果试验人员知道了区组大小，为了防止被破译，也应报告。作者应该具体说明是否采用了分层，如果是，则说明分层因素（如招募地点、性别、疾病的阶段等）、分层时运用的分类截断值（cut-off values）和用于限制的方法。

9隐蔽分组机制，用于执行随机分配序列的机制，描述干预措施分配之前为隐藏分配方案所采取的方法。集中分配或"第三方"分配尤为可取。好的隐蔽分组机制往往有外部介入。两种常用的方法是药房或中心电话随机系统，其中自动化的分配系统较为常用。当无外部介入时，推荐使用编号容器进行隐蔽分组。根据分配序列，将干预措施（通常是药物）密封在标有连续数字且外形相同的容器。如果组织和监管严密，可将分配序列放在依次编号、不透光的密封信封。但研究人员要保证信封在光照下的确不透光，而且只有在受试者的姓名和其他信息写在相应的信封上，才能依次打开信封。

10 随机方法的实施，谁产生随机分配序列、谁招募受试者、谁给受试者分配干预措施。随机分配受试者的过程包括三个步骤：生成分配序列、隐蔽分组和实施分配。研究者应尽量使参与生成分配序列和隐蔽分组的人员与执行分配入组的人员完全分开。生成分配序列的人员可能保留备份，在与候选的受试者面谈时有参考信息，不管分配序列是否可被预测，此人都可能使招募和分配受试者的过程发生偏倚。研究人员必须保证分配方案不可预测，并将方案完善地隐藏，连序列产生者也无法获知。报告中应说明研究人员将分配方案隐藏于何处。

11a 如果实施了盲法，分配干预措施之后对谁设盲（如受试者、医务人员、结局评估者），以及如何实施盲法。盲法是防止偏倚的重要措施，尤其在评价主观性结局指标时。受试者如果知道分配方案，观察到的疗效较实际会有所不同。未实施盲法还会影响对干预措施的依从性，导致辅助措施的使用，并增加受试者退出试验的风险。不对研究者设盲也会导致类似的偏倚；未设盲的数据收集者会在结局评价时对受试者区别对待、重复测定异常结果或在测量过程中对受试者进行正面引导；未设盲的结局评价者会区别地评价主观性结局指标；未设盲的数据分析者会选择性地使用分析策略从而导致偏倚，如选择有利的时间点或结局指标以及将部分受试者从分析中剔除。

11b 如相关，描述干预措施的相似之处。对受试者和医务人员实施了盲法的试验，作者应该说明干预措施特征的相似之处（如外观、味道、气味、给药方法等）。建议报告在盲法实施时做出的任何折中处理，如报告在试验实施过程中的特定时点对受试者揭盲的必要性。

12a 用于比较各组主要结局和次要结局指标的统计学方法。在描述统计学方法时遵循的原则是"详细描述统计学方法，使具备相关知识而又能获得原始数据的读者能够核实结果"。作者还应报告疗效估计值的可信区间，即真实治疗效果的不确定范围。可信区间也可解释为实际治疗效果与观察值相吻合的数值范围，通常采用95%可信区间来表示，也可用统计学差异来评价研究结果。推荐报告确切的P值（如$P=0.003$）而非阈值例如$P<0.05$。

12b 附加分析的方法，如亚组分析和校正分析。应明确指出所采用的亚组分析方法。最强有力的分析是用辅助的亚组分析来探寻疗效差异，即交互作用分析。常用但带有误导性的方法是对独立分析每组疗效所得的P值进行比较。从一个有统计学意义和一个无统计学意义的P值推断出亚组的效果（交互作用）是错误的。RCT中如果有一个或多个影响结果评估的变量时，可使用校正分析。校正分析最好在研究计划中说明（见条目24）。如通常推荐对分层变量进行校正（见条目8b），其原则是分析策略必须符合试验设计的类型。在RCT中是否使用校正分析不应根据基线资料差异是否具有统计学意义而定（见条目16）。应说明采用何种校正分析和统计学方法的理由。作者应说明选择哪些变量进行校正，如何处理连续变量，指出其分析是预先计划的还是视数据而选用。

（四）结果

13a随机分配到各组的受试者例数，接受已分配治疗的例数，以及纳入主要结局分析的例数。在临床试验中失访难以避免，要将失访造成的损耗与研究者决定排除的病例区分开来，后者的原因有受试者不合格、退出治疗和对试验方案依从性差等。若有受试者在分析时被排除，则可能得出错误结论，各组受试者排除的不均衡意味着可引起偏倚。因此，研究人员是否将最初随机分配到各组的受试者都纳入分析（意向性分析）就特别重要。只有知道未按分配接受干预措施或未完成治疗的受试者例数，才能让读者确定与理想情况相比，疗效被低估的程度。可能的话，还应报告所有被评定过是否符合纳入标准的总例数。有些信息可能未知，如完成受试者合格性评估的总例数。有时需要针对具体试验调整受试者流程图的结构。

13b随机分组后，各组脱落和被剔除的例数及原因。流程图可以报告一些偏离计划的情况（见条目13a），如未接受既定干预措施的受试者人数。如果受试者因为被发现不满足入选标准（见条目16）而在随机分组后被剔除（和意向性分析的原则相反），则应将其体现在流程图中。报告与研究计划的偏差和排除已随机分组受试者的确切原因。

14a招募和随访的具体日期。知道试验于何时开始和在什么时期内招募受试者有助于了解试验开展的背景。因为药物、手术或联合治疗手段日新月异，会影响试验期间对受试者的常规处理。了解招募受试者的频次同样有用，尤其是对其他研究者而言。随机分组后，随访期常不固定。在很多RCT中，结局指标是出现某事件的时间，每位受试者的随访均结束于某一特定日期，应报告此结束日期，还应报告最短、最长和中位随访期。

14b试验中断或停止的原因。临床试验人员在少数事件发生之后就武断地开展计划外的中期分析，有随意"捕获"数据的高度风险，这会高估治疗措施的益处。因此，RCT报告应该说明试验中止的原因，还应披露影响做出中止试验决定的外部因素，以及做出试验中止决定的人员，包括报告资助机构在商议和做出试验中止决定时发挥的作用。

15基线资料：用表格列出每组的基线数据，包括人口学资料和临床特征。一般而言，基线特征的差异是由机遇所致。应该对各组的重要人口学特征和临床特征等基线资料进行对比，以便读者能够评估组间的相似性。在试验之初就能测量到的结局指标其基线数据尤为重要。最好用表格来描述受试者的基线信息。对于连续变量，在报告均数的同时，还要报告数据的变异度。各组的连续变量可用均数和标准差表示。当连续变量的数据呈偏态分布时，最好的办法是用中位数和百分位数（如第25和第75百分位数）来描述。标准误和可信区间不用于描述变异度。不应该把少数的有序分类变量（如疾病分期的Ⅰ期至Ⅳ期）当作连续变量来处理，而应该报告每个分类的受试者例数和构成比。

16纳入分析的例数：各组纳入每种分析的受试者数目（分母），以及是否按最初的分组分析。所有数据分析都应给出每组的受试者例数。对于结局指标为二分类变量时还应报告分母或事件发生率。用分数的形式表示结果有助于读者评估是否有接受了随机分配的受试者在分析时被剔除。因此，不应仅用综合测量指标如相对危险度来表示结果。

有时受试者并未在整个试验阶段都接受相应的干预措施，或者在随机分配时错误地纳入了不合格的受试者，推荐将意向性分析用于处理此类问题。在临床试验中，时常有患者脱落或退出已开始的干预组，他们并没有完成试验因而未对其临床结局作最终评估。如果将分析的研究对象仅限于符合入选标准、完全执行研究方案规定的措施且完成最终的结局测量者则会导致错误的结论。不论使用哪种分析方法，都应报告在分析时纳入的受试者及其数量（见条目13）。未依从者太多意味着意向性分析将低估治疗措施的效果，此时可以考虑附加分析如符合方案分析。

17a各组每项主要和次要结局指标的结果，效应估计值及精确性（如95%CI）。应总结性地报告每个结局指标的研究结果，同时给出组间差异即效应值。对二分类变量，效应值可以是相对危险度、比值比；对于生存数据，可以是风险比或中位生存时间的差值；而对于连续变量，常用均数差。对所有类型的结局指标，作者都要给出可信区间以表示估计值的精确性（又称不确定性），通常采用95%可信区间。在组间差异无统计学意义时可信区间尤为重要，因为此时可从可信区间看出，统计结果并不能排除重要临床差异的可能性。此外，可给出P值，但报告结果时不能仅有P值，应报告研究设计中所有预先设定的主要和次要终点结局的数据，而并非只报告组间差异有无统计学意义，也不能仅报告"有用"的分析结果。试验结果用表格形式描述较文字表述显得更加清晰。

17b对于二分类结局，建议同时提供相对效应量和绝对效应量。当主要结局指标是二分类变量时，应同时报告相对效应（相对危险度、比值比）和绝对效应（危险度差值），因为仅有相对效应或绝对效应都不能全面反映试验效应及其意义。有些读者倾向于选用相对危险度，有些则倾向于选用绝对危险度。但若治疗效应只用相对危险度描述，容易让医师和业外人士高估干预措施的效果。危险度差值较相对危险度更不易被推广至其他人群，因为危险度的差值取决于非暴露组的基线危险度，而不同人群的基线危险度并不完全相同。如果疾病的结局是临床常用指标，即便相对危险度接近一致，从公共卫生的角度看也可能有重要的差异。相反，如果结局是较少使用的指标，即使相对危险度的值较大，对公共卫生而言也不一定有重要意义（尽管它对具有高度风险的个体来说很重要）。

18辅助分析。其他分析的结果，包括亚组分析和校正分析，指出哪些是预先设定的分析，哪些是探索性分析。对同一批数据进行多种分析有得出假阳性结果的危险。试验方案预先设定的分析（见条目24）要比视数据情况而定的分析方案更加可靠，作者应该报告哪些分析是预先设定的。如果做了亚组分析，应报告分析了哪些亚组；若这些分析是预先设定的，则要报告为何这样操作；还要报告有哪些亚组分析是预先设定的。选择性地报告亚组分析会导致偏倚。评价某个亚组时，问题不在于是否该亚组得到了有统计学意义的结果，而在于各亚组的效果是否有显著的组间差异。检验交互作用有助于对上述问题做出判断。如果正确实施了交互作用检验（见条目12b），则应予以报告，即报告各亚组间干预措施效应量的差值估计及其可信区间，而不是只报告P值。

19危害，各组出现的所有严重危害或意外效应。危害的发生及其性质对判断干预措施是否可以被接受和是否有价值会产生很大影响。在试验过程中观察到的不良事件不一定都是干预措施所致；有些是疾病所致。尽管RCT难以发现罕见的危害，但它是获取干预措施安全性和有效性数据的最佳方法。

（五）讨论

20局限性，试验的局限性，报告潜在偏倚和不精确性的原因，以及出现多种分析结果的原因（如果有这种情况的话）。讨论部分可用结构式写作，包括主要结果的概述、可能的机制、试验结果的解释、与已发表研究的比较、研究的局限性、研究对临床实践和科研的意义等五个部分。作者还应讨论结果的不精确性。不精确性可产生于主要结局指标的测量（见条目6a）或诊断（见条目4a）。统计学意义与临床重要性有区别。无论统计学P值如何，可信区间（见条目17a）为评估试验结果是否与临床效果相一致提供了有价值的信息。在评估多重比较的干预性试验时，应注意多样性来自于多种干预措施、结局测量方法、时间点、亚组分析以及其他因素。在这种情况下，某些有统计学意义的结果很可能仅由机遇所致。

21可推广性，试验结果被推广的可能性（外部真实性、适用性）。外部真实性可因受试者特征、试验环境、所观察的治疗方案及所评价的结局指标而不同。因此，要充分报告受试者合格标准以及试验开展的环境和地点（见条目4b）、干预措施及其实施过程（见条目5）、结局指标的定义（见条目6）、招募期和随访时间（见条目14）、对照组发生不同结局的比例。拒绝参加试验的合格受试者比例会影响试验的可推广性，因为它提示患者对干预措施的偏好或接受度。同样也要考虑临床医师的偏好。在评估试验结果在不同环境的适用性以及不同干预措施的推广性时应考虑患者的价值观和意愿。

22解释，相应结果的解释、试验结果的利弊权衡，对其他相关证据的考虑。如果读者想了解当前的试验结果与其他RCT研究发现的关系，最好的方法是在试验报告的结果或讨论部分提及正式发表的系统评价，也可引用类似临床试验的系统评价。系统评价有助于读者评估该项RCT的结果是否与同一主题的其他试验结果相似。可使用贝叶斯法对试验数据和此前的证据进行统计学的合并分析。

（六）其他信息

23试验注册。临床试验注册号和注册机构名称。作者在注册RCT时，要按最基本的要求报告试验信息，并获得唯一的临床试验注册号。2004年9月ICMJE声明成员期刊将只考虑发表在招募第一名受试者之前就已注册的临床试验，并对哪些是合格的注册机构提出了指导意见。作者应提供注册机构的名称和试验的唯一注册号。如果临床试验还没有注册，作者应写明没有注册并给出原因。

24试验方案。如果有试验方案，在哪里可以获取完整的试验方案。完整的试验方案（而不是试验过程中某一特殊步骤的方案）十分重要，因为它预先设定了临床随机对照试验的方法，如主要结局指标（见条目6a）。提供试验方案有助于限制试验开始后改变试验方法而不报告，以及选择性报告临床结局的做法（见条目6b）。为了确保感兴趣的读者获得试验方案，报告试验主要结果的期刊可以在其网站提供试验方案。临床试验注册（见条目23）也可以确保试验方案的详情可被公开获取，临床试验的研究人员可以通过项目负责人把他们的试验方案公布于某家网站。

25资助。资助和其他支持（如提供药品）的来源、资助者的角色。作者应该报告临床试验的资金来源及资助者的作用，因为这是读者评价临床试验的重要信息。研究表明，制药企业资助的研究与其他经费来源资助的研究相比更有可能得到利于制药企业产品的结果。资助者的试验参与度与其对试验设计、实施、分析和报告的影响不一。若资助者未参与该项试验，作者也应该如实报告。同样，作者还应报告其他支持者，如提供和准备药品或仪器设备、分析数据和撰写文稿等。

表 3-18-5　CONSORT 2010 对照检查清单

章节/主题	条目号	条目
题名和摘要		
	1a	题名能识别是随机临床试验
	1b	结构式摘要，包括试验设计、方法、结果和结论
引言		
背景和目的	2a	科学背景和理论解释
	2b	具体目的和假设
方法		
试验设计	3a	描述试验设计（如平行设计、析因设计），包括受试者分配入各组的比例
	3b	试验开始后对试验方法所做的重要改变（如合格受试者的入选标准）及原因
受试者	4a	受试者的合格标准
	4b	资料收集的场所和地点
干预措施	5	详细描述各组干预措施的细节以使他人能够重复，包括它们实际上是在何时、如何实施的
结局指标	6a	完整而确切地说明预先设定的主要和次要结局指标，包括它们是在何时、如何测量的
	6b	试验开始后对结局指标是否有任何更改，并说明原因
样本量	7a	如何确定样本量
	7b	必要时解释中期分析和试验中止原则
随机方法		
序列的产生	8a	产生随机分配序列的方法
	8b	随机方法的类型，任何限定的细节（如怎样分区组和各区组样本量）
隐蔽分组机制	9	用于执行随机分配序列的机制，描述干预措施分配之前为隐藏分配方案所采取的方法
实施	10	谁产生随机分配序列、谁招募受试者、谁给受试者分配干预措施
盲法	11a	如果实施了盲法，分配干预措施之后对谁设盲（如受试者、医务人员、结局评估者），如何实施盲法
	11b	如相关，描述干预措施的相似之处
统计学方法	12a	用于比较各组主要和次要结局指标的统计学方法
	12b	附加分析的方法，如亚组分析和校正分析

续表

章节/主题	条目号	条目
结果		
受试者流程（极力推荐使用流程图）	13a	随机分配到各组的受试者例数，接受已分配治疗措施的例数，以及纳入主要结局分析的例数
	13b	随机分组后，各组脱落和被剔除的例数及原因
招募受试者	14a	招募和随访的具体日期
	14b	试验中断或停止的原因
基线资料	15	用表格列出每组受试者的基线数据，包括人口学资料和临床特征
纳入分析的例数	16	各组纳入每种分析的受试者数目（分母），以及是否按最初的分组分析
结局和估计值	17a	各组每项主要和次要结局指标的结果，效应估计值及精确性（如95%CI）
	17b	对于二分类结局，建议同时提供相对效应量和绝对效应量
辅助分析	18	其他分析的结果，包括亚组分析和校正分析，指出哪些是预先设定的分析，哪些是探索性分析
危害	19	各组出现的所有严重危害或意外效应
讨论		
局限性	20	试验的局限性，报告潜在偏倚和不精确性的原因，以及出现多种分析结果的原因（如果有这种情况的话）
可推广性	21	试验结果被推广的可能性（外部真实性、适用性）
解释	22	相应结果的解释、试验结果的利弊权衡、对其他相关证据的考虑
其他信息		
试验注册	23	临床试验注册号和注册机构名称
试验方案	24	在何处可获取完整的试验方案（如有）
资助	25	资助和其他支持（如提供药品）的来源、资助者的角色

（施李丽）

思 考 题

1. 2010版CONSORT声明的清单包括哪些条目？
2. 简述观察性流行病学研究论文的报告规范。
3. 简述诊断准确性研究的报告规范。

第十九章 卫生技术评估

学习目的

1. 掌握卫生技术和卫生技术评估的概念。

2. 熟悉卫生技术有效性、安全性、经济性的概念和主要评估方法；卫生技术评估的步骤。

3. 了解伦理和社会影响的评估方法；卫生技术评估的意义和卫生技术评估的发展概况。

卫生技术是提高卫生领域科技水平和服务质量的重要推动力，其研究、发明、应用与推广是医学发展的重要标志。卫生技术同其他科学技术的发展和应用一样具有双重性，即在增强诊断和防治疾病能力、改善人类健康水平的同时，会产生一些消极影响和不良后果，如伦理和社会问题、医疗费用的不合理快速增长等。人们希望在享受卫生技术带来的益处，提升医疗质量的同时，避免卫生技术带来的负面效应和医疗费用的过快上涨。正是在这种背景下，卫生技术评估（health technology assessment，HTA）应运而生，并得到广泛的关注和重视，成为卫生决策中不可或缺的重要组成部分。世界卫生组织在第67届世界卫生大会上提出了"为支持全民健康覆盖开展卫生干预和技术评估"，倡议建立卫生技术评估体系，进一步明确了卫生技术评估在推进全民健康覆盖中的作用。

第一节 卫生技术和卫生技术评估基本理念

一、卫生技术

（一）卫生技术的概念

卫生技术（health technology）是用于卫生领域和医疗服务系统的特定知识体系，包括药物、仪器、设备、诊断和治疗方法，以及相关的组织管理系统和支持系统。

（二）卫生技术的分类

1. 依据技术的物理特性进行分类

（1）药品：抗生素、降血糖药、治疗丙型肝炎的直接抗病毒药等。

（2）生物制品：疫苗、血液制品、细胞和基因疗法等。

（3）医疗器械、医用设备和补给品：心脏起搏器、大型医用设备、诊断试剂盒、医用手套等。

（4）内、外科诊疗操作：心理疗法、营养咨询、冠状动脉造影、减重手术、剖宫产术等。

（5）公共卫生项目：计划免疫、控烟项目、艾滋病预防项目等。

（6）支持系统：电子健康档案、远程医疗系统、药品处方集、血库、生物样本库等。

（7）组织和管理系统：用于医疗保险预付费的按诊断分组、临床路径、全面质量管理项目等。

2. 依据技术的医疗服务目的或用途进行分类

（1）预防技术：避免疾病的发生或降低疾病复发的风险，如免疫接种、医院的感染控制项目。

（2）筛查技术：针对无症状者发现疾病或识别危险因素，如乳房X线照相术、结核菌素试验、宫颈刮片检查。

（3）诊断技术：识别具备临床体征或症状的个体发病原因、疾病类型以及病变范围，如X线诊断骨折、心电图诊断窦性心律不齐。

（4）治疗技术：维持或改进健康状况、避免病情恶化，如抗病毒治疗、冠状动脉旁路移植术、心理治疗。

（5）康复技术：重建、维持或改善机体功能障碍者的日常活动，如脑卒中患者的康复训练、严重语言障碍者的通信辅助设备。

（6）姑息性治疗：改善患者的生活质量，特别是缓解疼痛、症状、不适感和危重疾病的压力以及心理、社会和精神问题（通常针对进行性、无法治愈的疾病）。

但是，并非所有技术都够按照上述类别进行归类。一些技术既可用于诊断又可用于疾病筛查，一些技术既用于诊断又用于治疗。例如，植入型心律转复除颤器可以发现危及生命的心律失常，还能通过电刺激恢复正常心律。电子病历系统可应用于诊断、治疗、康复等各个环节，乳房X线照相术既可用于乳腺癌的筛查又适用于诊断。

某些"混合"或"组合"技术结合了药物、器械或其他类别技术的特征。如光动力疗法，其中药物是激光活化的（可用于靶向破坏癌细胞）；局部给药技术（含抗生素的骨水泥、药物贴剂、定量吸入器、埋植给药系统和药物洗脱支架）；天然组织和人工材料结合的人工器官。需要复杂的监管审批和报销手续的技术，如正电子发射计算机断层成像（需要诊断用放射性药物）、与药物基因组学测试结合的特定靶向药物。

（三）卫生技术的扩散阶段

在卫生技术扩散和成熟的各个不同阶段都可开展技术评估，包括：

1. 期待阶段（future）　卫生技术的概念化阶段、预期阶段或在早期开发阶段。

2. 实验阶段（experimental）　实验室、动物实验或模型研究阶段。

3. 调查研究阶段（investigational）　临床初期评价阶段（作用于人体），针对特定情况或适应证。

4. 应用阶段（established）　临床医师认为某项卫生技术是应用于特定情况或适应证的标准方法，并且普及推广该技术。

5. 淘汰/过时/摈弃（obsolete/outmoded/abandoned）　某项卫生技术被其他技术替代、被证明无效或有害。

通常，这些阶段之间没有明确的界限。一项技术可能处于针对某些适应证的实验阶段、特定适应证的应用阶段，以及个别适应证的淘汰或摈弃阶段，如高剂量化学疗法联合自体骨髓移植治疗特定类型的癌症。曾经被认为过时的技术可能会有新的用途，以实现更好的或截然不同的临床目标。例如，沙利度胺（反应停），孕期用药者会引起严重的胎儿畸形；但现在用于治疗诸如麻风病、晚期多发性骨髓瘤、慢性移植物抗宿主病等疾病。

二、卫生技术评估

（一）卫生技术评估的概念

"技术评估"（technology assessment，TA）一词于1965年由美国Emilio Daddario议员正式提出，强调技术评估的目的是服务于决策，决策者对于任何行动方案必须考虑其社会性、经济性和合法性。卫生技术评估的创始人David Banta教授指出，技术评估是政策研究的一种形式，评估技术应用后产生的短期和长期结果，如社会、经济、伦理和法律影响，技术评估的目的是为决策者提供信息。

关于卫生技术评估，目前应用较广的是国际卫生技术评估机构网络（International Network of Agencies for Health Technology Assessment，INAHTA）提出的定义：一个多学科的决策分析，评估卫生技术在开发、传播和应用过程中的医学、社会、伦理和经济影响。卫生技术评估由多学科研究团队使用明晰的评估框架，采用多种科学研究方法合作完成。卫生技术评估强调卫生技术产生的直接的预期结果以及间接的意外后果，主要目的是为卫生技术的相关决策者提供证据。广义的决策者包括卫生服务利用者、卫生服务提供者和卫生管理者等。

（二）卫生技术评估的内容

卫生技术评估的内容主要包括如下方面：技术特性（technical properties）；效果和/或效力；安全性；经济性；社会、伦理、法律和/或政治影响。技术特性指与设计、组成、生产、使用、维护等相关的技术性能。

1. 卫生技术的有效性 世界卫生组织将有效性（功效）定义为医疗服务措施的效益和效用，较常用的指标是效力（efficacy）和效果（effectiveness）。效力指技术在理想情况（ideal conditions）下解决特定问题带来的效益，理想情况如研究对象符合预先设定的纳入标准、按研究计划严格实施、排除不依从者的临床试验。效果指技术在一般情况或常规情境（general or routine conditions）中解决特定问题时产生的结果。

2. 卫生技术的安全性 安全是指不引起不当的伤害。没有绝对有效的技术，也没有绝对安全的技术。安全性（safety）代表了对卫生技术风险可接受程度的判断。风险是对人体健康造成伤害的可能性及严重程度的测量指标。如果一项技术的使用，其风险可以被患者、医师、社会及相关决策者所接受，这项技术就可认为是"安全"的。

卫生技术的安全性评估是对风险（不良结局的发生概率和严重程度）可接受性的判断，风险与具有一定经验和技能的医师应用卫生技术诊治患者有关。有效性与安全性是两个独立的概念，有效性借鉴效益的定义，安全性则借鉴风险的定义，两者需分别测量。有效性与安全性的评价相互依赖，一项卫生技术效益的价值在一定程度上取决于技术运用所包含的风险。任何技术的使用者都需要对技术的效益与风险进行权衡。

3. 卫生技术的经济性 卫生技术的经济性包括微观经济学特性（microeconomic attributes or impacts）和宏观经济学特性（macroeconomic attributes or impacts）。微观的经济性主要涉及某项卫生技术的成本、价格、费用和支付水平等，也涉及比较不同卫生技术应用时对资源的需求和产出，如成本-效果、成本-效用和成本-效益。宏观的经济性包括：卫生技术对国家卫生总费用的影响、对卫生资源配置的影响、对转变患者医疗服务场所的影响如患者从门诊转到住院。其他宏观经济学特性包括对知识产权政策（例如专利保护）、规制、第三方支付和对技术创新、投资、竞争等政策的影响。

4. 卫生技术的伦理性和社会影响　卫生技术的发展要求技术应用产生的影响与社会的政治、经济、文化、伦理、道德等方面相符合，即具有社会适应性。某些卫生技术的发展和应用过程蕴含着社会和伦理问题。例如，器官移植技术带来的伦理问题，供体器官的来源、器官分配的公平性；应该花费大量的资源去挽救一个人的生命，还是用同样的资源防治常见疾病和挽救更多人的生命；生殖技术引发的伦理思考，例如，生育与婚姻的分离、传统家庭模式受到的挑战；代孕母亲引发的社会问题等。

1979年贝尔蒙（Belmont）报告指出了人体研究的三项基本伦理原则，即尊重个人、善行和公正。上述基本伦理原则运用于临床研究体现在：①知情同意，即必须得到知情同意、必须尊重隐私；②风险与收益评估，即必须用尽可能好的方案来增加获益、减少伤害，禁止风险概率大于获益的方案；③研究对象的合理选择，即必须公正、合理地选择研究对象。

（三）卫生技术评估的特点

卫生技术评估具备的如下特征使之与一般研究不同。第一，卫生技术评估以政策为导向，不只是提供单个科研人员所需的信息，而是为政策制定提供科学证据。第二，技术评估的内容和过程具有多学科性，必须跨学科分工协作。第三，卫生技术评估通过广泛挖掘和信息综合，对卫生技术进行系统化评估。第四，卫生技术评估的结果传播很重要。卫生技术评估旨在使评估结果进入决策程序，因此必须积极地开展结果传播工作，针对不同用户使用不同的传播手段和策略。

三、卫生技术评估的意义

（一）卫生技术评估成为政府卫生政策制定的重要依据

一些国家从法律层面确定了卫生技术评估机构的社会地位和评估功能，并予以财政支持或由政府购买评估服务。同时，建立了高水平的评估队伍，确立了卫生技术评估机制，对卫生技术进行常规评估，将技术评估工作逐步渗透到卫生服务体系规划、医疗法规制定、市场准入和医疗服务管理等领域。2016年10月，我国国家卫生和计划生育委员会联合科技部等五部委联合印发了《关于全面推进卫生与健康科技创新的指导意见》，明确提出"建立卫生技术评估体系，制定卫生技术评估实施意见，发展循证医学，加强卫生与健康技术评估"。同期，国家五部委印发了《关于加强卫生与健康科技成果转移转化工作的指导意见》，提出"加强卫生技术评估与科技成果评价工作，建设卫生技术评估体系，发展循证医学，促进卫生技术评估结果的传播和政策转化"。

（二）卫生技术评估成为医疗保险决策的重要依据

部分国家都已建立了国家层面的卫生技术评估机构，如英国国家卫生与临床技术优化研究所、瑞典卫生技术评估委员会、加拿大药物和卫生技术局等，均在其医疗保险决策中起到了重要作用。纵观我国国家医保目录2017版，从公布、到拟谈判品种的公示、再到谈判协议达成的全过程，开创性地引入了卫生技术评估方法，鼓励企业采用药物经济学方法测算药品进入国家目录后的预期支付标准，并就销量增加情况做出定量预测，从"专家定性评价"为主迈向了"以证据支持的定量评价"。卫生技术评估机构可根据医疗保险机构的需要，对医疗技术和药品进行评估。将卫生技术评估结果与政府决策和医疗保险管理相结合，使医疗费用得到控制的同时卫生服务的质量得以提高。

（三）卫生技术评估成为卫生技术管理的主要手段

卫生技术评估作为循证决策的重要工具，近年来在我国各级卫生行政部门和医疗卫生机构的积极支持和推动下稳步发展。决策者已经在一些领域将卫生技术评估融入管理程序，如卫生技术评估与技术准入管理机制的结合。卫生技术评估可作为宏观资源配置的重要手段，用于医疗服务的质量管理及相关规范的制定。例如，为医院管理者购买和管理卫生技术提供科学的决策依据；有助于卫生部门制定公共卫生计划；有助于医疗卫生产品的厂商进行产品开发和市场规划；有助于确定卫生技术的收费标准；有助于制定卫生技术的生产、应用、维护和再利用等方面的标准。

卫生技术评估还有助于编制以循证医学为基础的诊疗常规和临床路径；改进医疗服务质量，以更有效、安全、符合社会伦理规范的技术满足服务需要，减少技术性医疗事故的发生，改善医患关系；帮助临床医务工作者、卫生技术的提供者和使用者根据具体问题合理选择医疗卫生干预措施；有利于控制卫生费用的上涨；有利于医疗保障制度的健康运行。

第二节　卫生技术评估的方法

一、有效性的评估方法

卫生技术的有效性评估需要借助于系统评价（systematic review），时常需要原始研究的数据作为补充。并非所有技术都有高质量的研究证据支持其应用，因此研究者有必要收集原始研究数据。但是，开展原始研究耗费时间且需要大量的资源，仅适用于现有证据无法全部或部分回答技术评估问题的情况。然而，有时尽管解决某些问题已有足够的研究证据，围绕此类问题仍然开展了不必要的重复研究。

（一）开展原始研究

1. 随机对照试验　当评估卫生技术的有效性时，随机对照试验（RCT）是科学性最佳的研究设计。如运用RCT评估健康教育手册相对于口头指导对糖尿病患者的健康教育效果。开展RCT的前提条件是患者知情同意，且有严格的研究对象纳入和排除标准。采用RCT评估某种新技术相对于临床常规技术的有效性时，因为研究对象被随机分配入组，组间基线资料及未知的混杂因素具有可比性，组间结果的差异可以归因于被评估技术间的有效性差别。理想情况下，让研究对象、研究人员和结果评价者都不知道各组接受的卫生技术即实施盲法。当对比分析药物的有效性时盲法更易实施，例如，分别为干预组和对照组的药物设置外观、气味、性状等方面类似的安慰剂。但是盲法并非总是可行，例如，评估饮食疗法和心理疗法对于失眠的有效性，因为饮食疗法和心理疗法是两种截然不同的干预措施，故对研究者施盲并不可行。

2. 前后对照试验（pre-post study）　研究设计科学性弱于RCT，也更易导致偏倚。该试验是评估特定人群在某段时间使用一种卫生技术，在随后的一段时间运用另一种卫生技术，并比较两段时间内研究结果的差异。该种试验也可用于试验开展前后的数据比较，体现卫生技术的有效性。这种设计最大的缺陷在于干预措施的总体特征和研究人群在两个不同的时段会发生改变，如研究人员在后续研究阶段对丙型肝炎病毒抗体诊断试剂盒进行了改进，提升了丙型肝炎病毒抗体的检出率。

3. 交叉试验（cross-over study）　在交叉试验中，研究对象经常被随机分组，按特定的研究顺序接受各种技术。交叉试验的缺点在于残留效应（carry-over effect），即研究对象接受的某种干预措施产生的有效性影响到后续另一种干预措施的有效性。因此，交叉试验需要有足够长的洗脱期，以消除前一阶段的残留效应。

4. 观察性流行病学研究　队列研究（cohort study）是一种常用的观察性流行病学研究方法。在队列研究中，基于研究的暴露因素（如疫苗、药物、危险因素）选择两组或多组研究对象，随访足够长的时间以观察是否发生某种疾病或出现某种症状。如评估母亲患有妊娠高血压对儿童生长发育和认知能力的影响。队列研究并非随机分组，组间的重要特征不一定具有可比性。研究者在采用队列研究进行卫生技术评估时，一项重要的任务是评价该项研究是否充分识别了潜在的混杂因素以及是否在数据分析时控制了混杂因素。

另一种常用的研究方法是病例对照研究（case-control study）。在病例对照研究中，将发生某种结局的研究对象作为病例组，并没有发生相应结局的研究对象作为对照组，对比分析各组研究对象的暴露因素。分析病例对照研究结果时，需要注意对照组的选择是否合适。

5. 准实验设计　由于卫生服务的地域性和伦理原则，卫生技术评估完全按照实验设计实施有时面临很大难度，此时准实验设计（quasi-experimental design）是较为理想的选择。准实验设计是将实验的方法用于解决实际问题的一种研究方法，它并不能完全控制研究条件。虽然如此，它在接近现实的条件下，尽可能地运用实验设计（又称标准实验设计）的原则和要求最大限度地控制混杂因素，因此准实验研究的实验结果较容易与现实情况相联系。准实验设计在卫生服务评价研究中应用很广，如时间序列设计（time series design）、非等同比较组设计（nonequivalent control group design）、多元时间序列设计（multiple time-series）。

（二）开展二次研究

1. 系统评价/Meta分析　系统评价是针对某一具体的临床问题系统全面地收集所有已发表或未发表的研究，用统一的科学评价标准，筛选出符合纳入标准的研究，必要时可用Meta分析整合数据得到合并效应量，在此基础上提出临床实践和管理决策建议。系统评价是卫生技术评估的重要研究方法。在缺乏大样本原始研究证据的情况下，高质量的系统评价可以成为决策的依据，有助于及时转化和应用研究成果。

运用Meta分析的前提是待分析的数据具有同质性，且有足够相关和有效的数据。研究人员必须详细报告纳入Meta分析的研究数据特征（如干预措施、研究对象、研究开展的场景、样本量、证据的真实性），并以森林图的形式呈现研究结果。合并数据时应评价纳入分析的资料是否同质，即研究间的变异是否由机遇所致，并解释异质性产生的原因。

2. 间接比较和网状Meta分析　当无法从某一项RCT中获取干预措施与对照措施的

有效性数据时，考虑采用网状Meta分析（network meta-analysis）。网状Meta分析包括调整的间接比较（adjusted indirect comparisons）和更复杂的证据分析方法如混合处理比较（mixed treatment comparisons）。调整的间接比较指整合缺乏直接比较的试验数据。混合处理比较包括直接比较及包含1种干预措施的间接比较。

二、安全性的评估方法

在安全性评估时，必须清晰阐明评估的信息来源，并采用科学严谨的数据分析方法。除了临床试验中报告的安全性数据，病例对照研究、队列研究、常规的安全性数据采集与报告、临床试验数据库中的安全性信息、药物警戒信息、产品的安全信息以及数据报表都是安全性评估的重要信息来源。安全性评估时需要考虑如下要点：

1. 技术应用需符合安全性要求，即具备技术使用的资质或经过认证。

2. 对待评估技术的"安全性"进行科学界定。

3. 可否获得关于风险的总体描述、有无相关记录。

4. 分析副作用和不利结局的发生频率和严重性，有害效应是否与发病率或死亡率的升高有关。

5. 考虑风险的发生是否随时间而改变、风险和伤害可否被预防、有无其他必需技术、能否预防风险的发生。

6. 与替代技术进行安全性的比较。

卫生技术的某些不利结局在技术应用较长时间或是对大量患者进行足够长时间的观察后才被察觉。技术评估报告必须描述在短期或长期需要引起关注的不良结局。最值得关注的是副作用发生率以及严重的副作用。此外，应该考虑技术作用的人群和患者对副作用的耐受性。当卫生技术用于健康人群如用于疾病的预防或筛查，或者是运用于轻症患者时，技术副作用的耐受阈值较低。最后，建议总结卫生技术应用带来的风险，并将技术的副作用与有效性进行权衡。

三、经济性的评估方法

经济性评估常用的方法有成本-效果分析（cost-effectiveness analysis，CEA）、成本-效益分析（cost-benefit analysis，CBA）、成本-效用分析（cost-utility analysis，CUA）和最小成本分析（cost minimization analysis，CMA）等。评价方法的区别在于以何种方式测量卫生技术的结果（consequence），或选取何种结果形式进行评价。

卫生技术经济性的评估角度可以是整个社会、第三方支付者、医师、医院或患者，不同的角度其成本和结果的呈现方式不同。一些研究者呼吁使用广泛的社会观点，以获取所有类型的成本和结果。然而，卫生技术在"社会"角度具有成本-效果，从卫生行政部门、保险机构、医院管理人员、患者或其他决策者角度来看未必总是如此。

在经济学评价中，有时需要基于短期研究的成本和效果（中间结果）数据，采用模型外推到长期的成本和效果。在建立经济学评价模型时，需要注意如下要点：

1. 研究者应当系统地识别、收集和评价模型中使用的数据。

2. 研究者详细说明模型中所有参数的来源，解释和证实所有参数的选择依据和假设条件。

3.描述模型中的数据质量（如证据的强度），指出数据的局限性，尽量将局限性引起的评估结果不确定性进行量化分析。

4.模型中的关键参数会影响结果的稳定性，需要基于最佳研究证据确定关键参数值。

5.基于专家观点确定模型的参数时需要证明专家意见的合理性，描述其观点的依据、确定数值的方法，并采用敏感性分析评价上述估计值。

6.选择合适的方法分析或合并不同来源的数据，解释并证实方法学的合理性，使用敏感性分析进行验证。

7.运用合适的方法将数据整合至模型，如果以概率分布的形式录入模型，还需指出分布的形式。

四、伦理和社会影响的评估方法

（一）评估的条目

本节介绍的评估方法参考INAHTA伦理学工作组（Ethics Working Group）推荐使用的Hofmann评价法。该评价方法主要分为道德问题（1~16条）、利益相关方的问题（17~20条）、技术的相关问题（21~23条）、技术评估方法学的选择（24~28条）及其他问题（29~33条），具体条目如下：

1.技术实施引起哪些道德问题？此条目涉及的系列问题包括技术的应用对特定患者（或群体）的风险或益处，如假阳性与假阴性诊断结果对个体造成的伤害。

2.技术的实施和使用对患者的自主性有何影响？许多技术会改变自主性。如胚胎植入前的遗传学诊断对自主性的影响。

3.技术是否以某种方式违背或干涉了基本人权？

4.技术是否影响完整性（human integrity）？

5.技术是否影响尊严（human dignity）？

6.技术的实施和使用是否会让人承担相关的道德责任？

7.技术是否挑战社会价值观和社会安排？如纤维肌痛或慢性疲劳综合征的诊断可显著改善患者的健康状况。

8.技术的普遍应用是否改变特定人群的观念（如对某种疾病的看法）？如唐氏综合征的筛查。

9.技术是否反驳宗教、社会理念或是文化信条？如天主教反对避孕、耶和华见证人反对输血。

10.技术的使用是否以某种方式改变相关法律？如某些国家干细胞移植的实施会改变已有的法律。

11.评估的技术通过何种方式与现代医学面临的挑战相联系？技术引起的相关争论是关于医学化、过度诊断还是过度治疗？

12.是否存在已被证明会引发道德争议的技术？预测某项技术的所有影响极其困难，将新技术与现有技术相关联有助于开展技术评估。如评估正电子发射计算机断层成像的相关问题时可借鉴对磁共振成像和计算机断层成像技术的评估。

13.技术是否以某种方式改变医患关系？

14.技术的实施如何影响卫生资源的分布？许多技术的成本较高，有时影响其他地区的资源利用。谁从中受益？对于优先权是否有明晰的说明？

15. 技术如何促进或挑战专业自主性？

16. 技术是否会对患者造成伤害？

17. 哪类患者群体从技术应用中受益？此条目关系到技术使用群体的特征如社会经济学特点。

18. 是否有第三方参与其中？现代社会许多技术因第三方的参与引起道德问题，如器官移植的供体。

19. 技术使用者获得哪些利益？

20. 技术生产者（厂商、科研机构）可获得哪些利益？

21. 某项技术的组成部分和技术本身是否有道德方面的争议？如试管婴儿和卵质内单精子注射技术。

22. 评估的技术其特征是什么？如技术应用的目的、功能和价值。

23. 技术的核心价值是否与道德有关？

24. 技术评估终点指标的选择是否有会产生道德问题？如以期望寿命为终点指标，并未考虑患者的生活质量。

25. 卫生技术评估选择的纳入研究是否产生道德问题？如Meta分析表明某项技术的效果无显著统计学意义，但是针对特定疾病目前没有其他备选技术。

26. 研究证据中技术的使用者是否在临床实践中具有代表性？

27. 技术在道德方面的评估结果是否具有外推性（外部真实性）？

28. 技术评估中考虑的道德问题是否得到重要的伦理学证据证实？

29. 某项技术被评估的原因是什么？

30. 卫生技术评估人员有无利益冲突？

31. 该项技术被评估的时间是处于技术发展过程的哪个阶段？

32. 是否有相关的技术已被评估或者仍未被评估？

33. 卫生技术评估的道德影响是什么？

（二）评估方法

评估卫生技术伦理和社会影响时常采用定性研究方法，主要有以下几种：

1. 非结构式访谈 是人类学研究收集资料的常用方法。在非结构式访谈中既没有要询问的特殊问题，又没有事先规定的可能答案，其形式非正式且随意，目的是让受访对象充分表达自己的看法。

2. 半结构式访谈 主要根据事先确定的问题进行访谈，可以讨论在交谈中出现的新问题，主要的议题则围绕事先确定的问题清单。在半结构式访谈中，可使用深入详细了解某个特别感兴趣问题的深入访谈法，是全面、系统与深入收集资料的事例研究法。

3. 结构式访谈 主要用于描述回答者的观点和分析回答者的行为，访谈的成功实施取决于研究者事先对研究人群观点与认知的了解程度。此类访谈有帮助确定一个新领域或新概念的自由回答法，有研究文化差异对事物影响的归类法，有研究事物严重性或发展程度的打分法及排序法等。

4. 小组讨论 包括焦点小组访谈和非焦点访谈。焦点小组访谈经精心组织，目的是了解参与者对某个问题的看法与认识。参与者通常由事先互不了解但有与讨论主题相关的6~8人组成，此外各有1位经过培训的主持人与记录员。在资料分析中，以每个访谈小组为分析单位。除了焦点小组访谈，还有一些非焦点访谈，非焦点访谈在人员组成与操作程序上都没有焦点小组访谈严格。

5. 观察法　观察的目的是了解人们的实际行动，直接观察可以反映人们潜意识的习惯和行为。调查者积极参与社会活动，在参与过程中进行观察。调查人员可以采用无结构式观察法，以观察员的身份进行多目的观察活动，了解人们的行为并进行详细描述和分析；也可以采用事先周密设计的结构式观察法来进行特定目的的观察。

五、卫生政策研究在技术评估中的应用

（一）基本理论

由于卫生政策具有实践性、指令性和指导性、潜在的价值取向性和复杂性等特点，卫生政策研究涉及社会、政治、经济、文化等诸多方面因素。政策研究必须围绕政策的要素进行，即政策主体、政策客体、政策价值、政策内容和政策形式。卫生政策研究强调系统的理念与方法，卫生政策和系统研究（health policy and systems research，HPSR）将卫生政策与卫生系统整合在同一个研究领域，以加强卫生系统功能使之更好地实现卫生和社会目标，确保相关研究能够帮助卫生政策的实施和促进卫生系统的发展。卫生系统的功能是提供服务（公立和私立医疗机构的服务与管理）、筹措卫生资源（人力、设施、药品、耗材）、筹措资金（筹集、统筹和支付）、治理功能（政府监管、卫生立法、制定政策和信息收集）。

《通向卫生改革之路》（*Getting Health Reform Right*）一书提出了"政策循环"的六个阶段：确定问题、诊断、政策发展、政治决策、实施、评价。政策设计或执行有时会产生不满意的结果，即使成功的改革往往也会产生新的问题，经济社会的发展等多种因素促使卫生系统改革的循环周而复始。政策评价不一定要大规模开展，独立的研究、小型非正式的调查同样具有应用价值。研究者在政策执行之前，应该设计严谨的评价策略并收集基线数据。开展卫生政策研究时，可借鉴卫生部门改革的5个"控制阀"理论即"筹资、支付、组织、规制、行为"，5个控制阀通过中间结果取得最终结果。中间结果包括可及性、效率、质量、费用的可负担性和成本，可以独立地用于测量和判断，是管理者和规划制定者评估卫生政策的有效指标。最终指标即健康状况、财务风险保障和公众满意度，反映了卫生系统的绩效。研究者还可以从上述5个方面找到卫生系统绩效问题产生的根源和影响因素，进而分析问题的形成机制，并在此基础上针对问题产生的根源、影响因素和形成机制，制定标本兼治的政策方案。

（二）评估方法

目前，卫生政策影响评估的两种重要研究方法分别是实验研究（experimental design）和准实验研究（quasi-experimental design）。实验研究如将研究对象随机分配至卫生项目干预组和对照组，此种设计方案使潜在的混杂因素在组间随机分布以减少偏倚。常用的准实验方法是自然实验（natural experiments），即对比分析接受卫生项目干预的地区或干预组，以及未接受卫生项目干预的地区或对照组的结局指标，采用倍差法（difference-in-difference）对比分析各组前后对照数据获得组间效应的差值。另一种常用的准实

验设计是在横断面研究中采用配对方法（如倾向评分匹配）建立与项目干预组的基线特征尽可能相近的对照组。

第三节　卫生技术评估的步骤

一、卫生技术评估的研究过程

卫生技术评估由系列复杂的活动组成，其研究过程可用图3-19-1表示。

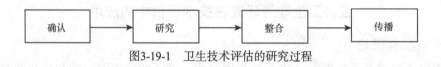

图3-19-1　卫生技术评估的研究过程

确认（identification）指确定目标技术，选择有价值的技术进行评估，根据优先事项的确定原则确认待评估技术所处的优先顺序。

研究（testing）是指数据的获取和分析，包括二次研究证据和原始研究证据的收集与分析。由于技术生命周期有不同的阶段，不同阶段评估的重点不同，使用的研究方法亦有所不同。

整合（synthesis）是对已有数据和获得的结果进行深入分析和解释，并对技术的合理使用进行评价。

传播（dissemination）是对使用卫生技术的人群或利用卫生技术的决策者提供经整合的信息及其他相关信息。

二、卫生技术评估的步骤

卫生技术评估的范围、选择方法在不同的评估报告中差别很大，多数评估工作都包含如下10个步骤。

（一）确定评估主题

优先选择评估主题的参考标准包括：

1. 对个体的发病率、死亡率或致残率有重大影响。

2. 对群体的发病率、死亡率或致残率有重大影响。

3. 单位成本高的技术或卫生问题。

4. 累计成本高的技术或卫生问题。

5. 实践应用时，在不同使用场景、地区或医疗机构有显著差异。

6. 可行的技术却未能被很好地传播或被实践者采纳。

7. 需要规制的技术。

8. 需要制定卫生项目实施决策（如启动一项重要的免疫接种项目）。

9. 需要进行支付决策（如医疗保险报销）。

10. 存在学术争议或是卫生专业人员非常感兴趣。

11. 公众或政治需要。

12. 有足够的研究证据支持待评估的技术。

13. 研究证据具有时效性（如近期重大的科学发现）。

14. 评估结果可能会被实践采纳。

15. 评估结果可能会改变实践，对临床结局或成本产生影响。

16. 评估项目获取相关资源的可行性（资金、时间等）。

可参考如下步骤明确优先评估的卫生技术：确定评估主题的优选标准；为每条标准赋予权重；发现需要评估的备选主题；如果备选主题较多，则删除评分较低的主题；根据选题标准获取所需的证据；为每个评估主题的各项评价条目打分；计算各评估主题的分数；根据得分对评估主题进行排序；评审评估主题以确保与决策目的一致。

（二）定义评估问题

明确界定评估问题是卫生技术评估的重要环节，它将影响卫生技术评估的后续步骤。评估小组应该充分了解评估目的及用户类型，因为用户或目标的使用群体会影响评估内容以及结果的呈现与传播方式。医师、患者、科研人员、医院管理者、公司主管、决策者、政治家等有不同的利益诉求和不同的专业技能。他们对于卫生技术评估的作用或影响（如健康结果、成本、社会和政治影响）有不同的关注点。同时，上述人群对评估报告的科学性或技术性、证据和研究结果的呈现方式，以及报告的格式（如简练程度、内容结构）有不同的要求。

当研究人员界定了评估的问题和评估报告的使用者，应送交提出开展卫生技术评估的机构或资助者进行评审。通常情况下，评估的问题至少包括如下成分：医疗卫生问题；研究对象的类型；评估的技术；实践者或用户类型；技术应用的场景；技术的特征、技术的作用或健康结果。

（三）决定评估的焦点和任务

卫生技术评估者需要明确依据评估报告进行决策的用户类型，明确评估的焦点和任务。一篇卫生技术报告如果要详细描述该技术的所有属性，需要各相关学科领域专家的参与、丰富的数据资料和其他资源。

（四）获取研究证据

卫生技术评估常用的资料来源包括：文献数据库、临床和管理数据库、临床实践指南数据库、政府报告和专著、政策和研究机构的报告、专业协会报告和指南、市场研究报告、公司报告和新闻稿、论著和综述中的参考文献列表、特殊清单/报告登记册、健康通讯和报纸等。其中网络检索是最常获取卫生技术评估所需信息的方式。卫生技术评估研究人员检索的核心资源包括PubMed、Embase、Cochrane图书馆、英国卫生服务系统经济学评价数据库（NHS Economic Evaluation Database）、临床试验注册库等，检索方法详见本书第四章。应尽量避免资料收集过程中的偏倚，偏倚会影响卫生技术评估的真实性。常见的偏倚有发表偏倚（阳性研究结果易于发表）和语言偏倚（许多研究人员习惯排除非中、英文文献）。

（五）收集新的原始研究数据（需要时）

开展卫生技术评估时，当现有的证据不足以满足决策需要时，研究人员需要开展新的原始研究以获取评估数据，然后将新的研究整合至现有证据中。卫生技术评估应指出为了弥补现有证据的不足或是满足评估需要，开展何种类型的原始研究。开展新的原始研究尤其是临床试验会受到项目资金、时间等诸多因素的限制。

（六）评价和解释研究证据

当前卫生技术评估面临的一项挑战是怎样从不同质量的研究文献中筛选出高质量的证据。要做到这一点，研究者需要掌握证据评价的方法学和卫生统计学知识来解释和阐述研究证据。评估团队应包括具有方法学和统计学背景的研究人员。虽然循证医学方法学专家可以帮助系统深入和准确地评价研究证据，但是决策者掌握基本的证据质量评价原理有助于理解不同质量的证据对于医疗卫生实践和决策的意义。研究者从多个层面解释研究证据，如在个体研究层面（如针对特定干预措施和临床结局的某项RCT）或在证据总体层面（如针对特定干预措施和临床结局的系列RCT）。某些情况下，可以在更宽泛的范畴中解释证据的含义，如将某种筛查试验与多种治疗措施的中间结果及长期结局相关联。

评估个体研究时，通常情况下，前瞻性研究的质量高于回顾性研究，试验性研究设计的质量高于观察性研究设计，对照研究的质量高于无对照研究，同期对照试验的质量高于历史对照试验，随机试验质量高于非随机试验，大样本量研究（纳入足够数量的研究对象、具有较高统计检验力）优于小样本研究，盲法研究优于非盲法研究，清晰界定研究对象类型、干预措施和结局指标的研究优于未能清晰描述上述参数的研究。

（七）整合研究证据

仅凭零散的原始研究难以回答某种技术是否优于另一种技术的问题，研究证据的有效整合在卫生技术评估过程中具有重要意义。证据整合的过程还有助于研究者了解是否有充分证据解决所评估的问题。常用的证据合并分析方法包括系统评价、直接比较的Meta分析、网状Meta分析、模型分析（决策树、Markov模型、适合于特定疾病的经济学模型如英国UKPDS糖尿病模型）、定性研究方法（小组讨论、专家共识）。

（八）形成评估结果并提出推荐意见

证据质量越高越有助于形成明确的结论和提出高强度的推荐意见。但在证据有限的情况下，研究者不得不提出评估结果与建议，此时需基于理论分析或主观判断进行推断。研究者应明确提出基于目前研究证据的决策建议：结果是什么，建议使用、建议不使用抑或暂不使用卫生技术。如建议如何使用卫生技术，还应明确告诉决策者形成评估结果和推荐意见的方法学及证据质量。

（九）传播评估结果和推荐意见

在着手开展卫生技术评估时应制定传播计划，预算传播卫生技术评估报告所需的经费、时间和其他资源。本文从目标群体（目标用户）、媒体、实施技术或策略三个维度介绍传播评估结果和推荐意见的方法。

（1）目标群体：主要包括临床医师（个人、专业组织）、患者或用户（个人、机构）、提供卫生服务的组织机构（医院、诊所、卫生组织）、第三方支付者、政府决策者（国际、国家、地方层面）、生物医药研究人员、医药公司、学术期刊编辑和新闻记者、教学和科研机构（医学院校）等。

（2）媒体：主要包括：印刷资料（邮件、报纸和流行期刊、学术期刊和通讯、张贴的信息、口袋卡片）；电子资料（网络信息、手机APP、电视、广播、影碟、计算机数据库）；口头表达的信息（非正式咨询、正式讲座及发言、小组讨论）。

（3）实施技术或策略：主要包括：以患者为导向如大众传媒活动、社区宣教活动、与临床医师的互动（共享决策、交互式视频）、调整保险的承保范围；以医师为导向如召开会议和工作研讨、医学继续教育、开发专业课程、意见领袖、调整医保报销政策、医保审核、限制药物处方、提醒系统（电子病历系统的组成部分）、医学审查或同行评审、制定准入或许可认证/重新认证的标准；以机构为导向如制定认证、规范、临床实验室标准。

（十）监测卫生技术评估的影响

正如卫生技术一样，卫生技术评估报告会产生直接的预期影响和间接无法预料的影响，因此需要监测卫生技术评估的影响。卫生技术评估会产生如下作用：影响投资决策、调整优先研发项目、改变管制政策、改变第三方支付政策、改变卫生技术的利用率、改变临床医师的行为、改变患者的行为、重新分配卫生资源、改变卫生服务供给。卫生服务提供者、临床医师、社会环境、卫生技术评估报告的研究结果和推荐意见又会影响卫生技术评估的转化和影响力。

第四节　医院卫生技术评估

一、基 本 概 念

医院卫生技术评估（hospital-based health technology assessment，HB-HTA）是指医院自行开展或是委托第三方开展的卫生技术评估。医院自行开展卫生技术评估由医院内部的专业团队（如临床医师、HB-HTA部门）开展，决策者根据评估结果进行卫生技术管理决策。医院委托第三方开展卫生技术评估则是由医院外部的团队依据不同的事项，如咨询、临时合同、自选内容或项目进行评估。然而，无论是医院自行开展还是委托第三方开展卫生技术评估，评估人员都要结合医院情境并且服务于管理决策。

通常情况下，医院是新技术的入口。新技术会取代现有技术，或是与现有技术联合使用，这意味着决策者需要知晓新技术对于临床实践的价值。HB-HTA不仅产生针对特定情况且方法学严谨的评估报告；同时也是通过针对医疗工作中的具体问题，组织开展卫生技术评估并帮助医疗管理决策的有效途径。HB-HTA既符合医院的领导和管理战略，也顺应现有的资源和合作关系。HB-HTA涉及测评评估部门和评估结果，以及探讨评估对于用户、医院和社会的影响。

二、HB-HTA良好实践的指导原则

HB-HTA在决策情境和操作方式等方面有别于为了政策制定而开展的卫生技术评估。"推进欧盟医院卫生技术评估项目组"运用文献综述、面对面访谈、案例研究、大规模调查、焦点小组访谈和Delphi法建立了HB-HTA部门良好实践的指导原则（表3-19-1）。

表 3-19-1 HB-HTA 部门良好实践的指导原则

维　度	原　则
维度 1 评估过程	1. HB-HTA 报告应该清晰地陈述其目标和范围、考虑医院的环境和医院决策者的信息需求 *
	2. 运用科学的方法和适宜的工具完成 HB-HTA 报告，报告能够适用于其他医院（可复制性）*
	3. HB-HTA 过程应该有全部利益相关方参与，并且以无偏倚和透明的方式开展，以确保其独立性并能与医院利益相关者进行适当的交流 *
维度 2 领导力、战略和合作伙伴	4. HB-HTA 部门的使命、愿景和价值观明确，符合医院的宗旨和战略要求，管理制度明晰 *
	5. HB-HTA 部门的高层富有领导力和明确的交流方针 / 战略 *
	6. 清晰表述待评估技术的入选和优选标准 *
	7. 明确建立潜在撤资技术的甄别和评估程序
	8. HB-HTA 部门乐意不断改进、乐于学习和勇于创新
	9. 有明确的知识、信息和资源共享政策与机制
	10. HB-HTA 部门与地区、国家和国际 HTA 机构进行合作 *
	11. 明确并积极推进与盟友和合作伙伴的联系
维度 3 资源	12. 明确定义人力资源、招聘政策和职业发展规划 *
	13. 经费充足，能支付运行成本和保证合适的工作场所 *
维度 4 影响	14. 测量 HB-HTA 部门工作的短期和中期的内、外部影响
	15. 测量 HB-HTA 部门对于医院绩效和社区健康的长期影响

* 核心原则。

评估过程（维度1）是评估框架的中心。这是任一家HB-HTA部门为了实现主要目标必备的基本准则，目的是提供医院决策者所需的高质量信息。评估过程受到领导力、战略和合作伙伴（维度2）的推动和影响，并且得到充足的资源支持（维度3）。上述三个关键维度的结合决定了HB-HTA部门的总体绩效和产生的正面影响，帮助医院决策者创造价值并有益于社会（维度4）。9项核心原则是HB-HTA部门成立和运行的先决条件。

第五节　卫生技术评估的发展与展望

一、卫生技术评估的发展

（一）国际卫生技术评估机构的发展

一些国家将卫生技术评估作为规定性工作，在卫生服务体系规划、医疗法规制定、市场准入决策、医疗保险政策制定和医疗管理决策等方面都进行技术评估。本文介绍英国、加拿大和澳大利亚的卫生技术评估发展概况。

1. 英国　英国卫生技术评估项目于1993年开始正式启动，现已成为英国最重要的研发项目之一，并促成了1996年6月英国卫生技术评估协调中心（National Coordinating Centre for Health Technology Assessment，NCCHTA）的成立。1999年4月，英国政府创立了卫生与临床技术优化研究所（National Institute for Clinical Excellence，NICE）（现名 National Institute for Health and Care Excellence），进一步推动了英国卫生技术评估项目的开展并提升了卫生技术评估的国际影响力。NICE是英国国家医疗卫生服务体系不可或缺的组成部分，主要承担卫生技术评估、制定医学技术指南、诊断方法指南、临床实践指南和公共卫生指南等工作。NICE的卫生技术评估选题由英国卫生部确定，内容主要涵盖医疗产品、医学器械、诊断技术、外科手术、治疗技术、卫生系统、筛查工具。NICE

依据极其严谨的方法学体系例如《卫生技术评估的方法学指南》（*Guide to the methods of technology appraisal*），是基于最佳的研究证据、整合专家意见、患者及其照顾者的价值观开展卫生技术评估。

2. 加拿大　加拿大于1989年成立了卫生技术协调办公室（Canadian Coordinating Office for Health Technology Assessment，CCOHTA），于2006年4月改名为加拿大药物和卫生技术局（Canadian Agency for Drugs and Technologies in Health，CADTH）。CADTH是独立的、非营利性的卫生技术评估机构，资金来自联邦政府、省和地方卫生部门。CADTH成立的目的是推动加拿大卫生技术的合理和有效利用，任务是为决策者提供及时、相关、严谨的证据并支持决策。CADTH卫生技术评估的对象包括药品、器械、卫生系统和卫生服务，评估卫生技术的有效性、成本-效果和对患者健康状况以及对卫生系统的影响。2009年，CADTH整合了三大核心项目：卫生技术评估、普通药物审查（common drug review）、最佳药物处方和利用服务（optimal medication prescribing and utilization service），为卫生技术的选择和应用提供证据支持。卫生技术与服务评估局（Agence d'évaluation des technologies et des modes d'intervention en santé，AETMIS）由魁北克政府设立，属省级评估机构，主要为魁北克卫生和社会服务部的部长以及卫生系统的决策者提供建议。加拿大还有一些隶属于大学和医院的卫生技术评估，对各省卫生技术评估起到了有力的支撑作用。

3. 澳大利亚　澳大利亚也是充分利用卫生技术评估进行决策的国家之一。澳大利亚政府的卫生技术评估机构主要包括治疗商品管理（Therapeutic Goods Administration，TGA）、医疗服务咨询委员会（Medical Services Advisory Committee，MSAC）、植入物目录建议委员会（Prostheses List Advisory Committee，PLAC），三家评估机构基于不同的研究任务为决策者提供高质量的研究证据。卫生技术评估的对象包括医疗服务、外科手术、医疗操作、诊断技术、医疗器械、疫苗和药品以及上述技术的组合。澳大利亚将卫生技术评估用于技术的市场准入和保险报销。其中，卫生技术评估在保险中的作用体现在评价了卫生技术的临床有效性和成本-效果，以确保用最低的成本最大限度地改善健康状况。澳大利亚的卫生技术评估遵循如下原则：可持续性；透明、责任心和独立性；体现社会价值；高效管理；灵活和满足需要；稳定和相关的证据支撑。

（二）国际卫生技术评估组织的发展

1. 国际卫生技术评估机构网络　国际卫生技术评估机构网络（International Network of Agencies for HTA，INAHTA）（网址：http://www.inahta.org）成立于1993年，有来自31个国家的50家成员机构参与。INAHTA成立的目的是为成员机构创建信息交流和合作研究的论坛。INAHTA的多数活动由秘书处协调，其会员每年共同参与各种形式的工作组和会议。INAHTA网页包含了正在开展的活动信息，并定期发布简报报告成员机构新近的研究成果。INAHTA的项目主要包括：与国际和区域性组织开展合作；通过系列前瞻性、有明确设计方案的项目开展学术交流；用户参与、评价卫生技术评估的影响、探讨同一个卫生技术评估主题其研究结果的差异性；为快速评估和指南制定提供支持；开展教育和培训工作。

2. 国际卫生技术评估联盟　国际卫生技术评估联盟（Health Technology Assessment International，HTAi）（网址：http://www.htai.org）是卫生技术评估的全球性专业协

会，由来自六大洲59个国家的会员组成的全球网络。HTAi致力于从方法学、专业、质量和应用等方面推动卫生技术评估的发展，通过国际合作、跨学科的方式和及时呈现卫生技术评估领域的重要研究来实现这一目标。HTAi的另一重要领域是支持卫生技术评估的教学和研究工作。HTAi的会员包括卫生技术评估研究人员、决策者、企业、卫生服务提供者和患者等。HTAi是协作分享卫生技术评估信息和专业知识的中立论坛，积极参与国际合作与交流，并与世界卫生组织和INAHTA签署了合作备忘录。HTAi的官方期刊是 *International Journal for Technology Assessment in Health Care*。HTAi每年举办学术会议，2019年6月在德国科隆举办的会议主题是"2020年以后的HTAi：准备好迎接新的10年了吗"。大会内容围绕开展国际合作对卫生技术评估的影响、数字健康时代及能力建设。此外，HTAi在亚洲定期举办卫生政策论坛，例如，2018年度的亚洲政策论坛旨在了解"高成本技术"的含义，并探索在亚洲地区公共资助的卫生系统中提升此类技术可及性的机制。

3. 欧洲卫生技术评估网络 欧洲卫生技术评估网络（EUnetHTA）（网址：http://www.eunethta.eu）成立的目的是为欧洲卫生技术评估创建有效和可持续发展的网络平台，致力于为欧洲国家卫生技术评估的发展提供可靠的、及时的、透明的和可交换的信息。EUnetHTA支持欧洲卫生技术评估机构间的协作，通过促进卫生技术评估资源的高效利用，创建共享卫生技术评估知识的可持续系统，推动卫生技术评估方法学和过程的规范化，推动欧洲各国的卫生工作。

（三）我国卫生技术评估组织机构的发展

1994年我国在上海医科大学公共卫生学院成立了原卫生部医学技术评估研究中心，随后又成立了浙江大学生物医学工程技术评估研究中心和原北京医科大学医学伦理研究中心。1997年原华西医科大学成立了原卫生部中国循证医学中心，该中心于1999年经国际Cochrane协作网指导委员会正式批准注册成为国际Cochrane协作网的第14个中心。原卫生部科教司为了推进医疗改革的进程，于2000年正式成立了卫生技术管理处，目的是建立卫生技术的准入制度，规范化地管理各种卫生技术。

2004年复旦大学组建了原卫生部卫生技术评估重点实验室，2008年成为世界卫生组织在我国成立的第一家卫生技术评估和管理合作中心。该中心开展了多项技术评估项目，包括大型医用设备的配置、利用和成本-效果评估如伽玛刀的技术评估；预防措施的效果和经济学评价如叶酸预防神经管畸形评估、疫苗项目的成本分析；母婴保健技术评估和技术管理模式研究如辅助生殖技术评估、产前诊断技术的经济性评估；技术立法研究如器官移植的立法研究。该机构定期举办"全国卫生技术评估论坛"，推动了我国技术评估学术交流和人才培养。

原国家卫生和计划生育委员会卫生发展研究中心开展卫生政策的实施效果评估、卫生技术适宜性评估以及公共卫生项目评估，例如，通过非小细胞肺癌靶向药物评估对药物的定价进行干预；对达·芬奇手术机器人辅助系统诊治技术的评估以确定其采购计划；对干细胞治疗和免疫细胞治疗等诊疗流程的评估为其临床审批提供证据。2016年12月6日，由该中心发起成立了中国卫生政策与技术评估研究网络。2018年9月30日，国家卫生健康委员会建立"国家药物和卫生技术综合评估中心"，由原国家卫生和计划生育委员会卫生发展研究中心承担该中心的工作，负责组织、协调、推动药物和卫生技术评估项目的实施，研究制定评估标准、评估质量控制指标体系，推动了我国卫生技术评估工作的规范发展。

卫生技术评估经过多年的发展，已形成了独立的学科体系。从发展趋势看，卫生技术评估需要建立优先项目遴选的系统化程序以及更加透明的评估程序；对技术安全性和有效性证据提出了更高标准，早期评估成为研究的热点；广泛使用"生活质量"作为结果评价的指标；强调经济学评价方法的标准化；发展并广泛使用Meta分析、决策分析和其他综合分析方法；在技术投资、购买、支付、操作指南和其他政策方面对卫生技术评估的需要越来越广泛；更加依赖数据库、电子病历、网络和其他信息资源；国家级和地区级的卫生技术评估机构逐渐增加；在卫生技术评估领域出现越来越多的合作包括国际合作开展的项目研究。

二、我国卫生技术评估的展望

（一）卫生技术评估面临的挑战

如何使卫生技术评估产生最大的政策效应，如何更好地满足决策者的需求，如何更多地考虑各方利益，是卫生技术评估面临的重大挑战。卫生技术评估不仅应用科学的证据评价方法，还评估证据的价值以及技术应用的社会和伦理影响。卫生技术评估过程坚持循证、公开、透明、利益相关者参与原则，卫生技术评估的过程必须公开和透明，被公众所认可。正如英国NICE、加拿大CADTH和其他卫生技术评估机构开展的工作一样，我国卫生技术评估必须以科学透明的方式进行，并且促进高质量的技术评估向决策转化。同时，需要进一步加强卫生技术评估的能力建设，提升卫生技术评估研究人员的专业知识和技能，以形成公正、科学、可信的卫生技术评估报告。

（二）加强卫生技术评估对卫生决策的影响

卫生体系中的宏观管理者、服务提供者、服务购买者等都对卫生技术评估有需求。然而，对卫生技术评估发展最强有力的推动来自政府，医保机构的加入对评估结果的应用有促进作用。我国国家卫生健康委员会和国家医疗保障局已经达成共识，在基本医保目录的更新流程中强化卫生技术评估，并由专业机构提供高水平的评估报告，辅助医保目录准入的循证决策。卫生决策过程要重视卫生技术评估，将其作为政策制定的证据基础。依据卫生技术评估来合理配置医疗卫生资源，合理使用高精尖技术，淘汰无价值的设备和落后技术，提升医疗服务的效率。从制度层面确认卫生技术评估的职能、作用和工作机制，将有利于我国卫生改革的顺利推进。

（三）加强卫生技术评估在临床实践中的应用

目前医务人员、患者和管理者对卫生技术评估的认识还有待提升。与国际卫生技术评估的发展现况相比，我国卫生技术评估的临床应用还有待开拓。临床实践中仍有许多待解决的问题，如只重视诊断和治疗技术的研究推广，不注重更具成本-效果的预防保健技术的开发应用；盲目装备高精尖设备；外部因素驱动下的抗生素等药物的滥用。卫生技术评估机构需要为医务人员提供更多的教育和培训机会，传播卫生技术评估知识与方法，提升卫生技术评估对临床实践的影响。

随着卫生技术的临床应用，新的研究证据不断涌现，卫生技术评估也要与时俱进，沿着技术的整个生命周期持续进行，及时提供科学证据帮助技术准入和管理。

（耿劲松）

思 考 题

1. 卫生技术评估的主要内容是什么？
2. 试述卫生技术评估对于我国医药卫生体制改革的意义。
3. 怎样促进卫生技术评估向决策转化？

第二十章　循证医疗卫生决策

学习目的

1. 熟悉循证医疗卫生决策的步骤；多准则决策分析的理念和方法。
2. 了解循证医疗卫生决策的重要性；循证医疗卫生决策的工具。

优质医疗资源稀缺，人们的医疗服务需求却在不断增长，两者间的矛盾将持续存在。随着医疗卫生支出的不断攀升，卫生系统面临的压力与日俱增。在全球卫生改革的背景下，研究证据为世界各国缓解医药费用过快增长提供了更多、更有效的信息。就医疗技术的管理而言，国际公认的金标准是全面获取研究证据，根据国家或地区的医疗卫生现状，开展证据评价与分析，并将真实可信的研究结果作为政策制定和科学管理的依据。

第一节　循证医疗卫生决策概述

一、循证医疗卫生决策的概念与特点

循证决策是基于研究证据，结合实情进行决策，是一个权衡利弊，使风险最小化和成本-效果最大化的决策过程。循证决策的主要目的是改变传统的主观臆断卫生决策，促进证据的应用与传播，改进国家和地区卫生系统的绩效。

循证医疗卫生决策不仅考虑目标技术的有效性、安全性、成本-效果等多维度的研究证据，还需兼顾证据应用的场景和社会价值。决策者需要对多种类型的研究证据进行权衡和取舍。但是，研究证据通常是零散而非系统性的研究，并且各有研究目的，如有些证据是关于目标技术的有效性、有些则是成本-效果、有些是关于公平性或是疾病负担等方面。有些目标技术对治疗某种疾病具有显著效果，但是并不具有成本-效果，即不同类型的证据结论有时存在冲突。

二、"从知识到行动"的决策框架

如何将证据或知识用于实践和政策制定？格雷厄姆及其同事制定了一个"从知识到行动"的决策框架。从知识到行动的核心要素是知识生产者根据潜在用户的独特需求定制知识产品。整个过程（包括明确问题）的协作使得研究证据对实践者、管理者和政策制定者更有意义和价值。

行动周期包含7个活动阶段，支持面向用户的知识"转化"。这些活动阶段来自对60个计划行动理论的文献综述。该框架体现了知识转化的非线性过程，即每个行动阶段都会受到前一阶段的影响，并且各阶段之间的反馈会产生相互作用。

该框架符合循证决策的原理。临床医师、管理者或政策制定者将从图表底部开始：首先是提出问题即发现、评价和选择所需的知识，然后移动到知识循环路线图的左侧，使知识适应决策情境、考虑实施的阻碍因素、选择干预措施、监测其使用情况并评价结果。最后返回开始之处——提出问题（图3-20-1）。

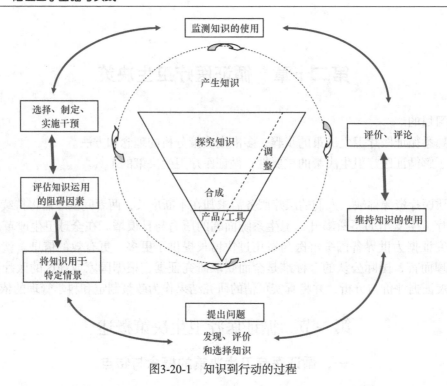

图3-20-1　知识到行动的过程

第二节　循证医疗卫生决策的方法

一、循证医疗卫生决策的步骤

在循证医疗卫生决策过程中，首先提出需要循证解决的问题，列举优先考虑的目标技术，系统收集并评价研究证据，如分析临床和经济学证据以评估目标技术对改善患者健康状况的作用、探讨目标技术的成本以及对卫生系统的影响。此步骤可得出目标技术的功效及成本-效果的结论。之后，基于证据的真实性和研究结果的实践意义，结合决策的优先重点、决策环境及患者的价值观，提出对目标技术的循证推荐意见。

（一）明确需要解决的问题

根据问题主要成分的PICO原则，明确决策问题所针对的人群或患者类型（types of population）、目标技术的特征（types of intervention）、备选措施的特征（types of comparison）、目标技术的影响或产生的健康结局（types of outcome）。

（二）全面获取证据

获取的证据主要包括公开发表的研究文献、专家共识与循证临床指南、卫生技术厂家递交的研究证据、利益相关方尤其是患者提供的信息。网络检索是获取研究文献的主要方式，常用的英文核心资源库包括：PubMed、Embase、Cochrane系统评价资料库（Cochrane Database of Systematic Reviews）、英国卫生服务系统经济学评价数据库（NHS Economic Evaluation Database）等。文献收集过程中需要尽量避免发表偏倚和语言偏倚，以免影响评估的真实性。

（三）评价证据

证据评价是对获取的决策所需证据进行深入分析和解释，并对技术的合理使用进行判断。证据评价面临的问题是怎样从文献中筛选出高质量的研究证据。要做到这一点，研究者必须使用系统评价方法严格评价证据的质量，运用卫生统计学知识来解释研究证据。

（四）分析与整合证据

常用的原始研究证据整合分析方法包括系统评价、直接比较的Meta分析、网状Meta分析、模型分析（如临床决策分析、经济学模型）、定性研究方法（如小组讨论、专家共识），多种类型证据的整合分析方法如多准则决策。研究者可以为决策者提供经整合的信息和其他相关信息，为决策转化做准备。

（五）将证据应用于医疗卫生决策、后效评价循证决策的效果

决策者结合医疗卫生决策情境，综合考虑宏观因素如卫生系统的优先重点、微观因素如患者的健康结局，基于评价与整合的证据和相关信息提出推荐意见并附证据概要和决策依据。推荐意见应该结合证据的质量，证据质量越高越有助于得出明确的结论与高强度的推荐意见。但有时在证据有限的情况下，研究者也不得不提出结果与建议，此时研究者必须运用理论或其他主观判断进行推断。

一些研究探讨了在实践中进行循证决策的阻碍因素，主要包括决策者没有充足的时间进行循证；无法获取决策所需的研究证据；难以理解研究证据；缺乏严格评价证据的技能；缺乏基于研究证据改变实践现状的信心；文化因素如对变革的抵制、习惯以传统方式进行主观决策；机构层面未意识到证据的价值或缺乏对循证实践支持；对证据的核心理念缺乏共识。

循证决策重在解决实践问题，后效评价是对证据应用于医疗卫生决策后的结果进行评价，后效评价可以为实践指明方向，还能促进新证据的产生，不断提高医疗卫生水平。

二、循证医疗卫生决策案例

我国有些地区儿童肥胖的发病率有逐渐上升的趋势。根据2017年《中国儿童肥胖报告》，在1985~2014年，我国7岁及以上学龄儿童超重率由2.1%升高至12.2%，其中肥胖率由0.5%上升至7.3%，超重、肥胖人数由615万人增至3496万人。假设你应邀与临床实践者、研究者、政策制定者共同组成的"智库"来提出儿童肥胖预防的"循证决策"建议。在上述决策情境中如何提出循证建议？

（一）明确需要解决的问题

问题的类型主要包括发病率/患病率、疾病负担和生活质量、疾病的经历和体验、病因、危害、症状评估（或诊断）、预后以及成本分析。多数决策者关心的问题是治疗或干预的有效性及成本-效果。在考虑干预或治疗问题时，建议使用PICO针对问题进行分析：

患者/人群（Patient/Population）：个人、家庭或人群，患者的年龄，特定的健康问题。

干预措施（Intervention）：具体的诊断、预防、治疗等医疗服务措施。

对照措施（Comparison）：目前的常规方案、诊疗常规或标准方案。

结局指标（Outcome）：患者个体或群体水平的健康结局。

在涉及背景信息或经验分析时，可以结合定性研究证据来解答问题，建议使用"PS"问题框架：

患者/人群（Patient/Population）：个人、家庭或人群，患者的年龄，特定的健康问题。

情景（Situation）：想了解的情况或准备获取的经验。

本例关于制定儿童肥胖的预防策略，需要获取与学校干预措施相关的研究证据。运用PICO格式分解问题：

Patient/Population：5~12岁的在校儿童。

Intervention：增加活动量的体育活动项目。

Comparison：平常活动和体育课。

Outcome：肥胖率、超重率、平均体重指数（BMI）、身高、体重。

之后，形成需要循证解答的问题：与通常的健康和体育课程相比，学校每天开展的体育活动项目对降低学龄儿童肥胖率的有效性如何？

上述问题的核心要素是P、I、C三个成分，据此形成的重点问题是：与平常的体育课程相比，学校每天的体育活动项目对学龄儿童的肥胖率有何影响？

决策者如果想知道肥胖儿童在参加体育锻炼项目时是否被其他儿童或老师嘲笑，他们是否遭受歧视？他们会因此感觉不舒服吗？因此，提出了相关的质性问题：

Patient/Population：在校的肥胖儿童。

Situation：学校的体育活动项目。

即肥胖儿童在学校参加体育活动时有何感受？

（二）全面获取证据

根据构建的问题"与平常的体育课程相比，学校每天开展的体育活动项目对降低学龄儿童肥胖率的有效性如何"，怎样找寻最佳的研究证据？

证据分级方法容易让决策者认为只有系统评价或随机对照试验（RCT）才是决策所需的"证据"。事实上，各种类型的研究设计都是特定形式的证据。对于解决某些问题，病例对照研究或专家意见同样适用。需要注意的是，定性研究回答关于经验或感受类的问题，与量化的证据同样重要，传统的证据分级方法并未包含定性研究。

指南较之系统评价/Meta分析，涉及的问题更广，例如，预防儿童肥胖症或者治疗儿童肥胖症，而不是集中于某项特定的干预措施（日常体育活动）。以题名/摘要途径，在PubMed检索词输入框中录入"肥胖和儿童"（obesity and children），并检索指南，获得9条记录（截止到2018年10月19日）（图3-20-2）。通过阅读题名和摘要，筛选出与决策问题相关的指南。

证据概要主要是循证类的期刊，期刊使用预先设定的质量标准对医药卫生领域的研究进行评价，从中选择高质量的研究，并且由该领域专家用1~2页的证据概要进行总结。如果机构图书馆有访问证据概要的权限，可以在循证期刊（如*ACP Journal Club*）中获取证据概要以回答提出的问题。

Cochrane图书馆（网址：http：//www.cochranelibrary.com）是证据综合的重要来源。来自世界各地的系统评价小组遵循严格的程序获取证据并对其进行严格评价，在此基础上开展Meta分析。在检索词输入框录入"obesity and children"进行检索（图3-20-3）。在查看Cochrane图书馆的系统评价时，首先是查看结构化的摘要，之后是"平实语言的文摘"（plain language summary）。

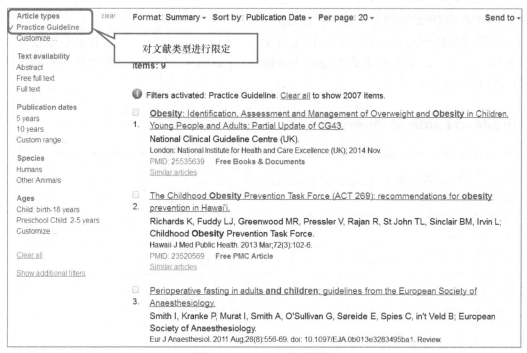

图3-20-2　PubMed检索指南

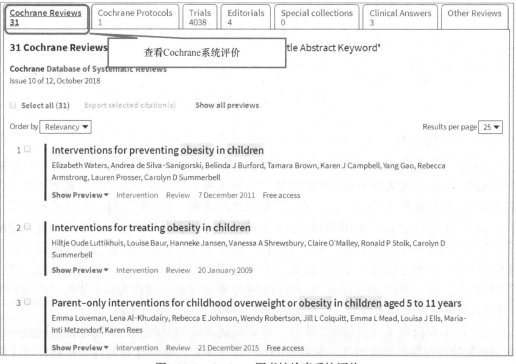

图3-20-3　Cochrane图书馆检索系统评价

　　有时系统只检索到单项研究，尚没有系统评价。PubMed 的"临床查询"（Clinical Queries）功能易于获取临床研究证据（图3-20-4）。在检索的结果界面有多个选项，包括"按问题类别获取临床研究"和"查找系统评价"。

　　如果获得的检索结果太多，可以通过录入关键词和年龄对检索条件进行限定并对其按相关度排序，如在检索式中增加干预措施：physic*，在检索结果中选择年龄范围"Child（2 to 12 years）"。

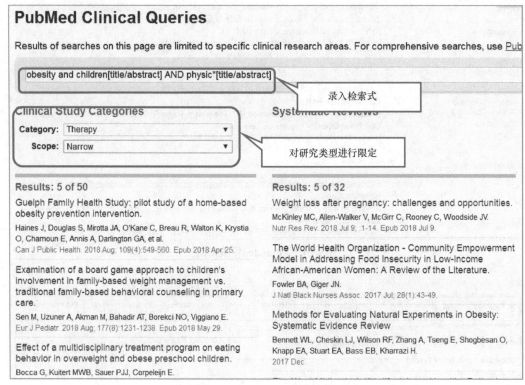

图3-20-4　PubMed临床查询

（三）评价证据

　　决策者使用证据的一个阻碍因素是缺乏批判性的证据评价技能。可以参考本书的"实践篇"获取各种类型证据的评价方法。本例获取了美国内分泌学会发布的《儿童肥胖的评估、治疗和预防指南》，针对超重和肥胖的诊断、遗传性肥胖、肥胖的治疗以及预防等提出了推荐意见。该指南根据GRADE方法描述推荐意见的强度和证据质量。指南制定的工作组开展了两项系统评价，并且在指南制定过程中借鉴已发表的系统评价和原始研究证据。本例还获取了《中国超重/肥胖医学营养治疗专家共识》，指南的制定结合了中国现况，将AGREE协作网提出的指南方法学质量评价标准作为质控依据；在指南中列举了检索的数据库和关键词，以及证据分级和推荐意见的整合体系。

　　此外，本例获取了一项最新发表且与研究问题高度相关的原始研究证据。这是一项由Adab等学者开展的整群RCT，发表于*BMJ*。该项研究已在临床试验注册机构注册（注册号：ISRCTN97000586），研究对象是6~7岁在校儿童，该研究采用分层区组随机分组方法以确保组间重要基线特征的均衡分布，采取有效措施保证隐蔽分组，对数据收集人员实施盲法，对缺失值、异质的资料进行敏感性分析，因此具有低度的偏倚风险。研究认为学校不太可能在没有跨部门和外部环境的广泛支持下降低儿童肥胖的发生率。

（四）分析与整合证据

在应用证据解决问题时需要考虑：证据是否与决策问题相关？证据融入日常工作（患者护理、干预方案的设计、政策制定还是研究设计）的阻碍因素是什么？证据与工作有何关系？证据与决策环境有何关系？

美国《儿童肥胖的评估、治疗和预防指南》引用了基于11篇RCT的Meta分析，结果表明20分钟/天至1小时/天、2次/周或上学时1次/天的运动对肥胖者BMI影响不大，但此类干预措施一旦持续6个月及以上时间，肥胖者的甘油三酯、收缩压和舒张压均可下降；1项纳入9篇RCT的Meta分析表明，3次/周、60分钟/次、持续3个月以上的运动会降低儿童空腹血糖、胰岛素水平和体脂；另一篇针对胰岛素抵抗的Meta分析表明，运动在改善儿童胰岛素抵抗方面有积极的作用但是其程度有限，最佳效果出现在BMI最高的人群中；对在学校开展跳跃运动的16项研究进行系统评价表明，骨关节运动对体脂含量（SMD-0.248，95%CI-0.406~-0.089）的影响甚微；对儿童超重或肥胖抗阻力训练效果的40项研究进行Meta分析表明，超重和肥胖的儿童和青少年进行抗阻力训练对身体成分有低度影响，对力量有中度至高度影响；另1篇系统评价/Meta分析发现，运动可减少儿童的体脂率，但不一定对BMI发挥作用；1项RCT让200名受试者在13周内体验了20分钟或40分钟的趣味有氧运动，频率为5天/周，结果发现口服葡萄糖耐量试验曲线下面积测量的胰岛素抵抗情况得以改善，总体脂和内脏脂肪减少，最大摄氧量增加，因此该研究认为肥胖儿童至少进行20分钟/天、5天/周的有氧运动才会从中受益。

关于学校在儿童肥胖中的作用，9项研究（5项RCT、4项非RCT）表明饮食联合积极的体育锻炼能够有效预防肥胖或超重（证据群的质量中等）；另外1篇系统评价（纳入了16项学校参与的肥胖预防项目）发现，社区积极配合学校会取得更好的效果；此外，1篇纳入了37项研究的Meta分析（研究对象是6~12岁儿童，共27 946位）结果发现学校的儿童肥胖预防项目会产生积极效果，学校的教学内容涉及健康饮食、体育活动和自身形象；在校期间增加体育活动量和提升基本的运动技能、改善学校食物中的营养素、营造儿童吃健康食物的氛围和环境、鼓励教师和其他学校员工实施健康促进战略；以及通过家长来鼓励儿童吃更有营养的食物、减少屏幕类活动的时间（如看手机、玩电脑）。

《中国超重/肥胖医学营养治疗专家共识》同样认为运动对减肥的影响取决于运动方式、强度、时间、频率和总量，推荐采取限制能量的平衡膳食、轻断食膳食模式、认知-行为以及心理干预等减肥方式。

（五）将证据应用于医疗卫生决策、后效评价循证决策的效果

通过分析儿童肥胖干预的研究证据，发现增加体育活动在增强肥胖儿童体质、改善机体功能方面发挥作用，然而运动对减肥的效果取决于运动方式和运动量；减肥效果的取得需要多方配合，例如，学校要引导儿童意识到肥胖的危害，引导儿童进行健康饮食，尤其是家庭和社会要对儿童肥胖引起足够重视，采取积极的干预措施，改变传统的饮食方式和儿童的生活方式，增强体育锻炼。

第三节 多维度证据分析方法及在决策中的应用

一、多准则决策分析

多准则决策分析（multi criteria decision analysis，MCDA）是在具有相互冲突、不可共度的方案中进行选择的决策分析方法，其目的是支持决策者基于多种、经常是互相冲突的准则评估备选方案。

（一）多准则决策分析的基本步骤

医药卫生领域的MCDA实践包括以下5个步骤：

（1）明确评估的备选方案：明确目标技术和与该技术有类似效果的备选技术。

（2）确定评估准则：确定决策准则，如明确目标技术有效性的界定依据以及量化评分准则。

（3）基于准则进行评分：根据既定准则对目标技术的相应属性赋予分值，评分体现了目标技术在该属性的期望表现。

（4）明确准则的权重：探知决策者对于每项准则相对重要性的认识即权重，权重体现了每项准则相对于其他准则的价值。

（5）目标技术的价值判断：MCDA根据针对特定目标技术获得的标准化权重，以及目标技术在各准则被赋予的分值来产生技术的价值估计，以实现对目标技术的排序和优选。

MCDA为系统化和科学化的决策提供了方法学工具，模块中各条目的权重和评分体现决策者的思考和讨论过程，赋予权重的过程体现了决策者的价值取向。

（二）多准则决策分析的常用方法

MCDA过程中经常运用的方法包括备选方案评估（option appraisal）、项目预算和边际分析（programme budgeting and marginal analysis，PBMA）、社会技术资源配置法（sociotechnical allocation of resources，Star）和离散选择实验（discrete choice experiment，DCE）。

1. 备选方案评估 广泛应用于政府部门，以比较不同项目方案的成本和收益。它关注技术实现既定目标的价值，其过程包括明确目标、审查方案并权衡这些方案的成本、效益、风险和不确定性。备选方案评估需要运用系统化的方法评价预期效果，通过探讨特定方案的相对成本和收益以及根据同一套评估准则与其他备选方案进行比较来实现。

2. 项目预算和边际分析 是一个结构化的审议过程，涉及多个利益相关方，他们提出对技术投资和撤资的建议，估算干预措施的增量成本和效益（项目预算/PB）以及比较投资和撤资的边际收益（边际分析/MA），目的是尽可能发挥卫生技术的作用并降低成本。项目预算使卫生技术评估人员能够分析不同实践场景下的支出，并就不同的支出模式进行讨论。边际分析利用经济学概念如机会成本，探索特定项目领域各种活动的成本和效益。可见，项目预算和边际分析主要关注边际成本和效益的评估，重点是分析在资源增加时有何获益、在资源减少时有何损失。

3. 社会技术资源配置法 是优先级确定的实用方法，通过决策者会议将技术的性价比（value for money）分析和利益相关者的广泛参与有机结合。其过程包括：①制订会议时间表；②策划主要利益相关者的参与，根据成本-效果原则明确优先事项；③获取人口统计和流行病学资料；④促成利益相关者会议；⑤结果分析；⑥撰写研究报告并列出主要结论和建议。

4. 离散选择实验 可用于MCDA的权重确定阶段，是获取患者和其他利益相关方偏好的陈述性偏好法。研究人员要为离散选择实验的参与者提供系列场景，每个场景应包含两个或以上的选项，参与者根据事先界定的准则对技术进行评价并依据个人偏好进行选择。研究人员结合离散选择实验的结果，使用回归分析来获取每个属性的权重，权重反映了研究对象对不同属性的偏好。

二、EVIDEM 框 架

证据与价值对决策的影响（evidence and value：impact on decision making，EVIDEM）框架由EVIDEM协作网开发，旨在运用系列易于理解的决策准则并将其形成实用化工具，评估干预措施并确定优先重点。

（一）规范化的通用准则：MCDA核心模型

框架假定将如下类型的医疗卫生技术列入优先级：作用于严重疾病；作用于常见病；作用于诸多问题尚未得以解决的疾病；显著降低疾病发生风险或能显著缓解患者的病痛；较之常规技术可显著改善有效性；较之常规技术可显著改善安全性和耐受性；较之常规技术可显著改善患者报告的结果或感知的健康结果；节省医疗和非医疗支出；有充足的、真实和相关的数据支持该技术的应用；专家在共识指南中推荐使用该技术。

上述准则构成了MCDA的核心模型，其中每个准则又包括了子准则，用户可以结合不同的决策情境，将子准则加入MCDA核心模型；将定义的准则和子准则运用于情境化工具；或者将具有可操作性的（清晰和明确地定义了评分方法，并且不同目标技术的分析结果具有稳定性）准则和子准则纳入MCDA核心模型。

（二）情境化准则：情境化工具

情境化工具由规范化和可行性准则组成，有助于将EVIDEM框架因地制宜地用于不同决策情境。该工具涵盖七个通用准则，用户结合决策情境进行选用和更改。

1. 规范性的情境化准则

（1）卫生系统的使命/任务：需要清晰定义卫生系统的使命和任务，完全符合卫生系统使命和任务的卫生技术将被赋予更高的分值。

（2）人群的优先重点以及卫生系统/方案的可及性：需要清晰定义决策者角度或社会角度的优先重点，完全符合优先重点的卫生技术将被赋予更高的分值。

（3）共同的目标和特定的利益：该准则通常不可以进行量化分析，但是实现共同目标能够确保决策的公正性、由共同目标所主导，不会受到特定利益的驱使。

（4）对环境的影响：干预措施的产生、使用或实施对环境的影响程度，不破坏环境的卫生技术将被赋予更高的分值。

2. 可行性的情境化准则

（1）机会成本和可负担性：运用预算分析工具探讨卫生技术对财务的实际影响以及预算的可负担性，财务分析过程中需考虑机会成本和预算。

（2）系统能力和适当的干预措施：需要考虑多方面的因素，如卫生技术的应用对机构人员技能的要求。

（3）政治、历史和文化背景：需考虑多方面的因素，如文化层面的可接受性、优先权、现今政策的优先重点、对医疗卫生研究的影响。

用户可以根据决策情境修订或调整EVIDEM框架，以体现规范化（在此情境之中应该做什么）和可行性（可以做些什么）。研究者对各种卫生技术根据量化的分值进行排序并形成推荐意见提供给决策者。情境化准则对卫生技术的重要性排序产生质的影响，即中立、否决或支持某项卫生技术的应用。决策者根据分析结果并结合预算来制定卫生政策或进行决策。

（三）价值评估模块

价值评估是一种综合性分析方法，源自卫生系统的目标，即为患者、人群和卫生系统提供最佳干预策略，此目标贯穿于EVIDEM框架的各项决策准则。

核心模型的权重确定方法是从决策者的角度，在评价目标技术时根据各项准则的重要性为每一个准则赋予权重，本文列举了两种常用的权重确定方法。

1. 5分权重法（无层级结构）

说明：从您的角度，评价医疗干预措施时根据每条准则的相对重要性分配其权重。将您认为最重要的准则赋值为5，将您认为最不重要的准则赋值为1（表3-20-1）。

表 3-20-1　5分权重法（无层级结构）

准则	无须考虑	低		权重		高
干预措施的需要						
疾病严重性	0	1	2	3	4	5
影响的人群范围	0	1	2	3	4	5
未能满足的要求	0	1	2	3	4	5
干预措施的比较结果						
相对有效性	0	1	2	3	4	5
相对安全性 / 耐受性	0	1	2	3	4	5
相对患者感知 / 报告的结果	0	1	2	3	4	5
干预措施的益处						
预防性的益处类型	0	1	2	3	4	5
治疗学的益处类型	0	1	2	3	4	5
干预措施的经济性						
比较成本结果——干预的成本	0	1	2	3	4	5
比较成本结果——其他医疗成本	0	1	2	3	4	5
比较成本结果——非医疗支出	0	1	2	3	4	5
关于干预的知识						
证据的质量	0	1	2	3	4	5
专家共识 / 临床实践指南	0	1	2	3	4	5

2. 5分权重法（有层级结构）

说明：首先为各类别（簇）分配权重，然后在各类别内部分配每条准则的权重。将您认为最重要的类别/准则赋值为5，将您认为最不重要的类别/准则赋值为1（表3-20-2，表3-20-3）。

表 3-20-2　5分权重法（有层级结构）：准则

准则	权重 低 → 高				
	低				高
干预措施的需要	1	2	3	4	5
干预措施的比较结果	1	2	3	4	5
干预措施的益处	1	2	3	4	5
干预措施的经济性	1	2	3	4	5
关于干预的知识	1	2	3	4	5

表 3-20-3　5分权重法（有层级结构）：子准则

子准则	权重 低 → 高				
	低				高
干预措施的需要					
疾病严重性	1	2	3	4	5
影响的人群范围	1	2	3	4	5
未能满足的要求	1	2	3	4	5
干预措施的比较结果					
相对有效性	1	2	3	4	5
相对安全性/耐受性	1	2	3	4	5
相对患者感知/报告的结果	1	2	3	4	5
干预措施的益处					
预防性的益处类型	1	2	3	4	5
治疗学的益处类型	1	2	3	4	5
干预措施的经济性					
比较成本结果——干预的成本	1	2	3	4	5
比较成本结果——其他医疗成本	1	2	3	4	5
比较成本结果——非医疗支出	1	2	3	4	5
关于干预的知识					
证据的质量	1	2	3	4	5
专家共识/临床实践指南	1	2	3	4	5

（四）为干预措施排序并评估其价值

MCDA的价值估计值是根据针对不同类型干预措施获得的标准化权重、对干预措施各准则赋予的分值而产生。MCDA的价值估计值可用于对干预措施的排序，情境化的定性因素可对排序产生影响。干预措施的MCDA 价值估计值（V）来自于MCDA核心模型各准则（n）分值（V_x）[或结合标准化权重（W_x）和分值（S_x）]，公式为

$$V = \sum_{x=1}^{n} V_x = \sum_{x=1}^{n} \left(\frac{W_x}{\sum_{x=1}^{n} W_x} S_x \right)$$

（五）基于EVIDEM框架进行决策的案例分析

1. 决策背景 2012年，哥伦比亚卫生技术评估研究所（Health Technology Assessment Institute，IETS）成立之后，经历了一次重要的制度改革。当年12月，卫生监管委员会（Regulatory Commission for Health，CRES）解散，卫生和社会保障部（Ministry of Health and Social Protection，MoHSP）重新获得报销政策制定权。研究者在此背景下结合EVIDEM框架进行资源配置，以实现系统和透明化的决策，符合哥伦比亚卫生部的目标即形成更加有效的资源配置过程。

2. 决策过程 研究者于2012年和2013年对EVIDEM框架在哥伦比亚进行了测试。在准备阶段，研究人员进行文献检索并完成了四种目标技术的卫生技术评估（health technology assessment，HTA）报告，然后与决策者举行了小组会议。四项技术分别是重症甲型血友病（severe haemophilia A，SHA）的初级预防技术（primary prophylaxis，PP）、补锌预防腹泻、作用于绝经后雌激素受体阳性者转移性乳腺癌的阿那曲唑一线治疗，以及用于急性冠脉综合征（acute coronary syndrome，ACS）而无ST段抬高的中度至高度心血管风险患者的替卡格雷联合乙酰水杨酸疗法（acetylsalicylic acid，ASA）。

项目组为了评估卫生技术，向与会者提供了MCDA证据矩阵，基于矩阵形成了HTA证据概要，与会者根据4分的基数标度（0~3）为各项技术进行评分，3分代表该技术完全符合某条既定的准则；0分为最低。通过线性模型整合每种技术的归一化权重和分值，据此估算技术价值。总评分为1分的卫生技术最具价值，0分的卫生技术则价值最低。小组成员将各项卫生技术评分的结果提交给各与会者，并就此展开讨论（图3-20-5）。

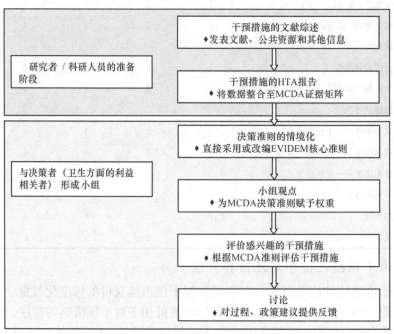

图3-20-5 运用EVIDEM的决策过程

3. 修订后的EVIDEM框架 疾病的严重程度、影响的人群范围、有效性在15个预先选定的准则中排序靠前（表3-20-4）。

表 3-20-4 修订后的 EVIDEM 框架其最终准则和权重列表

准则	定义	权重（%）
疾病的严重程度	用病死率、残疾、对生活质量的影响，临床过程（即急性期、不同的临床阶段）反映目标技术防治的患者其疾病严重程度	9.3
受疾病影响的人群范围	受疾病影响（干预措施治疗或预防）的人数；可用年新发病例数（年发病率）和（或）在某一时间点受影响人口的比例（患病率）来表示	8.9
改善有效性	目标技术改善的临床症状、体征、病程及除了其他预期效果（益处），需要技术效力和效果的数据	8.7
适用于决策的临床指南	目标技术（或备选技术）符合专家对于目标健康状况的管理共识；指南通常有明确的开发过程，旨在改善临床实践	7.7
医疗服务类型（临床益处）	卫生技术在患者水平产生的临床益处类型（如缓解症状、延长寿命、治愈疾病）	7.3
对卫生规划的预算影响	将目标技术纳入报销范围对于卫生预算产生的净效应（排除其他支出）	6.9
改善安全性和耐受性	目标技术较其他备选技术减少有害结果或不利健康结局的能力	6.6
公共卫生益处	目标技术在人群水平降低相关风险的能力（如预防、减少疾病传播、降低危险因素的流行）	6.5
改善患者报告的结果	目标技术改善患者报告结果（如生活质量、患者感知的便捷性）的能力	6.3
现有卫生技术的局限性	备选措施在预防、治愈或改善症状方面的不足之处，以及在安全性、患者报告的结果和便捷性方面的缺陷	6.2
关注弱势群体 *	目标技术对当地弱势群体（如流离失所者、老年人、残疾人、精神病患者等）产生的有益影响	5.7
目标技术的成本－效果	目标技术相对于备选技术的增量成本－效益比。效益可以用避免的事件数、获得的生命年、获得的质量调整生命年、额外的无痛天数等来表示	5.5
证据的完整性和一致性	相关研究报告的完整性（即符合研究报告规范）并与其引证的源信息相符	5.1
证据的相关性和有效性	目标技术的证据与决策群体有关（根据人群类型、疾病阶段、对照和结果等方面），有效性分析依据科学标准并有确切结论（研究结果的一致性），有不确定性分析。	5.0
对健康／卫生服务的不同需求 *	干预措施对于具有特殊卫生服务需求的人群（如罕见病、姑息治疗、临终关怀等）产生益处的能力	4.3

*与决策情境相关。

4. 技术评估的结果 MCDA的价值估计 结果表明补锌排在首位（0.904），其次是阿那曲唑（0.822），重症甲型血友病的初级预防技术（PP FⅧ，0.794）以及替格瑞洛（0.708）（表3-20-5）。与会者对干预措施的感知价值有不同的认识，这体现了各自看待问题的角度和对证据含义的不同理解。与会者认为MCDA辅以预算影响分析是帮助决策的最佳方法。

表 3-20-5 基于 EVIDEM 准则的干预措施价值比较

准则	权重	每项技术的准则化 MCDA 分值			
		补锌	阿那曲唑	PP FⅧ	替格瑞洛
疾病严重程度	9.3	0.093	0.080	0.093	0.075
受疾病影响的人群范围	8.9	0.089	0.076	0.076	0.085

续表

准则	权重	每项技术的准则化 MCDA 分值			
		补锌	阿那曲唑	PP FⅧ	替格瑞洛
改善有效性	8.7	0.083	0.079	0.083	0.070
适用于决策的临床指南	7.7	0.062	0.066	0.022	0.066
医疗服务类型（临床益处）	7.3	0.059	0.063	0.059	0.063
对卫生规划的预算影响	6.9	0.066	0.046	0.049	0.049
改善安全性和耐受性	6.6	0.063	0.066	0.063	0.028
公共卫生益处	6.5	0.065	0.046	0.040	0.053
改善患者报告的结果	6.3	0.063	0.036	0.051	0.024
现有卫生技术的局限性	6.2	0.038	0.053	0.059	0.038
关注弱势群体	5.7	0.057	0.041	0.057	0.030
目标技术的成本－效果	5.5	0.047	0.050	0.031	0.042
证据的完整性和一致性	5.1	0.039	0.036	0.032	0.027
证据的相关性和有效性	5.0	0.040	0.045	0.045	0.033
对健康／卫生服务的不同需求	4.3	0.039	0.039	0.033	0.025
每项技术的 MCDA 价值	100	0.904	0.822	0.794	0.708

5. 结论 以公开、透明的方式对技术的价值进行评估是可行的，可以通过MCDA和财务分析明确技术的机会成本。这项研究为优化决策过程提供了科学见解，为形成系统化和更透明的资源配置过程奠定了基础。

三、EtD 框 架

（一）EtD框架简介

1. 制定的背景 DECIDE（Developing and Evaluating Communication Strategies to Support Informed Decisions and Practice Based on Evidence）（网址：http：//www.decide-collaboration.eu）是由GRADE工作组开展的一项为期5年的项目（2011年1月至2015年12月）。该项目得到欧盟委员会第七框架项目的资助，目标是"通过GRADE工作组推动循证建议的传播，以开发有针对性的指南传播方法"。以下是项目中开发或改进的DECIDE工具：GRADE Evidence to Decision（EtD）框架、GRADE的软件应用程序和指南开发工具（GRADEpro）、交互式的循证决策工具（iEtD）、用于干预和诊断技术的互动式结果摘要表（iSoF）、GRADE证据概要、结果表格和推荐意见的数据库、患者版本的指南、临床实践指南的多层表示格式、与电子设备兼容的GRADE的决策辅助工具（电子化的GRADE决策辅助原型）、循证评估干预措施的工具（GET IT词汇表）、指南制定的清单和工具包。

2. 制定的目的 EtD框架旨在帮助决策者（小组成员）以结构化和透明的方式使用证据，提出治疗、诊断、筛查和监测技术的建议，帮助报销决策以及卫生系统或公共卫生的政策制定。EtD框架主要用于告知干预措施或方案的相对利弊；确保决策者在决策过程中考虑了重要的准则；提供最佳、可用证据的简明摘要，为基于各项准则的循证分析提供信息；使讨论过程结构化并找出引起观点分歧的原因；确保决策过程和决策依据的结构化和透明化；有利于对特定决策情景下推荐建议和决策的调整；使用户能够理解专家组的判断以及支持这些观点的证据。

（二）EtD框架的结构

EtD框架（网址：https：//ietd.epistemonikos.org）将决策类型分为临床决策、医疗保险决策、卫生系统决策、公共卫生决策和诊断或筛查决策。多数决策准则具有相似性，这些准则体现了决策问题的优先次序、卫生技术期望和未预期的作用、证据的确定性、患者或相关人员对主要临床结局持有的价值观，以及对期望效果和未预期结果的权衡、技术的资源利用、可接受性和可行性。此外，从人群角度来看，所有问题都体现了公平性的原则。EtD框架针对不同类型的决策问题开发了相应的模板，通过促进证据与决策场景的融合来推动循证决策。

（三）基于EtD框架进行决策的案例分析

1. 决策背景 深静脉血栓形成（deep vein thrombosis，DVT）是指血液非正常地在深静脉内凝结，属于下肢静脉回流障碍性疾病。血栓形成大都发生于制动状态（尤其是骨科大手术），其并发症包括死亡、肺栓塞、疼痛和局部反应。决策者提出的问题是高敏感度的D-二聚体测试（运用酶联免疫吸附试验，ELISA）和加压超声可否用于诊断低验前概率或是首次发作的DVT？

2. 决策问题 研究对象：疑似DVT但是具有低验前概率的患者。

干预措施：若D-二聚体检测阳性则运用加压超声检查，倘若D-二聚体阴性则继续观察。

对照措施：D-二聚体检测阳性则采用全腿超声或静脉造影检查，假如D-二聚体阴性则继续观察。

研究目的：诊断DVT。

治疗手段：通过以上手段确诊为DVT的患者使用低分子肝素或华法林抗凝治疗。

预期的结局指标：肺栓塞致死；非致命性肺栓塞；非致死性颅内和其他部位的大出血；DVT的后果（如疼痛、肿胀）；造影剂的过敏反应和肾毒性（静脉造影）；治疗给患者带来的经济负担。

研究的角度：人群视角。

场景：急诊科门诊。

3. 基于EtD框架的循证决策

（1）问题：该问题在决策中具有优先级吗？

不清楚	不同场景各异	不是	可能不是	可能是	是
☐	☐	☐	☐	☐	☑

DVT是一种常见病，年发病率约为1例/1000人，虽然总体发病率较低，但疑似DVT的患者中其疾病的预测概率较低，因此预计DVT的患病率为5%（95%CI 4%~8%）。

其他考虑：专家组通过诸如Wells评分等临床预测方法，认为高度敏感的D-二聚体适用于上述类型的患者。即便静脉造影检查被认为是金标准，该方法在许多情况下并不可行，因为在20%的试验中产生了不良事件和不确定的测试结果。

（2）诊断准确度：

D-二聚体检测：

不清楚	不同场景各异	很不准确	不准确	准确	非常准确
☐	☑	☐	☐	☐	☐

加压超声检查：

不清楚	不同场景各异	很不准确	不准确	准确	非常准确
☐	☐	☐	☐	☑	☐

联合测试：

不清楚	不同场景各异	很不准确	不准确	准确	非常准确
☐	☑	☐	☐	☐	☐

D-二聚体检测的诊断敏感度和特异度在不同的研究中有截然不同的结果，因此需进一步评估其准确度；加压超声检查较为准确；上述两种方法联合应用产生的临床结果具有异质性。

研究证据：D-二聚体检测的合并敏感度是94%（95%CI 93%~95%），合并特异度是45%（95%CI 44%~46%）。加压超声检查的合并敏感度是90.3%（95%CI 88.4%~92%），合并特异度是97.8%（95%CI 97%~98.4%）。然而，证据具有间接性，来自以评估DVT复发为目的的文献。

其他考虑：对于决策情景中考虑的诊断技术，D-二聚体检测和加压超声检查的试验准确度具有相关性。两项试验的金标准都是3个月内静脉血栓栓塞或静脉造影的发生情况。然而鉴于金标准和研究人群的不确定性，研究证据具有间接性。

（3）期望的效果：理想的预期效果。

不清楚	不同场景各异	略微有效	低度有效	中度有效	高度有效
☐	☐	☐	☐	☐	☑

研究证据：1000名疑似患有DVT的患者中有431名无须做进一步检测（阴性的诊断结果），这431名患者中仅有3例为假阴性。低分子肝素能够有效地避免D-二聚体和加压超声检查阳性者DVT的不利结局。全腿超声或静脉造影检查可以避免患者接受更多的侵入性测试。

其他考虑：预期结果包括肺栓塞死亡、非致死性肺栓塞、非致死性颅内出血以及大出血，DVT所致的腿部疼痛和肿胀、过敏反应和造影剂的肾毒性（接受静脉造影的患者）、患者的经济负担。

（4）未预期的结果：不利的结局。

不清楚	不同场景各异	高度有害	中度有害	低度有害	略微有害
☐	☐	☐	☐	☑	☐

研究证据：使用D-二聚体每测试1000次将产生3次假阴性结果，这些患者将承受未及时接受治疗造成的后果（DVT可引起肺栓塞、腿部肿胀和疼痛）。关于D-二聚体检测假阳性以及D-二聚体检测和压迫超声检查的不利结局，体现在假阳性者肝素治疗的不必要使用，以及每1000例D-二聚体阳性患者中进行加压超声检查有10例漏诊。尽管全腿超声或静脉造影检查被认为是金标准，它们也有诊断结果为假阴性或假阳性的风险。

（5）诊断准确度证据的确定性：诊断准确度证据的总体确定程度。

无纳入研究	极低	低度	中度	高度
☐	☐	☑	☐	☐

研究证据：由于人群特征的间接性，D-二聚体测试的证据具有中等程度的确定性。由于难以解释的不一致性和间接性，近端加压超声检查的证据确定性是低度到中度。因此，诊断准确度证据的总体确定度较低。

（6）有效性证据的确定性：对于任何关键或重要的直接益处、副作用或经济负担，证据的总体确定程度。

无纳入研究	极低	低度	中度	高度
☑	☐	☐	☐	☐

本例无纳入的研究证据。

其他考虑：专家组认为，由于采血和超声检查测试对患者而言经济负担很小，在D-二聚体检测阴性个体中不做加压超声检查产生的理想预期效果被判定为中等，不良事件（如采血后的感染或血肿）不太可能发生。全腿超声与近端加压超声检查相比并不方便，全腿超声检查需要花费更多时间，但是总体的经济负担较低。静脉造影检查会产生过敏反应和肾毒性的风险。

（7）效果管理证据的确定性：在测试结果的指导下，技术效果管理证据的总体确定程度。

无纳入研究	极低	低度	中度	高度
☐	☐	☐	☑	☐

研究证据：基于1项比较应用抗凝剂与未应用抗凝剂的RCT，死亡率和静脉血栓栓塞复发的相对危险度降低率（relative risk reduction，RRR）很高，分别为50%和67%。只有一项60年前开展的小样本试验评估了先使用肝素、然后口服抗凝剂治疗肺栓塞的效果。尽管探讨肝素效果的临床原始研究证据质量较低，但随后有间接证据证实在各种高危人群中DVT的发生率或DVT进展为肺栓塞的风险降低。由于证据的不精确和间接性，现有证据总体来说具有中度确定性。此外，大出血的风险似乎并未显著增加（中度确定性）。

（8）测试结果/管理证据的确定程度：

无纳入研究	极低	低度	中度	高度
☐	☐	☐	☐	☑

研究证据：患者在测试后随即接受抗凝治疗，在临床实践中也是如此。

其他考虑：临床观察表明，可能从治疗中获益的患者最易接受该项技术。

（9）效果的确定程度：测试效果证据的总体确定性。

无纳入研究	极低	低度	中度	高度
☐	☐	☑	☐	☐

研究证据：试验准确度证据的确定程度为低度到中度，诊断技术证据的总体确定性很低。然而，诊断结果决定患者是接受治疗还是直接离开医院，相关证据的确定程度很高。此外，治疗效果证据具有中度的确定性，因而不会进一步降低证据总体的确定程度。

（10）价值观：人们在衡量主要结局指标的时候是否有显著的不确定性或异质性，包括技术的副作用、经济负担以及基于测试结果的临床管理方案。

有重要的不确定性或异质性	可能有重要的不确定性或异质性	可能无重要的不确定性或异质性	无重要的不确定性或异质性
☐	☐	☐	☑

研究证据：见表3-20-6。

表 3-20-6　部分结果的效用值和重要程度

结果	效用值（范围）	重要性
死亡	0	至关重要
非致命性颅内出血（严重）	0.1~0.51	至关重要
非致命性颅内出血（中度）	0.29~0.77	至关重要
非致命性颅内出血（轻度）	0.47~0.94	至关重要
非致死性肺栓塞	0.63	至关重要
大出血	0.44~0.84	至关重要

其他考虑：小组成员对结果做出如下假设：患者大出血的严重性同肺栓塞；通常颅内出血比大出血或肺栓塞严重2~3倍；治疗负担较为重要，但并不是最重要的结局指标。

（11）效果的权衡：通过对期望和未预期的健康结局之间的权衡，应该支持待评价的诊断学干预技术还是对照技术？

不清楚	不同场景各异	支持对照技术	可能支持对照技术	两类技术均不支持	可能支持干预技术	支持干预技术
☐	☐	☐	☐	☐	☑	☐

本例支持待评价的诊断学干预技术。

（12）需要的资源：需要消耗的资源（成本）。

不清楚	不同场景各异	成本高	成本适中	成本可忽略不计或略有节省	适度节省成本	显著节省成本
☐	☐	☐	☑	☐	☐	☐

研究证据：测试的费用为每1000名患者约花费120 000美元。每1000名患者的技术治疗成本以及治疗并发症的费用合计约255 000美元。因此，干预的总成本约为每1000名患者375 000美元。全腿超声或静脉造影检查的费用更高。

（13）所需资源的证据确定程度：资源消耗（成本）的证据确定程度。

无纳入研究	极低	低度	中度	高度
☑	☐	☐	☐	☐

本例无相关研究证据。

（14）成本-效果：成本-效果的分析结果支持待评价的诊断学干预技术还是对照技术。

不清楚	不同场景各异	支持对照技术	可能支持对照技术	两类技术均不支持	可能支持干预技术	支持干预技术
☐	☐	☐	☐	☐	☑	☐

研究证据：每获得一个质量调整生命年约需要10 000美元，因此支持待评价的诊断学技术。

其他考虑：成本-效果是基于每质量调整生命年30 000至40 000美元的支付意愿。

（15）公平性：技术对卫生公平性的影响。

不清楚	不同场景各异	降低	可能降低	可能无影响	可能增加	增加
☐	☐	☐	☐	☐	☑	☐

本例无相关研究证据。

其他考虑：门诊D-二聚体测试作为分类试验的手段，较使用加压超声检查作为初始的诊断策略允许更多个体接受测试。因此，门诊D-二聚体测试可以增加公平性。

（16）可接受性：关键利益相关者可否接受该项技术。

不清楚	不同场景各异	不接受	可能不接受	可能接受	接受
☐	☐	☐	☐	☐	☑

本例无相关研究证据。

其他考虑：D-二聚体测试、加压超声检查和DVT治疗通常为各利益相关方（患者、临床医师、技术人员、管理人员、支付方等）所接受。静脉造影检查需要在受试者的足部静脉插管和注射，会让人觉得不舒服。

（17）可行性：技术的实施是否可行。

不清楚	不同场景各异	不可行	可能不可行	可能有可行性	可行
☐	☐	☐	☐	☐	☑

本例无相关研究证据。

其他考虑：D-二聚体测试和DVT的临床治疗具有可行性，D-二聚体测试在通常情况下都可实施。加压超声检查的操作者需要进行培训，全腿超声检查的操作者则需要接受更多的培训以及更多的人员参与。

（18）推荐意见：

不推荐干预和对照技术	不建议干预和对照技术	建议干预或对照技术	建议干预技术	推荐干预技术
☐	☐	☑	☐	☐

指南制定小组建议对患者实施高度敏感的D-二聚体测试之后进行压迫超声诊断。如果D-二聚体阳性则需要注意观察，如果D-二聚体阴性则进行全腿超声或静脉造影检查（基于低确定性证据的有条件推荐）。

理由：与该项技术未预期的后果相比，理想的预期结果更具有显著性（综合分析了有利和有害的结局以及基于各项准则的信息）。使用D-二聚体作为分类测试以及随后进行加压超声检查，诊断结果的假阴性和假阳性率较低，而且能够避免全腿超声和静脉造影检查的危害、减少直接成本，因此推荐使用该技术。

值得优先开展的研究：建议开展随机对照试验，以评估所有可能的诊断策略和重要的临床结局。

（耿劲松）

思 考 题

1. 什么是循证医疗卫生决策？需要遵循哪些步骤？

2. 如果我国新上市了某些治疗丙型肝炎的药品，国家相关部委的决策者考虑是否将该类药品纳入医疗保险报销目录。假设你是参与医疗保险报销目录制定的专家，需要提供决策者相应的研究证据。此时，你会考虑提供哪些类型的研究证据？如何对该药品是否纳入医保报销目录进行循证决策？

第二十一章　大数据环境下循证资源的系统性开发与利用

学习目的

1. 掌握医疗大数据的概念和特点；大数据环境下临床证据产生的步骤。

2. 熟悉医疗大数据的研究现状。

3. 了解医疗大数据的研究内容与方法。

大部分医疗数据在早期是以纸张化的形式存在，而非电子数据化存储，如官方的医疗记录、收费记录、病历记录、处方药记录及影像记录等。当前我们正处于一个数据爆炸性增长的"大数据"时代，大数据已成为经济、金融、农业、交通和医疗与健康领域的动力中心。医疗与健康领域的数据量之大、种类之多、速度增长之快令人难以置信，数据的格式也五花八门，包括图像文件、关系表和纯文本文件等。随着强大的数据存储技术、计算平台及移动互联网的发展，医疗数据呈现大量爆发及快速的电子化趋势。以上提及的医疗数据都在不同程度上向数字化转化。一次全面的基因测序，产生的个人数据高达300GB，基因DNA微阵列芯片可包含数以万计的分子表达值，医学影像、血压、心率、体重、血糖、心电图等的监测数据从原来的按"天"计算，发展到了按"小时"、按"秒"计算。这些数据的扩展速度和覆盖范围是前所未有的，为临床证据的开发与利用提供了新的思路。

第一节　医疗大数据的概念与特点

一、大数据的概念

（一）大数据的定义

大数据研究机构Gartner指出，"大数据"（big data）是需要新处理模式才能具有更强的决策力、洞察发现力和流程优化能力的海量、高增长率和多样化的信息资产。在Viktor Mayer-Schönberger和Kenneth Cukier编写的《大数据时代》一书中，大数据定义为观察对象的所有数据，而不是随机抽样或非随机抽样获得的数据。

（二）大数据的特点

1. 大量性（volume）　单个文件至少为几十、甚至几百GB以上，其中相当多的机构拥有的数据总量在10~99TB。用传统的数据库软件，1GB已经可以储存千万条有着几百个变量的数据记录。

2. 多样性（variety）　泛指数据类型及其来源的多样化，进一步可以把数据结构归纳为结构化（structured）、半结构化（semi-structured）和非结构化（unstructured）。

3. 快速性（velocity）　快速性反映在数据的快速产生及数据变更的频率上。例如，哈佛商学院的一份研究报告称，谷歌在2012年每天需要处理20PB的数据。

4. 易变性（variability）　伴随数据快速性的特征，数据流还呈现一种波动的特征。

不稳定的数据流会随着日、季节、特定事件的触发出现周期性峰值。

5. 准确性（veracity） 又称为数据保证（data assurance）。不同方式、不同渠道收集到的数据在质量上会有很大差异。数据分析和输出结果的错误程度和可信度在很大程度上取决于收集到的数据质量，正所谓"垃圾进、垃圾出"。没有数据质量保证，大数据分析就毫无意义。

6. 复杂性（complexity） 体现在大数据的管理和操作上。随着大数据来源及数据量的爆发，各种不同渠道数据的大量涌现，数据的管理和操作已经变得越来越复杂。如何抽取、转换、加载、连接、关联以把握数据内蕴和有用信息已经变得越来越有挑战性。

二、医疗与健康大数据

（一）来源

医疗与健康大数据的来源有多种途径，如医院信息系统、疾病预防和控制信息系统、医疗保险信息系统及政府统计部门的数据。

（二）特点

1. 竖井性（silo） 卫生行业的信息系统包括医院信息系统（hospital information system，HIS）、实验室信息系统（laboratory information system，LIS）、影像归档和通信系统（picture archiving and communication system，PACS）、病理信息系统、手术麻醉管理系统、传染病信息系统等。这些信息系统突出的特点是数据竖井，即每个应用系统有一套单独的基础设施，彼此间相互独立、难以共享，产生了信息孤岛。

2. 异质性（heterogeneity） 健康数据类型多样化，包括数值型数据、分类数据、图像、文字、信号、语音、视频等，种类繁多，结构类型也众多。这种多模式特性加大了知识发现的难度，使开发基于医疗数据库的通用系统复杂化。

3. 海量性（volume） 医疗工作自身的特点，如病情观察的不可间断性、各种医疗检查结果纷繁复杂性以及医学文献专著的海量性等，导致医疗数据量异常庞大，尤其现在越来越多的医疗机构使用高新医用设备如MRI和PET等，这些设备每天都会产生数千兆字节的数据。

4. 安全性（security） 随着社会的发展及信息化的广泛深入，数据安全问题越来越受到人们的关注，尤其是在医疗卫生领域。医疗机构在对患者的诊疗过程中，收集了大量关于患者的病理、临床、检验、影响等方面信息，如果数据安全措施实施不及时，会引发一些严重的道德甚至伦理问题。因此，在医疗数据的挖掘过程中，需要特别关注数据的安全性、隐私性、权威性和合法性。

5. 实时性（timeliness） 决策者有大量在线或实时数据分析处理的需求，这里的实时性不仅表现在"快"，更主要的是实时系统必须对外来事件在限定时间内做出反应。例如，当某区域出现大规模的传染病突发事件后，公共卫生部门可以通过区域覆盖的医疗与健康数据库，快速检测传染病，进行全面疫情监测，通过集成疾病监测系统和响应程序，进行快速响应，并准确地判断影响的范围和人数。

6. 多维性（multi-dimensionality） 医疗与健康数据库包括患者、医院、医保等各种不同维度的数据。

7. 公益性（welfare） 在商业领域开发和研究大数据的目的是为获得更多的利润即营利性，而医疗与健康大数据必须考虑满足更多患者的需求，实现社会公平，体现公益性。

（三）价值

1. 正确的生活方式（right living）　大数据能够帮助人们预防疾病，指导人们选择合理的生活方式。通过把个人的健康档案、电子数据、电子病例、体检数据收集起来之后建立一个系统的医疗与健康数据库，利用其中的高价值信息对人们的健康状况做出评估，指导人们改变生活习惯，鼓励他们选择正确的生活方式，能够让他们维持健康、减少患病的概率。

2. 正确的诊疗（right care）　大数据能够帮助医师提高工作效率和诊疗质量。通过分析诊疗数据库，比较临床诊疗实践与指南的不同之处，从而提醒医师以防止潜在的错误，使患者得到及时和正确的诊疗。通过这些系统，医疗服务提供方可以降低医疗事故发生率和索赔次数，尤其是那些因临床诊疗失误引起的医疗事故。例如，在美国Metropolitan儿科重症病房开展的研究中，临床决策支持系统在2个月内减少了40%的药品不良反应事件数。

3. 合适的服务提供者（right provider）　大数据能够引导患者选择最优的医疗服务。通过收集分析患者的临床记录和医疗保险数据，依据病种、疾病严重程度将患者分层级，引导患者"小病"在基层医院或由全科医师诊治，"大病"才在大型综合性医院由专科医师诊治。这不仅有利于缓解我国大型综合性医院和专科医师供不应求的矛盾，也有利于减少患者就诊的等候时间，提高患者的满意度。

4. 适宜的价值（right value）　在大数据背景下，医院和政府能充分利用患者的电子健康记录，并与新的分析工具相结合进行信息挖掘，更合理地制定药品价格，如基于治疗效果的定价机制。这不仅利于医疗服务提供者控制医疗成本，让患者能够以合理的价格获得创新技术，而且可以提升医疗技术的市场准入可能性。创新定价机制有助于推出更具成本-效果的卫生技术。此外，医保部门能够利用数据分析医院的服务质量，并依据服务水平制定合理的医保支付方案。

5. 适宜的创新（right innovation）　很多情况下，患者用同样的诊疗方案但是疗效却不一样，部分原因是遗传差异。医药公司可以利用大数据提高研发效率，通过系统分析基因组数据观察遗传变异、对特定疾病的易感性和对特殊药物的反应性，然后在药物研发和用药过程中结合个人的遗传变异因素，制定出个性化的诊疗方案。例如，在患者疾病症状产生之前，提供早期的检测和诊断服务。针对不同的患者采取不同的诊疗方案，或者根据患者的实际情况调整药物剂量，不仅可以降低药物的副作用，还可以节省医疗成本。

第二节　大数据下临床证据的产生与发展

一、电子病历与临床证据产生

在医学信息技术不够发达的年代，查询手写病历往往是人们用来了解特定疾病诊疗效果的主要方法。但是在电子病历（electronic medical record，EMR）日渐完善的今天，EMR将对医疗信息管理和卫生技术评估带来巨大的影响。

医疗与健康大数据源自医疗机构、家庭和社区等，而非存在诸多限制因素的理想环境。医疗大数据研究是对临床实践产生的真实世界数据进行系统性收集和分析的研究，与RCT是互补关系，两者并不对立。由于真实的临床数据会存在数据不全甚至错误，从而产生偏倚，这会限制真实世界数据在因果关系上的推理和解读。因此，产生真实的临床证据和RCT一样，都需要科学合理的研究设计、周密的研究方案和数据分析计划。须从临床问题的确定、现有数据的评估来切入（充分利用回顾性数据或是开展前瞻性的数据采集工作），明确研究设计和统计分析方法，对数据进行管理、研究结果解读和评价，并且根据需求判断是否加入专门分析（ad hoc analysis）等。

二、基于大数据的循证决策特点

（一）证据更准确、全面和透明

大数据涵盖了结构化和非结构化的数据，使得传统医疗卫生领域可利用的数据得到极大扩充，临床检验数据、影像学数据、医学文本数据等均可被进一步深度挖掘。对医疗卫生系统而言，内部的运营和绩效指标也更容易全面获取。可见，数据信息将更透明且被广泛使用。

（二）大数据带来了决策和管理变革

由于证据的巨大价值，基于大数据分析结果的循证决策带来了卫生政策领域全新的决策和管理的变革。

（三）加速临床证据发现与转化过程

传统的知识管理由于数据或信息的分割或孤岛，很难发现其中有价值的关联性证据。信息技术支持下的大数据可带来知识发现与转化的全新变革，具体表现为知识管理全过程的加速。在此过程中，数据转化为信息、信息转化为知识或证据，再由知识或证据转化为政策、政策转化为行动、行动转化为可测量的结果。

（四）提供更加个性化的服务

在细分患者或人群的健康需求后，利用更多更全面的数据可提供更加个性化的服务或精准医疗。如果获得的大数据非常全面，有助于在恰当的时间、合适的地点对适宜的人群实施有效的干预。

三、大数据与循证医学

不同于原始的数据调查方法，大数据技术的产生让人们无须花费大量精力去收集、处理和核实原始数据。大数据对循证医学研究和实践带来了突破性的改变。

大数据分析运用了人群的全部信息，对群体数据进行比较或相关性分析，相当于针对全人群开展的生态学研究。健康医疗大数据源自生物医学、心理学、信息学、网络科学、系统科学等诸多学科。数据的复杂性促使更多临床知识的产生，有助于实现个体化治疗和群体性预防的目的。

医疗大数据能够及时有效地提高诊断准确性，医师利用医院间互通数据，结合患者的健康情况和既往史尽快做出诊断，并让患者参与医疗全过程。基于医疗大数据的医疗服务开启了新的医疗模式，即通过大数据统计推断或利用精准医学数据获得患者特异性的疾病通路，依据通路对患者实行分组指导，使患者得到有效治疗。大数据能够优化患者治疗方案，避免重复诊治。数据的有效整合确保医疗技术作用的有效发挥，满足个性化医疗服务要求，保证医疗服务的连贯性和及时性，推动循证医学研究、循证临床实践、循证疾病管理和卫生决策。

第三节　医疗大数据环境下证据产生方法与技术

一、医疗大数据的证据产生方法

医疗大数据研究与其他类型的临床研究一样，包括观察性研究和试验性研究。其中观察性研究进一步分为描述性研究（如病例个案报告、单纯病例、横断面研究）和分析性研究。试验性研究即实效性临床研究（pragmatic randomized clinical trial，PRCT）。一些新型的研究设计如病例交叉设计和序贯设计等也被用于大数据研究中。

医疗大数据研究通常会围绕病因、诊断、治疗、预后及临床预测等问题展开。病因研究主要是研究危险因素与疾病之间的关系，探讨发病机制。诊断研究主要是评估诊断技术的准确度，尤其是新诊断技术的临床价值。治疗性研究主要是探讨治疗方案对特定疾病的疗效及副作用。预后研究是预测疾病发展的不同结局以并分析影响其预后因素。临床预测研究则是寻找与疾病诊断或疾病转归相关的预测指标或症状等，主要包括诊断预测研究和预后预测研究。除上述研究外，还有药物经济学评价等其他研究类型。

医疗大数据研究根据处理的数据类型，分为以下几个方面。

（一）面向医疗电子病历的大数据分析

电子病历（EMR）是医务人员在医疗活动过程中，利用电子设备生成的文字、符号、图表、图形、数据、影像等不同种类的数字化医疗信息，来实现存储、管理、传输和重现的医疗记录，蕴含着富有价值的信息。自由文本形式是电子病历数据的主要格式，没有严格的语法和句法结构，其中包含大量名词缩写和名词短语，甚至还存在医师书写记录时的拼写错误，是典型的非（半）结构化数据。面向电子病历的结构化信息抽取，主要涉及医疗命名实体及其属性识别、医疗知识图谱构建和医疗知识图谱应用等几个方面。

医疗命名实体识别的主要任务：疾病、症状、手术、医疗检查等医疗命名实体的识别；相关命名实体的属性识别，核心在于否定触发词的探测（negation detection）与识别，如有无既往史、症状的严重程度；命名实体之间的关联分析，利用不同命名实体或概念之间的共现关系，建立命名实体之间的联系。

目前，医疗命名实体识别主要利用自然语言处理、信息抽取等技术对电子病历文本进行分析。命名实体抽取一般采用基于词典和规则的方法，基于隐马尔可夫模型（hidden Markov model，HMM）、支持向量机（support vector machine，SVM）等机器学习方法。

医疗知识图谱构建是在医疗命名实体及其属性信息抽取的基础上，构建不同命名实体之间的关联模型，主要方法包括马尔可夫随机场、贝叶斯网络等概率图模型方法。利用医疗知识图谱，结合医疗的实际应用需求，可以开发挂号咨询、医疗辅助诊断、疾病治疗预案等应用系统。

（二）面向医学影像的大数据分析

由于成像技术的迅速发展，医学影像已成为疾病管理的重要资源，为临床提供了全面的视角和丰富的信息，在疾病筛查、早期诊断、治疗方案的选择和预后评估等方面发挥着举足轻重的作用。病灶形态或功能上的变化是由患者个体的基因、细胞、生理微环境、生活习惯和生活环境等诸多因素共同决定的。在常规影像学诊断基础上，通过深度挖掘数据，寻找出疾病的内部特征，从而反映人体组织、细胞和基因水平的变化，将对临床医学产生重大影响。

面向医学影像的数据分析重点在于利用图像分析理论和方法成果，结合临床医学的实际需求，探索面向医学影像分析的新方法、新技术，进而实现高效的定量分析与可视化，从医学影像中提取高通量特征来量化分析肿瘤等重大疾病，在肿瘤表型分型、治疗方案选择和预后分析等方面表现出巨大优势，对推动医学研究和临床进步发挥了重要作用。研究的方法学框架包括：高质量标准化影像学数据的获取；图像手动或自动的分割与重建；高通量特征的提取与筛选；临床预测模型的建立；构建共享数据库。

（三）面向生物组学的大数据分析

伴随基因组计划的发展，人类蛋白质组计划和基因测序结果在医疗领域的应用也被逐步提出，它们正在给生物医学大数据"添砖加瓦"。近年来随着新技术的不断涌现，加快了多组学研究向定量化、高通量的发展，特别是基因组学、转录组学、蛋白质组学和代谢组学，已成为人们发现生命化学物质基础和深入了解其分子机制的新方向。对多组学数据的整合分析，有利于系统性地研究临床发病机制、确认疾病靶点、发现生物标志物并进行疾病的早期诊断，从而实现个体化治疗。以糖尿病为例，不精确的疾病分型对于前期预防和后期治疗都十分不利。通过基因研究发现其致病基因具有多样性，这为糖尿病的精准治疗提供了基础。

二、医疗大数据相关信息技术

（一）互联互通技术

互联互通技术主要包括互联互通技术开放架构和配套技术、异质多源数据的整合技术等。通过多层级、跨区域医疗信息系统协同的互联互通技术开放架构和配套技术，能够适应多种医疗信息系统接口，提高互联互通的实施效率；研发支撑组学数据、医疗数据和健康数据等异质多源数据的整合技术，符合数据类型复杂、存储模式多样、语义标注体系各异、规模巨大等特征。

（二）集成融合技术

集成融合技术主要包括多源医疗大数据的语义关联技术、医疗数据质量修复技术及基于数据管控的医疗大数据共享和利用技术等。该技术通过建立基于患者身份的索引、疾病及药品代码规范等，在语义层实现多源医疗数据与其他行业数据的融合，支持智能学习和语义理解；通过实现数据智能填充和修正，解决系统数据源质量低下、数据缺失、填写不规范的问题；在原始数据拥有方可管、可控、可溯源的前提下，允许第三方基于大数据开展分析利用，提升医疗大数据的利用水平。

（三）分析检索技术

分析检索技术主要包括医疗知识图谱智能构建技术、医疗影像分析技术等。基于临床数据、健康档案、人群队列和专病等数据库，该技术在语义规范化和语义关联网络的基础上，构建跨知识库融合的知识图谱；通过图像分割、图像配准、图像可视化、多时序图像分析、统计学分析和生理学模型分析等，有效地支撑临床辅助诊断和疗效评估。

（四）管理应用技术

管理应用技术主要包括医疗质量控制管理技术、临床精细诊疗决策支持技术、疾病经济负担分析技术、公共卫生决策支持技术、个性化智能健康服务推荐技术等。通过集成上述技术，实现相关技术的综合运用，开发医疗质量监管、临床辅助诊疗、卫生经济分析、公共卫生决策服务、健康管理和医疗保险等软件产品，并进行示范应用。

（五）隐私保护与安全风控技术

该技术主要包括隐私保护技术和访问控制技术，平衡隐私保护和数据挖掘需求的医疗大数据脱敏发布技术，基于访问行为安全审计、风险自适应的医疗大数据访问控制技术。通过上述技术的应用，实现针对不同共享方的数据按需脱敏，加强医疗大数据的安全风险防控，构建基于多方安全的医疗大数据隐私纵深保护体系。

（六）分析与挖掘技术

医疗健康大数据蕴含的信息价值丰富多样，需要对医疗健康数据进行有效存储、处理、查询和分析，挖掘其潜在价值，发现医学知识。在传统的医学统计方法基础上，新的分析模型与技术的出现，为从数据中获取新知识提供了新思路。医疗健康大数据挖掘过程中常用的信息数据分析方法包括分类、回归分析、聚类分析、关联规则、决策树、人工神经网络等。大数据分析技术针对不同类型患者的生理数据和健康感知数据进行推理，实现了服务临床治疗、预测疾病发生、跟踪患者病情等目的。

综上，要用联系和发展的眼光把两者有机地联合起来看待循证医学和大数据。医疗大数据完善和丰富了循证医学的研究范畴，有助于科学证据的产生。大数据对大量健康数据进行整合，可以帮助决策者获得可靠的证据。同时，还可以通过网络实时数据完善"虚拟临床试验"证据，更好地服务于临床实践。

第四节　案例分析

黄女士，大学教授，56岁，患糖尿病和高血压已多年，目前一直在服用双胍类药物降血糖，但在最近出现脚趾发麻合并心力衰竭的症状。黄女士担心自己会发生糖尿病足和心力衰竭。近期，黄女士获悉格列净类药物在全球上市已有5年，已被美国及欧洲糖尿病学会、美国临床内分泌医师协会、国际糖尿病联盟老年糖尿病患者治疗指南推荐为2型糖尿病治疗一线或二线用药。有报道指出卡格列净（Canagliflozin）与传统降糖药相比，可显著降低患者的心血管不良事件的风险。黄女士想进一步了解上述发现有无来自人群的研究证据，研究结论是否可靠？

证据检索发现1篇纳入四项观察性数据库的真实世界Meta分析。该项研究对比分析了卡格列净与非钠-葡萄糖协同转运蛋白2抑制剂（sodium-dependent glucose transporters 2 inhibitor，SGLT2i）类药物对2型糖尿病患者住院治疗心力衰竭和截肢风险的控制效果，该项大样本研究是观察性研究，本文根据"加强观察性流行病学研究报告的质量（STROBE）"的相关条目对其进行评阅。

一、文题和摘要

该篇论文的题目是"卡格列净，SGLT2i类药物与非SGLT2抑制剂对2型糖尿病患者心力衰竭和截肢的相对住院风险分析：来自4个观察性数据库的真实世界Meta分析"，该项研究的缩写为"OBSERVE-4D"。英文题目为"Comparative effectiveness of canagliflozin, SGLT2 inhibitors and non-SGLT2 inhibitors on the risk of hospitalization for heart failure and amputation in patients with type 2 diabetes mellitus: A real-world meta-analysis of 4 observational databases（OBSERVE-4D）"。

"OBSERVE-4D"采用了回顾性的队列研究，在患者群体水平进行了分析。该项研究设计方案已在美国临床试验注册中心（网址：https://clinicaltrials.gov）注册，注册号为NCT03492580，研究方案在执行前接受了美国食品药品监督管理局的审查。文献提供了结构化的摘要且描述清晰，包括研究目的、材料和方法、结果和结论。

二、背景和合理性

前言部分依据已有的研究证据介绍了卡格列净治疗2型糖尿病的有效性，尤其在降低心血管事件发生风险、心力衰竭住院治疗（hospitalization for heart failure，HHF）和心血管疾病引起的死亡，以及膝盖以下下肢（below-knee lower extremity，BKLE）截肢风险方面的效果。纳入研究开展了卡格列净有效性的RCT、观察性研究和回顾性数据库的资料分析。作者认为尚无研究直接比较卡格列净与其他SGLT2i类药物的有效性和安全性，据此提出了本项研究的假设。

文章的研究目标是比较卡格列净与其他SGLT2i和非SGLT2i类药物对于2型糖尿病患者的治疗效果，主要体现在HHF和BKLE截肢的风险。

三、研究方法

1. 研究设计尽早陈述研究设计的关键要素 在方法学的开始部分（或者在前言末尾）写明研究设计的要素，使读者能理解整项研究的方法学基础。例如，报告队列研究时，使用专门的术语"队列研究"说明研究的性质，描述队列的组成和暴露因素。

文章在方法学部分写明了研究设计方案，使读者能知道研究设计和开展的方法学。研究开展之前有周密的研究设计，所有分析方法均事先设定，研究计划书中明确了主要分析方法和敏感性分析方法。研究计划中体现了用于定义队列人群的所有诊断方法、具体操作、药物代码以及研究开展的所有源分析代码，上述信息均可在网络公开获取（网址：https://github.com/OHDSI/StudyProtocols/tree/master/AhasHfBkleAmputation）。

2. 研究开展的场景 描述研究场景、具体场所及相关资料（包括招募研究对象的时间范围、暴露、随访和数据收集时间等）。包括：①研究现场，研究对象征集地或来源（如选民名册、门诊登记、癌症登记，或三级医疗中心）；②研究具体场所，国家、城镇及医院等调查发生地；③时间范围，写明具体时间而不仅仅描述持续时期。

OBSERVE-4D获取的数据来自美国四个索赔管理数据库，在"暴露队列"（exposure cohort）部分指出，暴露队列被定义为第1次接触暴露因素（研究药物）的2型糖尿病患者。文章指出了研究对象第1次接触暴露因素的日期范围。

3. 研究对象 描述研究对象的入选标准（即纳入和排除标准）、源人群（如一个国家或地区的一般人群）中研究对象的招募方法。

文章在"暴露队列"部分明确指出了纳入标准和排除标准，在研究方案注册的网站上也可获取该项研究的设计和实施细节。纳入标准包括：首次接触特定药物（标注日期）；接触开始时间为2013年4月1日至2017年5月15日；之前至少有365天的连续观察时间；在先前的连续观察时间中（至少365天）或标注日期（首次暴露于特定药物的日期）至少有1次确诊为2型糖尿病；对于确诊患有心血管疾病的队列，在标注日期之前或先前的连续观察时间（至少365天）内或任何时间至少有1次确诊为心血管疾病。排除标准是在接触暴露因素的标注日期及之前患有1型糖尿病或继发性糖尿病。

4. 研究变量　明确定义结局指标、暴露因素、预测因子、潜在的混杂因素和效应修饰因子（如有可能，给出诊断依据）。

该篇文章在"暴露队列"部分明确定义了研究对象，暴露因素包括以下6种：①卡格列净；②恩格列净或达格列净；③恩格列净；④达格列净；⑤选择性使用非SGLT2i类药物，定义为任何类型的二肽基肽酶-4抑制剂（DPP-4i）、胰高血糖素样肽-1（GLP-1）受体激动剂或其他降血糖药物（如阿卡波糖、溴隐亭、米格列醇、那格列奈、瑞格列奈）；⑥使用任何非SGLT2i类药物，定义为任何类型的DPP4i、GLP-1受体激动剂、噻唑烷二酮、磺酰脲类、胰岛素或其他降血糖药物。

文章中对每个暴露队列的风险进行了定义；在"结果确定"（outcome ascertainment）部分明确定义两个主要结局：HHF；BKLE截肢事件。

5. 数据来源和测量　对每个目标变量，描述其数据来源和详细的评估或测量方法；如果有多组，还应描述各组间测量方法的可比性。

文章在"数据来源"（data sources）部分指出，研究所需的资料来自美国四个索赔管理数据库的患者个体数据，数据库包括：

（1）医疗和药物的保险索赔数据库（Truven MarketScan® Commercial Claims and Encounter，CCAE）：包括有雇主赞助保险计划的在职员工、提前退休人员及其家属。

（2）索赔管理数据库（Truven MarketScan® Multi-state Medicaid，MDCD）：包括来自多个州的Medicaid医疗补助方案参保者。

（3）健康索赔管理数据库（Truven MarketScan®Medicare Supplemental Beneficiaries，MDCR）：包括满足Medicare要求的在职和退休员工，以及有雇主资助补助保险计划、符合Medicare条件的家属。

（4）健康索赔管理数据库（OptumInsight's Clinformatics ®Datamart，Optum）：包括仅在商业计划或管理服务以及Medicare获得全面保险的会员。

文章对上述四个不同数据来源的资料分别进行分析，以探讨群体特征和随访时间对效应量的影响。

6. 偏倚　描述处理潜在偏倚的方法。

该项研究没有验证源数据来核实暴露因素、临床结局或基线协变量，可能存在差异核实偏倚。

7. 样本量　样本量的计算取决于研究开展的场景；必须有充足的样本量以得到一个精度较高的可信区间来估计总体参数；应指出样本量的确定方法。

该项研究并非运用概率抽样，而是通过回顾性队列研究将数据库中符合纳入标准的研究对象全部纳入分析，选用的样本量充足，能够揭示暴露因素与结局发生间的因果关系。文章并未明确指出样本量的计算依据。

8. 定量变量　解释分析时如何处理定量变量，如果相关，描述分组的方法及原因。

文章使用Meta分析汇总数据，将研究对象分为七个配对比较组，分组的依据是研究对象接受的干预措施即暴露因素。七个组分别为：①卡格列净相对于恩格列净或达格列净；②卡格列净相对于恩格列净；③卡格列净相对于达格列净；④卡格列净相对于任何类型的DPP-4i、GLP-1受体激动或其他降血糖药物；⑤卡格列净相对于任何类型的DPP-

4i、GLP-1受体激动、噻唑烷二酮、磺酰脲类、胰岛素或其他降血糖药物；⑥恩格列净或达格列净相对于任何类型的DPP-4i、GLP-1受体激动或其他降血糖药物；⑦恩格列净或达格列净相对于任何类型的DPP-4i、GLP-1受体激动、噻唑烷二酮、磺酰脲类、胰岛素或其他降血糖药物。

9. 统计方法　①描述所有统计方法，包括控制混杂因素的方法；②描述亚组和交互作用的检查方法；③描述缺失值的处理方法；④队列研究中报告失访数据的处理策略；病例对照研究解释如何解决病例和对照的匹配问题；横断面研究描述根据抽样策略确定的统计学方法；⑤描述开展的敏感性分析。

文章中估计了每个暴露队列和亚组的结局事件粗发生率。数据分析部分指出由于治疗组和对照组间的不平衡而导致的潜在混杂。在数据分析中，使用倾向评分匹配作为分析策略。使用来自正则化逻辑回归模型（regularized logistic regression model）的预测概率估计倾向得分，用Lasso（least absolute shrinkage and selection operator）拟合并通过交叉验证选择超参数。倾向评分模型中使用的协变量包括人口统计学（性别、年龄、指数年和月）、暴露前365天观察到健康状况、使用的药物、相关操作和测量的数据，以及在365天前和先前的病史中观察到的不同情况、使用的药物、相关操作和访视。倾向评分匹配通过可变比例匹配和分层分析来实现。应用基于匹配集的Cox比例风险模型，对于每个结果模型报告了风险比（harzard ratio，HR）及其95%可信区间（95%CI）、P值和经验校准的P值。标准化均数差（standardized mean difference）用于评估倾向评分调整后的效果。此外该项研究进行了敏感性分析以评估结果的稳定性，研究计划书描述了完整的细节。对于来自四个数据库中的配对比较结果分析，具有同质性的数据（$I^2 < 40\%$）使用DerSimonian-Laird和Hartung-Knapp-Sidik-Jonkman的随机效应模型进行Meta分析。

四、研 究 结 果

1. 研究对象　报告研究各阶段研究对象的数量、描述各阶段研究对象退出的原因。

此项研究的结果数据在网站公开（网址：http://data.ohdsi.org/AhasHfBkleAmputation），文章报告了关键数据的分析结果。文中明确指出从四个数据库中纳入了142 800名新近使用卡格列净的患者、110 897名新近使用其他SGLT2i类药物的患者、460 885名新近使用任何非SGLT2i类药物的患者，以及345 867名新近选择性使用非SGLT2i类药物的患者。文章没有描述研究各阶段研究对象未能纳入分析的例数及原因，然而此项研究采用了意向治疗分析和符合方案分析，以减少数据缺失对结论真实性的影响。

2. 描述性数据　描述研究对象的特征（如人口学、临床和社会特征）以及关于暴露和潜在混杂因素；指出各目标变量的缺失数据；队列研究要概述随访时间。

文章的表1分别描述了新近使用卡格列净的患者、新近使用其他SGLT2i类药物的患者、新近使用任何非SGLT2i类药物的患者、新近选择性使用非SGLT2i类药物的患者HHF和BKLE截肢的粗发生率（每1000人年）。在人群整体中，卡格列净新近使用者BKLE截肢的发生率在符合方案分析中为每1000人年1.0~5.0次，意向性治疗分析中为每1000人年1.5~4.5次。在整体人群中，卡格列净新近使用者HHF的发病率在符合方案分析中为每1000人年0.9~5.5次，意向性治疗分析中为每1000人年2.1~11.8次。

文章的表2分别呈现了4个数据库的人群中，新近使用卡格列净的患者和所有新近使用非SGLT2i类药物的患者，倾向评分匹配前后的基线协变量分布。基线特征包括年龄、性别、先前的HHF和BKLE截肢情况、截肢的危险因素和用药史。在人群整体中，不少卡格列净的新近使用者有事先使用其他非二甲双胍类降血糖药物的历史，包括西格列汀（29%~43%）、格列美脲（21%~29%）、格列吡嗪（20%~26%）、吡格列酮（13%~25%）和甘精胰岛素（14%~28%）。与所有非SGLT2i的新近使用者相比，卡格列净的新近使用者其高脂血症和高血压基线患病率较高。

3. 结局资料　报告结局事件的发生数（队列研究、横断面研究）或暴露的例数（病例对照研究）；报告随时间变化的累积数据。

在研究结果部分，文章报告了指数时间后的首次HHF发生率、指数时间后的首次BKLE截肢发生率，以及已确诊患者有心血管疾病的亚组HHF发生率和BKLE截肢发生率。结果表明，倾向评分调整能够平衡所有基线协变量，包括心血管疾病史和截肢风险因素。

4. 主要结果　给出未校正和校正了混杂因素的关联强度估计值及精度（如95%CI），阐明对哪些混杂因素进行了校正以及选择这些因素的原因；当对连续型变量分组时，报告分组的依据；对有意义的危险因素，可将相对危险度转换成有意义时间范围内的绝对危险度。

在文章的结果部分，表3给出了标注日期后第一次发生HHF的Meta分析结果。新近使用卡格列净的患者与所有新近使用非SGLT2i类药物的患者相比，其合并HR为0.39（95%CI 0.26~0.60）；新近使用卡格列净的患者与所有新近选择性使用非SGLT2i类药物的患者相比，其合并HR为0.58（95%CI 0.42~0.80）。针对四个数据库开展的Meta分析表明，新近使用卡格列净的患者与所有新近使用非SGLT2i类药物的患者相比，HHF风险的组间差异无统计学意义（合并HR为0.90，95%CI 0.71~1.13；意向治疗分析合并HR为1.07，95%CI 0.95~1.20）。

在文章的结果部分，表4给出了标注日期后第一次发生BKLE截肢的Meta分析结果，新近使用卡格列净的患者与所有新近使用非SGLT2i类药物的患者相比，组间差异无统计学意义（合并HR为0.75，95%CI 0.40~1.41；意向治疗分析的合并HR为1.01，95%CI 0.93~1.10）。卡格列净与恩格列净或达格列净相比，组间差异无统计学意义（合并HR为1.14，95%CI 0.67~1.93；意向治疗分析的合并HR为1.13，95%CI 0.99~1.29）。

5. 其他分析　包括亚组分析、交互作用分析、敏感性分析。

在已确诊患有心血管疾病的亚组人群中，合计43 043名新近使用卡格列净的患者、31 011名新近使用其他SGLT2i类药物的患者和141 579名新近使用任何非SGLT2i类药物的患者。HHF的效应估计与总体人群一致。新近使用卡格列净的患者与所有新近使用非SGLT2i类药物的患者相比，显著降低HHF的发生率（合并HR为0.44，95%CI 0.36~0.54）。然而，新近使用卡格列净的患者与所有新近使用其他SGLT2i类药物的患者相比，组间差异无统计学意义（合并HR为0.70，95%CI 0.30~1.63）。

BKLE截肢风险的合并效应在亚组的效应估计与总体人群一致。新近使用卡格列净的患者与所有新近使用非SGLT2i类药物的患者相比，合并HR为0.72（95%CI 0.34~1.51）；意向治疗分析合并HR为1.14（95%CI 0.89~1.46）。新近使用卡格列净的患者与所有新近使用其他SGLT2i类药物的患者相比，组间差异无统计学意义（合并HR为1.08，95%CI 0.63~1.82；意向治疗分析合并HR为0.99，95%CI 0.68~1.46）。

敏感性分析未发现对卡格列净较之恩格列净或达格列净的BKLE截肢风险以及HHF发生率的差异。没有证据表明卡格列净和恩格列净或达格列净之间HHF风险有任何差异。

总人群的效应估计值与心血管疾病亚组的效果估计值一致。

五、讨　论

（一）概括与研究目的有关的重要结果

文章在讨论部分，首先对数据来源、研究设计和意义进行阐述，指出来自真实世界的"头对头"直接比较证据（direct head-to-head comparative evidence）对决策的价值。之后，分别对总人群以及亚组的HHF发生率和BKLE截肢风险进行讨论。

（二）局限性：结合潜在偏倚或不精确性的来源讨论研究的局限性及潜在偏倚的方向和大小

该项研究受制于观察性数据库的局限性，包括可能导致研究结果偏倚但未予测量的混杂因素及潜在的错误分类。由于研究结果在四个数据库中基本保持一致，因此系统误差可归因于索赔管理流程或数据供应商的行为，这些行为独立于保险的报销范围。

（三）解释：结合研究目的、局限性、多重分析结果、同类研究的结果和其他相关证据，谨慎地解释结果

文章在讨论部分，提及与研究主题类似、已发表的临床随机对照试验和真实世界研究，得到了相似的结论。文章探讨了基于观察性研究数据库开展真实世界研究的局限性。此项研究选择的数据库具有代表性，因此研究结果能够客观反映药物在2型糖尿病治疗实践中的有效性。

（四）适用性：讨论研究结果的适用性（外部真实性）

文章基于关键结果、局限性和对结果的解释，结合临床实践得出结论并提出建议。使用卡格列净与非SGLT2i类药物相比，HHF风险降低，而使用卡格列净的HHF风险与其他SGLT2i类药物相当。在总体人群或已确诊患有心血管疾病的亚组中，没有观察到卡格列净、其他SGLT2i类药物或非SGLT2i类药物的BKLE截肢风险差异。研究得出，卡格列净与常规临床实践中使用的其他SGLT2i类药物具有类似的特征，并建议患者和医疗服务提供者在权衡糖尿病治疗药物的益处和风险时参考此项研究的发现。

六、其 他 信 息

文章在利益冲突（conflict of interest）部分指出了研究的资助方以及项目团队成员得到的资助，并未声明资助方在项目的哪些环节（如研究设计、数据收集、撰写报告）发挥了主导作用。

（吴辉群）

思 考 题

1. 请分析医疗大数据与研究真实世界研究的区别与联系。
2. 简述医疗大数据研究的设计方法。
3. 医疗大数据研究产生的证据与随机对照试验产生的证据有何区别？

参 考 文 献

陈耀龙，李幼平，杜亮，等. 2008. 医学研究中证据分级和推荐强度的演进. 中国循证医学杂志，8（2）：127-133

陈英耀，文进，徐佩茹，等. 2018. 循证医疗卫生决策与管理. 北京：人民卫生出版社

杜亮，陈耀龙，陈敏，等. 2008. 从CONSORT到GPP：医学研究报告规范简介. 编辑学报，20（4）：367-370

耿劲松，陈英耀，吴博生，等. 2014. 卫生技术评估应用于决策的方法探析. 中国卫生资源，17（4）：262-264

何倩，吴君怡，陶圆. 2016. 应用Open Meta-Analysis软件实现诊断准确性试验的Meta分析. 中国循证心血管医学杂志，8
（9）：1029-1032

罗双红，舒敏，温杨，等. 2016. 中国0至5岁儿童病因不明急性发热诊断和处理若干问题循证指南（标准版）. 中国循证儿科
杂志，11（2）：81-96

欧盟AdHopHTA项目组. 2017. 医院卫生技术评估：手册与工具包. 何江江，王海银，等译. 上海：上海交通大学出版社，1-9

秦莉，李静. 2014. 诊断性研究证据的评价与应用. //循证医学. 李幼平. 北京：人民卫生出版社

田金徽. 2017. 间接比较概述//网状Meta分析方法与实践. 田金徽，李伦. 中国医药科技出版社，13-22

王春青，胡雁. 2015. JBI证据预分级及证据推荐级别系统（2014版）. 护士进修杂志，30（11）：964-967

王吉耀，王强，王小钦，等. 2018. 中国临床实践指南评价体系的制定与初步验证. 中华医学杂志，98（20）：1544-1548

许艳，李娜，明坚，等. 2017. 唐氏综合征无创产前筛查策略的经济学系统评价. 中国卫生资源，20（2）：123-127，141

许艳，明坚，李娜，等. 2017. 无创性产前基因检测技术筛查策略的卫生经济学分析. 中华妇产科杂志，52（1）：53-56

曾宪涛，张超，邝心颖，等. 2014. 基于使用的网状Meta分析软件的比较研究与选择. 中国循证医学杂志，14（10）：1270-
1275

中国超重/肥胖医学营养治疗专家共识编写委员会. 2016. 中国超重/肥胖医学营养治疗专家共识（2016年版）. 中华糖尿病杂
志，8（9）：525-540

周庆辉，卞兆祥，刘建平. 2010. CONSORT 2010说明与详述：报告平行对照随机临床试验指南的更新. 中西医结合学报，8
（8）：701-741

Adab P，Pallan MJ，Lancashire ER，et al. 2018. Effectiveness of a childhood obesity prevention programme delivered through
schools，targeting 6 and 7 year olds：cluster randomised controlled trial（WAVES study）. BMJ，360：k211

AGREE Collaboration. 2003. Development and validation of an international appraisal instrument for assessing the quality of clinical
practice guidelines：the AGREE project. Qual Saf Health Care，12（1）：18-23

Alarcón-Andrade G，Cifuentes L. 2018. Do inhaled corticosteroids have a role for bronchiolitis? Medwave，18（2）：e7183

Alonso-Coello P，Schünemann HJ，Moberg J，et al. 2016. GRADE Evidence to Decision（EtD）frameworks：a systematic and
transparent approach to making well informed healthcare choices. 1：introduction. BMJ，353：i2016

Bastemeijer CM，Voogt L，van Ewijk JP，et al. 2017. What do patient values and preferences mean? A taxonomy based on a system-
atic review of qualitative papers. Patient Educ Couns，100（5）：871-881

Bossuyt PM，Reitsma JB，Bruns DE，et al. 2015. STARD 2015：an updated list of essential items for reporting diagnostic accuracy
studies. BMJ，351：h5527

Brat K，Plutinsky M，Hejduk K，et al. 2018. Respiratory parameters predict poor outcome in COPD patients，category GOLD 2017
B. Int J Chron Obstruct Pulmon Dis，13：1037-1052

Brouwers MC，Kho ME，Browman GP，et al. 2010. AGREE II：Advancing guideline development，reporting and evaluation in
health care. J Clin Epidemiol，63（12）：1308-1311

Brunetti M，Shemilt I，Pregno S，et al. 2013. GRADE guidelines：10. Considering resource use and rating the quality of economic
evidence. J Clin Epidemiol，66（2）：140-150

Burgers JS，Fervers B，Haugh M，et al. 2004. International assessment of the quality of clinical practice guidelines in oncology us-
ing the Appraisal of Guidelines and Research and Evaluation Instrument. J Clin Oncol，22（10）：2000-2007

Caldwell DM，Ades AE，Higgins JP. 2005. Simultaneous comparison of multiple treatments：combining direct and indirect evi-
dence. BMJ，331（7521）：897-900

Carbine NE，Lostumbo L，Wallace J，et al. 2018. Risk-reducing mastectomy for the prevention of primary breast cancer. Cochrane
Database Syst Rev，44：CD002748

Cavalheri V，Burtin C，Formico VR，et al. 2019. Exercise training undertaken by people within 12 months of lung resection for non-
small cell lung cancer. Cochrane Database Syst Rev，6（6）：CD009955

Chaimani A, Mavridis D, Salanti G. 2014. A hands-on practical tutorial on performing meta-analysis with STATA. Evid Based Ment Health, 17（4）: 111-116

Chan AW, Tetzlaff JM, Gotzsche PC. 2013. SPIRIT 2013 explanation and elaboration: guidance for protocols of clinical trials. BMJ, 346: e7586

Chen YL, Ling LF, Su GL, et al. 2016. Effect of Intermittent versus Chronic Calorie Restriction on Tumor Incidence: A Systematic Review and Meta-Analysis of Animal Studies. Sci. Rep, 6: 33739

Cipriani A, Barbui C, Salanti G, et al. 2011. Comparative efficacy and acceptability of antimanic drugs in acute mania: a multiple-treatments meta-analysis. Lancet, 378（9799）: 1306-1315

Coyle D, Lee KM, Cooper NJ. 2010. Use of evidence in decision models. In: Shemilt I, Mugford M, Vale L, et al. Evidence-based decisions and economics. 2nd ed. Singapore: Wiley-Blackwell, 106-113

Davis SM, Donnan GA, Parsons MW, et al. 2008. Effects of alteplase beyond 3 h after stroke in the Echoplanar Imaging Thrombolytic Evaluation Trial（EPITHET）: a placebo-controlled randomised trial. Lancet Neurol, 7（4）: 299-309

De Vries RBM, Hooijmans CR, Langendam MW, et al. 2015. A protocol format for the preparation, registration and publication of systematic reviews of animal intervention studies. EBPM, 2（1）: 1-9.

Des Jarlais DC, Lyles C, Crepaz N, et al. 2004. Improving the reporting quality of nonrandomized evaluations of behavioral and public health interventions: the TREND statement. Am J Public Health, 94（3）: 361-366

Diamond GA, Forrester JS. 1979. Analysis of probability as an aid in the clinical diagnosis of coronary-artery disease. N Engl J Med, 300（24）: 1350-1358

Dicenso A, Bayley L, Haynes RB. 2009. Accessing pre-appraised evidence: fine-tuning the 5S model into a 6S model.Evid Based Nurs, 12（4）: 99-101

Field B, Booth A, Ilott I, et al. 2014. Using the knowledge to action framework in practice: a citation analysis and systematic review. Implement Sci, 9: 172

Goetghebeur MM, Wagner M, Khoury H, et al. 2008. Evidence and value: impact on dEcision making-the EVIDEM framework and potential applications. BMC Health Serv Res, 8: 270

Goodman CS. 2014. HTA 101: Introduction to health technology assessment. https: //www.nlm.nih.gov/nichsr/hta101/ta10101.html

Grilli R, Magrini N, Penna A, et al. 2000. Practice guidelines developed by specialty societies: the need for critical appraisal. Lancet, 355（9198）: 103-106

Higgins JPT, Altman DG, Gotzsche PC, et al. 2011. The Cochrane Collaboration's tool for assessing risk of bias in randomised trials. BMJ, 343: d5928

Higgins JPT, Thomas J, Chandler J, et al. 2019. Cochrane Handbook for Systematic Reviews of Interventions version 6.0（updated July 2019）. https://training.cochrane.org/handbook

Hofmann B. 2005. Toward a procedure for integrating moral issues in health technology assessment. Int J Technol Assess Health Care, 21（3）: 312-318

Hooijmans CR, Rovers MM, de Vries RB, et al. 2014. SYRCLE's risk of bias tool for animal studies. BMC Med Res Methodol, 14: 43

Househ MS, Aldosari B, Alanazi A, et al. 2017. Big data, big problems: a healthcare perspective. Stud Health Technol Inform, 238: 36-39

Huang R, Song X, Wu J, et al. 2016. Assessing the feasibility and quality of shared decision making in China: evaluating a clinical encounter intervention for Chinese patients.Patient Prefer Adherence, 10: 2341-2350

Husereau D, Drummond M, Petrou S, et al. 2013. Consolidated health economic evaluation reporting standards（CHEERS）statement. BJOG, 120（6）: 765-770

Hutton B, Salanti G, Caldwell DM, et al. 2015. The PRISMA extension statement for reporting of systematic reviews incorporating network meta-analyses of health care interventions: checklist and explanations. Ann Intern Med, 162（11）: 777-784

IST-3 collaborative group, Sandercock P, Wardlaw JM, et al. 2012.The benefits and harms of intravenous thrombolysis with recombinant tissue plasminogen activator within 6 h of acute ischaemic stroke（the third international stroke trial [IST-3]）: a randomized controlled trial. Lancet, 379（9834）: 2352-2363

Jaramillo HEC, Goetghebeur M, Moreno-Mattar O. 2016. Testing multi-criteria decision analysis for more transparent resource-allocation decision making in Colombia. Int J Technol Assess Health Care, 32（4）: 307-314

Jiang L, Chen Y, Wang Q, et al. 2019. A Chinese practice guideline of the assisted reproductive technology strategies for women with advanced age. J Evid Based Med, 12（2）: 167-184

Kelly D, Kelly A, O'Dowd T, et al. 2019. Antibiotic use in early childhood and risk of obesity: longitudinal analysis of a national cohort. World J Pediatr, 15（4）: 390-397

Khoshdel A, Attia J, Carney SL. 2006. Basic concepts in meta-analysis: A primer for clinicians. Int J Clin Pract, 60 (10): 1287-1294

Langer G, Meerpohl JJ, Perleth M, et al. 2011. GRADE guidelines: 1. Introduction: GRADE evidence profiles and summary of findings tables. Journal of Clinical Epidemiology, 64 (4): 383-394

Lewin S, Booth A, Glenton C, et al. 2018. Applying GRADE-CERQual to qualitative evidence synthesis findings: introduction to the series. Implement Sci, 13: 2

Li Y, Sun X, Wang L. 2008. Evidence-based medicine in China. Value Health, 11 (S1): S156-S158

Little J, Higgins JP, Ioannidis JP, et al. 2009. Strengthening the Reporting of Genetic Association Studies (STREGA) -an extension of the STROBE statement. Genet Epidemiol, 33 (7): 581-598

Macaskill P, Gatsonis C, Deeks JJ, et al. 2010. Chapter 10: analysing and presenting results. In: Deeks JJ, Bossuyt PM, Gatsonis C (editors), Cochrane handbook for systematic reviews of diagnostic test accuracy version 1.0. The Cochrane Collaboration

Maissenhaelter BE, Woolmore AL, SchlagPM. 2018. Real-world evidence research based on big data: motivation-challenges-success factors. Onkologe (Berl), 24 (5): 378-389

Manchikanti L, Datta S, Smith HS, et al. 2009. Evidence-based medicine, systematic reviews, and guidelines in interventional pain management: part 6. Systematic reviews and meta-analyses of observational studies. Pain Physician, 12 (5): 819-850

Mead EL, Doorenbos AZ, Javid SH, et al. 2013. Shared decision-making for cancer care among racial and ethnic minorities: a systematic review. Am J Public Health, 103 (12): e15-e29

Moberg J, Oxman A D, Rosenbaum S, et al. 2018. The GRADE Evidence to Decision (EtD) framework for health system and public health decisions. Health Res Policy Syst, 16 (1): 1-15

Moher D, Hopewell S, Schulz KF, et al. 2012. CONSORT 2010 explanation and elaboration: updated guidelines for reporting parallel group randomised trials. Int J Surg, 10 (1): 28-55

Mueller C, Giannitsis E, Christ M, et al. 2016. Multicenter evaluation of a 0-hour/1-hour algorithm in the diagnosis of myocardial infarction with high-sensitivity cardiac Troponin T. Ann Emerg Med, 68 (1): 76-87

National Institute for Health and Care Excellence. 2015. Developing NICE guidelines: the manual. London: National institute for health and care excellence

National Institute for Health and Care Excellence. 2017. Familial breast cancer: classification, care and managing breast cancer and related risks in people with a family history of breast cancer (CG164). https://www.nice.org.uk/guidance/cg164

Page MJ, McKenzie JE, Kirkham J, et al. 2014. Bias due to selective inclusion and reporting of outcomes and analyses in systematic reviews of randomised trials of healthcare interventions. Cochrane Database Syst Rev, (10): MR000035

Park HS, Cho JH, Kim KW, et al. 2018. Effects of panax ginseng on obesity in animal models: a systematic review and Meta-analysis. Evid Based Complement Alternat Med: 2719794

Prasad K. 2013. Fundamentals of evidence based medicine. 2nd ed. New Delhi: Springer, 1-17

Prasad K. 2014. Prognosis. In: Prasad K. Fundamentals of evidence based medicine. 2nd ed. India, Heidelberg, New York, Dordrecht, London: Springer, 131-138

Puhan MA, Schünemann HJ, Murad MH, et al. 2014. A GRADE working group approach for rating the quality of treatment effect estimates from network Meta-analysis. BMJ, 349: g5630

Reddy B, Thokala P, Duenas A. 2017. MCDA for resource allocation at a local level: an application in the UK. In: Marsh K, Goetghebeur M, Thokala P, et al. Multi-criteria decision analysis to support healthcare decisions. Switzerland: Springer International Publishing AG, 175-182

Ridola L, Nardelli S, Gioia S, et al. 2019. How to design a multicenter clinical trial in hepatic encephalopathy. J Clin Exp Hepatol, 9 (1): 137-145

Roberts MJ, Hsiao W, Berman P, et al. 2002. Getting health reform right: a guide to improving performance and equity. University of Oxford: Oxford University Press

Rochwerg B, Brignardello-Petersen R, Guyatt G. 2018. Network Meta-analysis in health care decision making. Med J Aust, 209 (4): 151-154

Rosano GMC. 2017. Clinical trial design, endpoints, and regulatory requirements. Handb Exp Pharmacol, 243: 67-78

Ryan H, Yoo J, Darsini P. 2017. Corticosteroids for tuberculous pleurisy. Cochrane Database Syst Rev, (3): CD001876

Ryan PB, Buse JB, Schuemie MJ, et al. 2018. Comparative effectiveness of canagliflozin, SGLT2 inhibitors and non-SGLT2 inhibitors on the risk of hospitalization for heart failure and amputation in patients with type 2 diabetes mellitus: a real-world meta-analysis of 4 observational databases (OBSERVE-4D). Diabetes Obes Metab, 20 (11): 2585-2597

Salanti G, Del Giovane C, Chaimani A, et al. 2014. Evaluating the quality of evidence from a network meta-analysis. PLoS One, 9

（7）: e99682

Sampietro-Colom L, Lach K, Haro IE, et al. 2015. The AdHopHTA handbook: a handbook of hospital-based health technology assessment (HB-HTA). http://www.adhophta.eu/handbook

Sampietro-Colom L, Lach K, Pasternack I, et al. 2015. Guiding principles for good practices in hospital-based health technology assessment units. Int J Technol Assess Health Care, 31 (6): 457-465

Schulz KF, Altman DG, Moher D, et al. 2011. CONSORT 2010 statement: updated guidelines for reporting parallel group randomised trials. Int J Surg, 9 (8): 672-677

Scott FI, Horton DB, Mamtani R, et al. 2016. Administration of antibiotics to children before age 2 years increases risk for childhood obesity. Gastroenterology, 151 (1): 120-129

Sharp MK, Utrobičić A, Gómez G, et al. 2017. The STROBE extensions: protocol for a qualitative assessment of content and a survey of endorsement.BMJ Open, 7 (10): e019043

Sim EHA, Yang IA, Wood-Baker R, et al. 2018. Gefitinib for advanced non-small cell lung cancer. Cochrane Database Syst Rev, (1): CD006847

Singh JA, Cameron C, Noorbaloochi S, et al. 2015. Risk of serious infection in biological treatment of patients with rheumatoid arthritis: a systematic review and meta-analysis. Lancet, 386 (9990): 258-265

Speckman RA, Friedly JL. 2019. Asking structured, answerable clinical questions using the population, intervention/comparator, outcome (PICO) framework. PMR, 11 (5): 548-553

Straus SE, Glasziou P, Richardson WS, et al. 2018. Evidence-based medicine: how to practice and teach EBM. 5th ed. Churchill Livingstone: Elsevier

Styne DM, Arslanian SA, Connor EL, et al. 2017. Pediatric obesity-assessment, treatment, and prevention: an endocrine society clinical practice guideline. J Clin Endocrinol Metab, 102 (3): 709-757

Su LJ, Li YM1, Kellum JA, et al. 2018. Predictive value of cell cycle arrest biomarkers for cardiac surgery-associated acute kidney injury: a Meta-analysis. British Journal of Anaesthesia, 121 (2): 350-357

Sullivan SD, Bailey TS, Roussel R, et al. 2018. Clinical outcomes in real-world patients with type 2 diabetes switching from first-to second-generation basal insulin analogues: comparative effectiveness of insulin glargine 300 units/mL and insulin degludec in the DELIVER D plus cohort study. Diabetes Obes Metab, 20 (9): 2148-2158

Sullivan SD, Mauskopf JA, Augustovski F, et al. 2014. Budget impact analysis—principles of good practice: report of the ISPOR 2012 budget impact analysis good practice II task force. Value Health, 17 (1): 5-14

Tan J, Wolfe B. 2012. A patient decision aid for psoriasis based on current clinical practice guidelines. Arch Dermatol, 148 (6): 718-723

Trovato FM, Catalano D, Musumeci G, Trovato GM, et al. 2014. 4Ps medicine of the fatty liver: the research model of predictive, preventive, personalized and participatory medicine-recommendations for facing obesity, fatty liver and fibrosis epidemics. EPMA J, 5 (1): 21

Twa MD. 2016. Evidence-based clinical practice: asking focused questions (PICO). Optom Vis Sci, 93 (10): 1187-1188

van Weert JC, van Munster BC, Sanders R, et al. 2016. Decision aids to help older people make health decisions: a systematic review and Meta-analysis. BMC Med Inform Decis Mak, 16: 45

Vlahov D. 2004. Transparent reporting of evaluations with nonrandomized designs (TREND). J Urban Health, 81 (2): 163-164

von Elm E, Altman DG, Egger M, et al. 2007. The Strengthening the Reporting of Observational Studies in Epidemiology (STROBE) statement: guidelines for reporting observational studies. Lancet, 370 (9596): 1453-1437

Wang JY. 2010. Evidence-based medicine in China. Lancet, 375 (9714): 532-533

Wells GA, Shea B, O'Connell D, et al. 2003. The Newcastle-Ottawa Scale (NOS) for assessing the quality of nonrandomised studies in meta-analyses. http://www.ohri.ca/programs/clinical_epidemiology/oxford.asp

Whiting PF, Rutjes AW, Westwood ME, et al. 2011. QUADAS-2: a revised tool for the quality assessment of diagnostic accuracy studies. Ann Intern Med, 155 (8): 529-536

Whiting PF, Rutjes AW, Westwood ME, et al. 2013. A systematic review classifies sources of bias and variation in diagnostic test accuracy studies. J Clin Epidemiol, 66 (10): 1093-1104

Yang H, Xiang P, Zhang E, et al. 2015. Is hypercapnia associated with poor prognosis in chronic obstructive pulmonary disease? A long-term follow-up cohort study. BMJ Open, 5 (12): e008909